AF557907

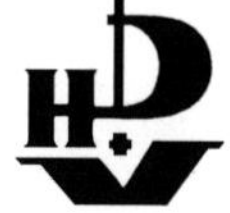

Jürgen Helfricht

Heilung durch Pflanzen

200 Hildegard-Pflanzen aus der Apotheke der Natur

Husum

Umschlaggestaltung unter Verwendung von Motiven aus dem Buch.

Bibliografische Information der Deutschen Nationalbibliothek

Die Deutsche Nationalbibliothek verzeichnet diese Publikation in der Deutschen Nationalbibliografie; detaillierte bibliografische Daten sind im Internet über http://dnb.dnb.de abrufbar.

Abbildungsnachweis

Fotos und Reproduktionen: alle Jürgen Helfricht, unter Zuhilfenahme von Originalzeichnungen, Holzschnitten, Kupferstichen und Kunstdrucken des 16. bis 20. Jahrhunderts der Künstler Friedrich L. Guimpel, Andreas Friedrich Happe, Hans Simon Holtzbecker, Friedrich Georg Kohl, Jan Kops, Pietro Andrea Mattioli, David Redtel, C. F. Schmidt, Worthington George Smith, Johannes Zorn bzw. aus folgenden Werken: „Flora von Deutschland, Österreich und der Schweiz" (Gera-Untermhaus 1886 – 1888) des Otto Wilhelm Thomé; „Forst-Flora oder Abbildung und Beschreibung der für den Forstmann wichtigen wildwachsenden Bäume und Sträucher sowie der nützlichen und schädlichen Kräuter" (Leipzig 1887) des David Nathanael Friedrich Dietrich; „Köhler's Medicinal-Pflanzen in naturgetreuen Abbildungen" (Gera-Untermhaus 1885 – 1898); „Medical Botany" (London 1836) des John Churchill; „Medicinskaja flora" (St. Petersburg 1855), herausgegeben von Johann Friedrich Brandt, Julius Theodor Christian Ratzeburg und Erhard Winkler; „New Kreuterbuch" (Basel 1543) des Leonhart Fuchs; außer S. 48 Christiana-Verlag

Gesamtherstellung: Husum Druck- und Verlagsgesellschaft
Postfach 1480, D-25804 Husum – www.verlagsgruppe.de

ISBN 978-3-96717-066-5

Wichtiger Hinweis für den Leser!

Dieses Werk mit biografisch-geschichtlichem Teil auf dem aktuellen Stand der Forschung versteht sich als Beitrag zur Medizin-Historiographie. Von einer unkritischen Übernahme heutiger und historischer Empfehlungen zur Prophylaxe und Krankenbehandlung ohne entsprechende Sachkenntnis wird abgeraten. Trotz sorgfältiger Überprüfung sind die aufgeführten Hinweise, Rezepte, Dosierungsangaben und Applikationsformen ohne Gewähr; eine Garantie bzw. Haftung übernehmen daher weder Autor noch Verlag. Jede Applikation erfolgt auf eigene Gefahr und muss in jedem Fall individuell abgewogen werden. Geschützte Warennamen (Warenzeichen) sind nicht gesondert kenntlich gemacht. Aus dem Fehlen eines solchen Hinweises kann nicht geschlossen werden, dass es sich um einen freien Warennamen handelt. Sämtliche Therapiehinweise und Rezepte haben ausschließlich modellhaften Charakter. Sollten Sie weder Apotheker, Arzt oder Heilpraktiker sein, bedenken Sie bitte bei einer Selbstmedikation, dass hierfür ausreichende Kenntnisse der Heilkunst erforderlich sind und fast alle aufgeführten Pflanzen bei falscher Dosierung oder z. B. auch für Schwangere gefährliche Nebenwirkungen haben können.

Vorwort

Kann uns uraltes Wissen über Gesundheit, Krankheit und Heilkunst noch nützlich sein? Ins 12. Jahrhundert, die für uns heute kaum vorstellbare Lebenswelt des Mittelalters, versucht vorliegendes Buch eine Brücke zu schlagen. Vor über 800 Jahren lebte und wirkte nahe Bingen am Rhein die Äbtissin Hildegard von Bingen (1098–1179). Zum Schatz der hinterlassenen Schriften dieser vielleicht frühesten Naturforscherin und Ärztin Deutschlands gehören mit der „Physica" sowie „Causae et Curae" zwei Bücher, welche neben manch anderen Anregungen eine bis heute nicht vollständig enträtselte Phytotherapie enthalten.

Seit über 30 Jahren mit der Geschichte der Naturheilkunde befasst, stieß ich vor einigen Jahren auf diese außergewöhnliche Gottesfrau. Der Dank dafür gebührt auch unserem damals 24-jährigen Sohn Hermes, der am Theater St. Gallen die Stelle des Ersten Kapellmeisters antrat und mich für die Schönheiten der Umgebungen begeisterte. So stießen wir bei Exkursionen rund um den Bodensee in Konstanz auf eine außergewöhnliche Apotheke, welche seit über 50 Jahren Heilmittel in der Tradition der hl. Hildegard herstellt, seit Anbeginn eine wichtige Rolle in der mittlerweile von so vielen Menschen geschätzten Hildegard-Medizin spielt. Hier öffneten mir zwei von der Äbtissin beseelte Damen nicht nur die Archive von Familie und Offizin, sondern übertrugen ihre Faszination vom Heilwissen alter Tage und dem Leben der Klosterfrau auf mich. In diesem Bann vertiefte ich mich in Studien zu Historie und pharmazeutischem Werk der Hildegard von Bingen. Ein erstes Ergebnis, welches zudem die Erkenntnisse zahlreicher namhafter Forscherinnen und Wissenschaftler zusammenfasst, liegt nun vor. Anhand historischer Farbtafeln werden dabei auch 200 der in Hildegards Werk genannten Pflanzen vorgestellt. Möge es geschichtlich und medizinisch Interessierten Einblicke in ein noch wenig bekanntes Heilsystem geben sowie dem Hildegard-Freund ein kleiner Leitfaden durch die Biografie jener Heiligen und ihrer Kräuterwelt sein. Vielleicht regt die Beschäftigung mit dieser Lektüre den einen oder anderen sogar an, über alternative Therapien nachzudenken und dennoch dankbar zu sein, im 21. Jahrhundert zu leben.

Dr. Jürgen Helfricht

Hildegard von Bingen –
Äbtissin, Prophetin, Kirchenlehrerin

Eine Nonne des 13. Jahrhunderts schaffte es, sich aus der Stille des Klosters und mit den bescheidenen Kommunikationsmitteln ihrer Zeit ins Gedächtnis der Menschheit einzugraben: Hildegard von Bingen! Vor über 800 Jahren hinterließ sie uns nicht nur die Botschaft von einem an Christus ausgerichteten Leben. Sie bewegte sich auf so vielen Gebieten, dass ihr Erbe bis heute neben der Religion als Projektionsfläche höchst unterschiedlicher Disziplinen, Ideologien und Strömungen dient – bis hin zur Frauenbewegung. Sie wird u. a. als Mystikerin, als „prophetissa teutonica" und Universalgelehrte, als eine der 100 berühmtesten Frauen der Weltgeschichte, als charismatische Apothekerin und Schutzpatronin der Naturheilkunde, als „Schutzheilige der Krankenschwestern und Krankenpfleger", ja als „die erste deutsche Naturforscherin und Ärztin" bezeichnet. Wer versucht, den Lebensweg dieser multivalenten

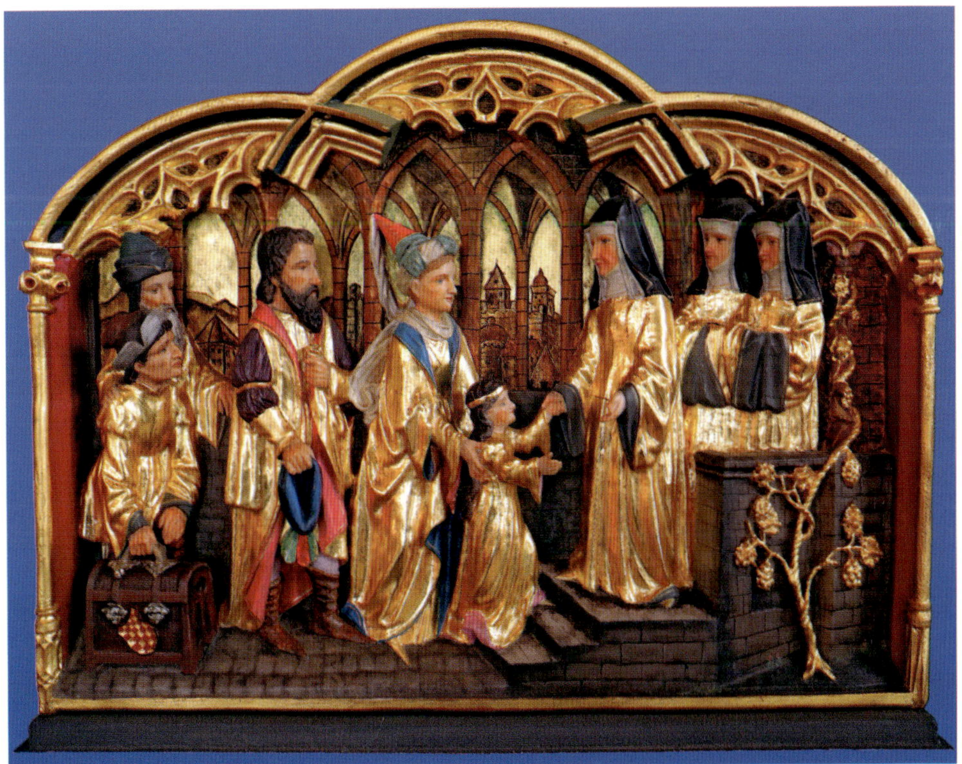

Hildegard wird von ihren Eltern zu Jutta in die Klause auf dem Disibodenberg gebracht.
Kopie des Reliefs vom Hildegardisaltar der Rochuskapelle Bingen

Persönlichkeit zu ergründen, wird konfrontiert mit dem Universum der Seligen und Heiligen, auch einer Welt biografischer Lücken. Die sich dabei immer wieder vermischenden Legenden und belegbaren Details werden seit Jahrzehnten von Mediävisten, Kirchenhistorikern, Philosophen oder Theologen kritisch hinterfragt.

Hildegards rudimentär überlieferte biografische Daten beziehen sich vorwiegend auf die in der Österreichischen Nationalbibliothek Wien (Cod. 624, fol. 1v-80v) liegende Handschrift „Vita sanctae Hildegardis" aus dem 12. Jahrhundert. Diese verfolgte vor allem einen Zweck, den Papst in Rom zu begeistern, die Äbtissin und Visionärin heiligzusprechen. Für die Authentizität der Quelle spricht, dass sie zu einem Teil aus von Hildegard hinterlassenem Material besteht und die Auftraggeber der Lebensbeschreibung zwei engste Vertraute der Porträtierten waren: Abt Ludwig (†1188) stand von 1168 bis 1188 dem Trierer Kloster St. Eucharius/St. Matthias vor und übernahm nach Hildegards Ratschlag 1173 bis 1181 auch noch die Leitung der Abtei Echternach. Abt Godfried I. von Kahler (†1210) war dessen Nachfolger in Echternach und ab 1190 auch in St. Eucharius/St. Matthias. Von diesen Ordensmännern ist bekannt, dass sie nicht nur im geistigen Austausch mit der Äbtissin standen, diese besuchten und ihr beispielsweise bei der Fertigstellung ihrer dritten Visionsschrift „Liber divinorum operum" Hilfe zuteilwerden ließen. Godfried könnte Hildegard als junger Mönch sogar bei Schreibarbeiten auf dem Rupertsberg unterstützt haben. In seinem Todesjahr veranlasste er die heute im Cusanus-Stift in Bernkastel-Kues aufbewahrte Abschrift ihres „Scivias" mit prachtvoller Ausmalung. Beide beauftragten den Mönch und Priester Theoderich von Echternach (†ca. 1192) mit dem biografischen Werk. Dieser kannte Hildegard zwar nicht persönlich, war jedoch historisch wie literarisch versiert. In den Jahren 1181 bis 1187 fasste er alles, was zur gottgeweihten Jungfrau Hildegard schriftlich vorhanden oder mündlich überliefert war, in drei Büchern zusammen. Dem Auftrag gemäß ist es eine sehr positive Sicht auf die als Werkzeug göttlicher Vorsehung wirkende Äbtissin. Der Autor ergänzte das Material lediglich durch kurze Deutungen und Kommentare.

Einerseits stützte sich Theoderich auf Visionen mit autobiografischem Inhalt, welche Hildegard hinterließ. Es gibt die Theorie, dass sie zu Lebzeiten (vor allem 1163 bis 1170) fleißig an einem Heiligenbild von sich selbst arbeitete und dafür geeignetes Material schuf. Andererseits nutzte Theoderich Hildegards Lebensbeschreibung, die einer ihrer Sekretäre, Mönch Gottfried von Disibodenberg, unter dem Titel „Libellus" in den Jahren 1174 bis 1176 verfasste. Sie reichte von Hildegards Geburt bis zur Gründung des Klosters Rupertsberg. Die dritte wichtige Quelle stellte ein Lebensabriss Hildegards des Wibert von Gembloux dar. Dieser Mönch korrespondierte seit 1175 mit Hildegard und besuchte sie im gleichen Jahr. 1177 wechselte er als ihr Sekretär auf den Rupertsberg, weilte dort noch zum Zeitpunkt ihres Todes und wurde erst 1180 in sein Mutterkloster zurückgerufen. Zwischen 1188 und 1213/14 war er Abt von Gembloux sowie von 1194 bis 1204 Abt von Florennes. Es bleibt zu vermuten, dass Theoderich auch auf ein Mirakelbuch zurückgreifen konnte, in welchem die von Hildegard gewirkten Wunder notiert waren.

Anno 1098 wurde Hildegard in Bermersheim vor der Höhe (Ort der Taufkirche), der heutigen Weinbaugemeinde im Landkreis Alzey-Worms in Rheinland-Pfalz, oder in Niederhosenbach (Wohnsitz des Vaters, der in Bermersheim ausgedehnten Besitz hatte) im Landkreis Birkenfeld geboren. Ihre Eltern, der rheinfränkische Edelfreie Hildebert und dessen Frau Mechtild aus dem Hause Merxheim an der Nahe, galten als „aufsehenerregend reich". Von den Geschwistern weiß man aus Schenkungsurkunden und Fundationsbüchern des Klosters Rupertsberg, dass Bruder Drutwin der Erstgeborene war, vier Schwestern die Namen Irmengard, Jutta, Odilia und Clementia trugen. Clementia war Nonne in Hildegards Kloster auf dem Rupertsberg. Das adelige Paar bestimmte ihr zehntes Kind Hildegard für ein religiöses Leben. Im übertragenen Sinne weihten sie es als Zehnt Gott. Bereits in der Frühzeit des Christentums ist diese Opfergabe bekannt, die sich von einer einst freiwilligen im Laufe des Mittelalters zu einer Zwangsabgabe entwickelte, vorwiegend den Charakter einer Naturalsteuer hatte, die meist in Feldfrüchten, landwirtschaftlichen Erzeugnissen oder Vieh abzugelten war. Die enge Bindung an die Kirche zeichnete diese Familie aus. Hildegards Bruder Hugo (†1177) wurde Mainzer Domkantor und Domschullehrer, versah kurz vor seinem Tode auch vertretungsweise das Amt des Propstes auf dem Rupertsberg. Bruder Roricus brachte es bis zum Kanoniker im Kloster Tholey an der Saar. Neffe Wenzelin war Propst von St. Andreas in Köln. Ein weiterer Neffe Hildegards, Arnold, saß von 1169 bis 1184 sogar auf dem Bischofsstuhl von Trier.
Von kränklicher Konstitution, soll Hildegard nach eigenem Bekunden seit ihrem dritten Lebensjahr Visionen gehabt haben. Etwa ab dem achten Lebensjahr erzog man das Mädchen zusammen mit der älteren, ebenfalls Gott versprochenen, Jutta (1092 – 1136), Tochter des Stephan von Sponheim/Spanheim (1050 – um 1095) und seiner Frau Sophia. Die auf Burg Sponheim wohnende Familie gehörte zum Freun-

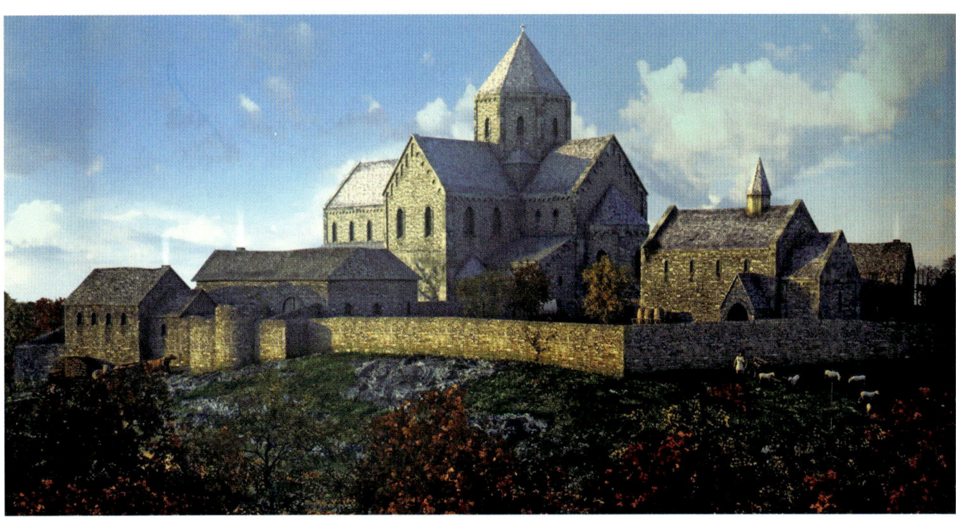

Kloster Disibodenberg mit der imposanten Kirche, deren Erbauung Hildegard von Bingen als Nonne miterlebte. Rekonstruktion im Museum am Strom in Bingen am Rhein

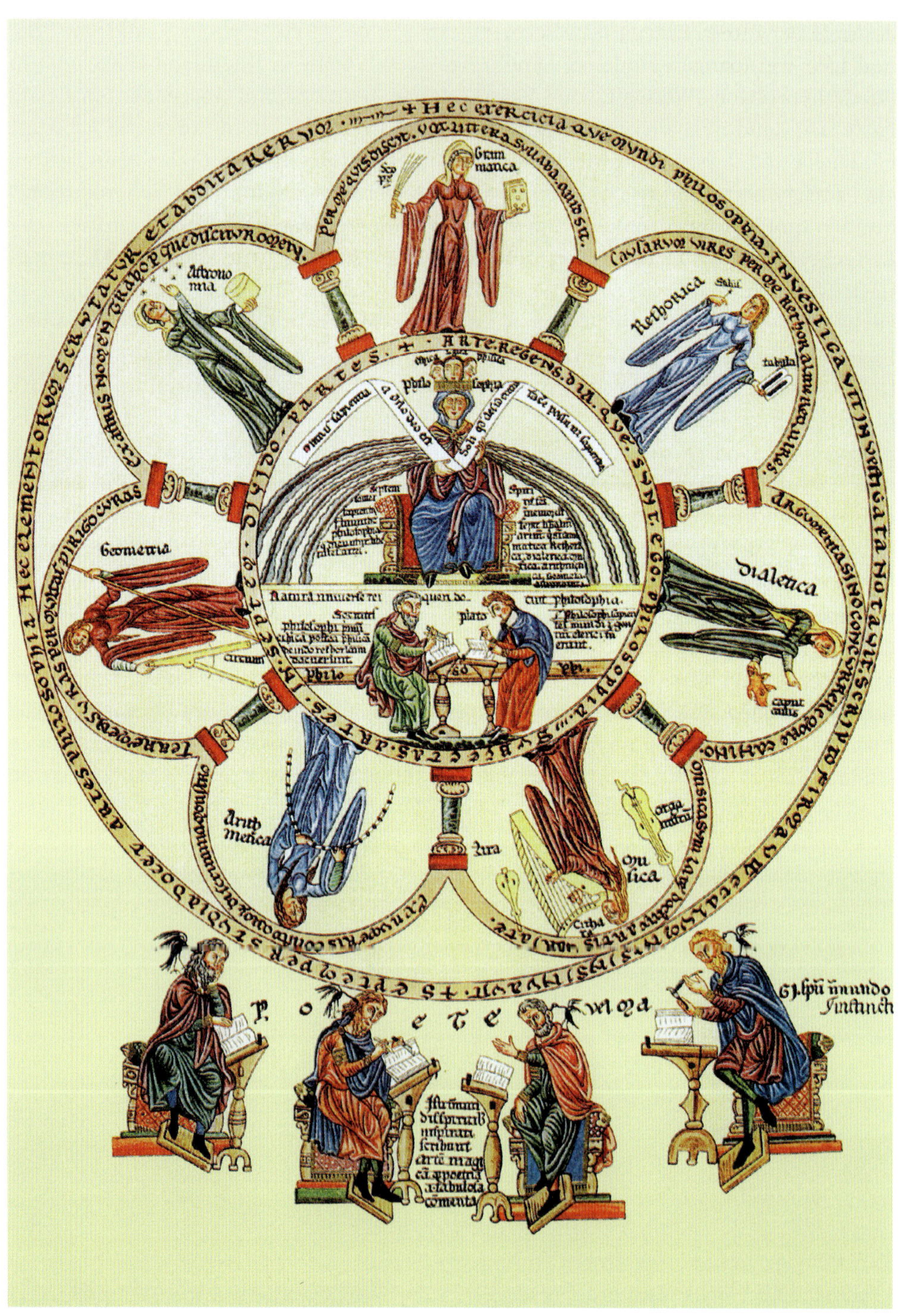

Die Philosophie thront inmitten der Sieben freien Künste. Abbildung aus dem um 1175 entstandenen „Hortus Deliciarum" der Äbtissin vom Kloster Hohenburg auf dem Odilienberg (Elsass), Herrad von Landsperg (1125 bis 1130 – 1195)

deskreis der Eltern Hildegards. Erzieherin und Lehrerin Juttas war die fromme Witwe Uda von Göllheim, welche vermutlich auch Hildegard unterrichtete. Am 1. November 1112 nahmen diese Jungfrauen endgültig Abschied von ihren Familien und dem weltlichen Leben, bezogen eine Klausur auf dem Disibodenberg (Odernheim am Glan, Landkreis Bad Kreuznach). Die wohl von den Familien der jungen Frauen, auf jeden Fall mit Geld der Sponheims, gestiftete Klause beim dortigen Benediktinerkonvent machte quasi ein Doppelkloster daraus.

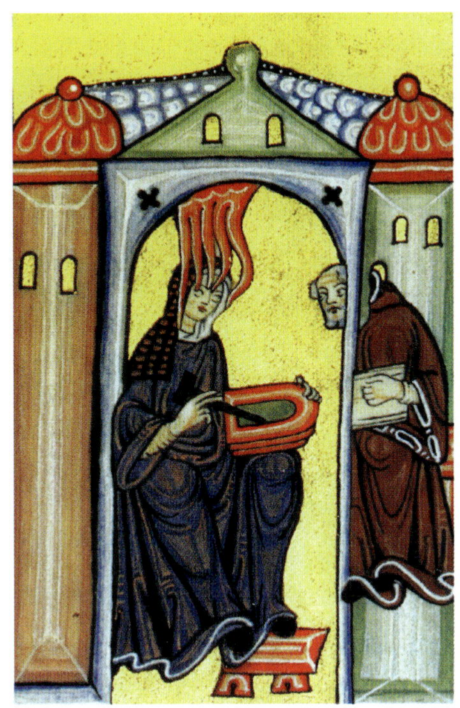

Mönch Volmar unterstützt Hildegard, welche ihre göttlichen Inspirationen auf Wachstafeln schreibt, bei der Übertragung auf Pergament. Illustration des „Liber Scivias" aus dem „Rupertsberger Codex" (um 1180)

Der Legende nach ging die Abtei auf einem Höhenrücken an der Mündung des Glan in die Nahe auf den irischen Mönch Disibod (619 – 700) zurück. Laut der von Hildegard um 1170 verfassten Geschichte Disibods errichtete der Missionar hier eine Einsiedlerklause, verkündete unter der heidnischen Bevölkerung das Evangelium. Um ihn soll sich ein erster Konvent gebildet haben. Nach dem Tod des Eremiten – sein angeblich wundertätiges Grab zog zahlreiche Pilger an – baute man auf dem Berg eine Kirche und eine klosterähnliche Anlage. Später befahl Erzbischof Willigs zu Mainz (975 – 1011) die Errichtung einer neuen Kirche auf dem Disibodenberg als Kanonikerstift und die Überführung der Gebeine Disibods dorthin. 1096 übergab Erzbischof Ruthard die Anlage Benediktinern des Klosters St. Jakob, welche diese ab 1107 bezogen. Die heute noch erkennbaren Säulenreste gehören zu einer kreuzförmigen, dreischiffigen Pfeilerbasilika, der St.-Nikolaus-Kirche. Mit dem Bau dieser monumentalen Kirche inmitten eines ausgedehnten Klosterbezirkes begann man unter Abt Burchard (Amtszeit wohl 1108 – 1113). Sie soll 1143 von Abt Kuno vom Disibodenberg (†1155), der 1136 sein Abbatiat begann, geweiht worden sein. Bereits 1138 öffnete man das Grab des heiligen Disibod und bettete die aufgefundenen Gebeine als Reliquien in das neue Gotteshaus um. Auch wenn die auf Visionen beruhende früheste Vorgeschichte eine Mär sein mag: Hildegard durfte auf dem Disibodenberg eine Zeit regen Bauens, ständiger Veränderungen, besonders zu Herzen gehender weihevoller Momente und damit eine monastische Blüte ohnegleichen erleben.

Mit dem Einzug als Inkluse in den benediktinischen Frauenkonvent war die asketische Jutta von Sponheim für die 14-jährige Hildegard und ihre Mitschwestern sowohl Magistra (Leiterin) als auch Lehrmeisterin. Was sie den Kindern und Jugendli-

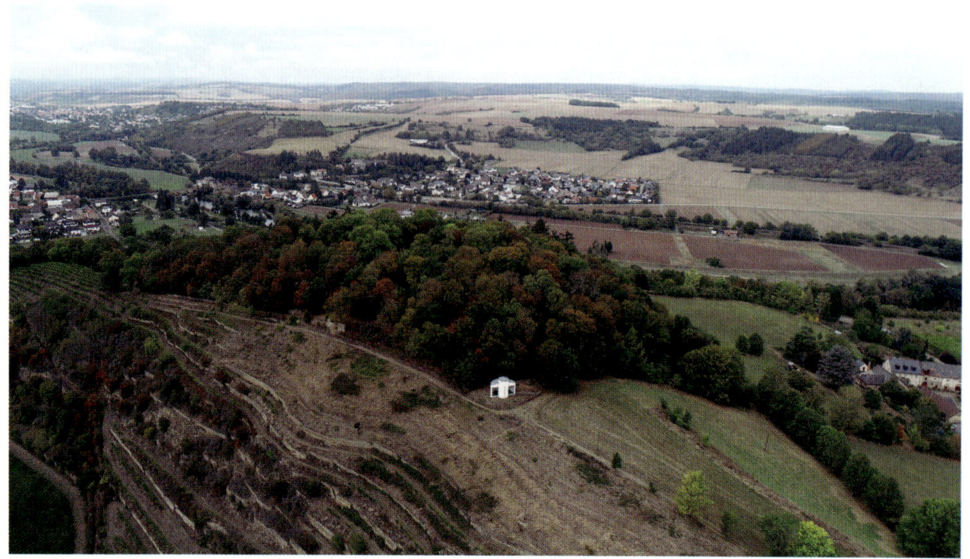

Luftbildaufnahme des Disibodenberges von 2020 mit der 1998 erbauten Hildegardis-Kapelle (kleiner weißer Bau) in Odernheim am Glan

chen außer Schreiben, Bibellesen, Psalmengesang, Liturgik und der Ordensregel des hl. Benedikt alles beibrachte, welche Bücher man zur Hand hatte, weiß keiner. Auf dem Disibodenberg legte Hildegard im 16. Lebensjahr unter Anwesenheit des hl. Bischofs Otto von Bamberg (um 1060 – 1139) ihre Profess (Gelübde) ab und empfing den Ordensschleier.

Diese uns heute fremd erscheinende geistliche Lebensform war am Ende des 11. Jahrhunderts eine nicht unübliche Alternative. Sie bot Frauen sogar die Chance, ein relativ selbstbestimmtes Dasein an einem sicheren Rückzugsort mit sonst kaum zu findenden Freiheiten zu führen – wenn auch hinter Klostermauern mit immer wiederkehrendem Tagesablauf von Stundengebet, geistlicher Lesung, Arbeit und Gottesdienst. Es war jedoch keine vollständige Isolation, die freiwillige Armut wohl mitunter Interpretationssache. Hildegards späteres Leben wird zeigen, dass durch Korrespondenzen, Besuche und Reisen eine rege Verbindung zur Außenwelt bestand. Über weltliche Dinge und das Geschehen im Lande schienen die Frauen informiert. Hildegard selbst hat sich als „ungelehrt" bezeichnet. Dies dürfte aber nur bedeuten, dass sie am Bildungskanon ihrer Zeit, der sich an den sieben freien Künsten der Spätantike (Grammatik, Rhetorik, Dialektik bzw. Logik, Arithmetik, Geometrie, Musik, Astronomie) orientierte, nicht auf üblichem Weg partizipierte. Zweifellos hatte sie einen weit über Bibelkenntnis und Psalter-Beherrschung hinausgehenden Bildungshorizont. Weltliche Wissenschaften dürften ihr, auch wenn es keine Kontakte mit den sich gerade bildenden Universitäten Europas gab, vertraut gewesen sein. Heinrich Schipperges (1918 – 2003) erwähnt einen gelehrten Bischof Siward von Uppsala (†1158), der 1138 auf dem Disibodenberg geweilt und hier drei Altäre geweiht haben soll. Seine hinterlassene Bibliothek wies ihn als Experte u. a. auf dem Gebiet der

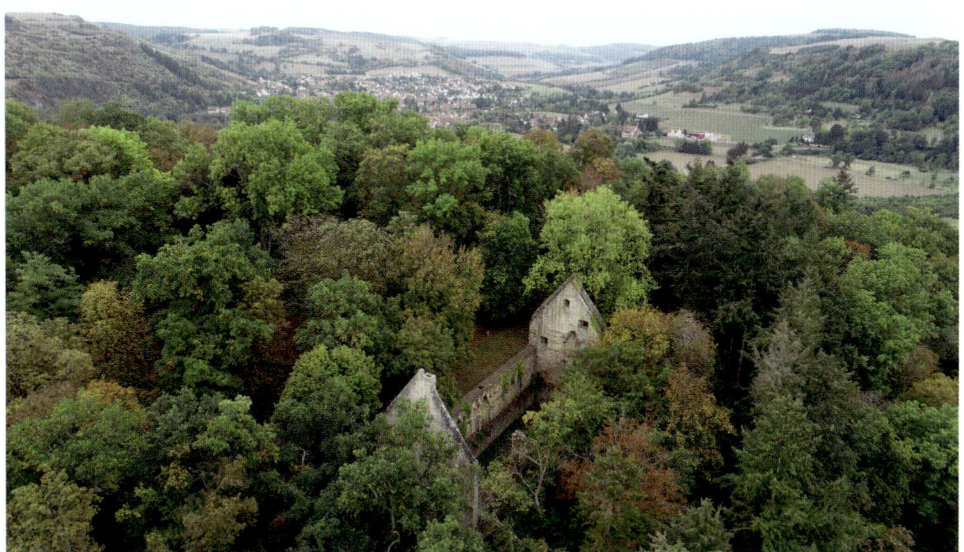

Über 2,5 Hektar erstrecken sich die Ruinenreste der einstigen Klosteranlage auf der Bergkuppe des Disibodenberges, heute weitgehend unter Bäumen verborgen.

Kräuterbestimmung und Medizin aus. Indem Hildegard in eigenen Schriften Gedanken anderer Autoren übernahm, bezeugte sie die Kenntnis derer Werke. Oder sind es Hinzufügungen umfassend gebildeter Schreiber? Es leuchtet ein, dass ein Selbstzeugnis niederer Bildung ihrer prophetischen Gabe zu jener Zeit besondere Glaubwürdigkeit und enormes Gewicht verlieh. Wir wissen nicht, wie Jutta von Sponheim auf die Visionen Hildegards reagierte. Alfred Haverkamp (geb. 1937) geht davon aus, dass die gestrenge Vorsteherin des Konvents diesen „äußerst skeptisch, wenn nicht ablehnend", gegenüberstand.

Am 22. Dezember 1136 schloss Jutta für immer ihre Augen. Etwa vier Jahre nach ihrem Tode ließ der Disibodenberger Abt um 1140 eine Vita über die zu ihrem Schöpfer gelangte Jungfrau niederschreiben. Darin wird Hildegard lediglich im Zusammenhang mit Juttas Tod genannt. Als eine von vier Zeuginnen, die an dem Leichnam Folgen schmerzhafter Kasteiungen fanden. Denn die Heimgegangene züchtigte sich nicht nur durch Nachtwachen, Beten und Fasten in Kälte und ohne Kleidung. Strengste Askese und Tugend fordernd, soll sie ein Martyrium durchlitten, ihren Leib bis zuletzt mit einer eisernen Gürtelkette gemartert haben. Ein Jahr vor ihr war Bruder Meginhard von Sponheim (†1135) aus der Welt geschieden, im Jahr nach ihr starb Bruder Hugo von Sponheim (†1137) als Erzbischof von Köln.

Hildegard folgte Jutta als Vorsteherin des Konvents. Die verbliebenen zehn Mitschwestern wählten die 38-Jährige zu ihrer Priorin. Es gibt die These, dass sie nach Juttas strengem Regime eine mildere Auslegung der im Kloster geltenden Benediktregel und mehr Nachsicht wünschten. Für Frauen war es keineswegs zwingend notwendig, die Regel wie die Mönche einzuhalten. Ließ schon Hildegards schwache physische Konstitution keine schwere freiwillige Züchtigung zu, stand vor allem ihre Grundauffassung einer Einheit von Körper und Seele im Gegensatz zu maßloser Enthaltsamkeit. Einer solchen fehle „die Lebenskraft der Tugenden, insbesondere der Demut und der Liebe." Hildegard empfahl eine „vernünftige Enthaltsamkeit", lehnte die ständige Kasteiung gar als unnütz, als nur Heiligkeit vorspiegelnde Eitelkeit ab. Ihre Änderung der Klosterregeln musste den Argwohn der Mönche hervorrufen, zu Spannungen im Doppelkloster führen. Um ihre Entscheidungen zu rechtfertigen, berief sich Hildegard jedoch auf göttliche Offenbarungen.

Hatte die im geistigen Schatten Juttas operierende Hildegard bislang schamvoll ihre Visionen vor dem Konvent verheimlicht, wurde die Priorin langsam mutiger, brach ihr Schweigen. In dem um 1141 begonnenen und 1151/52 vollendeten Buch „Liber Scivias" – „Wisse die Wege" beschreibt sie, wie sich die Erleuchtung über sie ergoss: „Es geschah im Jahr 1141, als ich 42 Jahre und sieben Monate alt war: Da kam aus dem geöffneten Himmel ein feuriges Licht von gewaltigem Glanz; es durchströmte mein ganzes Gehirn und entzündete mein Herz. Und sogleich erlangte ich die Einsicht in die Auslegung der Bücher, des Psalters, des Evangeliums und der anderen katholischen Bücher. Ich besaß aber nicht die Interpretation der Worte ihres Textes und der grammatischen Strukturen."

Hier sei ein kurzer Einschub zur Geschichte dieses wichtigen Buches erlaubt, in dem Hildegard 26 selbst erlebte religiöse Visionen beschreibt. Denn es ist das einzige von Hildegards Werken, von dem sich bis in die Neuzeit wenigstens eine noch zu ihren Lebzeiten erfolgte Abschrift erhielt. Diese war um das Jahr 1175 vollendet worden und bekam wegen ihrer Exklusivität und enormen Bedeutung später die Bezeichnung „Handschrift Nr. 1". Letzter Eigentümer war die 1802 aufgehobene Abtei St. Hildegard in Eibingen. Die Handschrift kam zur Forschung und Verwahrung in die Nassauische Landesbibliothek in Wiesbaden. Von hier aus verbrachte man das unter „illuminierter Hildegard-Kodex" geführte Werk mit anderen wertvollen Schriften 1942 zum Schutz gegen Luftangriffe der Alliierten nach Dresden. In der bunkerartigen Tresoranlage der Girozentrale Sachsen (Ringstraße 62) aufbewahrt, soll sie das Inferno Dresdens vom 13./14. Februar 1945 unbeschadet überstanden haben. Doch bis heute gelten Hildegards 242 Pergament-Seiten im Hochmittelalter-Format

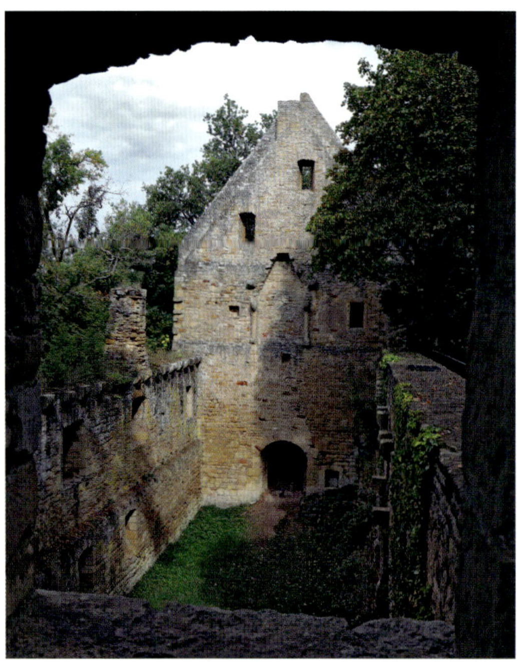

Giebel vom Hospital des erst nach 1400 erbauten Gästehauses der Abtei Disibodenberg

32,5 mal 23,5 cm als in Dresden verschollen. Wann die Depotinhalte und mit ihnen die „Handschrift Nr. 1" samt der Blechkassette, in der sie verpackt und verplombt war, genau verschwanden, ist ungeklärt. Russen marschierten am 8. Mai 1945 in die Stadt ein und nahmen die Depots in Gewahrsam. Spätestens nach Freigabe der Bank durch die Besatzer verliert sich die Spur des Handschriftenschatzes. Glücklicherweise hatten Nonnen der Abtei St. Hildegard zwischen 1927 und 1933 die „Handschrift Nr. 1" einschließlich der 35 Illuminationen in Echtfarben von Hand exakt kopiert. Auch wurden die Originalzeichnungen im Zusammenhang mit einer Leihgabe an die Jahrtausend-Ausstellung der Stadt Köln 1925 auf Fotoplatten im Format 18 × 24 cm reproduziert. Im Mönchskloster auf dem Disibodenberg, dessen Abt die Disziplinarbefugnis über den Nonnenkonvent hatte, wird man auf Hildegards Visionen eher reserviert reagiert haben.

Elisabeth Gössmann (1928 – 2019) hat belegt, dass es im Mittelalter Frauen unmöglich war, als Theologin oder Philosophin aufzutreten. Es gab einen einzigen Ausweg: Sie verbreiteten „ihre Meinung zu den heiß diskutierten Fragen ihrer Zeit ... im Rahmen visionärer mystischer Schriften" und betonten ständig, „dass ihre Werke eigentlich von Gott stammten." Was der Himmlische selbst durch sein Werkzeug verkündete, ließ sich nämlich weder diskutieren noch kontrollieren. Doch konnte man die benachbarten Mönche auf dem Disibodenberg davon abhalten, Hildegard wegen ihrer Erleuchtung zu verspotten? Kapitulierte

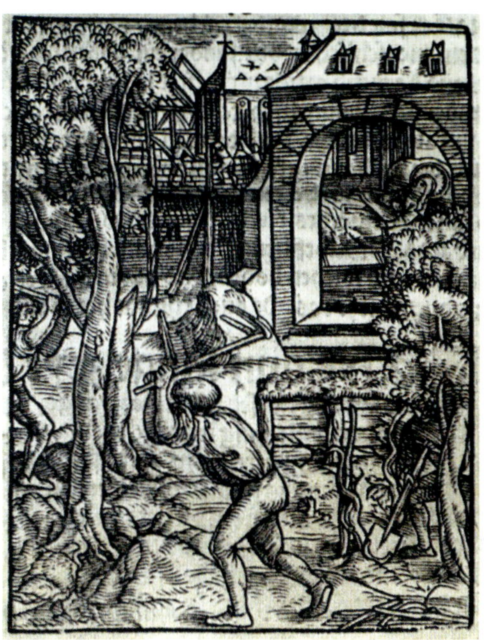

Hildegard auf dem Krankenlager und Bau des Klosters Rupertsberg. Holzschnitt von Jacob Köbel (um 1462 – 1533) aus dem Jahre 1524

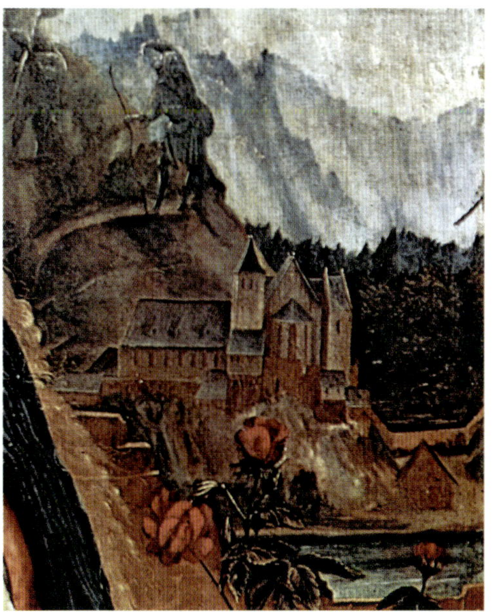

Die Klosterkirche vom Rupertsberg auf der Weihnachtstafel des Isenheimer Altars, verewigt von Renaissance-Maler Matthias Grünewald (um 1480 – um 1530).

ein misstrauischer Abt bei dem Visionsargument?
Peter Dinzelbacher (geb. 1948) macht zu Recht darauf aufmerksam, dass dieses meditative Denken im Gegensatz zum rationalen Denken enorme Gefahren barg. Standen doch solche Visionen nicht nur im Verdacht betrügerischer Täuschungen. Religiös ergriffene Frauen, die ihre Meinung äußerten, wundersame Eingebungen hatten, Offenbarungen oder Prophezeiungen vermittelten und damit vom Glauben abwichen, wandelten auf dem hauchdünnen Grat zwischen göttlichem Ursprung und Trugbildern des Teufels, zwischen Heiligkeit und Häresie. Es entsprach der Ambivalenz des alteuropäischen Christentums, dass ein und dieselbe religiöse Verhaltensform konträr gedeutet werden konnte. Die einen wurden verehrt, die anderen ins Unglück gestürzt. Im harmlosesten Fall galten die Frauen als verwirrt. Man hat sie aber auch verfolgt, eingekerkert, gezüchtigt, auf die Folter gespannt, verbannt. Manche landeten als durch einen unreinen Geist Besessene, als Verlobte Dämons, als Hexen oder Ketzerinnen auf den Scheiterhaufen der Inquisition.

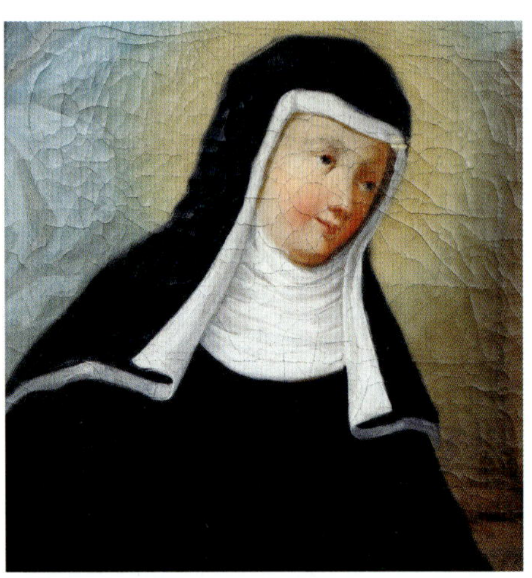
Äbtissin Hildegard auf einem um 1770 geschaffenen Ölgemälde (Ausschnitt) der kath. Pfarrgemeinde Bingen

Hildegards Vorsehung und Klugheit, Grenzen zu erkennen, schützten sie vor solch einem grausamen Schicksal. Dieses lag erst einmal in der Hand des Abtes vom Disibodenberg.
Laut „Vita sanctae Hildegardis" informierte die von Zweifeln über ihre Sendung geplagte Hildegard zuerst „einen Mönch, den sie sich als Lehrer erwählt hatte", dieser wiederum den Abt. Bei dem Mönch kann es sich nur um Volmar (um 1100 – um 1175) gehandelt haben. Etwa gleichaltrig wie Hildegard, hatte er vermutlich die priesterliche Funktion für die Frauengemeinschaft inne, auf jeden Fall genoss er das Vertrauen der Priorin. Nachdem sich der Disibodenberger Abt Kuno mit den „Klügeren aus dem Kloster" beraten und einige der vermutlich in Wachstafeln geritzten Offenbarungen durchgesehen hatte, ermunterte er die Nonne mit dem direkten Draht zu Gott, weiter alles zu notieren. Lange verfolgte er ihr Treiben und muss in einem längeren Abwägungsprozess zu dem Ergebnis gelangt sein, sie zu fördern. Eine als heilig verehrte Person konnte einen unglaublichen Einfluss in Kirche und Welt erlangen. Solch Nonne mit göttlichen Gaben in unmittelbarer Nähe zu wissen, erhöhte die Attraktivität und Strahlkraft der Abtei. Natürlich barg alles auch unvorhersehbare Gefahren und unendliche Mühen.
Schipperges erwähnt drei Arbeitsschritte bei der Abfassung der Hildegard-Handschriften: Von ihr auf eine Wachstafel geschriebene Texte hat ein Schreiber – die Grammatik verbessernd, Streichungen und Zusätze vornehmend – auf Pergament

gebracht. Aufgrund dieser Vorarbeiten folgte letztendlich „die Reinschrift, als Abschrift vom korrigierten Text". Bei der Übertragung auf Pergamente bzw. in Buchform half Hildegard ab 1141 Mönch Volmar, den der Abt ihr als Beichtvater und Schreiber zur Seite stellte. Bis zum Jahre 1151 wurde sie auch von der jungen Adeligen und als hochgebildet beschriebenen Nonne Richardis von Stade (um 1125 – 1152), eine Verwandte der Sponheims, unterstützt. Sie soll nicht nur Hildegards Gehilfin, sondern dieser auch in einem Verhältnis „voll überquellender Liebe" verbunden gewesen sein. Dann wurde Richardis, die Schwester des Bremer Erzbischofs Hartwig I. (1118 – 1168) und Tochter des Grafen Rudolf I. von Stade (†1124), bis zu ihrem frühen Tod kurzzeitig Äbtissin des Benediktinerklosters Bassum.

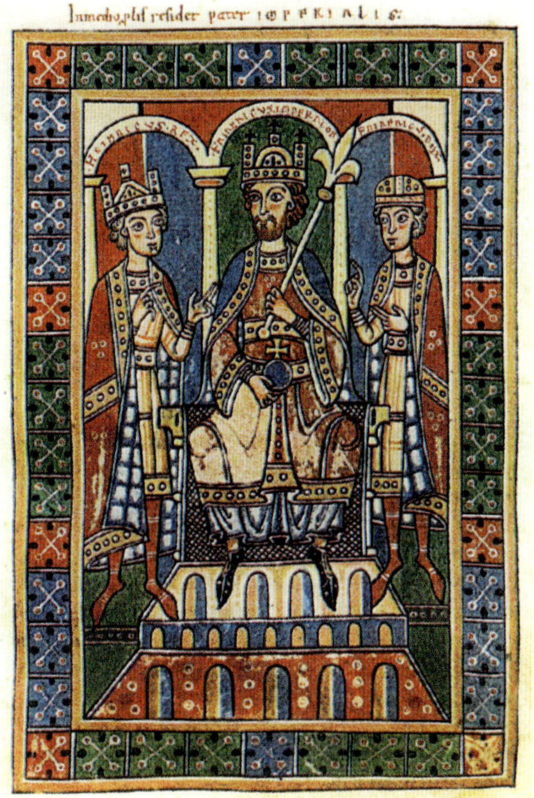

Kaiser Friedrich I, Barbarossa, mit seinen Söhnen Heinrich VI. (1165 – 1197, links) und Friedrich V. von Schwaben (1167 – 1191). Historia Welforum (zwischen 1185 und 1195)

Abt Kuno unternahm 1147 einen weiteren Schritt. Er berichtete Erzbischof Heinrich I. (um 1080 – 1153) und dem Domkapitel von Mainz von der seligen Jungfrau Hildegard und ihren Schriften. Der Erzbischof schließlich brachte die Angelegenheit vor seine Heiligkeit. Papst Eugen III. (†1153) war zu jener Zeit in Nöten, lebte im französischen Exil: Aufständische Bürger hielten Rom besetzt und verweigerten ihm die Herrschaftsrechte. Vom 30. November 1147 bis Mitte Februar 1148 weilte er auf Einladung des Trierer Erzbischofs Albero von Montreuil (1080 – 1152) mit zahlreichen Bischöfen und 17 mitgereisten Kardinälen in Trier. Hier weihte er am 13. Januar 1148 die neue Abteikirche St. Matthias. Nachdem der Papst von Hildegards Existenz erfahren hatte, soll er eine Theologen-Abordnung unter Bischof Adalbero III. von Verdun (†1158) zur Visitation nach dem Disibodenberg entsandt haben. Der päpstlichen Untersuchungskommission erschienen ihre Visionen unbedenklich. Zudem wird berichtet, dass der Papst nicht nur in Hildegards ihm überbrachter, unvollendeter „Scivias" las, sondern diese selbst vorlas. In das ganze Verfahren, das den Wendepunkt in Hildegards Leben bedeutete, war auch der mächtige Zisterzienser-Abt Bernhard von Clairvaux (um 1090 – 1153), der den Papst nach Trier

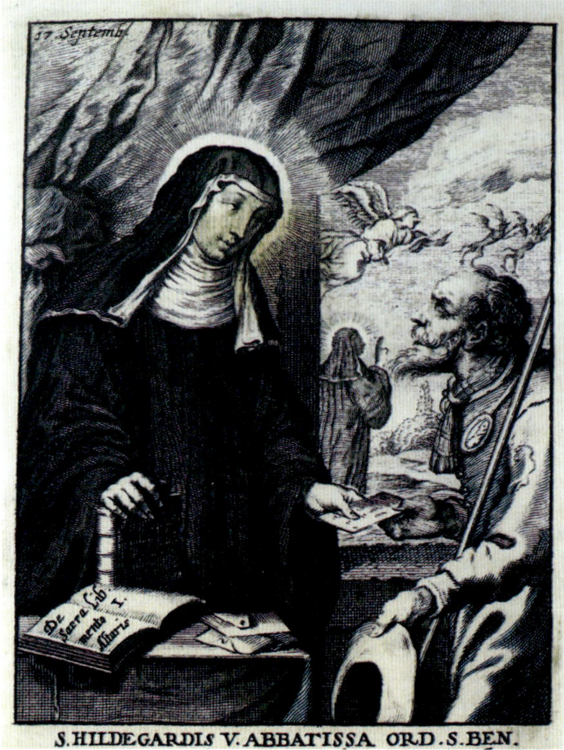

Prophetin Hildegard als fleißige Korrespondentin

begleitet hatte und diesen beriet, einbezogen.
„Es war dort auch der Abt Bernhard von Clairvaux heiligen Angedenkens anwesend, auf dessen Vermittlung und mit Zustimmung der anderen der Papst ermahnt wurde, nicht zuzulassen, dass eine so bedeutsame Leuchte mit Schweigen überdeckt würde, vielmehr eine so große Gnade, die Gott zu seiner Zeit offenbaren wollte, mit seiner Autorität zu bekräftigen. Dazu gab der hochwürdigste Vater ebenso gütig wie scharfblickend seine Zustimmung", heißt es in der „Vita sanctae Hildegardis".
Bernhard, dem „Gralswächter über die Rechtgläubigkeit der Kirche", dem Kämpfer gegen den aufkeimenden Rationalismus, sagte die meditativ religiöse Hildegard als Bollwerk gegen die scholastischen Wissenschaften zu. Trotzdem betrachtet er sie mit Argwohn, wahrt größtmögliche Distanz, lehnt es ab, den Inhalt ihrer Prophetie zu beurteilen. Helmut Feld (1936 – 2020) hat das u. a. bei der Bewertung der Korrespondenz von Hildegard und Bernhard herausgearbeitet. Die Nonne veränderte später wohl sogar die Schreiben, um sich bei der Nachwelt in ein besseres Licht zu rücken.
Trotz allem hat der Papst, die damals höchste Autorität auf Erden, Hildegard ermuntert, alle Visionen aufzuschreiben. Das soll er ihr sogar schriftlich mitgeteilt haben: „Er richtete an die heilige Jungfrau ein ehrenvolles Schreiben, in dem er ihr im Namen Christi und des heiligen Petrus die Erlaubnis erteilte, alles, was sie im Heiligen Geist erkenne, kundzutun, und ermunterte sie zum Schreiben", so Adelgundis Führkötter (1905 – 1991). Leider ist dieses Papstschreiben nicht auf uns überkommen.
Gewissermaßen erkannte er sie damit als vom Heiligen Geist inspirierte, Gottes Offenbarungen verkündigende, Prophetin an. Bei aller Bewunderung und allem Respekt, den man seitdem ihrer Rolle als einer Mittlerin zwischen Gott und den Menschen entgegenbrachte, schien sie dennoch nicht auf gleicher Augenhöhe mit Priestern oder männlichen Äbten zu stehen. Hildegard musste sich durch kluges Taktieren die Anerkennung immer wieder neu erarbeiten, um Freiheiten kämpfen. „Frauen (hatten) nur dann eine Chance, ihre ekstatische Frömmigkeit als Heiligkeit aner-

kannt zu bekommen, wenn sie die männliche/kirchliche/theologische Leitung willig anerkannten. Was sie in der Regel auch taten", resümiert Peter Dinzelbacher.
Das aufgeklärte, verwissenschaftlichte 20. Jahrhundert hinterfragte Hildegards Visionsbilder auf ganz andere Art, versuchte sie mittels Krankheitserscheinungen zu deuten: Charles Singer (1876 – 1960) im Jahre 1917 als Symptome einer schweren Migräne, die halluzinatorischen Lichtphänomene als Flimmerskotom (Augenleiden), Margarete Hattemer 1930 als Hysterie und 1993 Annelore Werthmann (geb. 1941) als „narzißtischen Selbstheilungsversuch". Sogar Rauschzustände wurden in Erwägung gezogen. Keiner dieser Erklärungsversuche fand allgemeine Akzeptanz.
Hildegard, die sich zeitlebens nur mit adeligen und vermögenden Frauen umgab, schlossen sich nach dem Papstwort immer neue Gefährtinnen an, welche bei ihr im Kloster leben wollten. Der Konvent bekam jedoch nicht nur ein Platzproblem. Oft überspielen Hildegard-Biografien, dass sich das Verhältnis zwischen dem Disibodenberger Abt und der Priorin, die nun eine „öffentliche Person" war, immer mehr einzutrüben schien. Ihre Schauungen, ihre eigenständige, exzentrische, originelle Auslegung der Heiligen Schrift und ihre Abweichung von der Benediktusregel u. a. durch Erleichterungen im Tagesablauf, bei den Gebets- und Gottesdienstzeiten sowie den Speisevorschriften wertete man wahrscheinlich als Zeichen gewissen Eigennutzes, Hochmutes und Ungehorsams. Zur historischen Einordnung sei angemerkt, dass das zweite Laterankonzil 1139 Nonnen strengste Abgeschiedenheit auferlegte. Ende der 1140er Jahre mag Hildegard das Weiterleben im Doppelkloster als

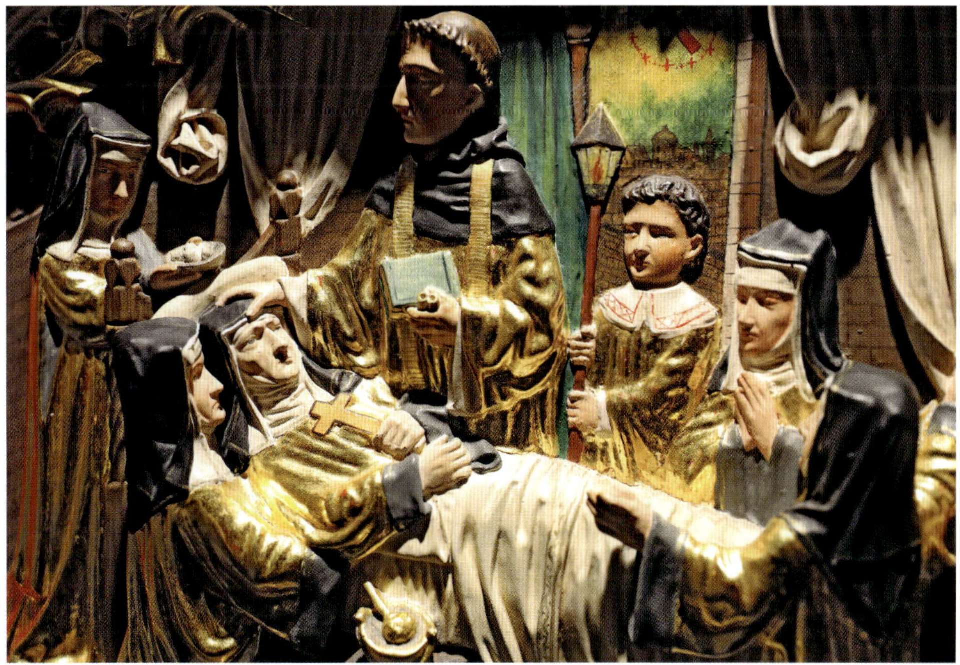

Hildegards Tod auf dem Rupertsberg im Jahr 1179 (Kopie). Das Original im Hildegardisaltar in der Rochuskapelle Bingen schuf Jakob Busch 1898.

unzumutbar empfunden haben und unternahm deshalb Anstrengungen, den Nonnenkonvent der Nähe zu den Mönchen, der Kontrolle und Bevormundung zu entziehen. Eine Zeit lang haderte sie mit sich, die Mitbrüder in den geplanten Ortswechsel einzuweihen. Gott schickte ihr deshalb „größte Schmerzen" und Sehverlust als Strafe. „Ich habe dies so lange ertragen, bis ich die Stätte, an der ich jetzt bin, genannt habe, und sofort erhielt ich mein Sehvermögen zurück", vertraute Hildegard ihrem Biografen an.

Laut „Vita sanctae Hildegardis" zeigten sich der Abt und die Brüder unwillig, sie ziehen zu lassen. Ihnen war gewiss, dass sie Einfluss, Popularität und reiche Pfründe verlieren würden. Auch Hildegards unwiderlegbares Argument, der Heilige Geist selbst habe den 30 Kilometer entfernten Ort der künftigen Wohn- und Wirkungsstätte festgelegt, genau dort, wo bei Bingen die Nahe in den Rhein mündet, fruchtete vorerst nicht. Da erkrankte Hildegard, wie so oft, wenn sie nicht weiterkam. Der Visionsstreik zur Erzwingung des Abzuges zeitigte Erfolg. Hildegard soll das Krankenlager erst verlassen haben, als der Mönchskonvent ihr Weggehen akzeptierte, sogar Hilfe beim Umzug anbot.

★

Bevor wir den weiteren Lebensspuren Hildegards folgen, muss einer wichtigen Frage nachgegangen werden: Wo könnte das Frauenkloster der Benediktinerinnen auf dem Disibodenberg gestanden haben? Darüber gibt es seit 1836 konträre Auffassungen. Selbst neuere Deutungen rufen Zweifler auf den Plan und vermutlich bleibt es noch lange oder für immer ein Rätsel. Das über die Jahrhunderte immer wieder veränderte Areal der Abtei hat leider ältere Bauten verschwinden lassen. Auch sind die spärlichen zeitgenössischen Berichte zum Standort der Klausnerinnen-Behausung auf dem Klostergelände widersprüchlich. Man vermutete diese schon am Osthang des Berges oder unmittelbar neben der Abteikirche. Es blieb nicht aus, dass man sogar Abwegiges in der Öffentlichkeit diskutierte. „Erdstrahlen-Forscher", die sich hier zu einer Tagung des internationalen Freundeskreises für Geomantie trafen, „entdeckten" auf dem südwestlichen Plateau einen der stärksten Kraftplätze Europas und definierten diesen – Rosenstöcke pflanzend – als Hildegards Klause. Neuere Denkansätze verorten das Frauenhaus bei der einstigen Stiftskirche der Augustiner-Chorherren, der späteren Friedhofskapelle, außerhalb des benediktinischen Klosterbezirks.

Heute sind die heiligen Stätten auf dem Disibodenberg eine romantische Ruinenlandschaft zwischen alten Bäumen, teilweise mit Moos und Efeu überwuchert. Laut „Germania Sacra – Klöster und Stifte des Alten Reiches und angrenzender Regionen" ist der Disibodenberg als „Zisterzienserkloster St. Maria und St. Disibod Disibodenberg, Odernheim, zuvor Benediktiner(doppel)kloster und Kollegiatsstift" verzeichnet, die Existenz für den Zeitraum um 1000 bis 1560 belegt. Auf glanzvolle Tage folgten im Hoch- und Spätmittelalter Jahre des Niedergangs. Von 1259 bis zur Auflösung übernahmen Zisterzienser die Abtei. Kriege an der Schwelle vom 15. zum 16. Jahrhundert verheerten nicht nur die Nahe-Gegend, auch das Kloster wurde völlig geplündert. 1559 verließ der letzte Abt den Disibodenberg. Nach der Säkularisation er-

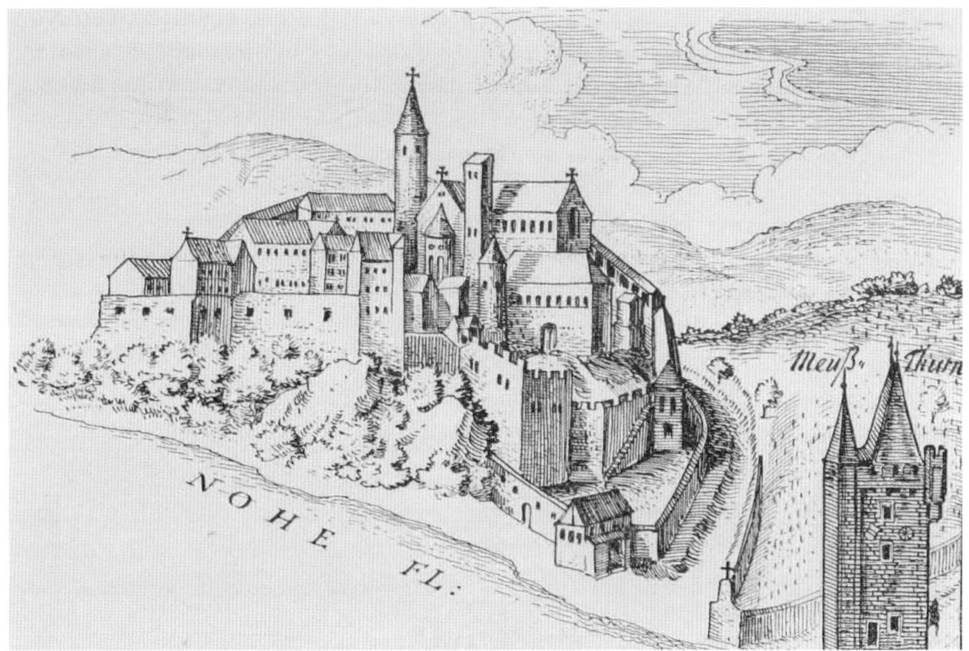

Rupertsberg mit Bingener Mäuseturm. Die Zeichnung versucht, den Zustand der Abtei vor der Plünderung und Zerstörung 1632 darzustellen.

lebte der geweihte Ort zahlreiche Besitzerwechsel. 1809 in private Hände gelangt, nutzte man die Gebäude als Steinbruch für umliegende Dörfer. Erst 1842 bis 1844 grub der damalige Klostereigner die Ruinen frei, richtete Reste der Anlage für Besucher her. 1985 begannen archäologische Grabungen und Sicherungsarbeiten. Die letzte Besitzerin überführte die 2,5 Hektar große Klosterruine 1989 in die Disibodenberger Scivias-Stiftung. 1998 entstand eine Hildegardis-Kapelle, in der am ersten Sonntag im Monat ökumenische Gottesdienste gefeiert werden. Am Fuße des Berges arbeitet das Weingut Disibodenberg.

★

Nach über dreieinhalb Jahrzehnten verließ Hildegard ihren bisherigen Lebensmittelpunkt, übersiedelte um 1150 mit 20 Nonnen in ihr eigenes Kloster auf dem Rupertsberg bei Bingen. Der Bau auf einer Anhöhe gegenüber der Stadt Bingen am Zusammenfluss der Nahe mit dem Rhein dürfte schon drei Jahre früher begonnen haben. Für Hildegard war dies ein bedeutsamer Ort mit den letzten Spuren einer alten Wallfahrtskapelle über dem Grab des mythischen Herzogs Rupert und seiner Mutter Bertha, welche hier vermutlich seit dem 8. Jahrhundert als Regionalheilige verehrt wurden. Die einzig überlieferte Lebensgeschichte beider schrieb Hildegard auf der Basis von Visionen nieder. Es ist die Geschichte eines heidnischen Tyrannen, der im Krieg gegen Christen verstarb und seiner frommen Frau Bertha. Diese zog mit dem laut Heiligenlexikon um 712 geborenen Knaben Rupert an den später Rupertsberg ge-

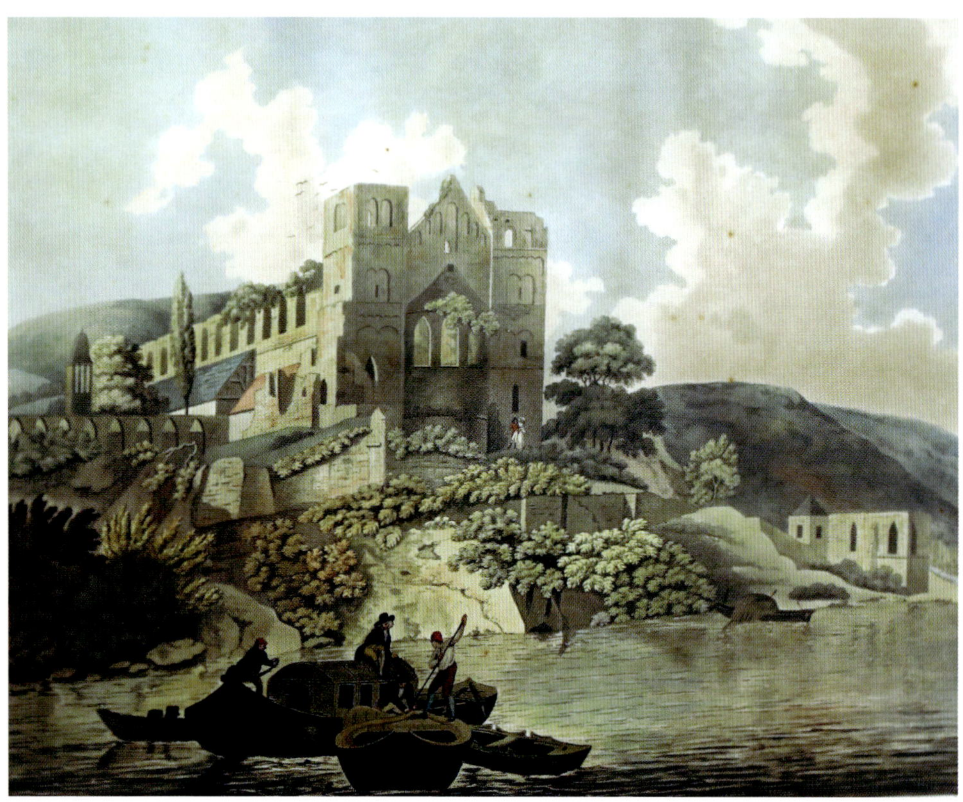

Klosterruine Rupertsberg auf einem 1788 entstandenen Aquarell von John Gardnor (1729 – 1808)

nannten Berg, wo sie eine Kirche bauten, sich um Kranke und Arme kümmerten. Als 15-jähriger Jüngling pilgerte Rupert nach Rom und hinterließ, um das Jahr 732 jung verstorben und in der eigenen Kirche bei Bingen begraben, sein Erbland den Menschen der Umgebung, die hier ein blühendes Zentrum erschaffen haben sollen. Dieses ging allerdings im Normannensturm des 9. Jahrhunderts unter.
Auf jeden Fall war die Klosterneugründung an der Lebensader des Fernhandels, dem Rhein, brillant gewählt. Am Rupertsberg traf die Rheinuferstraße zwischen Mainz und Köln auf die historischen Römerstraßen, wo man an der Nahe nach Metz oder über den Hunsrück nach Trier gelangte. Die durch eine Mauer geschützte Stadt Bingen mit ihrem Markt und den u. a. Salz vertreibenden Kaufleuten zählte als Verkehrs- und Handelszentrum zu den wichtigen Orten am Fluss. Hildegard hätte den Umzug nie aus eigener Kraft bewerkstelligen können. Doch sie besaß mit dem Pfalzgrafen Hermann von Stahleck (um 1090 – 1156) einen einflussreichen Förderer. Dieser vermochte mittels Hildegards Präsenz in Bingen seinen Einfluss in der eigentlich dem Mainzer Erzbischof (seinem großen Widersacher) unterstehenden Stadt, geltend zu machen. Aus einer hochadeligen Familie aus Mainfranken stammend, war er womöglich ein entfernter Verwandter Hildegards und definierte sich als ein Nachfolger des heiligen Rupert. Pfalzgraf Hermann war mit einer Schwester des Stauferkönigs

Konrad III. (1093 – 1152) und Tante des Kaisers Friedrich I. (um 1122 – 1190), genannt Barbarossa, vermählt, residierte auf Burg Stahleck bei Bacharach. Die 1142/43 ihm übertragene Pfalzgrafschaft am Rhein – in dieser Funktion vertrat er den König im gesamten lothringisch-rheinischen Gebiet – verdankte er seiner Nähe zur staufischen Herrschersippe. Mit dem Bestreben, den Besitz an Mittelrhein und Nahe auszudehnen, operierte er direkt im Kerngebiet der Mainzer Erzbischofsherrschaft. Großzügig stattete er das neu gegründete Kloster mit Ländereien aus, indem er und seine Frau Gertrud all ihren Besitz an Äckern und Weinbergen rings um Bingen, um ihres Seelenheils willen, dem Kloster schenkten. Bei der Kirchweihe 1152 war er selbstverständlich anwesend. Da ein würdiger Kirchenbau in so kurzer Zeit nicht fertiggestellt werden konnte, dürfte Erzbischof Heinrich I. von Mainz (um 1080 – 1153) nur die neu erbaute Wallfahrtskapelle konsekriert haben. Am 1. Mai 1152 beurkundete er die Wiederweihe der Rupertsberger Kirche und die Schenkung eines Mühlenplatzes nahe dem Binger Loch. Dethard von Winterfeld (geb. 1938) geht davon aus, dass die große Klosterkirche zwischen 1155 und 1165 entstand. Es handelte sich um eine flach gedeckte Pfeilerbasilika mit quadratischen Türmen über den Ostenden der Seitenschiffe und vorspringender Apsis. Für das Bruchstein-Mauerwerk dürfte Schiefer der Umgebung genutzt worden sein. Wie Abbildungen zeigen, muss der nördliche Turm wohl schon frühzeitig brüchig und die Ostwand seines obersten Geschosses abgestürzt gewesen sein. Statt aufwendiger Sanierung versah man den Turmstumpf mit einem Pultdach. Heinrich Schipperges merkt an, dass Hildegard vom Disibodenberg Anregungen für ihre eigene Abtei übernahm, die mit Refektorium (Speiseraum), Dormitorium (Schlafsaal), Skriptorium (Schreibstube) und Infirmarium (Krankenzimmer) wohl dem Idealplan des Klosters von St. Gallen nahekam. Das um 1220 aus byzantinischer Seide fabrizierte und heute in Brüssel aufbewahrte gold-purpurne Antependium (Vorhang für Unterbau des Altars) vom Rupertsberg demonstriert, dass hier im Laufe der Jahrzehnte aus einem provisorischen Quartier ein reiches Kloster entstanden war. Vermutlich hat Renaissance-Maler Matthias Grünewald (um 1480 – um 1530) die Abtei Rupertsberg als Vorlage für die romanisch-frühgotische Klosterkirche genommen, welche er im Hintergrund der „Weihnachtstafel" (im Vordergrund Maria mit Christkind) des um 1516 entstandenen Isenheimer Altars verewigte.

Eine endgültige Gütertrennung mit dem Disibodenberg durfte erst nach dem Tode Abt Kunos unter seinem Nachfolger, Abt Helenger, vollzogen werden. Der Mainzer Erzbischof Arnold von Selenhofen (um 1095/1100 – 1160) besiegelte dies mit der „Unabhängigkeitsurkunde" vom 22. Mai 1158. Darin ist u. a. vermerkt, dass Hildegards neues Kloster im Gegenzug für Opfergaben acht Hofstellen aus dem Besitz der Brüder vom Disibodenberg erhielt, Abt Helenger das Kloster Rupertsberg frei von seiner Abtsgewalt erklärte. Nur „die Sorge für das Seelenheil jener Mädchen" blieb trotz Unabhängigkeit bestehen. Am 18. April 1163 bestätigte Kaiser Friedrich I. dem Kloster Rechte wie die freie Äbtissinnenwahl oder die Freistellung von einem Klostervogt und nahm es unter seinen Schutz. Zum 21. Dezember 1314 hat König Ludwig IV. (1282 oder 1286 – 1347), bekannt als Ludwig der Bayer, Barbarossas Privileg in

einer eigenen Urkunde bestätigt. Die rührigen Nonnen späterer Jahrhunderte gaben keine Ruhe, ließen sich mit Urkunde vom 30. Juli 1442 ihre althergebrachten Privilegien sogar nochmals von Kaiser Friedrich III. (1415 – 1493) bekräftigen.
Äbtissin Hildegard konnte also mit dem Segen von Erzbischof und Kaiser nach der Regel des heiligen Benedikt in ihrem Kloster schalten und walten. Friedrich Prinz (1928 – 2003) betont, dass Hildegard die Regel modifizierte: „Sie wendet sich gegen überlanges Beten wie gegen eine überlange Liturgie, zeigt sich großzügiger hinsichtlich des Fleischgenusses im Kloster und fügt für den dritten Gang der Hauptmahlzeit, der bei Benedikt nur aus Früchten und Gemüse bestehen sollte, hinzu, dass auch Fisch, Käse und Eier gegessen werden dürfen." Ihren Nonnen war sogar das Tragen von Unterwäsche erlaubt. Zu Hildegards Lebzeiten gab es auf dem Rupertsberg zahlreiche Schenkungen, die den Unterhalt von 50 Herrinnen, zwei Priestern und acht armen Frauen sicherten. Ländereien kamen z. B. von einem Graf Hugo vom Stein. Das um 1200 angelegte Rupertsberger Güterverzeichnis, in welchem das Klostereigentum seit der Gründung mit Nachträgen bis 1270 registriert ist, zählt Äcker, Weingärten, Gärten, Ödland, Mühlen, Häuser und Keller in mindestens 18 Orten rund um Bingen, zwischen Mainz, Alzey und Kreuznach auf. Auch Dienstboten standen zur Verfügung. Mit jeder adeligen Novizin kamen neues Vermögen, neue gesellschaftliche Verbindungen hinzu. Sogar Begräbnisse trugen zur Mehrung des Klosterschatzes bei. Wer innerhalb des Klosterbezirks seine letzte Ruhestätte wählte und damit seine Seele der Fürbitte der Bräute Christi anvertraute, bezahlte mit Geld, Land- oder Immobilienbesitz.
Das kaum dem Armutsideal entsprechende monastische Leben sprach sich herum. „Meisterin Tenswich" aus Andernach – gemeint ist vermutlich Vorsteherin Texwindis II. von Nassau, zwischen 1167 und 1178 Meisterin des Kanonissenstiftes St. Marien in Andernach – hinterfragte bei Hildegard die Neuerungen, welche nicht dem „ehrenvollen Ruf vom Geruch Eures heiligen Lebens" zu entsprechen schienen: „Staunenswerte Dinge sind uns dabei zu Ohren gekommen ... nämlich Eure Nonnen an Festtagen beim Psalmengesang mit herabwallendem Haar im Chore stehen und als Schmuck leuchtend weiße Seidenschleier tragen, deren Saum den Boden berührt. Auf dem Haupt haben sie goldgewirkte Kränze, in die auf beiden Seiten und hinten Kreuze und über der Stirn ein Bild des Lammes harmonisch eingeflochten sind. Auch sollen die Finger der Schwestern mit goldenen Ringen geschmückt sein ... Außerdem ... gewährt Ihr nur Frauen aus angesehenem und adligem Geschlecht den Eintritt in Eure Gemeinschaft. Nichtadeligen und weniger Bemittelten hingegen verweigert Ihr fast durchweg die Aufnahme ..." Ob man tatsächlich im Jahre 1165 im Rheingau-Ort Eibingen auf der anderen Rheinseite bei Rüdesheim das leerstehende Augustinerkloster (1148 gestiftet) erwarb und die Einrichtung eines Tochterklosters in Angriff nahm, in welches auch Frauen ohne Adel eintreten durften, gilt laut Maura Zátonyi (geb. 1974) als wissenschaftlich nicht geklärt.
Gearbeitet wurde u. a. an Webstuhl, Spindel, mit Nähnadel und Feder. Berühmtheit erlangte vor allem das Skriptorium des Klosters vom Rupertsberg. Von hier aus dürften sich handschriftliche Kopien der Schriften Hildegards über ganz Europa verbrei-

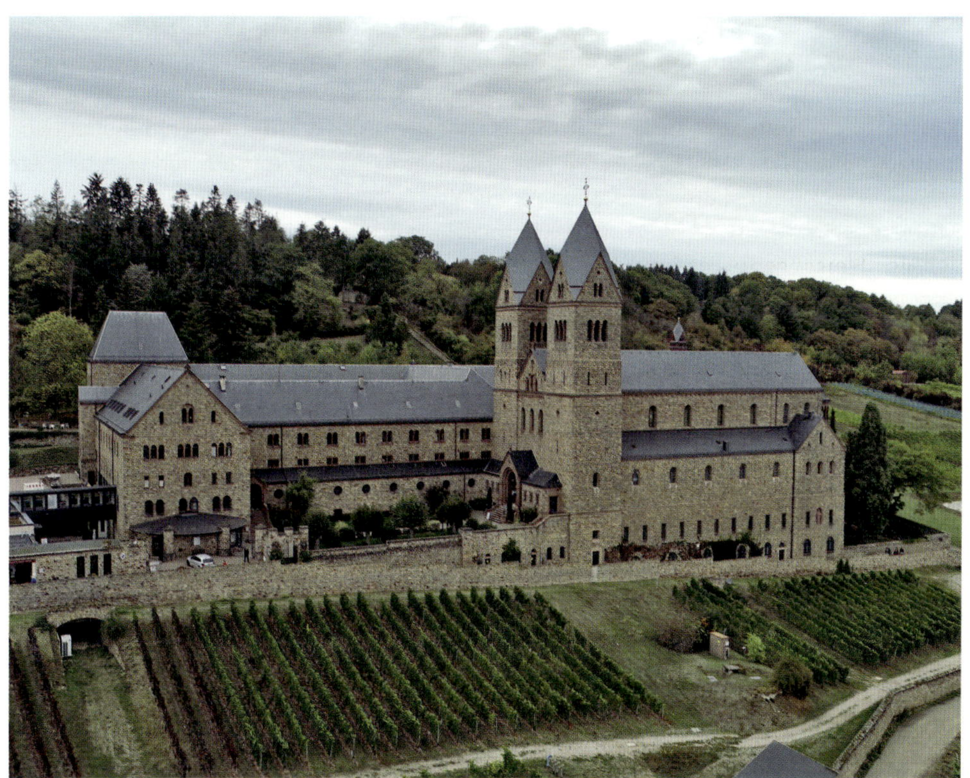

Ab 1900 erbaute man in den Weinbergen oberhalb von Eibingen im neoromanischen Stil die Abtei St. Hildegard.

tet haben: das 1151 vollendete Werk „Liber Scivias", das 1158 bis 1163 geschaffene „Liber vitae meritorum" („Das Buch der Lebensvergeltung") und als Abschluss ihrer großen Visions-Trilogie – diese zeigt das Wirken der Dreifaltigkeit bei der Erschaffung des Kosmos, in der Planung der Heilsgeschichte und der Erneuerung des Menschen – das zwischen 1163 und 1173/74 niedergeschriebene „Liber divinorum operum" („Das Buch der Gotteswerke"). Neben diesem Hauptwerk entstanden das Singspiel „Ordo Virtutum", 77 geistliche Gesänge, eine Evangelien-Auslegung, eine Geheimschrift nebst Geheimsprache sowie ein bemerkenswertes medizinisch-naturwissenschaftliches Werk. Zum Œuvre schreibt Loris Sturlese (geb. 1948): „Hildegard war Wissenschaftlerin, aber sie wählte den Weg der Prophezeiung ..." Ihren beiden medizinisch-naturwissenschaftlichen Arbeiten bestätigt er jedoch: „Das Wort hat nun nicht länger die Prophetin, sondern die Wissenschaftlerin." Denn für diese „ist eine beachtliche systematische Konzeption charakteristisch."

Reiche Korrespondenztätigkeit brachte die Äbtissin in Verbindung mit wichtigen Zeitgenossen. Die Originalbriefe gelten als verschollen. Doch erlauben 271 im „Wiener Kodex" aus dem 13. Jahrhundert aufgeschriebene und 278 im sogenannten Rupertsberger „Riesenkodex" notierte Briefe deren Rekonstruktion. Seit die gelehrten Eibinger Schwestern Marianna Schrader (1882 – 1970) und Adelgundis Führkötter der Abtei St. Hildegard in einer Monographie von 1956 die Echtheit des Schrifttums der heiligen Hildegard nachwiesen, sind auch Zweifler am Corpus ihrer lateinischen Briefe verstummt. Rund 300 Korrespondenzen an oder von Hildegard – u. a. mit Päpsten und Bischöfen, weltlichen Herrschern, Äbten, Äbtissinnen, Mönchen und Nonnen, Laien oder Prälaten – sind transkribiert. Es ist erstaunlich zu lesen, wie die Nonne vom Rupertsberg ehrfurchtsvoll als „Tempel", „Orakel Gottes", als „heilige Mutter", als „vom göttlichen Hauch wunderbar überströmte Schwester", „in Christis geliebte Tochter", „brennende Leuchte im Hause des Herrn" oder „Mitwisserin der Geheimnisse Gottes" angeredet wurde.

Als Sechzigjährige soll sich Hildegard trotz labiler Konstitution auf Predigtreisen begeben haben. Die als Hildegard-Kennerin ausgewiesene Schwester Zátonyi von der Abtei Eibingen hält in den Jahren 1163 bis 1165 deren Auftreten u. a. in Köln und Trier sowie um 1170 in Kirchheim und Rothenkirchen für wahrscheinlich.

Hochbetagt musste die Greisin im Jahre 1178 nochmals erleben, dass ihrer irdischen Macht Grenzen gesetzt waren. Sie begrub einen unter kirchlicher Strafe stehenden und aus der Gemeinschaft der Gläubigen durch Exkommunikation ausgeschlossenen Adligen auf dem Rupertsberger Klosterfriedhof. In der Folge verhängte das Bistum Mainz über ihre Abtei ein Interdikt. Dieses Verbot untersagte die öffentliche Liturgiefeier: Somit war kein Gottesdienstgesang mehr möglich, mussten die Gebete halb geflüstert werden. Hildegard sah sich – der Adlige hatte sich nämlich vor seinem Tode im kleinen Kreis mit der Kirche versöhnt – im Recht. Per Gehstock soll sie die Spuren seines Grabes verwischt, damit eine Exhumierung des Leichnams unmöglich gemacht haben. Der Mainzer Erzbischof Christian von Buch (†1183) stellte ihre Unschuld fest. In einer letzten Vision offenbarte sich der schwer erkrankten Prophetin selbst ihr Todestag: Am 17. September 1179 starb Äbtissin Hildegard mit 81 Jahren auf dem Rupertsberg. Während ihre Seele zum himmlischen Bräutigam aufstieg, versetzte eine Lichterscheinung über ihrer Äbtissinnen-Residenz alle in Staunen: „In diesem Licht erschien ein rötlich schimmerndes Kreuz, erst klein, später ins Unermessliche wachsend, um das herum unzählige verschiedenfarbige Kreise entstanden und in diesen jeweils einzelne rötlich leuchtende kleine Kreuze." Vermutlich zuerst in einem Erdgrab bestattet, dürften ihre sterblichen Überreste erst im 13. Jahrhundert in eine Gruft unter dem Altarraum der Abteikirche umgebettet worden sein.

Hildegards monastische Schöpfung auf der Felsnase an der Mündung der Nahe in den Rhein auf der linken Rheinseite wird noch lange von ihrem Nachruhm profitiert haben. In den Wirren des Dreißigjährigen Krieges plünderten und zerstörten Schweden jedoch am 19. April 1632 das Kloster. Die Abtei wurde nie wieder aufgebaut, kam als Klostergut zur Abtei Eibingen. Außer der Klosterkirchruine wurden wohl alle Gebäudereste zur Errichtung von Wirtschaftsgebäuden genutzt. 1801 versteigerte man das Rupertsberg-Areal und 1857 musste schließlich die gesamte Ruine dem Bau der preußischen Nahetal-Eisenbahn weichen. Die Sprengung des Felsens zerstörte auch die Grabkrypta. Reste des Westteils vom südlichen Seitenschiff (u. a. sechs Freipfeiler und Arkadenbögen) wurden überbaut, überstanden jedoch den Brand des Gebäu-

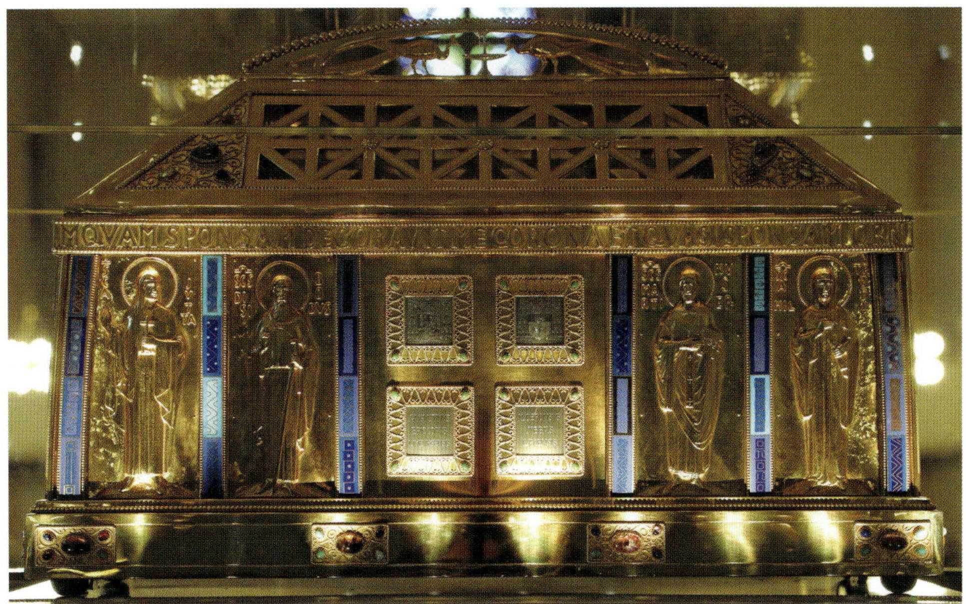

Seit 1929 bewahrt man die Reliquie der heiligen Hildegard in diesem prächtigen Schrein aus vergoldetem Kupfer auf.

des 1975. Letzte Rudimente einer im Mittelalter wirkmächtigen Abtei sind heute im Komplex von Gewölbekellern des 17. bis 19. Jahrhunderts erhalten, die der Rupertsberger Hildegard-Gesellschaft als Veranstaltungsort dienen.
Hildegards Nachfolgerinnen ließen sich in den Klöstern Eibingen (seit 1939 ein Stadtteil von Rüdesheim) und Rüdesheim, keine vier Kilometer Luftlinie vom Rupertsberg entfernt, auf der anderen Rheinseite nieder. Während des Schwedeneinfalls 1631 hatte sich der Konvent unter Oberin Anna Lerch von Dirmstein (1580 – 1660) – seit 1611 stand sie dem Kloster vor – bis nach Köln, Mainz und Luxemburg zerstreut. Mit fünf Schwestern war die Äbtissin ins Benediktinerinnenkloster St. Agatha nach Köln geflohen. Im Gepäck: Haupt, Herz und Zunge der hl. Hildegard sowie Kopf, rechten Fuß und rechte Hand von Klosterpatron St. Rupert. Restliche Heiligtümer, darunter Hildegards Ordenskleid, verbarg sie im Grabgewölbe unter dem Nonnenchor der Rupertsberger Kirche – hier konnten sie später wohlbehalten geborgen werden. In einem 1709 gedruckten „Verzeichnis der fürnehmsten Reliquien" sind auch noch ein Glied von Hildegards Daumen, ihre Chorkappe, ihr Messer und ihr Kamm, „womit sie sich gekämmet, von welchem viele, so sich in Hauptwehe (wegen Kopfschmerzen, Anm. Helfricht) damit gekämmet Linderung erfuhren", aufgeführt. Letzterer lagert seit 1921 im Bayerischen Nationalmuseum in München. Mit Zwischenstationen zog Anna Lerch von Dirmstein 1641 ins Kloster Eibingen, vereinigte diesen Konvent mit den übrig gebliebenen Benediktinerinnen vom Rupertsberg und leitete das Kloster bis 1642. Alle Bemühungen, die verwüstete Abtei wieder aufzubauen, scheiterten. Sie selbst musste wegen Zerwürfnissen mit dem Mainzer Erzbischof

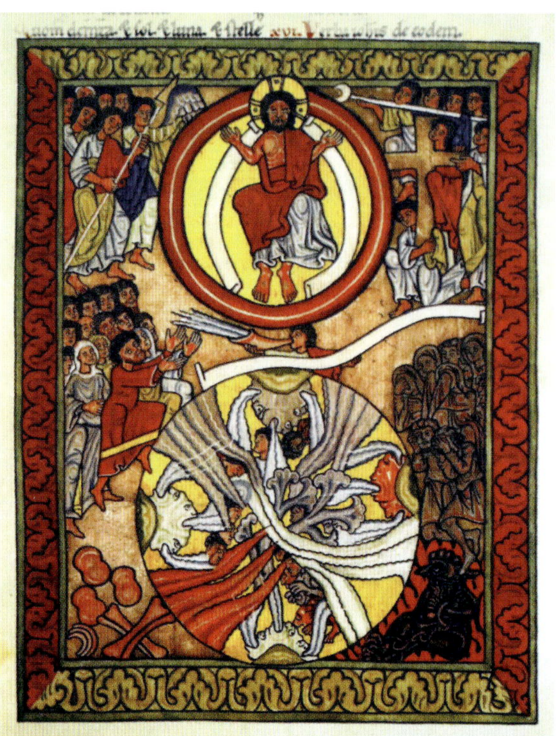

Miniatur zur Schlussvision im „Liber Scivias“: Wiederkehr des Menschensohnes zum Jüngsten Gericht

das Kloster verlassen. Doch alle durch sie geretteten Reliquien wie auch verschiedene Handschriften waren in Eibingen in guten Händen. Im 17. und 18. Jahrhundert erlebte das Kloster tiefgreifende Umbauten, 1802 erfolgte die Aufhebung und auf Befehl der nassauischen Regierung 1814 die Räumung. Das Inventar verkaufte man an die Rochuskapelle nach Bingen, wohin auch die Reliquien des hl. Rupert und seiner Mutter, der hl. Berta, gingen. Der von Hildegard gesammelte Reliquienschatz verblieb in der Eibinger Klosterkirche, welche nach Erwerb durch die Eibinger Pfarrgemeinde seit 1831 katholische Pfarrkirche ist. 1852 öffnete Pfarrer Ludwig Schneider unter Aufsicht eines Arztes und weiterer Zeugen den Schrein mit den Gebeinen Hildegards sowie das ihr Herz, Zunge und Kopf aufbewahrende Reliquiar, konnte etwa 60 Knochen identifizieren. Dies ist in Schneiders 1857 fertiggestelltem Untersuchungsbericht von über 400 handgeschriebenen Seiten festgehalten. Auch ihrer im Mittelalter dokumentierten Heilungsmirakel erinnerte man sich in jenen Jahren. Der Verehrung als „Volksheiligen“ stand somit nichts mehr entgegen. Der Limburger Bischof Peter Joseph Blum (1808 – 1884) gestattete ab 1857 die öffentliche Verehrung der Reliquien durch feierliche Prozession zum „Hildegardistag“, dem 17. September. Auf Anregung deutscher Bischöfe legte Papst Pius XII. (1876 – 1958) später per Schreiben der Heiligen Ritenkongregation vom 21. Februar 1940 den 17. September als Festtag der hl. Hildegard für die katholische Kirche in Deutschland fest.

In der Nacht vom 3. zum 4. September 1932 abgebrannt, wurde die Eibinger Pfarrkirche bis zur Wiederweihe 1935 als zeitgenössischer tonnengewölbter Ziegelbau ausgeführt. Die beim Brand unversehrten Reliquien der heiligen Hildegard bewahrt man seit 1929 in einem prächtigen Schrein aus vergoldetem Kupfer auf. Der Kölner Goldschmied Josef Kleefisch (1861 – 1931) vom renommierten Goldschmiedeatelier Gabriel Hermeling schuf den Reliquienschrein nach einem Entwurf des als vielseitigen Künstlers bekannten Benediktiners Radbod Commandeur (1890 – 1955) der Abtei Maria Laach. Schrein und Reliquienschatz sind in der katholischen Pfarr- und Wallfahrtskirche St. Hildegard und St. Johannes der Täufer zu bewundern.

Im letzten Drittel des 19. Jahrhunderts reifte, inspiriert durch Bischof Peter Joseph Blum, der Plan einer Wiederbelebung der hildegardischen Klöster. In der Tradition der Vorgänger-Einrichtungen entstand ab 1900 im neoromanischen Stil in den Weinbergen oberhalb von Eibingen die von Fürst Karl Heinrich zu Löwenstein-Wertheim-Rosenberg (1834 – 1921) gestiftete Abtei St. Hildegard (Rüdesheim am Rhein). Am 17. September 1904 zogen hier 14 Benediktinerinnen, acht Nonnen und sechs Schwestern, aus der Abtei St. Gabriel in Prag ein. Als rechtliches Nachfolgekloster werden die Äbtissinnen von der hl. Hildegard ausgehend gezählt. Der Kirchweihe 1908 schloss sich die Weihe der ersten Äbtissin, Mutter Regintrudis Sauter (1865 – 1957), an. Sie machte die Abtei – 1941 bis 1945 wurden die Nonnen von der Gestapo aus ihrem Kloster vertrieben – zu einem wissenschaftlichen Zentrum der Hildegard-Forschung. Die Gemeinschaft bestreitet ihren Lebensunterhalt u. a. durch das Weingut, den Klosterladen, Kunstwerkstätten und ein Gästehaus.

⋆

Zur Geschichte der hl. Hildegard und ihrer Schöpfungen gehören auch die beinahe 800 Jahre andauernden Mühen um ihre Heiligsprechung. Ab 1220 hatten die Rupertsberger Nonnen die Idee verfolgt, den Kanonisierungsprozess für die Gründungsäbtissin einzuleiten. Wohl im 46. Jahr nach ihrem Tod beantragte der Konvent Hildegards Aufnahme in den Kreis der Heiligen bei Papst Gregor IX. (um 1167 – 1241). Als Gründe dienten u. a. die durch sie bewirkten Wunder, die durch Offenbarung des Heiligen Geistes verfassten Bücher sowie ihr lobenswerter und heiliger Lebenswandel. Mit Schreiben vom 27. Januar 1228 begrüßte der Papst den Wunsch und in Mainz begann man mit der Anfertigung entsprechender Inquisitionsakten. Auch unterzogen Theologen der Universität Paris Hildegards Visionstrilogie einer Prüfung, welche die Kongruenz mit der kirchlichen Lehre bestätigte. Prozessakten nebst einem Bericht mit Zeugenaussagen über ihr Leben und Wirken versiegelte man am 16. Dezember 1233 im Kloster Rupertsberg und ließ sie durch einen Priester nach Rom bringen. Allerdings verlangte die römische Heiligsprechungsbehörde detailliertere, exaktere Angaben zu den Wundern. In Mainz scheint die Bearbeitung versandet zu sein. Obwohl bis 1317 Päpste Hildegards Heiligsprechung anregten, scheiterte alles am Unwillen oder der Unfähigkeit der zuständigen Ortskirche.
Die Hildegard im 20. Jahrhundert wieder zuteilgewordene große Aufmerksamkeit inspirierte 1979 die Deutsche Bischofskonferenz, beim Heiligen Stuhl in Rom ihre bisher ergebnislos betriebene Heiligsprechung erneut zu beantragen und die Erhebung zur Kirchenlehrerin anzuregen. Papst Benedikt XVI. (geb. 1927) ordnete schließlich am 10. Mai 2012 ihre Aufnahme in den Heiligenkalender ohne förmliches Kanonisationsverfahren an. Am 7. Oktober des gleichen Jahres erhob er sie zur Kirchenlehrerin – dem exklusiven Kreis der 36 wichtigsten Heiligen! Hildegard kam als vierte Frau der Kirchengeschichte und einzige Repräsentantin Mitteleuropas in den Genuss dieser allerhöchsten Ehre.

Das medizinische Wissen im Kloster des 12. Jahrhunderts

Das Mittelalter ist uns mit dem Abstand so vieler Generationen fremd und trotz neuerer Forschungen bleiben durch die geringe schriftliche Überlieferung aus jener Zeit viele Fragen ungeklärt. Wer sich an die Entschlüsselung dieser geschichtlichen Welt wagt, steht vor großen Mühen und kommt nur in kleinen Schritten voran. Dies gilt auch für den Versuch, 900 Jahre zurückliegende Methoden oder Erfolge der Krankenbehandlung zu beurteilen. Die Medizinhistoriographie – Chinas Traditionen meist ausklammernd – kennt neben der ägyptisches Wissen integrierenden altgriechischen Medizin, welche in der byzantinischen Medizin fortlebte, der Medizin in der mittelalterlichen islamischen Welt sowie den ersten weltlichen Medizinschulen von Salerno (vor 1000 entstanden), Bologna (1111 gegründet) und Montpellier (ab 1187) die Epoche der Klostermedizin. In der Fachsprache wird sie auch als Präsalernitanische Medizin bezeichnet. Das 6. bis 12. Jahrhundert umfassend, saugte sie alles auf, was vor und während dieser Zeit entstand. Im christlichen Abendland, wo 90 Prozent der Bevölkerung auf dem Land lebte, waren jene eigentlich der Seelsorge dienenden Klöster die einzigen Rückzugsorte. Neben Beten und Hoffen boten sie echte medizinische Betreuung. Kloster- und Domschulen leisteten Bildung und Ausbildung, wichtig war auch die Weitergabe des Wissens innerhalb der Kongregation. Der Klosterarzt war Lehrer, Chirurg und Pharmazeut in einer Person. Von Mönchen und Nonnen in den Abteien praktiziert, basierte die monastische Medizin vor allem auf der in Form von Pillen, Pulvern, Salben, Sirups, Tränken und Umschlägen genutzten Phytotherapie. Zum pharmakologischen Spektrum zählten aber auch tierische und mineralogische Heilmittel. Gern griff man zu Laxanzien (Abführmitteln), Spülungen und Räucherungen. Weiterhin gehörten die Diätetik – richtige Bewegung, Ernährung, Hygiene und Lebensführung umfassend – sowie die Chirurgie dazu. Man muss sich vor Augen führen, dass es über Jahrhunderte außerhalb der Klöster keine ausgebildeten Mediziner gab – abgesehen von Handwerkerärzten wie Bader und Scherer in Badehäusern. Ihre Domäne waren zwar Körperpflege und Kosmetik, doch sie deckten auch medizinische Teilbereiche wie Schröpfen, Aderlassen, Wundversorgung oder Zähneziehen ab. Schätze des Wissens klösterlicher bzw. klerikaler Heilkunde beinhalteten Konzepte der Antike, Elemente der Volksmedizin und magische Behandlungsverfahren wie Amulette. Auch astrologische Wirkungen – also der Einfluss von Gestirnen auf Körper und Gesundheit – fanden Berücksichtigung. Allerdings hielt zumindest der gelehrte St. Gallener Mönch Ekkehart IV. (nach 980 – um 1060) dies für „Unsinn, eine Lügengeschichte des antiken Heidentums."

Der Diagnostik dienten die Harnschau (Uroskopie), die Pulsdiagnose, die oft beim Aderlass betriebene Blutschau (Hämatoskopie), die Stuhlschau (Koproskopie), die

Sputumbeobachtung (Sialoskopie) und die Schweißbeurteilung (Hidroskopie).
Krankheiten wie auch die verheerenden Epidemien galten als von Gott gesandt, als Teil eines göttlichen Heilsplans, die Heilung ohne Gottes Hilfe als undenkbar. Heilkundige wirkten nur als Werkzeug des Schöpfers. Christus selbst, der „Christus Medicus", war der mächtigste, der universelle Arzt. Dazu kam die Heiligenverehrung. Man pilgerte zu den Kultstätten christlicher Märtyrer, betete für Gesundheit und legte damit die Hoffnung auf Heilung in Gottes Hand. Um „Deus salvat" („Gott rettet") ergänzte das christliche Mittelalter den auf Hippokrates (um 460 v. Chr. – um 370 v. Chr.) zurückgehenden Grundsatz „Medicus curat, natura sanat" („Der Arzt behandelt, die Natur heilt"). In der Praxis wurde stets der uralte Leitsatz „Erst das Wort, dann die Pflanze, zuletzt das Messer" befolgt. Für uns heute vielleicht überraschend, betrachtete man damals Leben und Sterben als eine Einheit. Denn das Sterben prägte den Alltag. Trotz größter Fürsorglichkeit der Eltern war die Kindersterblichkeit sehr hoch. Schätzungen besagen, dass über 50 Prozent aller Lebendgeborenen über das Kindesalter nicht hinauskamen. Der Tod ereilte den Menschen durch Arbeitsunfälle z. B. beim Bau, auf dem Feld, im Wald, beim Flößen oder bei Naturereignissen wie Blitzschlag, häufig im Wochenbett und im Kriegsgetümmel … Gesundsein, so Heinrich Schipperges in seinem Werk „Die Kranken im Mittelalter", verband man „mit der Vorstellung von Kraft und Unverletzlichkeit … ‚Krank' meint demgegenüber: hinfällig sein, schwach (debilis), hinsinken, leiden, was zum Ausdruck kommt im althochdeutschen ‚siuh', im mittelhochdeutschen ‚siech', in ‚sucht' für Fieber oder auch ‚kranc' im Sinne von krumm." Erst im späten Mittelalter übernahm das Adjektiv „krank" die Bedeutung von „siech".

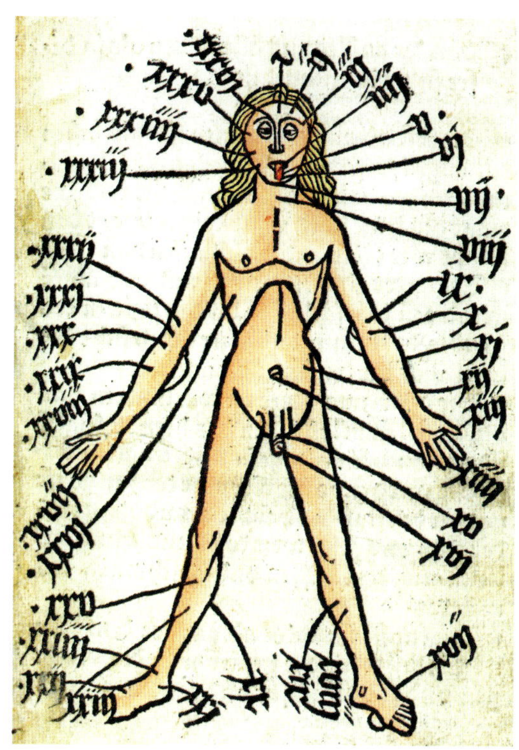

Dank solcher Aderlass- oder Venenmännchen wussten mittelalterliche Klosterärzte, Bader oder Scherer, welches Blutgefäß bei welchen Beschwerden zu öffnen ist. Diese Abbildung stammt allerdings erst aus einem Augsburger Kalender von 1488.

Seit der Antike beherrschte die Humoralpathologie der griechischen Ärzte Hippokrates und Galenos von Pergamon (um 130 – um 200) das medizinische Denken. Als Voraussetzung für Gesundheit galt die natürliche Ausgewogenheit, die Funktionsordnung der vier Körpersäfte: Blut (mit dem Element Luft verbunden, als warm und feucht definiert), Gelbgalle (Element Feuer, warm und trocken), Schwarzgalle (Element Erde, kalt und trocken) sowie Weißschleim (Element Wasser, kalt und feucht). Krankheitsursachen lagen in Überfluss oder Verdorbenheit der Säfte, was zur Entgleisung dieser Säfteharmonie führte, sich lokal als Entzündung oder allgemein als Fieber äußerte. Es galt, das schädliche Etwas aus dem Körper zu entfernen, das Fließgleichgewicht von Wärme und Feuchtigkeit wiederherzustellen. Da auch noch Alter, Geschlecht, Konstitution, natürliche und kulturelle Einflüsse in der Waagschale lagen, traten die verschiedensten Krankheiten in Erscheinung, bedurfte es mannigfaltiger Maßnahmen der Heilung. Die Lehre der Säfte führte wiederum zur mittelalterlichen Auffassung von den vier menschlichen Temperamenten. Der vorherrschende Körpersaft bestimmte, ob der Mensch ein Sanguiniker (sanguis = Blut), ein Phlegmatiker (phlegma = Schleim), ein Choleriker (chole = Galle) oder ein Melancholiker (melaine chole = schwarze Galle) wurde. Neben Hippokrates und Galen ist an antiken Autoren beispielsweise der Arzt Pedanios Dioskurides zu nennen, der im ersten Jahrhundert etwa zur Zeit des Kaisers Nero (37 – 68) lebte. Mit seinem 813 pflanzliche, 101 tierische und 102 mineralische Arzneimittel in fünf Bänden erklärendem Werk „Materia medica" („Über die Arzneistoffe") wurde er zum Pionier der Pharmakologie.

Philanthropische Ideen des Evangeliums entwickelten im Mittelalter eine Sozialethik der Sorge um Kranke und Notleidende. Was in der Antike dem Familienverband vorbehalten war, wurde im Christentum Aufgabe eines jeden Rechtgläubigen. Für Ordensgründer Benedikt von Nursia (um 480 – 547) zählten Krankenpflege wie Armenfürsorge zum Gebot christlicher Nächstenliebe, zur Mitmenschlichkeit, zur Barmherzigkeit (caritas) und damit zu den ehernen Säulen des benediktinischen Mönchtums. In seiner „Regula Benedicti", die er im 529 auf dem Monte Cassino gegründeten Kloster niederschrieb, sind die Ordensleute im 36. Kapitel aufgefordert, in kranken Mitbrüdern Christus selbst zu sehen. Behandlungen werden in die Hände ausgebildeter Pfleger, Krankenwärter (Infirmarius) bzw. Mönchsärzte gelegt. Der Abt hat dafür Sorge zu tragen, dass es dem Pflegebedürftigen an nichts mangelt. Laut der Regel Benedikts glich das klösterliche Oberhaupt einem Arzt, welcher die Gebrechen der an ihrer Seele erkrankten Brüder zu heilen hat. Seelisches Heil (cura animae) und körperliche Heilung (cura corporis) standen demnach im Gleichklang. Allerdings war dieser Standpunkt anfänglich umstritten. So hielt Bischof Gregor von Tours (538 – 594) die Heilkunst als nicht mit dem Werk Gottes übereinstimmend, plädierte dafür, auf christliche Wunderheilungen zu hoffen. Jedoch setzten sich derartige, die Medizin als heidnisches Gedankengut kritisierende, Meinungen nicht durch. Cassidor (um 485 – um 580) – ein überaus gebildeter und produktiver Zeitgenosse Benedikts, der dem Mönchtum zumindest nahestand und in Kalabrien das klosterähnliche Bildungsinstitut Vivarium gründete – empfiehlt in seinen „Institutiones" den Mönchen: „Lernet die Eigenschaften der Kräuter und die Mischungen der Arzneien kennen …" Zum Studium empfahl er die „Materia medica" des Dioskurides, die Schriften von Hippokrates, Galen und des im 5. Jahrhundert im Römischen Reich lebenden Arztes Caelius Aurelianus.

Rezipiert wurde in den Abteien die 37-bändige Naturenzyklopädie „Naturalis historia" des beim Vesuvausbruch ums Leben gekommenen Plinius des Älteren (23 o. 24 – 79), besonders die Bücher 12 bis 19 über Botanik und die Bücher 20 bis 32 über Medizin. In kaum einer Klosterbibliothek fehlte eine Abschrift der „Etymologien" des Bischofs Isidor von Sevilla (um 560 – 636). Sein 20 Bücher umfassendes Kompendium enthielt ein ausführliches Kapitel zur Medizin.
Die um 785 im Benediktinerkloster Lorsch (heute Kreis Bergstraße, Hessen) verfasste Lorscher Arzneibuch-Handschrift mit 482 Rezepturen ist nicht nur das älteste deutsche Arzneibuch. Es belegt die frühe Ausübung der Heilkunde durch Mönchsärzte, die ihre Behandlung jeweils erst nach vorangegangenem Gebet und Beichte begannen. Auch wirtschaftliche Gesichtspunkte sind berücksichtigt, wenn anstelle teurer Kräuter aus dem Orient zu einheimischen Arzneipflanzen geraten wird. Gottes heilkundige Diener stellten pflanzliche Arzneien selbst her, gewannen u. a. ätherische Öle durch Einlegen geschroteter Pflanzen in Olivenöl oder Kochen in Bier bzw. Wein.
In seiner Verordnung „Capitulare de villis vel curtis imperii" verpflichtete Karl der Große (747/748 – 814) am beginnenden 9. Jahrhundert die Klöster zum Anbau von 73 Heil- und Nahrungspflanzen sowie 14 Baumarten.
Der in der Stiftsbibliothek St. Gallen (Schweiz) aufbewahrte St. Galler Klosterplan, vermutlich zur Karolingerzeit zwischen 819 und 830 im Benediktinerkloster Reichenau erstellt, zeigt den idealen Grundriss einer Abtei für mehr als 100 Mönche sowie rund 200 Arbeiter und Diener mit rund 50 Gebäuden, darunter einen eigenen Hospitalbezirk. Dieses mittelalterliche Klinikum stand kranken und verletzten Mitbrüdern, aber auch Menschen der Umgebung, Pilgern, vornehmen Gästen und Frauen offen. Im Kloster-Klinikum existierte erstens die Kapelle für Novizen und Kranke. Zweitens das dreiflügelige Infirmarium mit Krankenzimmer, Esszimmer, Zimmer des geistlichen Spitalvorstehers, dem Raum für Schwerkranke (jeweils mit Öfen), einem Schlafzimmer und Aufenthaltsraum mit Kamin bzw. Fußbodenheizung, einer Latrine mit sechs Plätzen. Ein dritter Komplex bestand aus Krankenküche und Bad, gedacht auch für Badekuren. Viertens existierte das der Verabreichung von Arzneitrunken und dem Aderlass dienende Aderlasshaus mit vier Öfen und einer Latrine mit sieben Plätzen. Das fünfte Gebäude war das Ärztehaus mit Wohnung der Ärzte, Lager für Arzneimittel als Vorläufer der Apotheke (Armarium pigmentorum), zwei Latrinenplätzen und einem Raum für Schwerkranke, einer Intensivstation ähnlich. Als sechstes Objekt ist der dem Herbarius (Botaniker) unterstehende Kräutergarten (Herbularius) mit Beeten zum Anbau von 16 Heilpflanzen aufgeführt: Bockshornklee, Fenchel, Frauenminze, Kuhbohne, Krauseminze, Kreuzkümmel, Liebstöckel, Pfeffer- oder Bohnenkraut, Pfefferminze, Poleiminze, Raute, Rosmarin, Salbei, Schwertlilie, Weißlilie, Zucker-, Essig- oder Gartenrose. Nicht im Hospitalbezirk lokalisiert, aber keinesfalls zu vergessen, die Bibliothek (Armarium) mit den heilkundlichen Schriften, wo diese von den Brüdern und Schwestern unablässig studiert wurden. Dazu die Schreibstube (Skriptorium), in welcher der Schriftkunst und Buchillustration kundige Ordensleute die kostbaren Wissensspeicher kopierten und kompilierten.

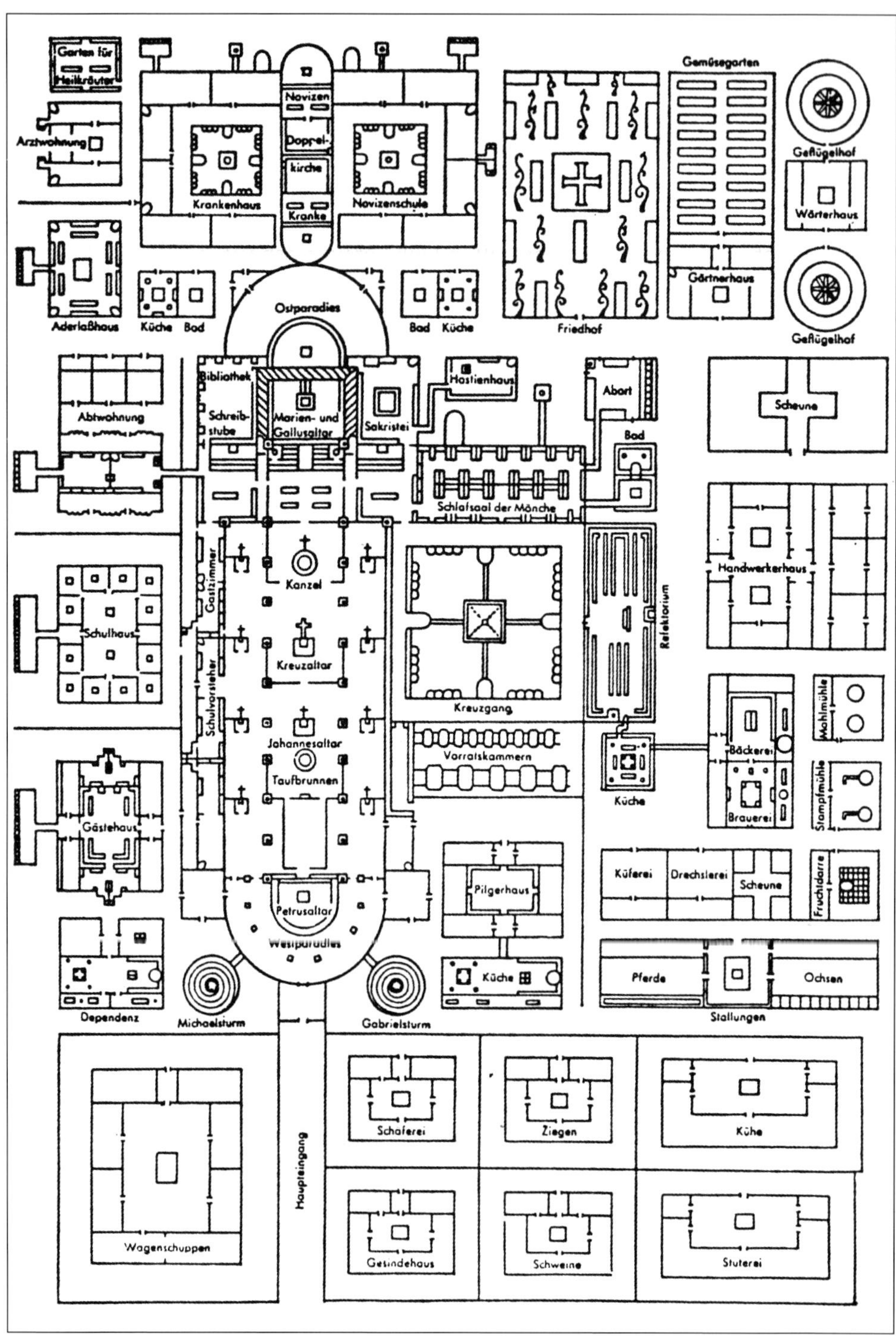

Nachzeichnung des St. Galler Klosterplans, der zwischen 819 und 830 im Benediktinerkloster Reichenau als idealer Grundriss für eine Abtei erstellt wurde.

Der botanisch versierte Abt von Reichenau, Walahfrid Strabo (808/809 – 849), schuf um das Jahr 840 das Pflanzenbuch „Liber de cultura hortorum" („Buch über die Pflege der Gärten"). In 23 Versen führt er 24 Heilpflanzen und deren Anwendungsmöglichkeiten auf. Legendär ist das Wirken des Mönches Notker II. von St. Gallen (†975), der als Gelehrter, Maler und Arzt in die Geschichte einging. Zu seiner Zeit führte man sogar eine Kaiserschnittgeburt durch. Dabei wurde das Leben eines Knaben gerettet, dessen Mutter 14 Tage vor dem errechneten Geburtstermin verstarb. Das Kind überlebte, weil es aus dem entseelten Leib herausgeschnitten und in Schweineschmer gebettet wurde. Hospitalarius (Spitalmeister) Notker, dem wohl wegen seiner Sachkunde auf dem Gebiet der Pflanzenmedizin und strengen Disziplin der Beiname „Piperis granum" („Pfefferkorn") verliehen wurde, soll in den Arzneien und Gegengiften sowie den Hippokratischen Diagnosen ungemein beschlagen gewesen sein, zeitweilig am Hof Ottos des Großen (912 – 973) gewirkt haben. Als ihm Herzog Heinrich I. von Bayern (912/922 – 955) für die Harnschau statt seines eigenen Urins den der Kammerjungfer schicken ließ, bemerkte Notker den Betrug und sagte der Frau voraus, dass sie in 30 Tagen von einem Sohne entbunden werden würde. Dem Konstanzer Bischof Gaminolf (um 900 – 979), der ihn wegen anhaltenden Nasenflusses rufen ließ, stellte er aus dem Blutgeruch die Blattern-Diagnose (Pocken).
Odo Magdunensis aus Meung an der Loire verfasste um 1070 mit dem Lehrgedicht „Macer floridus" das wichtigste Werk der Mönchsmedizin. In Form von Hexametern schrieb er etwa 50 Arzneipflanzen-Kapitel (später auf 77 erweitert). Es setzte sich eine erweiterte Fassung durch, in der teilweise 85 Pflanzenarten genannt sind. Dies hängt einerseits damit zusammen, dass in einigen Kapiteln verschiedene Pflanzen behandelt werden, andererseits, dass bei einigen keine eindeutige Zuordnung gelang und Alternativen angeführt sind. In Süditalien gelangte die Medizinschule von Salerno mit dem aus Nordafrika stammenden islamischen Heilkräuterhändler Constantinus Africanus (†um 1087) zur Blüte. Quasi am Vorabend der Kreuzzüge in den Vorderen Orient übersetzte Africanus im nahegelegenen Kloster Montecassino die bedeutendsten heilkundlichen Schriften aus dem Arabischen ins Lateinische. Allerdings gab er sie nicht als Übersetzungen, sondern als eigene Arbeiten aus. Darunter Texte, die einst vom Griechischen ins Altsyrische und dann von Muslimen ins Arabische übertragen worden waren. Um 1100 muss in Regensburg das für den Klostergebrauch verfasste sogenannte „Innsbrucker Arzneibuch" entstanden sein. Der auf antike Quellen zurückgreifende Autor, wahrscheinlich ein Kleriker-Arzt, vermischt in seinen Texten Deutsch und Latein. Als zentrales Werk der Medizinschule von Salerno gilt die um 1150 vollendete Arzneidrogenkunde „De simplicibus medicinis" („Von den einfachen Arzneimitteln") mit 270 Kapiteln, welche nach ihren Anfangsworten oft nur „Circa instans" genannt wird. Matthaeus Platearius aus berühmter Ärztefamilie und Nicolaus Salernitanus – diesem wird ebenfalls das 150 Medikamente umfassende „Antidotarium Nicolai" zugeschrieben – werden als Autoren vermutet.
Ihren wohl letzten Höhepunkt fand die monastische Medizin in der zweiten Hälfte des 12. Jahrhunderts im Werk der Hildegard von Bingen. Ganz der spätantiken Lehre von den vier Säften verpflichtet, teilt sie diese in zwei Gruppen: „Phlegma" und

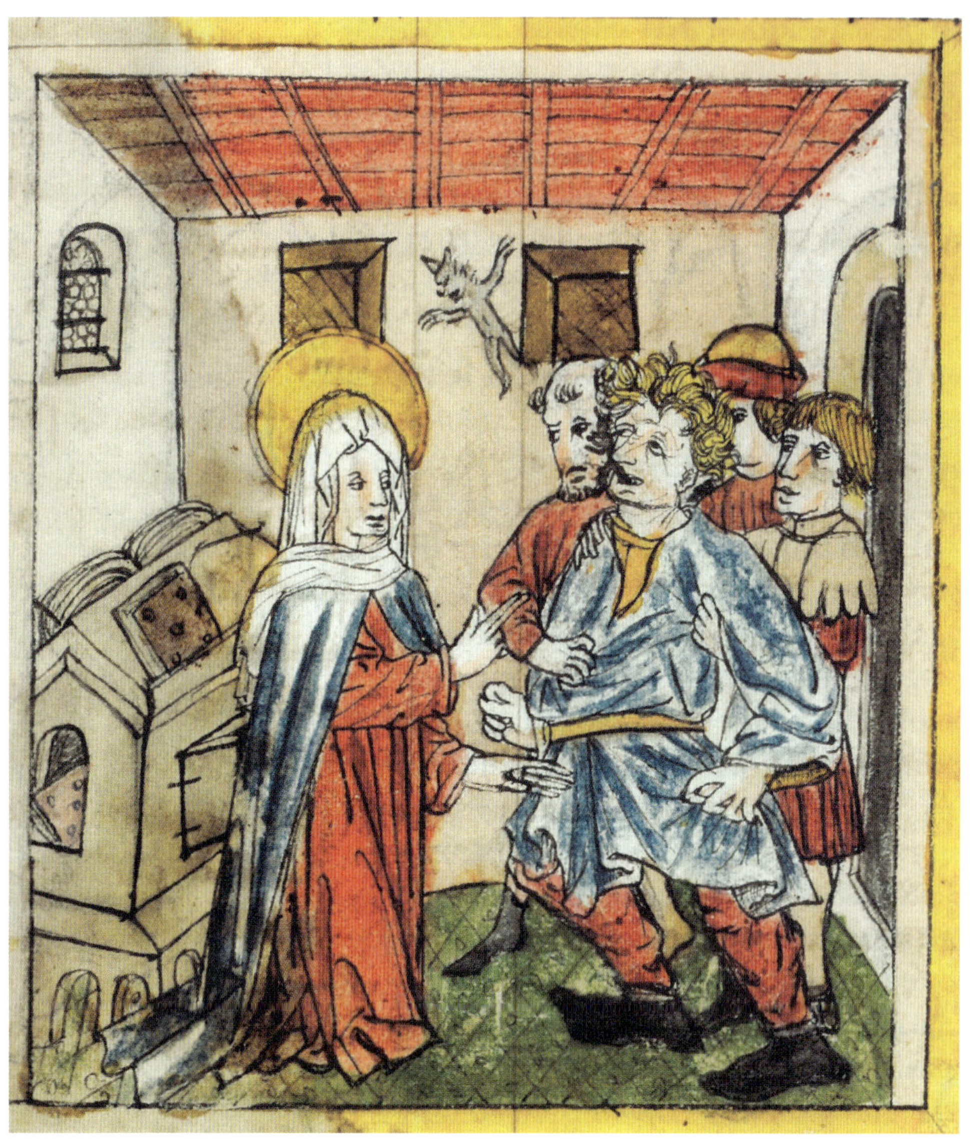

Die später heiliggesprochene Klosterfrau Wiborada († 926) heilt einen Besessenen.

„Schleim". Und auch die Betrachtung des Körpers und seiner Leiden vom Kopf bis zu den Füßen entspricht ganz dem althergebrachten Schema. Dass in dem ihr zugeschriebenen Werk „Causae et Curae" sehr akribisch vorgegangen wird, zeigen nur exemplarisch die aufgeführten Krankheiten des Kopfes. Von diesen bespricht sie u. a. Haarausfall und Kahlheit, Kopfschmerz (auch den halbseitigen), Schwindel, Gehirn, Augen (unterteilt u. a. in graue, trübe, schwarze), Tränenflüssigkeit, das Niesen und das Nasenbluten, den Schnupfen, das Gehör, den Zahnschmerz, Gesichtsröte und Gesichtsblässe. Für ihre Zeit mit gerade revolutionärer Offenheit und für eine Nonne

höchst ungewöhnlich widmet sie sich neben den Frauenleiden sehr detailreich auch heiklen Themen wie dem Sexualverhalten nebst Entjungferung und Promiskuität, den Geschlechtsorganen und den Geschlechtskrankheiten. Andererseits ist bei der Klerikerin die medizinische Betrachtung eng mit der Gottesordnung und christlicher Moral vermischt. So sieht sie im Ehebruch nicht nur Sünde, sondern Verderbnis für die so entstandenen Nachkommen: „entweihen, sich selbst und die, welche so von ihnen gezeugt werden, und schicken sie ins Unglück, weil die ihnen innewohnende Vernunft besudelt ist, und weil sie sich in ihrem sittlichen Verhalten mit dem Vieh gemein gemacht haben." Diät und Ernährung, sogar die Trunkenheit, werden aufgeführt. Epilepsie, Geschwüre, Gicht, Krätze, Lähmung, Läuse – zu allem äußert sich die heilkundige Äbtissin. „Den Geist der mittelalterlichen Medizin scheint mir – bei allen für die Heilkunde bewundernswerten Leistungen ihrer Zeitgenossen – die Frau Hildegardis am reinsten verkörpert zu haben", resümiert Heinrich Schipperges in seiner Hildegard-Biografie. Leider fehlen eindeutige Nachrichten über ihre Tätigkeit als Heilerin. So möchte der Autor vorliegenden Werkes Christine Mayer-Nicolai (geb. 1967) zustimmen, die 2008 schrieb: „Ob von Hildegard selber Patienten therapiert worden sind, ist nicht belegt, jedoch überaus wahrscheinlich."
Über ein halbes Jahrtausend lang wurde die abendländische Welt in Abteien kuriert. Doch das Zeitalter der mittelalterlichen Klostermedizin dämmerte mit den Konzilsedikten von Clermont (1130) und Tours (1163) sowie dem 4. Laterankonzil (1215) seinem Ende entgegen. Die theologische Lehrmeinung tendierte zur Rückbesinnung auf kirchliche Aufgaben, untersagte schließlich Geistlichen die heilerische Ausbildung und Praxis – vielleicht auch unter Berücksichtigung missglückter Therapieversuche und der zunehmenden Spezialisierung im medizinischen Bereich. Alternativen boten Absolventen der sich stürmisch entwickelnden universitären Medizin. 1140 hatte Normannenkönig Roger II. von Sizilien (1095 – 1154) nach arabischem Vorbild die erste praxisorientierte Ausbildungsordnung für Ärzte in Europa eingeführt. Ende des 12. Jahrhunderts übersetzte ein Expertengremium um Gerhard von Cremona (um 1114 – 1187) im spanischen Toledo den „Kanon der Medizin" des persischen Universalgelehrten Avicenna (973/980 – 1037) unter dem Titel „Canon medicinae" erstmals ins Lateinische – es wurde bis ins 17. Jahrhundert das am meisten studierte medizinische Buch! Der Enkel von Roger II., Staufer-Kaiser Friedrich II. (1194 – 1250), verfügte in seiner 1231 für das Königreich Sizilien erlassenen Gesetzessammlung – den Konstitutionen von Melfi – die Unterteilung in manuell-chirurgische und akademisch-internistische Medizinausübung, trennte die Berufe des Arztes und des Apothekers. Die sich entwickelnde Aufgabenverteilung brachte auch Barbiere, Bader, Steinschneider und Hebammen hervor. Im 13. Jahrhundert gründeten sich städtische Spitäler, übernahm die Allgemeinheit die Aufgaben, welche bislang Klöster getragen hatten.

Pflanzenheilkunde in der „Physica" und der „Causae et Curae"

Wohl zwischen 1151 und 1158 – Hildegard von Bingen hatte das 50. Lebensjahr längst überschritten und mit dem Kloster Rupertsberg ihr Refugium begründet – wandte sich die Äbtissin einem naturkundlich-medizinischen Werk mit kosmologischen, moralischen und religiösen Betrachtungen zu. Wie andere Schriften soll es der Klosterfrau durch die „wahre Schau" geoffenbart worden sein. Die Beschäftigung mit dem Heilwissen ihrer Zeit entsprach der Regel des heiligen Benedikt, welche die Krankenbetreuung als Pflichtaufgabe in den Klöstern der Mönche und Nonnen definierte. Laut Alina Graz (geb. 1994) schöpfte Hildegard ihr Wissen aus Krankenpflege, mündlich tradierter Volksmedizin und aus handschriftlichen medizinischen Werken. Ihre „Visionen" entsprangen der Intuition und einem bemerkenswert originellen Denken. Aus dem Kultbereich antiker sowie germanischer Religionsvorstellungen und Bräuche scheint Hildegard sich zu bedienen, wenn sie Kräutern und Bäumen Kraft gegen Zauber und Magie überträgt. Noch 1998 referierte Gundolf Keil (geb. 1934), ihre phytotherapeutischen Aussagen würden zu 80 Prozent mit dem üblichen Kenntnisstand des 12. Jahrhunderts übereinstimmen. 2013 konstatierte Almut-Theresa Stoiber (geb. 1987), dass sich mit einigen Abweichungen „Hildegard größtenteils an bereits vorhandenes medizinisches Wissen hält". Graz arbeitete in der 2020 veröffentlichten Dissertation heraus, „dass über die Hälfte der beschriebenen Anwendungen nicht aus dem Gedankengut zuvor verschriftlichter Kräuterbücher stammt." Sie vermutet u. a. eigene praktische Erfahrungen bei der Erprobung volksmedizinischen Wissens. Hildegard könnte sich durch die eigene Leidensgeschichte, Wechseljahrbeschwerden bzw. aktuelle und erwartete künftige körperliche Gebrechen auf der Suche nach Mitteln zur Revitalisierung und Schmerzlinderung diesen Themen in jenen Jahren besonders gewidmet haben. Adelgundis Führkötter macht in Hildegards „Briefwechsel" besonders auf drei prekäre Krankheitsphasen aufmerksam: „Die erste schwere Krankheit fällt in die Zeit vor Hildegards Ritt zum Disibodenberg, als sie die Güter ihrer Nonnen von Abt und Mönchen zurückforderte. Für die zweite schwere Erkrankung sind die Jahre 1158 bis 1162 anzusetzen … In den Jahren 1170 bis 1173 erkrankte sie zum drittenmal …" An Wibert von Gembloux schrieb Hildegard 1175: „Und ich werde durch Krankheiten stark gehemmt und oft derart in schwere Schmerzen verstrickt, daß sie mich zu Tode zu bringen drohen."

Hildegards nicht mehr erhaltenes heilkundiges Originalwerk, mit dem sie nach Vollendung des „Liber Scivias" begann, trug den Titel „Liber subtilitatum diversarum naturarum creaturarum" („Das Buch über die Feinheiten der verschiedenen Naturen der Geschöpfe"). Dies darf man dem Vorwort ihres 1158 bis 1163 entstandenen „Liber vitae meritorum" („Das Buch der Lebensverdienste") und anderen vagen Spuren wie einem Brief Volmars oder der „Vita S. Hildegardis" entnehmen, die solch eine Arbeit andeutungsweise erwähnen. Weil kein Original verfügbar ist und das „Liber subtilitatum" auch in dem vermutlich zu Lebzeiten der Äbtissin begonnenen Rupertsberger Riesenkodex (eine Art Gesamtwerk der Hildegard im Umfang von 481 Blatt Pergament) fehlt, gibt dieses Buch der Forschung viele Rätsel auf. Dennoch wird es immer wieder als eine der wichtigsten Quellen naturwissenschaftlicher Erkenntnisse des frühen Mittelalters genannt. Maura Zátonyi vertritt die Hypothese, dass ein wichtiger Teil des „Liber subtilitatum" in das 1163 bis 1170 entstandene „Liber divinorum operum" („Das Buch vom Wirken Gottes") einfloss, deshalb im Riesenkodex nicht extra Aufnahme fand. Oder es lag nur in Notizen vor, galt als unvollendet und wurde erst nach Hildegards Tod von kundiger Seite zusammengefasst. Offensichtlich entstanden durch diese spätere Vervollkommnung zwei Teile.

Der Zisterziensermönch Gebeno von Eberbach, welcher 1215 bis 1221 Prior, danach Hospitalar und Cellerar der Abtei Eberbach war, erwähnt etwa 40 Jahre nach Hildegards Tod zwei naturheilkundliche Bücher von ihr: ein „Buch über die einfache Heilkunde" („Liber simplicis medicinae"), auch bezeichnet als „Buch der einfachen Heilmittel nach dem Schöpfungsbericht geordnet" („Liber simplicis medicinae secundum creationem"), und ein „Buch über die zusammengesetzte Heilkunde" („Liber compositae medicinae"), auch „Buch der zusammengesetzten Heilmittel über Ursachen, Anzeichen und Heilungen der Krankheiten" („Liber compositae medicinae de aegretudinum causis, signis atque curis") genannt. Selbst die Akten zum Heiligsprechungsverfahren Hildegards des Jahres 1233 – dies erscheint eine besonders verlässliche Quelle – verzeichnen beide Titel. Im Verlauf der Jahrhunderte setzten sich dann für Hildegards zwei medizinische Schriften kürzere, prägnantere Bezeichnungen durch: „Physica" sowie „Causae et Curae"!

Von der „Physica" gibt es mehrere Exemplare: Den wertvollsten Text fand man erst zum Anfang der 1980er Jahre in einer wegen ihrer Manuskripte berühmten Bibliothek in Florenz. Die bislang älteste, vollständige „Physica"-Handschrift ruht in der Herzog August Bibliothek Wolfenbüttel. Sie trägt den Titel „Liber subtilitatum de diversis creaturis", nennt Hildegard nicht als Verfasserin und wird in die zweite Hälfte des 13. Jahrhunderts datiert. Neueste Übersetzungen verwenden einen um 1300 entstandenen, vollständigen Text ausgezeichneter Qualität: 104 doppelseitig eng beschriebene Pergamentblätter lagen unerkannt in der von den Medici ins Leben gerufenen Bibliotheca Medicea Laurenziana in Florenz, wurden hier 1983 durch Pater Petrus Becker (1914 – 2009) von der Abtei St. Matthias in Trier auf der Suche nach alten Schriften seines Klosters entdeckt. An der Handschrift waren zwei Schreiber des frühen 14. Jahrhunderts beschäftigt, die das Werk in der gotischen Kursive niederschrieben. Der Straßburger Frühdruck von 1533 (ohne das Buch über die Steine) muss auf einer verschollenen Handschrift aus der Zeit um 1300 basieren. Eine Brüsseler Handschrift, entstanden zur Mitte des 15. Jahrhunderts, nennt Hildegard als Autorin. Die Nationalbibliothek Paris bewahrt eine relativ späte „Physica"-Handschrift auf, die aus der ersten Hälfte des 15. Jahrhunderts stammt. Deren Text weist – wie wir heute

wissen – im Vergleich mit den älteren Schriften starke Abweichungen (z. B. Weglassungen, Hinzufügungen, Verstümmelungen, sinnlos aneinandergereihte Textbausteine, durch flüchtiges Kopieren aus Abschriften von Abschriften entstandene Fehler) nebst einem deutschsprachigen Anhang auf. Diese Handschrift nutzten Charles Daremberg (1817 – 1872) und Friedrich Anton Reuss (1810 – 1868) für ihre 1855 in Band 197 der „Patrologiae cursus completus" von Jacques-Paul Migne (1800 – 1875) erschienene lateinische „Physica"-Edition. Auf dieser Ausgabe, die auch gravierende Fehler bei der Entzifferung deutscher Wörter und damit zusätzliche Bedeutungsverschiebungen und Sinnentstellungen aufweist, basierten bis zum Anfang des 21. Jahrhunderts viele Übersetzungen und Veröffentlichungen zum heilkundlichen Werk der Hildegard von Bingen. Von den verdienstvollen Übersetzungen bzw. Transkriptionen, die seit Jahrzehnten in Gebrauch sind und weite Verbreitung fanden, sollen hier nur jene der Baseler Hildegard-Gesellschaft von Marie-Louise Portmann (1925 – ?) und jene des anerkannten Hildegard-Forschers Peter Riethe (1921 – 2020) erwähnt sein. Eine der Pariser Handschrift ähnliche Textfassung, um 1400 entstanden, entdeckte man zuletzt 1985 in der Vatikan-Bibliothek. Neben all diesen mehr oder weniger vollständigen Texten existieren noch einige „Physica"-Fragmente.
Als „Goldstandard" für die Hildegard-Rezeption gelten heute zwei auf der Florentiner Handschrift und dem neuesten Erkenntnisstand beruhende wissenschaftliche Textausgaben: 2008 gab Irmgard Müller (geb. 1938) in Zusammenarbeit mit Christian Schulze (geb. 1970) und unter Mitarbeit von Sven Neumann die „Physica" heraus, welche den Florenz-Text und den der Migne-Ausgabe vergleichbar nebeneinander abdrucken. 2010 legten Reiner Hildebrandt (geb. 1933) und Thomas Gloning (geb. 1960) die „Textkritische Ausgabe" der „Physica" vor. Für ihr zweibändiges Kompendium nutzten sie das Exemplar in Florenz als Leithandschrift, zogen allerdings auch das Wolfenbütteler Exemplar, den Straßburger Frühdruck und die Brüsseler Handschrift hinzu. Von Ortrun Riha (geb. 1959) stammt die jüngste Übertragung in die deutsche Sprache, welche die Abtei St. Hildegard in Rüdesheim/Eibingen 2012 herausgab. Die „Physica"-Handschrift aus Florenz lässt erkennen, dass Hildegards auf Krankenbehandlung und Prophylaxe ausgerichtetes altbenediktinisches Medizinbuch durchaus auf dem im 12. Jahrhundert vorhandenen Wissen aufbaut. Irmgard Müller fand heraus, dass sie z. B. von Constantinus Africanus beeinflusst war, Reiner Hildebrandt wies die Orientierung am „Summarium Heinrici" nach.
Je nach Handschrift variierend, ist die sich den Heilkräften der Natur widmende „Physica" in acht oder neun Kapitel unterteilt, welche die Bezeichnung „Bücher" tragen: Getreide und Kräuter sowie Grundnahrungsmittel, Elemente, Bäume und Sträucher, Steine, Fische, Vögel, Tiere (Säugetiere), Reptilien nebst Fabelwesen wie Drache und Baselisk, Metalle.
Das zweite medizinische Werk, „Causae et Curae", existiert in nur einer Handschrift aus dem 13. Jahrhundert. Es wird in der königlichen Bibliothek zu Kopenhagen aufbewahrt. Ein Textfragment vom gleichen Zeitraum besitzt die Staatsbibliothek zu Berlin. Auf der Transkription von Paul Kaiser (1852 – 1917) des Jahres 1903 beruhen die Übersetzungen von Hugo Schulz (1853 – 1932) mit einem Vorwort von

Ferdinand Sauerbruch (1875 – 1951) aus dem Jahre 1933 und von Manfred Pawlik (1989). Heinrich Schipperges bezog sich bei seiner Übersetzung von 1957 direkt auf die Kopenhagener Handschrift und das Berliner Fragment, zog jedoch auch Kaisers Edition zu Rate. 2011 legte Ortrun Riha in der von der Abtei St. Hildegard betriebenen Neuausgabe der Werke Hildegards ihre Übersetzung der „Causae et Curae" vor. Sie basiert auf der lateinischen Ausgabe der französischen Historikerin Laurence Moulinier. Diese schuf Moulinier in Zusammenarbeit mit Rainer Berndt (geb. 1951) im Jahre 2003. Die Quintessenz: „Causae et Curae" (bestehend aus sechs Büchern) enthält einen ursprünglichen Hildegard'schen Kerntextbestand. Das miserable Latein führt Riha z. B. auf eine ungeschulte Mitschwester Hildegards zurück. Diese könnte sich nach mündlichen Informationen der Äbtissin Notizen gemacht haben. Für die Autorin Hildegard spricht nach Riha das unorthodoxe heilkundliche Konzept, welches den vier Elementen mehr Eigenschaften als üblich zuordnet und sogar in die Körpersäfte eigene Komponenten einführt. In seiner 2010 vorgelegten Habilitation zur „Viersäftelehre als Persönlichkeitstheorie des 12. Jahrhunderts" hat sich Harald Derschka (geb. 1969) mit dieser Spezifik Hildegards eingehend beschäftigt. Nur bei der heilkundigen Benediktinerin Hildegard ist der, eine vielfache Bedeutung entfaltende Begriff „Viriditas", die „Grünkraft", zu finden. Er umfasst z. B. grüne Pflanzen, die Fruchtbarkeit der Erde, ist Voraussetzung für die Kräuter-Heilwirkung, entscheidend für Gesundheits- und Krankheitsneigung, auch für Lebenskraft, beschreibt Lebenshauch und Schaffenskraft. Die „Grünkraft" taucht bereits im Vorwort zum 9. Buch der „Physica" erstmals auf. Viel Platz widmet Hildegard Ernährungs-Empfehlungen, Therapie- und Verhaltensanleitungen. Buch III und IV sind eine Montage von mehr als 100 Textfragmenten diverser Drogenkapitel der „Physica" (Florentiner Handschrift) in neuer Ordnung. Als bemerkenswert gilt der Laien ansprechende argumentative und unterhaltsam verfasste Charakter der Rezepturen (einige auch für Tierkrankheiten), welcher Hinweise zur Verfügbarkeit der Pflanzen zu verschiedenen Jahreszeiten beinhaltet und wenig bekannte Zutaten ausführlich erläutert. Riha betont, dass neben den für das Mittelalter typischen „allopathischen" Konzepten – Warmes gegen Kaltes, Trockenes gegen Feuchtes – auch frühe „homöopathische" Gedanken des Simile-Prinzips enthalten sind. Diese uralte Signaturenlehre verknüpfte z. B. Aussehen oder vom Namen zugeschriebene Eigenschaften mit Krankheitserscheinungen und therapeutischen Wirkungen. Besonders bei Arzneimitteln mit tierischen Bestandteilen wird das augenfällig und erscheint uns heute mitunter absurd. So soll die Unfruchtbarkeit der Frau durch mit Speck gekochte Gebärmutter eines Lammes und einer Kuh geheilt werden. Eine Medizin gegen Fallsucht (Epilepsie) enthielt Maulwurfblut. Bei den pflanzlichen Heilmitteln wird z. B. bei Steinleiden (wohl Harn- oder Nierensteine) zu Steinbrech geraten. Dem vom Weingenuss Betrunkenen sollte u. a. geholfen werden, indem ihm eine Rebe vom unreifen Weinstock mit frischen Blättern um Stirn, Schläfe und Hals gelegt werde. Die Rezepturen sind oft Kombinationspräparate aus verschiedenen Pflanzen, aber z. B. auch unter Zuhilfenahme diverser Produkte von Tieren oder Mineralien. Das Beispiel der Medizin gegen Haarausfall soll dies verdeutlichen. Diese

Passage ist mit gleichem Wortlaut sowohl in der „Physica" in Buch VII (Säugetiere) unter dem Abschnitt „Bär" als auch am Anfang der Rezepte (Buch III) der „Causae et Curae" zu finden: „Wenn einem jungen Menschen schon frühzeitig die Haare auszufallen beginnen, nehme er Bärenfett und ein bisschen Asche, die aus Weizenstroh und Winterweizen bereitet wurde. Alles miteinander verreiben und dann soll er sich den ganzen Kopf damit einsalben. Vor allem da, wo die Haare auf seinem Kopf auszufallen beginnen. Danach darf er lange seinen so eingeriebenen Kopf nicht durch Waschen reinigen. Die noch nicht ausgefallenen Haare werden durch diese Einreibung so durchfeuchtet und vitalisiert, dass sie für lange Zeit nicht ausfallen. So muss er häufiger verfahren und sich des Kopfwaschens enthalten. Die Wärme des Bärenfetts ist so beschaffen, dass sie reichlich Haarwuchs hervorbringt und die Asche aus Weizenstroh und Winterweizen stärkt die Haare, verhindert ihr frühes Ausfallen. Werden diese nach obiger Anweisung miteinander gemischt, behüten sie das menschliche Haar lange vor dem Haarausfall." In der Übersetzung von Hugo Schulz handelt es sich allerdings um Asche von Weizen- und Dinkelstroh, bei Ortrun Riha um Asche von Weizen- und Roggenstroh. Die Zeit des Haarwaschverbotes nach Einsalben des Kopfes wird bei Heinrich Schipperges auf eine Woche begrenzt.
„Causae et Curae" dürfte in den 20er Jahren des 13. Jahrhunderts als Handschrift vollendet worden sein. Dabei wurde das Werk auch erweitert. Diverse Autoren halten beispielsweise die astrologischen Absätze im Buch VI, welche Auswirkungen der Mondstellung zum Zeitpunkt der Empfängnis auf das menschliche Leben enthalten, für spätere Hinzufügungen. Riha äußert hingegen die Vermutung, dass mit solch einer Interpretation heute „abergläubisch" anmutender, jedoch im Mittelalter selbstverständlicher, Textpassagen die Mystikerin in Schutz genommen werden soll.
Etwa ein Drittel der „Physica" umfasst das erste Buch über die Kräuter, in welchem u. a. auch Blumen, Früchte, Getreide, Gemüse, Gräser, Pilze und womöglich Moos aufgeführt und hinsichtlich ihrer Heilkraft oder medizinischen Nutzlosigkeit bzw. Schädlichkeit bewertet sind. Daneben Grundnahrungs- und Würzmittel wie Butter, Eier, Essig, Honig, Milch, Salz und Zucker. Aber auch Harze (als Gruppe) sowie Pech, Schwefel und das Vesperbrot. Zieht man solche nicht in Floras Reich gehörende Positionen ab, werden um die 200 Pflanzen bzw. Pflanzengruppen beschrieben.
Im dritten Buch der „Physica" werden ca. 60 Bäume und Sträucher, daneben auch die Altweibersommer-Fäden, das Moos und der Rauch von Hölzern hinsichtlich der medizinischen Nützlichkeit abgehandelt. Die Aloe wiederholt sich vom ersten Buch. Passend sind hier die bereits im Kräuter-Buch genannten Balsam- und Weihrauchbäume (dafür verzichtet man auf den Zimtbaum). Es verwundert, dass von einigen schmackhaften Beeren- und Obstsorten eher abgeraten wird.
In der „Causae et Curae" lassen sich bislang etwa 120 Pflanzen (inklusive Bäume) bzw. Pflanzenbestandteile oder ihre Produkte (darunter Blätter und Harz der Steineiche, Rauch und Asche vom Tannenholz, Brot und Mehl aus Weizen und Roggen) identifizieren.

Rätsel bei der Identifizierung von Pflanzen und Krankheiten

Generationen von Forschern bemühten sich, jene Pflanzen, die in Hildegards naturkundlichen Werken genannt sind und die sie damit zur Behandlung von Krankheiten empfahl, zu identifizieren. Ehrlich muss man bekennen, dass dies nur zu einem gewissen Maß möglich und Vollständigkeit in absehbarer Zeit nicht zu erwarten ist. Ortrun Riha beschreibt das Dilemma so: „Wir wissen also an manchen Stellen einfach nicht, ‚was' genommen wurde, und wir können auch nicht durchgängig nachvollziehen, ‚wogegen'."

Generell ist eine Bestimmung der in historischen handschriftlichen Werken genannten Pflanzen wegen der fehlenden einheitlichen Nomenklatur problematisch. Schuf doch erst 1753 Carl von Linné (1707 – 1778) unser botanisches System. Zu weiteren Herausforderungen zählen der Zustand von Informationsträger und Tinte, Transkriptionsprobleme, die Vermischung deutscher, lateinischer sowie in nur einem begrenzten Sprachraum übliche verschriftlichte Dialekte. Vervielfältigung und Kompilation in den Skriptorien der Klöster boten – neben Weglassungen, Hinzufügungen, Umformungen – weitere Fehlerquellen. Durch flüchtiges, unkorrektes Kopieren der Thematik sehr fernstehender Hand verloren Wörter ihren Sinn, kam es nicht nur zu eklatanten Schreibfehlern, sondern zur Duplizierung ganzer Absätze von Pflanzen und Heilanzeigen. Zum Inhaltsverzeichnis der Pariser Ausgabe beklagt Marie-Louise Portmann: „Man hat den Eindruck, der Schreiber des Inhaltsverzeichnisses sei schwerhörig und wenig fachkundig gewesen."

Erschwerend kommt bei der „Physica" und der „Causae et Curae" hinzu, dass Hildegard (eventuell ihre Mitautoren) keine Abbildungen überlieferten. Helmut Birkhan (geb. 1938) verteidigt ihr scheinbares Desinteresse am äußeren Pflanzenhabitus damit, „dass sie für ihre engere Klostergemeinschaft schrieb, der die Pflanzen vom Aussehen ohnehin bekannt waren." Hildegard von Bingen dürften nur die zeitgemäßen deutschen Bezeichnungen geläufig gewesen sein. Oft verzichtete sie auf eine exakte Benennung der zur Herstellung der Medizin notwendigen Pflanzenteile und Dosierungsangaben. Diese Praxisferne verleitete einige heutige Autoren wohl etwas vorschnell, darin einen Beweis für den Visionscharakter der Rezepte zu sehen. Christine Mayer-Nicolai betont, dass manch Pflanzenwirkung im 12. Jahrhundert unbekannt gewesen sein muss. So meint die große Seherin vom Rupertsberg, der Faulbaum „taugt zu keiner Arznei". Seit dem 13. Jahrhundert ist seine Rinde jedoch ein hochgeschätztes Abführmittel und wurde vom Autor wie andere zur Zeit der Äbtissin als noch nicht heilend betrachtete Pflanzen aufgenommen. Ohne genaue Kenntnisse des Herz-Kreislauf-Systems und heute üblicher Messmethoden konnte man z. B. die Bluthochdruck senkende Wirkung der Weißen Nieswurz nicht erkennen.

Angaben korrespondieren oft nicht einmal annähernd mit modernen Indikationen. Hildegard wendet Pflanzen auch zur Heilung gänzlich anderer Krankheiten an, als sie heute benutzt werden. Auf der anderen Seite beschreibt die verstandesscharfe Beobachterin der Natur Pflanzen, welche die moderne Medizin nicht verwendet. Espenlaub, mehr noch die Rinde, Salicin enthaltend, könnte als Umschlag tatsächlich Linderung wie Aspirin bringen. Manche von ihr empfohlene Pflanzenbestandteile sind infolge Giftigkeit und Nebenwirkungen längst aus dem Verkehr gezogen. Durch Mischung mit anderen Kräutern nimmt Hildegard gefährlichen Drogen jedoch auch ihre zerstörerische Kraft. „Davon, dass ‚natürliche' Heilmittel risikolos seien, ist bei Hildegard nirgends die Rede", resümiert Riha.
Skeptiker hielten die heilkundigen Anweisungen Hildegards in den beiden Pflanzenkapiteln der „Physica" für nutzlos. Sie vermuteten, dass in diesen nur zufällig einzelnen Pflanzen richtige Wirkungen zugewiesen sind. Mittels statistischer Auswertung kam Mayer-Nicolai im Rahmen ihrer Dissertation allerdings zu dem Schluss, dass wichtige volksmedizinische Anwendungen berücksichtigt und mit Abstrichen pharmakologische und medizinische Überlegungen in Zusammenhang gebracht wurden, also „die Zuordnung der Indikationen zu den Pflanzen aus heutiger Sicht systematisch erfolgte." Bei aller berechtigter Skepsis hat die Äbtissin eine Vielzahl von Pflanzen empfohlen, die noch heute zum Kanon anerkannter Phytopharmaka zählen. Mit Hildegard beschäftigte Wissenschaftler betonen auch, ihr Werk könnte uns manch in Vergessenheit geratene Heilpflanze wieder für die Pharmakologie erschließen. Vor allem besteht eine Chance, die Tür zum Schatz der uralten Volksheilkunde weiter zu öffnen.
Es erscheint jedermann nachvollziehbar, dass man zu Lebzeiten Hildegards viel weniger Krankheitsbilder als heute kannte und die damals üblichen Bezeichnungen der Leiden nicht mit den heutigen korrespondieren müssen. Eine Eigenart der die alte Volkssprache nutzenden Äbtissin war, Krankheiten mit zahlreichen Termini zu umschreiben, deren Vieldeutigkeit heute die Zuordnung erschwert oder gar unmöglich macht. Unter Diarrhoe könnte sich beispielsweise der vor 800 Jahren übliche Terminus „Fieber im Magen" verbergen. Das „Fieber" des Mittelalters hat übrigens mit dem seit dem 19. Jahrhundert die erfühlte oder gemessene erhöhte Körpertemperatur beschreibenden Phänomen wenig zu tun. „Fieber" kann bei Hildegard einen Zustand der Teilnahmslosigkeit, des Ringens um Luft, der Langsamkeit und des Ekels vor Essen bedeuten. Wenn von den Menschen plagenden Parasiten wie „Würmern" oder „Krebsen" die Rede ist, sind wohl innere, „verzehrende" Leiden gemeint. Hildegards „Gicht" bzw. „gichtige Erkrankungen" – sie betrachtete diese wie die antiken Mediziner als u. a. „Knochenmark ausschwitzende" Skelettleiden, nicht als Harnstoffwechselstörung – umfassen neben Schmerzen in Gelenken und Weichteilen auch Lähmungen und Bewusstseinstrübungen. So gibt es bei ihr eine „gichtige Paralyse" oder eine „gichtige Epilepsie". Es ist das Verdienst von Annette Müller, mit ihrer Dissertation über „Krankheitsbilder" (1997) zur Erhellung der medizinisch-pharmazeutischen Terminologie des Mittelalters beigetragen und ein Ordnungsprinzip für die oft verwirrenden Symptombeschreibungen und korrespondierenden Drogen für Heilversuche entwickelt zu haben.

Trotz der bekannten Identifikationsprobleme wurden für vorliegendes Werk 200 bei Hildegard von Bingen genannte Pflanzen (einschließlich Bäume und Sträucher) ausgewählt. Der Autor nahm vor allem jene auf, von denen mehrere Apotheker, Ärzte, Mediziner und mit der Materie vertraute Wissenschaftler überzeugt sind, dass Hildegard sie in ihren Werken beschrieb. Irrtümer sind – da die Forschung noch lange nicht als abgeschlossen betrachtet werden darf – dabei natürlich nicht ausgeschlossen. Erstmals stellte Irmgard Müller, die profundeste Wissenschaftlerin auf diesem Gebiet, 1982 die pharmakologisch relevanten Drogen vor. Ihr Standardwerk „Die pflanzlichen Heilmittel bei Hildegard von Bingen" berücksichtigte genau 101 Pflanzenbeschreibungen. Inzwischen konnten mit der ebenfalls von ihr bearbeiteten Florentiner Handschrift zwar einige Unklarheiten beseitigt werden. Jedoch bleiben genügend offene Fragen. Nicht eindeutig identifizierbar oder gänzlich rätselhaft sind nach wie vor folgende bei Hildegard aufgeführte Pflanzen: „Sisimera" (vielleicht Rauke, womöglich eine Art Minze), „Humela", „Dauwortz", „Waldistil" (von Quecke bis Wolfsmilchart alles möglich), „Lilium", „Menua", „Ugera", „Sunez" (Portmann und Riethe neigen zu Sternmiere), „Stur", „Plionia", „Razala", „Zugelnich", „Psaffo". Unter den Bäumen und Sträuchern vor allem: „Brechit", „Fulboim", „Melboim" und „Gichtboim".
Oftmals sind sich Experten, die seit Jahrzehnten an dem Thema forschen, uneins. Hinter Hildegards „Spica" (Speik) können sich diverse duftende Pflanzen wie Lavendel verbergen. Doch der taucht an anderer Stelle als Lavendula auf. „Cristiana" wird von Portmann mit Christrose in Verbindung gebracht, Hildebrandt/Gloning neigen zur Christianswurzel – so wird eine Platterbse auch genannt. Allerdings glaubt eine Mehrheit von Autoren, dass mit der später genannten „Sichdewrz" die Christrose gemeint ist. Welcher Farn exakt aufgeführt wird, bleibt bei 101 Arten in Mitteleuropa nebulös. „Borberella" übersetzt Portmann mit Judenkirsche. Laut dem botanischen Lexikon „Wörterbuch der deutschen Pflanzennamen" in fünf Bänden von Heinrich Marzell (1885 – 1970) kann damit auch die Runkelrübe oder ein Kürbisgewächs beschrieben sein. „Binesuga" identifiziert Riethe als Weiße Taubnessel, Riha als Melisse. Mehrere Minzen führt die „Physica" auf, deren Deutung schwierig bleibt. Unter „Unelouch" versteht Portmann Bärlauch, Riha Zwiebel. Warum mit „Omnis louch" extra noch ein Kapitelchen der Lauchgewächse existiert – wir können Hildegard oder ihre späteren Bearbeiter leider nicht mehr befragen. Damit seien, obwohl die Liste wesentlich länger sein müsste, einige Beispiele aufgeführt.
Irritierend ist das Fehlen eines Kapitels für die Kamille, die zum Basisrepertoire der Kloster- und Volksmedizin zählte. Auch der Zipperleinskraut genannte Giersch, der Frauenmantel, der gegen Herzschwäche gern verwendete Fingerhut, die Pfefferminze oder der Rosmarin blieben wohl unerwähnt. Oder verbergen sich zumindest wie folgende im „Macer floridus" identifizierte, jedoch bei Hildegard vermisste, Pflanzen noch vor unseren Augen: Ampfer, Arabischer und Indischer Kost, Koriander, Kreuzkraut, Langes Zyperngras, Ochsenzunge?

Ein Arzt und ein Apothekerpaar kreieren die „Hildegard-Medizin"

Die naturkundlich-medizinischen Aufzeichnungen der Hildegard von Bingen gerieten – dafür liegen heute zahlreiche Beweise vor – in den letzten 800 Jahren nie völlig in Vergessenheit. Bereits im 14. und 15. Jahrhundert erlebten sie eine Rezeption in lateinischen und deutschen Kräuterbüchern, wurden von Ärzten genutzt. Der Nachweis gelang 1994 in der Dissertation von Barbara Fehringer anhand des „Speyrer Kräuterbuches". In diesem kompilierte man zwischen 1300 und 1460 u. a. eine mittelhochdeutsche Übersetzung von Hildegards Pflanzenbuch der „Physica" mit dem „Älteren deutschen Macer" vom Anfang des 12. Jahrhunderts und dem um 1150 entstandenen „Circa instans" der Medizinschule von Salerno. 1992 fand die kanadische Wissenschaftlerin Melitta Weiss Adamson u. a. heraus, dass im spätmittelalterlichen Kochbuch Meister Eberhards von Landshut – dem Küchenmeister Herzog Heinrich XVI. von Bayern-Landshut (1386 – 1450) – kurze Kräuter-Passagen Hildegards eingeflossen sind. Sogar der uns heute mehr als Astronom, weniger als Mediziner, bekannte Nicolaus Copernicus (1473 – 1543) notierte sich eine Pflanzenbewertung der Bingener Nonne zur Kresse, die sie in der „Physica" verewigte. Im 19. Jahrhundert schenkten vornehmlich Germanisten und Botaniker Hildegard ihre Aufmerksamkeit. So Kurt Sprengel (1766 – 1833) in der 1808 erschienenen „Historia rei herbariae". Ernst H. F. Meyer (1791 – 1858) besprach Hildegards Pflanzenkunde im dritten Band seiner 1856 zu Königsberg verlegten „Geschichte der Botanik". Mit großer Selbstverständlichkeit führt „Köhler's Atlas der Medizinal-Pflanzen", 1887 bis 1898 in drei Bänden herausgegeben, die bei Hildegard vorkommenden Pflanzenbezeichnungen auf. Rudolf von Fischer-Benzon (1839 – 1911) widmet sich in seiner „Altdeutschen Gartenflora" von 1894 den „Physica"-Pflanzen.

Paul Kaiser schrieb 1901 über „Die naturwissenschaftlichen Schriften der Hildegard von Bingen" und gab 1903 „Causae et Curae" heraus. 1914 publizierte der Jesuit Erich Wasmann (1859 – 1931) die Schrift „Die hl. Hildegard von Bingen als Naturforscherin". Die Pionierin der Naturkosmetik Charlotte Meentzen (1904 – 1940) erinnerte 1934 an ein Hildegard'sches Schönheitsrezept auf Pflanzenbasis. Eine Berliner Forschergruppe um Julius Schuster (1886 – 1949) begann in den 1940er Jahren mit Quellenforschungen am „Speyrer Kräuterbuch".

Allerdings stellten Bemühungen eines Arztes und eines Apothekerpaares aus Konstanz alles bis dahin mit Hildegards Schriften Unternommene in den Schatten. Ab 1956 legten Patienten in Apotheken von Konstanz merkwürdig anmutende Rezepte vor, die man hier vorher nicht gesehen hatte. In der zu jener Zeit 50 471 Bürger zählenden Stadt am Bodensee, vor 2000 Jahren zum Römischen Reich gehörend, bekannt durch das ab 1414 vier Jahre dauernde Konzil und Schauplatz der Verbrennung

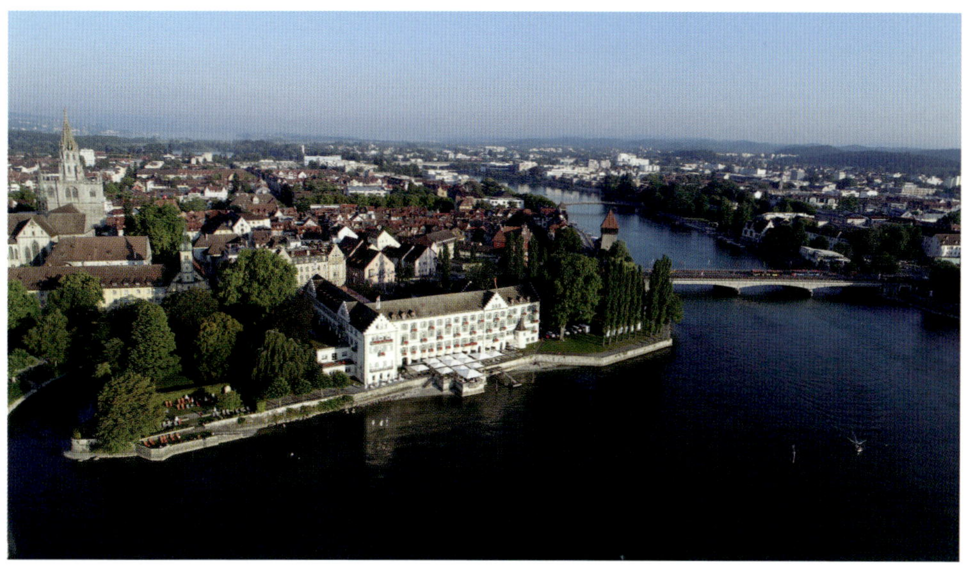

Konstanz aus der Vogelperspektive. Im Vordergrund das Inselhotel, links dahinter die Altstadt. Rechts der Stadtteil Petershausen, in welchem die Zähringer-Apotheke 1955 eröffnete.

von Jan Hus (um 1370 – 1415), arbeiteten damals fünf Apotheker: Dr. Max Josef Breindl mit der gerade neu entstandenen „Zähringer-Apotheke", Zähringerplatz 17, Dr. Bruno Leiner mit seiner „Malhaus-Apotheke", Hussenstraße 2, Dr. Fritz Schlund mit der „Martinus-Apotheke", Fürstenbergstraße 34, Gustav Vetter mit der von Georg Hechler übernommenen „Bodan-Apotheke", Conrad-Gröber-Straße 4 und Dr. August Welsch mit der „Mohren-Apotheke", Wessenbergstraße 11.

Die Privatrezepte lösten bei den Apothekern Verwunderung, Zweifel und manchmal sogar rigorose Ablehnung aus. Gegen Abszesse verschrieb ein neu niedergelassener, auch mit Naturheilverfahren therapierender, Allgemeinarzt beispielsweise gestoßenes Eisenkraut, bei Mandelentzündung eine Akelei-Urtinktur. Gegen Brechreiz bei Reise- oder Seekrankheit gar ein Mutterkümmel-Pulver, für das er haarklein die Inhaltsstoffe benannte: 31 Gramm Mutterkümmel-Pulver, 11 Gramm weißer gemahlener Pfeffer und 8 Gramm Bibernellwurzel-Pulver. Nach und nach sprach sich herum, wer da aus Freiburg im Breisgau zugezogen war, sich mit der Konstanzerin Amalie Weissmann verehelicht hatte: Dr. Gottfried Hertzka mit Praxis an der Schützenstraße 2. Der am 12. März 1913 in Bad Gastein geborene Österreicher besaß seit 1945 die deutsche Staatsbürgerschaft.

Sein Familien-Schicksal – bewegend! Der in Lipnik/Galizien geborene Großvater Dr. Heinrich Hertzka (1836 – 1918) war lange Jahre Sekundararzt des k. k. allg. Krankenhauses Wien. Nach Emeritierung arbeitete dieser in der Wasserheilanstalt „Kaltenbach" im gleichnamigen Ortsteil von Bad Ischl, wo 1895 u. a. der Komponist Gustav Mahler (1860 – 1911) zu seinen Patienten zählte. Gottfrieds in Wien geborener Vater Dr. Josef Hertzka (1875 – 1936) praktizierte als praktischer Arzt, Chirurg, Haus-Apotheker, Gemeindearzt und Schulzahnarzt zuerst in Bad Gastein und seit

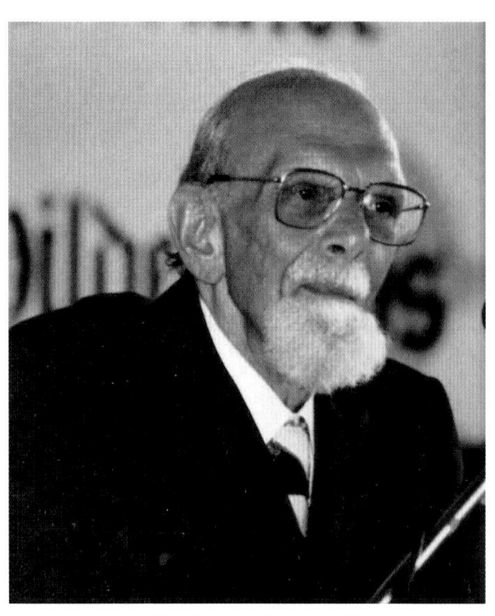

Dr. med. Gottfried Hertzka im Alter von etwa 75 Jahren

1917 in Salzburg. Schon vor der Ehe konvertierte er 1906 vom jüdischen zum evangelischen Glauben Augsburger Bekenntnis. Dessen Vater vollzog diesen Schritt 1907. Gottfrieds Mutter Marie (geb. 1888) hatte als Katholikin ihre 1909, 1911 und 1913 geborenen Kinder Christine, Konrad und Gottfried katholisch taufen lassen. Schwester Christine wurde nach Besuch einer katholischen Lehrerbildungsanstalt Volksschullehrerin in Landgemeinden. 1939 als „jüdischer Mischling" aus dem Schuldienst entlassen, überstand sie das Naziregime in Bayern und emigrierte in die USA. Die Brüder studierten nach Matura am Humanistischen Gymnasium in Wien: Konrad schrieb sich für technische Physik an der Technischen Hochschule ein, legte am 7. Mai 1936 die zweite Staatsprüfung ab und durfte die Standesbezeichnung Ingenieur führen. 27-jährig litt der Ingenieur unter schweren Depressionen und kam deshalb Ende Oktober 1938 in die Landesheilanstalt Salzburg. Hier stellte ein Psychiater jene folgenschwere Diagnose, die ihn an die geschlossene Anstalt fesselte, zur „vollen Entmündigung" führte. Zwar gelang der Mutter im Herbst 1940, den Sohn aus der Anstalt zu holen. Doch staatlicher Zwang sorgte zur Einweisung in die Heil- und Pflegeanstalt Tapiau in Ostpreußen. Nach 15 Monaten Aufenthalt zählte Konrad Hertzka zu jenen 349 Patienten, die man Anfang 1942 in die Landesheilanstalt Uchtspringe (Sachsen-Anhalt) verlegte, wo sie Opfer der staatlichen Morde an psychisch Kranken und Behinderten wurden. Sein Todestag ist der 7. März 1942.

Gottfried Hertzka selbst hatte am 15. Juli 1938 an der Universität Wien das Medizinstudium mit dem Doktorexamen beendet. Sein besonderes Interesse galt der pflanzlichen Medizin. Deshalb arbeitete er u. a. auf einem Bauernhof in Schleswig-Holstein, in einer Samengärtnerei in Erfurt und in einer Heilmittelherstellung in München, soll auch zehn Jahre lang private Krebsforschung betrieben haben. Im Laufe seiner Weiterbildung zum Militärarzt, nach anderer Quelle bei der Vertretung eines Landarztkollegen nahe Amberg, wurden ihm die von den Nationalsozialisten praktizierten Euthanasie-Verbrechen bewusst. Verschiedene Äußerungen und Handlungen – darunter das Abhängen eines Hitler-Porträts und dessen Auswechselung durch ein Kruzifix – brachten ihn in Konflikt mit den Behörden. Nach Untersuchungshaft im Amberger Gestapogefängnis Fronfeste und neun Monaten Konzentrationslager in Landsberg erlebte er die Befreiung durch amerikanische Truppen. In Haft soll er sich geschworen haben: „Wenn ich dieses Grauen überlebe, werde ich den Menschen die Medizin der Hildegard bringen."

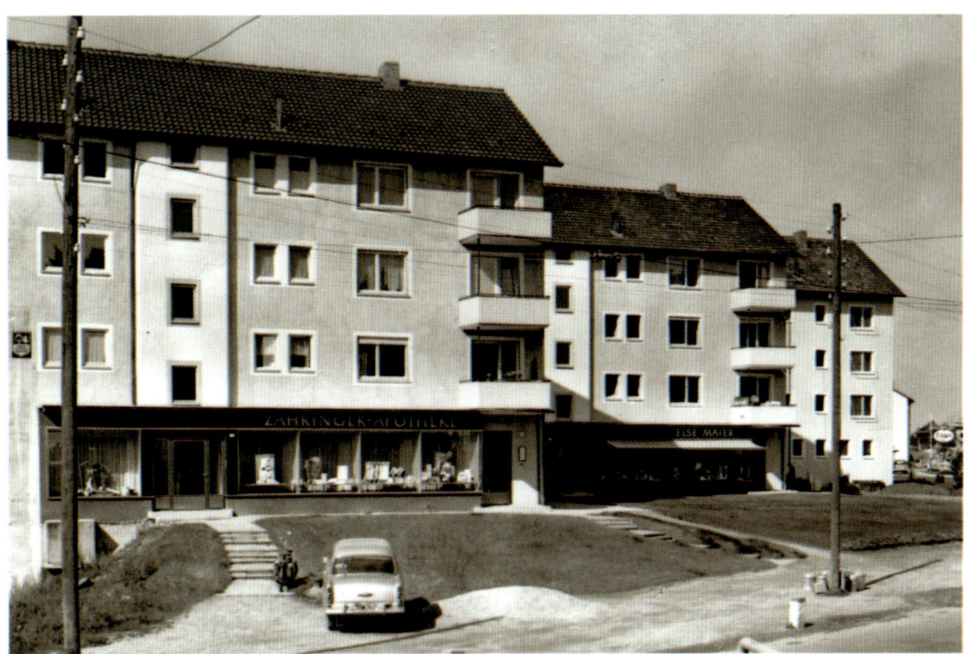

Die Zähringer-Apotheke am Zähringer Platz 17 um das Jahr 1956

Aufgewachsen in Salzburg, wo der legendäre Arzt Theophrastus Bombast von Hohenheim (1493 o. 1494 – 1541), genannt Paracelsus, starb und begraben liegt, muss Gottfried Hertzkas Interesse frühzeitig auf die heilige Hildegard von Bingen gelenkt worden sein. Hildegard-Medizintexten begegnete er nach eigener Aussage erstmalig um 1930.

Wie viele andere war er von dieser Jahrtausendfrau fasziniert. Doch Hertzka fühlte sich geradezu davon beseelt, der Menschheit den Heilschatz der Ordensdame verfügbar zu machen. Ihn überzeugten ihre Göttlichkeit, ihre Mystik. Er sah sie als Prophetin, die ihre Rezepte direkt von Gott diktiert bekam. Über Leben und Werk dieser im Herbst des Mittelalters geborenen Adeligen wusste er später so mitreißend zu sprechen und zu publizieren, dass sich Massen für ihre medizinischen Ratschläge begeisterten. Den direkten Einblick in Hildegards Heilwissen bekam Hertzka, indem er ihre lateinischen Tradierungen auf Basis der Pariser

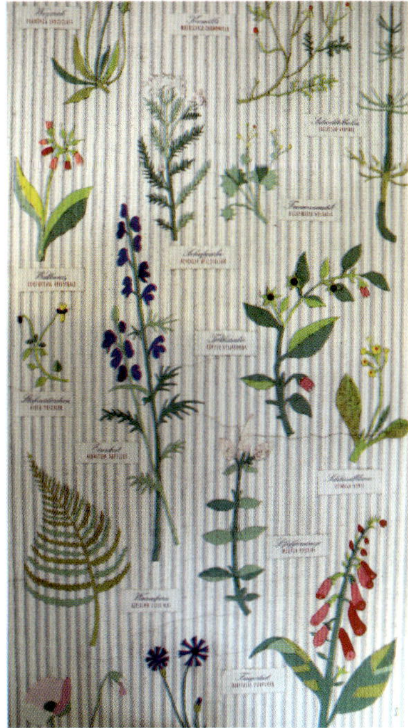

Viereckiger Pfeiler im Verkaufsraum der Zähringer-Apotheke mit den wichtigsten Heilpflanzen

Handschrift übersetzte, die Rezepturen ausarbeitete. Infolgedessen war er auf der Suche nach einer Apotheke in Konstanz, die sich bereit zeigte, auf seine Vorstellungen einzugehen. Dies bedeutete, mit der Galenik (Lehre von der Arzneimittelzubereitung) zu experimentieren sowie Frischpflanzen zu sammeln und zu verarbeiten.

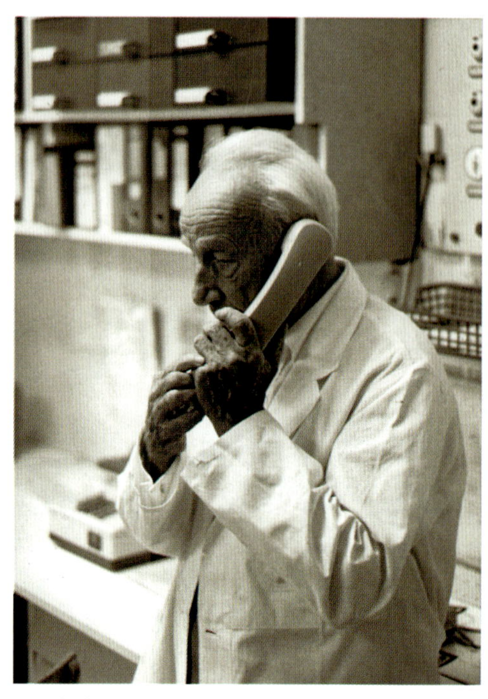

Apotheker Dr. Max Breindl

Auch Apotheker Dr. Max Breindl war zunächst sehr skeptisch. 1905 in Gochsheim im Kraichtal geboren, hatte er in München Pharmazie studiert, promoviert und 1938 die traditionsreiche Konstanzer „Tiergarten-Apotheke" (gegründet 1567) im Barock-Eckhaus zwischen Wessenberg- und Zollernstraße in der historischen Altstadt vom alten Besitzer Dr. Richard Hölzle gepachtet. Während des Zweiten Weltkrieges bewahrte die Nähe zur Schweiz Konstanz vor Zerstörungen. Der 1,67 Meter große Max Breindl diente auf der Krim und lernte später Eleonora Gudrun Girrbach (1923 – 1997) aus Pfullendorf bei Sigmaringen kennen. Sie war 18 Jahre jünger, ein gelerntes Kindermädchen, das im Krieg auch als Krankenschwester arbeitete, Ellen genannt wurde. Am 12. Oktober 1945 heiratete das Paar. Nach nicht ganz neun Monaten erblickte Tochter Gudrun das Licht der Welt, ein Jahr später Sohn Thomas, 1950 schließlich Tochter Gabriele, welche Pharmazie in Freiburg im Breisgau studierte und auf tragische Weise ein Jahr vor dem Staatsexamen starb. 1955 erhielt Dr. Breindl vom Regierungspräsidium Südbaden die Konzession für eine neue Apotheke am Zähringerplatz 17. Den Standortvorteil des durch gerade entstehende Wohnquartiere geprägten Stadtteils Petershausen am Knotenpunkt Wollmatinger Straße, Jahnstraße und Zähringerplatz nutzend, wollte Dr. Breindl in größeren Räumlichkeiten eine Einrichtung schaffen, die traditionelles Apothekerwissen mit modernsten Ansprüchen des Berufs verknüpfte. Für die Ausgestaltung des neuen Gebäudes im Innen- wie Außenbereich konnte der Kunstmaler Hans Sauerbruch (1910 – 1996), Sohn des Chirurgen Ferdinand Sauerbruch, gewonnen werden. Dieser verzierte den viereckigen Pfeiler im Verkaufsraum naturgetreu mit den wichtigsten Heilpflanzen, inklusive der deutschen und lateinischen Namen. Die äußere Hauswand zeigt ebenfalls ein Kunstwerk Sauerbruchs mittels Sgraffitotechnik in den Putz gearbeitet: Als Referenz an den Ort erscheint Ritter Bertold der Erste von Zähringen (1000 – 1078), Herzog von Kärnten, hoch zu Ross mit gezückter Lanze.

Als Dr. Hertzka in den 1960er Jahren in der Zähringer-Apotheke persönlich vorsprach, war es Ellen Breindl, die sich schnell für die Naturmedizin begeisterte und zu seiner Fürsprecherin bei ihrem Mann wurde. Langjährig in der Apotheke mitarbeitend, kannte auch sie die Patientenwünsche nach Hausmitteln und naturheilkundlichen Präparaten zur Krankheitsprävention beziehungsweise zur Stärkung des Körpers. Außerdem sorgten sich Kunden um Nebenwirkungen der chemischen Präparate, die der Beipackzettel dokumentierte. Zwischen 1968 und 1975 wurden zwar Hildegard-Rezepturen vereinzelt auch von anderen Apotheken angefertigt, viele jedoch wandten sich mit der Bitte um kollegiale Hilfe an die Zähringer-Apotheke. Etwa ab 1975 begann diese die Hildegard-Arzneimittel auszuarbeiten. Dr. Hertzkas Praxis, zuvor in der Konstanzer Altstadt, zog in Apothekennähe: 1964 in die Menzelstraße 2, 1978 dann zum Sankt-Gebhard-Platz 30 in Petershausen.

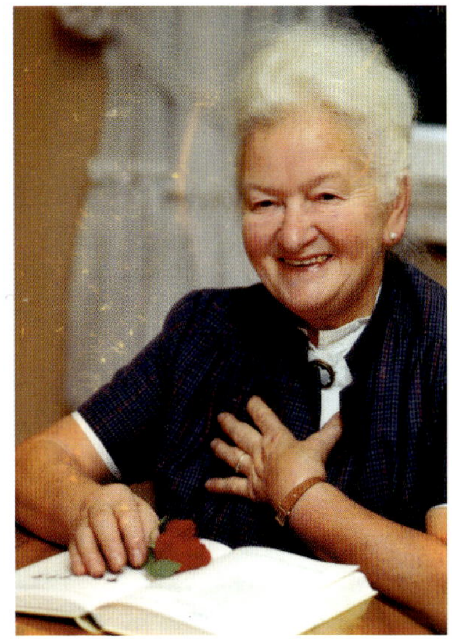

Ellen Breindl bei einem Vortrag in Mannheim

Im Laufe der Jahre erweiterte sich der Kreis der Hildegard-Freunde immens. Bernd Drefahl (geb. 1947) fing 1968 erst als Pharmaziepraktikant in der Zähringer-Apotheke an. Er erinnert sich, wie sehr damals die Nachfrage nach Hildegard-Arzneimitteln stieg, gerade auch viele auswärtige Patienten hatten Bedarf. Herr Drefahl war auch später als Apotheker für die Herstellung der Arzneien in apothekenüblichen Kleinchargen verantwortlich und organisierte den Postversand an weit entfernte Kunden. Zu beachten waren dabei ab 1975 die Vorschriften des Arzneimittelgesetzes nach den gültigen GMP-Richtlinien (good manufactoring practice): Anforderungen in Bezug auf Qualität, gleichbleibenden Wirkstoffgehalt, Haltbarkeit und an die Ausgangsstoffe mussten erfüllt werden. Zudem wurden auch für Arzneipflanzen neue Zulassungsbestimmungen erlassen, die unter anderem einen Wirkungsnachweis forderten. Den Apotheken ist es gestattet, häufig verordnete Arzneimittel in Kleinchargen herzustellen und vorrätig zu halten. Dies setzt jedoch eine ausreichende Haltbarkeit voraus.

Die Anleitungen für die Hildegard-Rezepturen mussten demnach für die Verwendung in der Apotheke modifiziert und neu entwickelt werden. Was bei Salben, Tabletten, Pulvern und Tinkturen problemlos machbar war, erwies sich bei den Rezepturen auf Wein- und Honigbasis als Herausforderung.

Kaum geeignet für einen längeren Transport und eine ungekühlte Lagerung galten anfänglich insbesondere Rezepturen, die man bei der Zubereitung stark erhitzte. Durch die Wärmezufuhr verdunstete Alkohol, was wiederum die Stabilität der Elixiere verringerte. Bei Hildegard war dieses Gebräu ursprünglich wohl zum unmittelbaren Verbrauch bestimmt, in geringen Mengen gekocht worden und daher weniger

Dr. med. G. Hertzka, 775o Konstanz, St, Gebhardsplatz 3o

Zubereitung von Pflaumenkernen bei Erkältungen (H)

3o - 4o getrocknete Pflaumenkerne in Wein legen, bis sie gut aufgequollen sind. Dies braucht ca. 2 Tage. Dann 5 - 6 Stück Kerne essen (kauen). Weitere lo Stück Pflaumenkerne klein gehackt mit dem Wein, in welchem sie gequollen sind, mit Mehlsuppe verarbeiten. Das macht man 3 - 5 Tage.

Ps: Durch das eindringen des Weines in die getrockneten Pflaumenkerne wird ziemlich viel Blausäure aus den Kernen verdrängt. Ein kleiner Teil bleibt in den Kernen, gerade soviel, als zur Heilwirkung nötig ist. Man vergiftet sich also nicht dadurch.

Konstanz, den 12. November 1979

Herstellungsanweisung für ein Erkältungsmittel aus Pflaumenkernen von Dr. Hertzka vom 12. November 1979

anfällig. Vor allem im Sommer kam es auf dem Versandweg gelegentlich zu explosiven Gärprozessen in den Apothekennormflaschen. Kunststoffdeckel bekamen Risse oder sprangen von den Flaschenhälsen. Herr Apotheker Drefahl änderte das Herstellungsverfahren. So blieb der im Wein enthaltene Alkohol im Elixier erhalten, dadurch wurde die Gärung der Mischungen aus Frischpflanzen, Wein und Honig, die zur Explosion der Flaschen führte, verhindert.
Beispiele für die explosiven Mixturen waren das Wermutelixier (Decoctum Absinthii), das zur allgemeinen Stärkung sowie gegen Erkältungs- und Infektionskrankheiten hilft, oder der Petersilienhonigwein (Vinum Petroselini). Hildegard ordnete der Petersilie verschiedene Wirkungen zu, wie „Die milde Kälte (…) führt den Unrat und die Fieber des Magens ab, die auch manchmal die Krankheit veranlassen." („Causae et Curae"). In der „Physica" ist über die Petersilie zu erfahren: „Aber wer im Herz oder in der Milz oder in der Seite Schmerzen hat, der koche Petersilie in Wein und füge etwas Essig und genug Honig bei, und dann siebe er es durch ein Tuch, und so trinke er oft, und es heilt ihn."
Hindernisse anderer Art ergaben sich bei der Herstellung der Veilchensalbe. Hildegard berichtet in der „Physica" im ersten Buch „Von den Pflanzen" über das Veilchen: „Das Veilchen ist zwischen warm und kalt (…) Und es ist gut gegen die Verdunkelung der Augen. Nimm daher gutes Öl und bring es entweder an der Sonne oder dem Feuer in einem neuen Topf zum Sieden, und wenn es so siedet, wirf Veilchen hinein, damit es davon dick wird, und fülle es so in ein gläsernes Gefäß und be-

wahre es so auf. Und abends salbe mit diesem Öl um die Augenlider und deine Augen, jedoch so, dass es die Augen inwendig nicht berührt, und es wird die Verdunklung der Augen vertreiben." Andere Veilchen-Zubereitungen helfen der heiligen Hildegard zufolge gegen Melancholie und Lungenprobleme, Schwere im Kopf, Fieber, ja sogar gegen Geschwüre. Auch Dr. Hertzka, der aus den alten Quellen schöpfte, gab der Zähringer-Apotheke die Rezeptur einer Veilchensalbe (Unguentum Violae) in Auftrag: „Hierfür nehme man den oberirdischen Teil frischer Veilchen, die gleiche Menge Bockstalg und $^{1}/_{3}$ von deren Gewicht Olivenöl, gebe alles zusammen in einen Topf, bringe dieses zum Sieden und verrühre das Ganze zu einer Salbe. Zum Schluss, als Zugabe, noch ein paar Tropfen Rosenöl."

Wie viele andere Rezepturen hörte sich das Veilchenrezept zunächst simpel an. Doch der Teufel steckte im Detail. Das fing schon bei den Veilchen selbst an: Der dritte Band des alten Standardwerkes „Prof. Dr. Thomé's Flora von Deutschland, Österreich und der Schweiz" führt verschiedene Veilchengewächse auf. Unter anderen „echte Veilchen", „Stiefmütterchen", „Fiederblättrige", „Moor-Veilchen", „Sumpf-Veilchen", „Torf-Veilchen" oder „Hügel-Veilchen". Man einigte sich schließlich auf das „Duftveilchen" (Viola odorata spezies Pectoralis) und sammelte von Anfang März bis Anfang Juni diese Pflanzen. Gefunden hat man sie im Thurgau, auf dem Bodanrück, auf dem Ramsen und im höhergelegenen Allgäu.

Mit einer großen Ausbeute an Veilchen stellten sich die nächsten Fragen: Wie viel Liter Saft ergibt das Pressen der frischen Veilchenblüten und -blätter? Welche Menge dieser Flüssigkeit kann der Hirschtalg absorbieren? Wie lange ist die entstandene Salbe haltbar? Anfangs wurden höchstens zwei bis drei Kruken pro Woche rezeptiert. Es

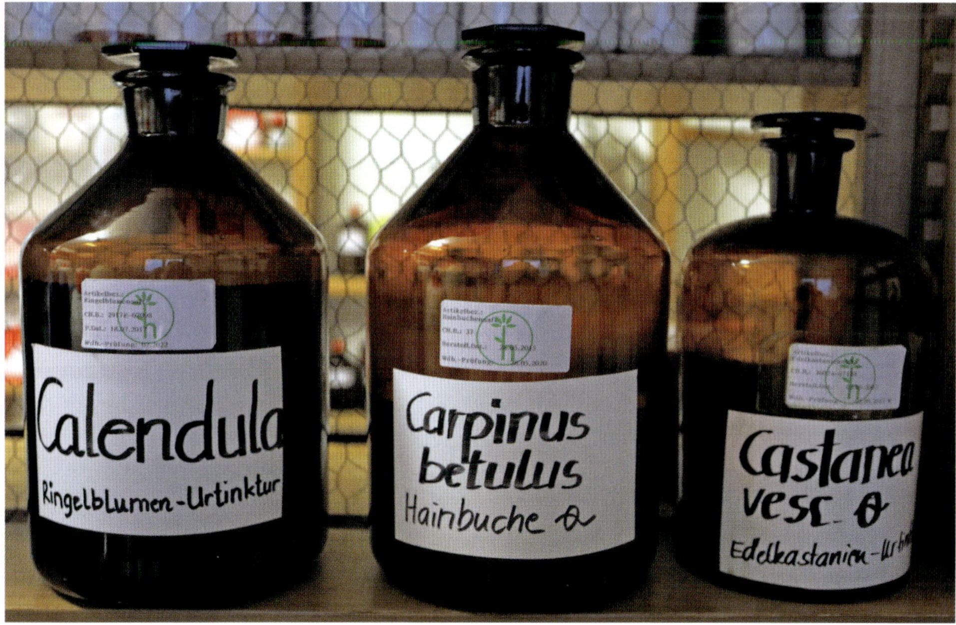

Apotheken-Standgefäße mit Ringelblumen-, Hainbuchen- und Edelkastaniensaft

gab weder Rückstellmuster noch eine Vorratshaltung. Daher war es zuerst ab Mitte Juni saisonabhängig nicht mehr möglich, die Veilchensalbe herzustellen.
So einfach wie oben im Rezept beschrieben, konnte die Salbe nicht gelingen. Auch die Salbengrundlagen aus tierischen Erzeugnissen konnte die Apotheke nicht leicht beschaffen. Im Fall der Veilchensalbe war es Bockstalg, dessen Geruch beim Erhitzen im Labor eine olfaktorische Zumutung war, nicht nur für die Kunden, sondern ebenso für die Mitarbeiter. Stetes Lüften allein konnte kaum helfen: Der Stallgeruch hielt sich noch tagelang hartnäckig in den Räumlichkeiten der Apotheke. Stellen Sie sich einmal vor, Sie kaufen eine Veilchensalbe und erwarten einen zarten Blütenduft – stattdessen steigt Ihnen beim Öffnen des Tiegels der scharfe Geruch eines Ziegenbocks in die Nase! Nach mehreren Anläufen und einer Geruchsprobe hatte sich Dr. Hertzka überzeugen lassen, den Bocks- durch Hirschtalg zu ersetzen. Reh- oder Hirschfett schneiden die Jäger meist kurz nach dem Erlegen der Tiere ab und vergraben es für die Füchse. Die Apotheke konnte einen Jäger und einen Wildverarbeitungsbetrieb aus Bayern als Lieferanten gewinnen. Das Auslassen besorgte daraufhin eine Metzgerei. Kunden mit gut- wie auch bösartigen Hautveränderungen schworen auf die Kraft der Veilchen, obwohl der genaue Wirkmechanismus unbekannt war: Die Salbe kommt zum Einsatz bei Narben, in der Nachbehandlung von Strahlenschäden, bei Verbrennungen, Geschwüren, trockenen Ekzemen oder bei Neurodermitis.
Wie bei allen Rezepturen Dr. Hertzkas war es die Aufgabe der Apotheke, die Bestandteile dieser Verordnungen zu beschaffen, sie in Relation zu setzen und daraus eine brauchbare Zubereitung herzustellen. Ellen Breindl und die Apothekenmitarbeiter unterstützten Dr. Hertzka tatkräftig bei seinen Vorhaben. Anfangsschwierigkeiten wurden mit der Zeit durch die praktischen Erfahrungen gelöst. Das war eine enorme Herausforderung und zugleich eine große Verantwortung. Auch die „Energiekekse" aus Muskatmischpulver, Dinkelmehl und Butter stellte die Apotheke früher selbst her, bevor man sie in Lohnauftrag an die Stadtmühle Geisingen gab. Für das Pressen der Galganttabletten beauftragte man die Firma Jura.
Dr. Gottfried Hertzkas Rezepturen erforderten immer neue Experimente mit ausgefallenen Rohstoffen. Anguillan beispielsweise wäre ohne geschabten Geierschnabel, ohne den Elfenbeinknauf vom Gehstock der Großmutter Breindl und ohne die Galle der Aale aus dem Bodensee schlichtweg nicht realisierbar gewesen. Nach der Hildegard-Medizin mussten sechs Gramm Aalgalle mit zwei Milliliter Weinessig und acht Gramm Honig gekocht werden. Dann kamen kleine Mengen an Ingwerwurzelpulver, Pfeffer, Basilikumkrautpulver, Geierschnabelpulver sowie Elfenbeinpulver hinzu. Mit Weißwein auf einen Liter aufgefüllt und gekocht, potenzierte man die Flüssigkeit auf D6, D12 und D30. Vier bis sechs Wochen nahm der Patient dreimal täglich davon zehn Tropfen vor oder nach dem Essen in Petersilienhonigwein ein.
Andere Rezepturen des Doktors verlangten Kuheuter, Aalfett, Pfauenknochen und Pfauenkrallen. Auch sollten Eichelhäher und Hahnschmiere beschafft werden um eine Hähersalbe (Unguentum garruli) herzustellen. Damit sind längst nicht alle außergewöhnlichen Zubereitungen genannt – ohnehin waren sie nicht immer in der Apotheke umsetzbar.

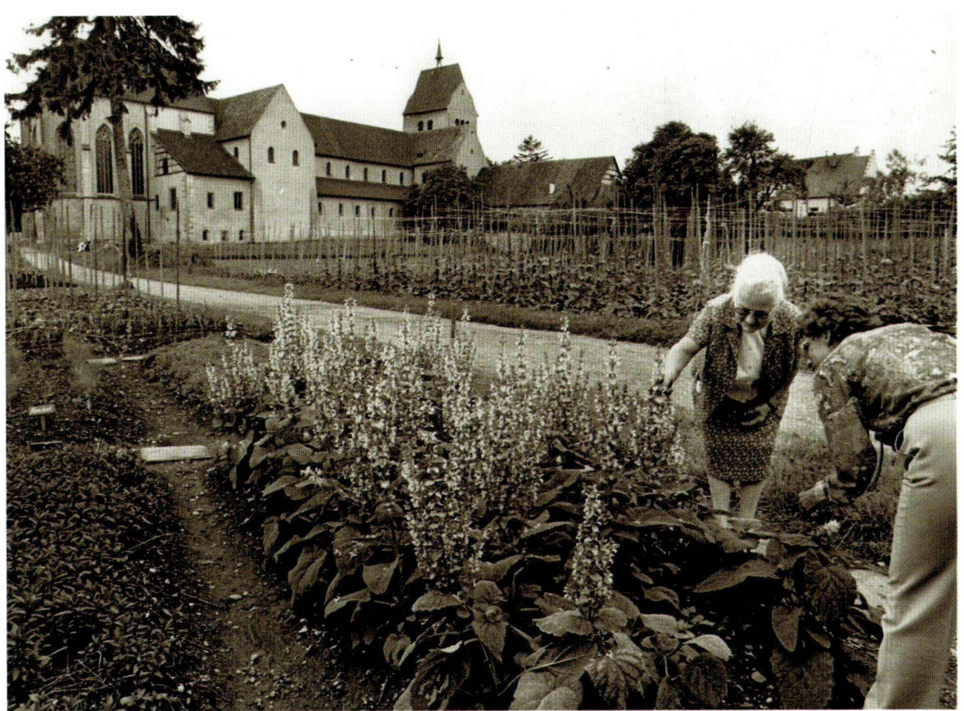

Ellen Breindl im Kräutergarten des Klosters Reichenau auf der Insel Reichenau im Bodensee

Die pharmazeutischen Herausforderungen, eine moderne Apotheke mit den Hildegard-Arzneimitteln in Einklang zu bringen, waren immens. Dr. Max Breindl wusste, was zu Beginn des 20. Jahrhunderts noch unproblematisch war, änderte sich nach dem Zweiten Weltkrieg schlagartig! Verfügten Apotheken früher noch über große Drogenschätze und stellten vieles selbst her, mutierte die Apotheke vom Herstellungsbetrieb zur Abgabestelle von Industrieprodukten.

An sich hätte sich der Patient seine Kräuter selbst in der Natur suchen können, wozu ihm aber das Fachwissen fehlte. Aufgrund dessen wandte er sich an die Apotheken, um die Drogen (getrocknete Heilpflanzen) dort zu erwerben. Aber in welchen Apotheken waren die gewünschten Drogen erhältlich? In welchen Mengen wurden sie gebraucht? Im Gegensatz dazu stellte sich für die Apotheken die Frage: Wie rentabel war die Herstellung der Mittel?

Bei der Beschaffung der Drogen musste die Apotheke oft unkonventionelle Wege gehen. Hier zeigte sich besonders auch der Erfindungsreichtum und die Willenskraft Ellen Breindls. Hirschzungenfarn oder Veilchen beispielsweise lieferte anfänglich ein Blumenhaus in Blumentöpfen. Die Blätter des Hirschzungenfarns ergeben zusammen mit Zimtrinde und Früchten des langen Pfeffers, Honig und Wein das Hirschzungenelixier (Decoctum Scolopendrii), das unter anderem Verschleimung der Bronchien, Bronchitis, Husten oder Lungenemphysem therapieren soll.

Als der Bedarf an Kräutern immer größere Ausmaße annahm, begann auf der Insel

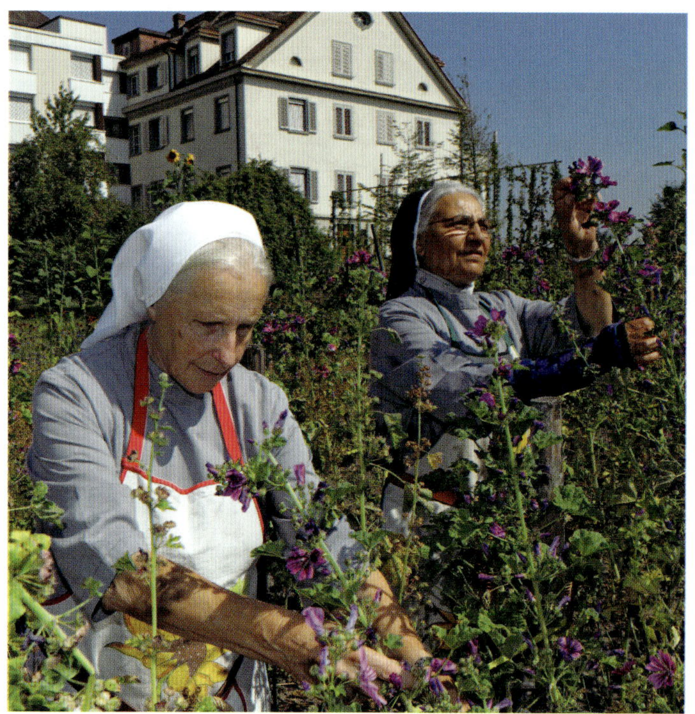
Die Ordensschwestern Theresita (geb. 1948, links) und Martha (geb. 1959) vom Kloster Cham in der Schweiz halten die Kräutergarten-Tradition von Ellen Breindl in Ehren.

Reichenau der geordnete Eigenanbau. Dafür pachteten Breindls einen Acker und legten Beete an, kauften ein Treibhaus. Der Dachboden des Hauses auf der Reichenau und die Räume am Zähringerplatz reichten für das Trocknen der gesammelten Pflanzen nicht mehr aus. Ellen Breindl besorgte kurzerhand zwei neue Backöfen für die Apotheke. Zur Erntezeit waren sie im Dauereinsatz. Auf ‚kleiner Flamme' wurde das Volumen der Pflanzen erst einmal um ein Vielfaches reduziert. Für die abschließende Trocknung verteilte man deren Rückstände auf Darren. So verströmten von Sommer bis Herbst Andorn, Betonie, Dill, Fenchel, Quendel, Wollblume und Ysop würzige Düfte.

Damals wie heute geht ab Februar ein Teil der Apotheken-Mitarbeiter in die Weinberge der Spitalstiftung Konstanz, unabhängig von Schnee, Regen oder Sonne. In der Zeit des Rebschnittes erlauben die Winzer erst dann den Zutritt, wenn die ersten Tropfen der Rebtränen den Boden benetzen. Sobald die vielen Fläschchen mit Bindfäden umwickelt sind, werden sie am frühen Morgen an die Schnittstellen der Weinstöcke gebunden und vor dem Mittag wieder eingesammelt. Es dauert einige Tage, bis die Menge an Rebsaft gesammelt ist, die den Jahresbedarf zum Anfertigen der Rebtropfen abdeckt. Der Rebsaft enthält viele wertvolle Inhaltsstoffe, die eine desinfizierende Wirkung haben. Aus dem Saft werden die einfachen Rebtropfen (Guttae Vitis simplex) zur Anwendung am Auge und die öligen Rebtropfen (Guttae Vitis oleosae) hergestellt, letztere nach Hildegard unter anderem gegen Ohrenschmerzen.

Frische Wasserlinsen, im Volksmund Entengrütze, werden jedes Jahr im Sommer in großen Mengen aus ruhigen Gewässern geschöpft. Zusammen mit Salbei, Ingwer, Zimt, Fenchel, Senfsamen, Rainfarn, Blutwurz in Wein gekocht und mit Honig gesüßt, ergeben sie das Wasserlinsen-Elixier. Einen großen Heilmittelschatz nach Hildegard konnten die aus innerer Überzeugung handelnden Enthusiasten der Zähringer-Apotheke so in einem langwierigen sowie aufopferungsvollen Prozess durch forschendes Experimentieren den historischen Anweisungen nachempfinden. Der maßgeblich daran mitwirkende Apotheker Bernd Drefahl hat später eine Auswahl Hildegard-Mittel, die sich „in jahrzehntelanger Praxis besonders bewährt haben" im Buch „100 Hildegard-Arzneimittel tausendfach bewährt" publiziert.

1970 war Dr. Gottfried Hertzka davon überzeugt, etwa 300 der 2000 „Rezepte" von Hildegard „griffbereit" zu haben. In jenem Jahr trat er mit seiner Publikation „So heilt Gott. Die Medizin der hl. Hildegard" an die Öffentlichkeit, das als Geburtsjahr der sogenannten „Hildegard-Medizin" gilt. Laut Hertzka ein „neues Naturheilverfahren" und eine „Medizin für jedermann", mit der „praktisch jeder vernünftig denkende Mensch sein eigener Arzt werden" kann. Es ist wohl nicht übertrieben, dass die bis heute in 19. Auflage vorliegende und in zehn Sprachen übersetzte Schrift hunderttausende Menschen für die Heilkunde der Äbtissin interessierte.

Einige darin postulierte Thesen stoßen allerdings seit Bekanntwerden auf heftigen Widerstand. Hertzka behauptet z. B., „dass durch die hl. Hildegard von Gott der Menschheit ein komplettes Medizinsystem geschenkt wurde". Nach diesem „himmlischen Medizinprogramm", dem er fälschlicherweise eine „absolut moderne Wissenschaftlichkeit" zuspricht, wäre „nicht der Krebs die am schwersten heilbare Krankheit, sondern Migräne und Asthma". Dass wegen der „göttlichen Offenbarung" Wirksamkeitsnachweise als nicht nötig erachtet werden, macht die „Hildegard-Medizin" angreifbar. Vor allem die dem magisch-okkulten Bereich zuzuordnende Edelstein-Medizin gilt Kritikern als jeder rationalen Grundlage entbeh-

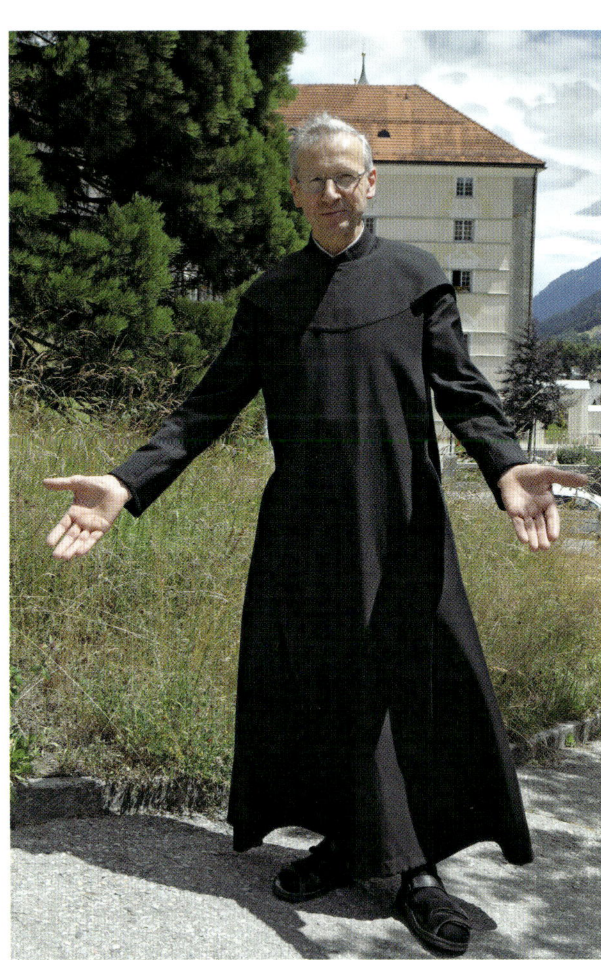

Bruder Franz Brommer, Subprior der Abtei Disentis in der Schweiz, heilt seit 1986 mit der Pflanzenkraft der Hildegard von Bingen.

rend. Auch bei den Wirkungen, welche Hertzka dem Dinkel zuschrieb, schoss er wohl übers Ziel hinaus. Hildegard selbst nennt in der „Physica“ Dinkel nach Weizen, Roggen und Gerste erst an vierter Stelle, widmet ihm lediglich ca. 400 lateinische Schriftzeichen. Allen anderen Getreidesorten räumt sie mindestens den doppelten, dem Weizen sogar den fünffachen, Raum ein. Harsche Urteile der Wissenschaft wie auch seitens der Kirche gegenüber dem ausufernden Hildegard-Kommerz, der esoterischen Vermarktung der Kirchenlehrerin mit einem Arsenal teilweise absurder Kuriositäten – vom „Hildegard Orgonakkumulator“ über „Lichtengel-Suppe nach Hildegard“ bis zum Suppenwürfel – dürfen da nicht verwundern. Dem tief im römisch-katholischen Glauben verwurzelten Dr. Hertzka, Abonnent der Zeitschrift „Einsicht“, welche Erzbischof Marcel Lefebre (1905 – 1991) nahestand, hätte diese Entwicklung sicher auch Schmerz bereitet. Ordensschwester Maura Zátonyi vom Kloster St. Hildegard bzw. Mitarbeiterin der St. Hildegard-Akademie Eibingen e.V., Zentrum für Wissenschaft, Forschung und europäische Spiritualität, resümierte 2017: „Es gilt also festzuhalten, dass die heute weltweit bekannte Marke ‚Hildegard-Medizin‘ auf einem Missverständnis beruht …“ Sie „entfremdet das Bild jener Hildegard, die als Benediktinerin im 12. Jahrhundert wirkte, und verzerrt ihre Lehre, die sie in ihren Schriften hinterließ.“

Denn in den Strudel des Abstrusen gezogen werden dabei auch das uralte, bis heute nicht vollständig erforschte, Pflanzenwissen der Klosterheilkunde und die in weiten Teilen unbekannte Volksmedizin des 12. Jahrhunderts. Die uralte Phytotherapie in den Blickpunkt des allgemeinen Interesses gerückt zu haben und Menschen anzuleiten, mit einfachen Mitteln selbst etwas für den Erhalt bzw. die Wiederherstellung ihrer Gesundheit zu tun, hält der Autor für die größten Verdienste von Dr. Hertzka. Die Geheimnisse der mittelalterlichen Pflanzenheilmittel weiter zu enträtseln, vielleicht bislang unbekannten Wirkstoffen auf die Spur zu kommen, könnte, gerade in unserer an synthetisch erzeugte Arzneimittel gewöhnten und unter Zivilisationskrankheiten leidenden Welt, von Nutzen sein.

Ellen Breindl mit ihrer enormen Ausstrahlung und der seltenen Gabe, Trost und Lebensmut zu spenden, reiste als Referentin quer durch Deutschland und in die Schweiz, warb für Hildegards Heilkunde. So inspirierte sie die Olivetaner-Benediktinerinnen im Frauenkloster Heiligkreuz (Cham, Schweiz) dazu, ihren bestehenden Kräutergarten in einen traditionellen Klostergarten umzuwandeln und mit Kräutern der heiligen Hildegard von Bingen zu bestücken. Auch in der etwa 1400 Jahre alten Benediktinerabtei Disentis an der Grenze der Kantone Graubünden und Tessin, die das Gotthardmassiv von den Adula-Alpen trennt, hinterließ sie Spuren. Hier wirkt Bruder Franz Brommer (geb. 1957). Der Subprior der Abtei Disentis gilt als begnadeter Heiler. Im wehenden schwarzen Ordensgewand erklärt der als jüngstes von acht Kindern in Wängi im Kanton Thurgau geborene Mann, den eine Wallfahrt nach Fatima und fünf Todesfälle in Familie und Bekanntenkreis zu Gott führten: „In erster Linie nutze ich die Schulmedizin, dann die Heilmittel der Kirche wie Sakramente und Gebete. An dritter Stelle jedoch die Naturheilmittel. Dabei unterstützte mich ganz besonders Ellen Breindl.“

Später betätigte sie sich auch schriftstellerisch, publizierte 1983 in Zusammenarbeit mit dem Verlag Paul Pattloch in Aschaffenburg und diversen Fachleuten „Das große Gesundheitsbuch der Hl. Hildegard von Bingen. Leben und Wirken einer bedeutenden Frau des Glaubens. Ratschläge und Rezepte für ein gesundes Leben." 1990 erschien ein zweites, sich gesundem Kochen widmendes Werk. 1991 verklagte Dr. Gottfried Hertzka Dr. Max Breindl und seine Frau Ellen Breindl erfolglos mit dem Ziel, den Hildegard-Versand der Zähringer-Apotheke, die Publikationen und Vortragsaktivitäten von Frau Breindl zu unterbinden. Erste Zerwürfnisse hatten sich schon 15 Jahre vorher angedeutet. 1976 besuchte auf Empfehlung Dr. Hertzkas ein Helmut Posch (geb. 1945) aus Österreich die Zähringer-Apotheke: Dieser wollte sich über Hildegard-Produkte und Herstellungsvorschriften informieren. Bereitwillig gaben ihm Breindls Einsicht in die Apothekeninterna. Später bereuten sie ihre Offenheit. Denn noch im gleichen Jahr gründete Posch den Vertrieb „Original St. Hildegard-Posch Naturprodukte". 1980 wurde die „Internationale Gesellschaft Hildegard von Bingen" in Engelberg in der Schweiz ins Leben gerufen, deren Internetauftritt über aktuelle Adressen von Ärzten, Heilpraktikern, Bezugsquellen von Hildegard-Mitteln und Regionalgruppen u. a. in Deutschland, Österreich, der Schweiz und anderen Ländern informiert. 1984 startete die Firma „Jura Naturheilmittel" in Konstanz ihren Hildegard-von-Bingen-Vertrieb als „einziger Hersteller der echten Produkte nach Hildegard von Bingen". In jenem Jahr begann auch die Stadtmühle Geisingen („Dinkelexperte Hildegard von Bingen anno 1139") in Konstanz und Geisingen mit dem Aufbau von Mühlenläden mit einem reichhaltigen Angebot an Dinkelprodukten.
Dr. Max Breindl starb am 16. August 1991, wurde im Familiengrab auf dem Hauptfriedhof Konstanz beerdigt. Der verwitwete Dr. med. Gottfried Hertzka erlag am 6. März 1997 in Schienen-Öhningen bei Radolfzell einem Krebsleiden, fand ebenfalls auf dem Hauptfriedhof Konstanz seine letzte Ruhe. Sein Nachfolger wurde der Chemiker und Heilpraktiker Dr. rer. nat. Wighard Strehlow (geb. 1939) mit seinem „Hildegard Zentrum Bodensee" in Allensbach.
Seit Ellen Breindls Tod 1998 führt die Apothekerin Elisabeth Pöcheim (geb. 1962) zusammen mit Gudrun Breindl die Tradition am Zähringerplatz 17 in der Zähringer-Apotheke Dr. Max Breindl in Konstanz fort. Bestellungen von Hildegard-Arzneimitteln gehören für sie bis heute zum Tagesgeschäft. Über die Jahrzehnte arbeiteten sich beide Frauen in die komplexe Materie ein und übernahmen den in heutigen Apotheken unüblichen Mehraufwand eines pharmazeutischen Labors zur Herstellung eigener Heilmittel.

Legende

Überschrift: Zuerst der gebräuchlichste deutsche Pflanzenname, dann dessen lateinische Entsprechung sowie Hildegards Bezeichnung (in „Physica" Handschrift Florenz/Handschrift Paris oder „Causae et Curae").

In Klammer: Weitere Namen in diversen Handschriften, synonyme botanische Bezeichnungen (mit den Abbildungen korrespondierend, auch aus älterer Literatur) sowie andere mögliche Pflanzen, welche Hildegard gemeint haben könnte.

Weitere Bez. *(Auswahl):* Lokal typische Bezeichnungen, Trivialnamen der in der Überschrift genannten Pflanze im deutschsprachigen Raum (wichtige Nennungen fett gedruckt). Diese werden wegen ihrer teils verwirrenden Bezeichnungen im Register am Ende des Buches nicht aufgeführt.

Hildg.: Hildegards Klassifizierung nach Humoralpathologie (siehe Seite 31), ihre zusätzlichen wichtigen Einordnungen und Hinweise. In „Physica" und „Causae et Curae" erwähnte historische Anwendungsgebiete (Kurzform), teilweise mit einem Deutungsversuch der zur Therapie empfohlenen Symptome. Zum vertieften Studium rät der Autor, neueste Übersetzungen beider Bücher z. B. von Ortrun Riha heranzuziehen.

Hist. med./Volksmed./Naturheilk.: In historischen medizinischen Werken, der Naturheilkunde und Volksmedizin genannte Anwendung. **Der heutige Einsatz ohne medizinische bzw. pharmazeutische Vorkenntnisse sowie ohne gründliche Abwägung von Nutzen und Schaden kann nicht empfohlen werden!**

Schönheitspflege: Erkenntnisse der Schönheitspflege (wo vorhanden).

Pharm.-Wirkst.: Von der Pharmazie identifizierte Wirkstoffe der Teepräparate und Phytopharmaka (nach gegenwärtigem Kenntnisstand, ohne Gewähr).

Hildg.-Heilm.: Einsatz von Blättern, Blüten, Früchten, Presssäften, Rinden, Samen, Trieben oder Wurzeln bei Rezepturen heutiger Hildegard-Heilmittel (soweit bekannt).

Bemerkungen: Zusätzliche Anmerkungen

Ahornbaum (Spitzahorn)

Acer planatoides L. * Ahorn / De Ahorn

(Denkbar auch Feldahorn bzw. Maßholder, Acer campestre L., bei H. masholtra, mascel o. dyameracia. Diesen bezeichnet sie jedoch als „nichtsnutzig", „unbrauchbar").

Weitere Bez. (Auswahl): Lehne, Lenne, Löhne, Leinbaum, Leimbaum, Linbaum (Sachsen), Leinahre (Schweiz), Breitlaub, Breitblatt, Breitlöber, Weinblatt oder Gänsebaum. Norwegischer Ahorn (Schwaben), Polnischer Ahorn, Spitziger Ahorn, Bergahorn (Schwaben), Gänsefussbaum, Gänssbaum, Lähn (Mecklenburg), Laön (Altmark), Leimahorn (Bayern), Leime, Leinöhre (Schwaben), Lie (Glarus), Lienahorn (Berchtesgaden), Lienbaum (Schwaben), Löne, Lömme, Lön, Lönne, Lon (Niedersachsen), Großer Milchahorn (Schwaben), Steinahorn, Waldéscher, Wasserbaum (Österreich am Traunfluss), Weissbaum (Schwäbische Alb)

Hildg.: Mehr kalt als warm, gemäßigt trocken. Gegen chronisches Fieber Bad aus gekochten Ästen und Blättern nehmen sowie Saft der unteren Rinde in Wein trinken. Gegen plötzliches Fieber in kaltes Wasser geschabtes trockenes Ahornholz und doppelt so viel von der Weide und vom Odermennig trinken bis zum Schweißausbruch. Am Feuer erhitztes Holz auf von „Gicht" gequälte Glieder zur Schmerzlinderung legen. Bei geschwollener Nase Erde der Wurzeln stark erhitzen und per Verband um die Nase legen.

Hist. med./Volksmed./Naturheilk.: Die Heilkunde der alten Ägypter soll eine Ahornart genutzt haben. Aufguss der Rinde äußerlich gegen gerötete Haut. Als Tee eingenommen, wirke die Rinde adstringierend auf den Magen-Darm-Trakt (gilt beides für Feldahorn)

Pharm.-Wirkst.: nicht untersucht

Hildg.-Heilm.: keine bekannt

Bemerkungen: Die im Mittelmeerraum beheimatete und erst im 17. Jahrhundert nach Mitteleuropa eingeführte Platane, Platanus orientalis L., wurde im Mittelalter fälschlicherweise als Ahornbaum übersetzt. Feldahornblätter verspeiste man früher wie Sauerkraut. Eingedickter Saft des Zucker-Ahorns, Acer saccharum MARSHALL, bzw. des Schwarzen Zucker-Ahorns, Acer saccharum ssp. Nigrum DESMARAIS, Ahornsirup, wird z. B. in Kanada und den USA als Süßungsmittel verwendet.

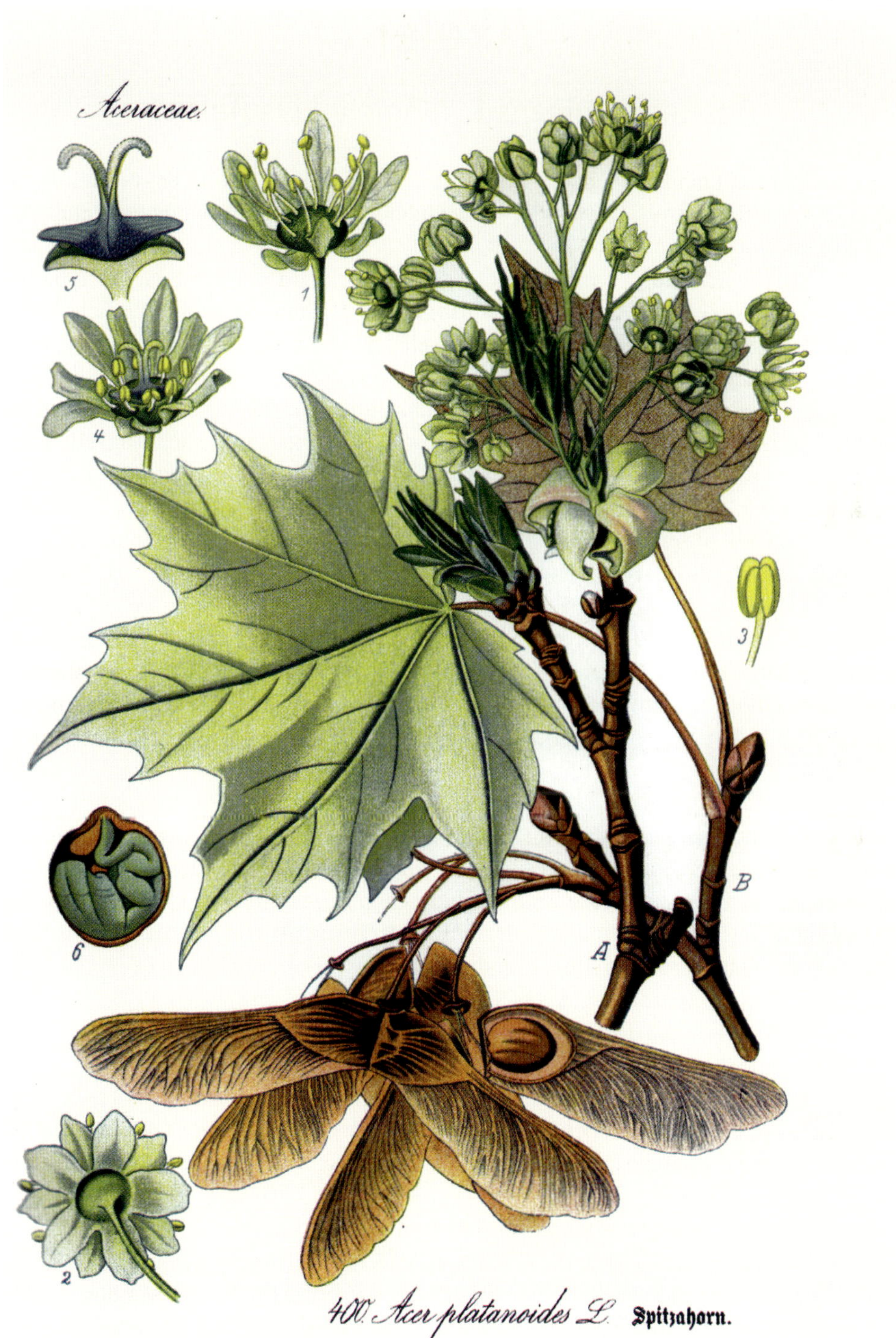
Aceraceae.
5
1
4
3
6
B
A
2
400. Acer platanoides L. Spitzahorn.

Akelei

Aquilegia vulgaris L. * Agleia / De Agleya

(Von der Pflanze, bei H. auch acoleia o. aquileia bezeichnet, sind auf der Nordhalbkugel etwa 75 Arten heimisch, z. B. die felsige oder Gebirgsstandorte bevorzugende Alpen-Akelei, Aquilegia alpina L.)

Weitere Bez. (Auswahl): Akelchen (Thüringen), Aggerlei, Aggerleine (Pfalz), Aglije (Luzern, Zürich), Hagleie (Schaffhausen), Hakeleden, Hakelehnen (Mecklenburg), Glöckerl, Glöckchen, Blaue Glocken (weite Verbreitung), Zigeunerglocken (Gailtal/Kärnten), Teufelglocken (Lenggries/Oberbayern), Kaiserglocken (Riesengebirge), Zuckerglocken (Thurgau), Glockenblume (weit verbreitet), Glockenstück (Schwäbische Alb) oder Glockenrosa (Anhalt). Pausewängel (Sächs. Schweiz), Stanitzelblume (Knittelfeld/Steiermark), Manselblume (Aargau), Narrenkappen, Kapuzinerchappe(n), - Hüetli (z. B. Kt. St. Gallen), Pfaffenkäpple, Plumphose (Kt. Schaffhausen), Hernblume (Eifel), Zaniggele, Zinäggele oder Süniggele (Schaffhausen)

Hildg.: Mehr kalt als warm. Gegen Skrofeln (Schwellungen lymphatischer Gewebe, besonders Bereich Nase, Rachen, Kiefer) im Anfangsstadium, rohe Blätter verzehren. Auch Umschläge zusammen mit Weizenmehl und Honig gegen Lymphknotenschwellung. In Honig gebeizte Akelei gegen Verschleimung. Saft in Wein gegen Fieber.

Hist. med./Naturheilk./Volksmed.: Austrocknende, blutstillende, entzündungshemmende Wirkung des Pflanzensaftes bei offenen Wunden und Geschwüren. Bei Hautausschlägen, Grind, Skrofulose und skorbutischen Erkrankungen sowie Gelbsucht, Milz- und Leberleiden. Zerquetschter Samen als Gurgelwasser bei Halsentzündungen und Mundfäule. Anwendungen in der Homöopathie

Pharm.-Wirkst.: kaum erforscht

Hildg.-Heilm.: Frische Blätter bzw. Pulver z. B. bei kindlichen Lymphknotenschwellungen, Rachenmandel-Wucherung, Polypen der Nase. Presssaft aus frischen, oberirdischen Teilen blühender Pflanzen mit Honig im Akeleihonig gegen Verschleimung der Bronchien, Bronchitis, leichten Husten. Akeleisaft – frischer, mit Alkohol konservierter Presssaft, unterstützend bei fiebrigen Erkrankungen

Bemerkungen: Teil der christlichen Pflanzenmetaphorik, volkstümlich auch Taubenblume genannt, taucht die Akelei erstmals bei Hildegard auf, verschwand nach 1800 im Gebrauch.

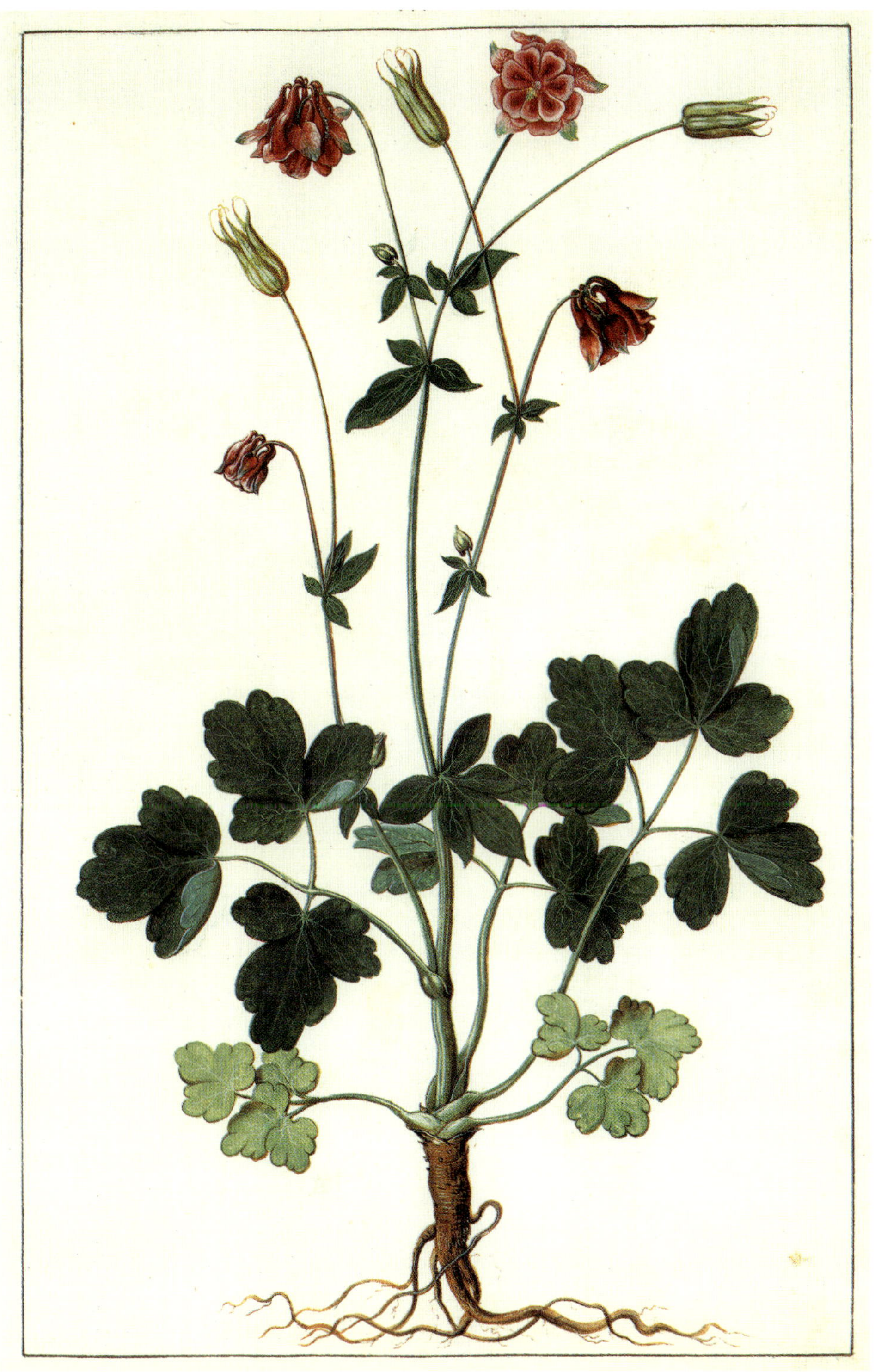

Alant, echter

Inula helenium L. * Alant / De Alant

(Bei H. auch enula)

Weitere Bez. (Auswahl): Aletwurzel, Altkraut, Altwurzel, Brustalant, Darmkraut, Darmwurz, Donavarwurzel, Edelherzwurzel, Edelwurz, Glockenwurz, Großer Heinrich, Helenenalant, Helenenkraut, Krätzenwurz, Odinskopf, Oltwurz, Schlangenkraut, Schlangenwurz

Hildg.: Warm und trocken. In Wein oder Honigwasser eingelegt bei Lungenleiden, unterdrückt selbst Halbseitenkopfschmerz, reinigt Augen. Auch Lautertrank aus Feigen, der doppelten Menge Alant und Galgant oder Trunk aus Wacholderbeeren, der doppelten Menge Königskerze und wiederum dem Doppelten an Bertram gekocht in Wein, dazu Alantstückchen, gegen Lungenbeschwerden. Zudem noch ein Rezept mit div. Ingredienzen gegen Geschwüre und Krätze in „Causae et Curae".

Hist. med./Volksmed./Naturheilk.: Heil- und Gewürzpflanze seit der Antike. Alantwein im Mittelalter als Allheilmittel, im slawischen Sprachraum als Hustenmittel. Verwendung bei Leiden wie Bronchialkatarrhen, Husten, Blähungen, Harnverhalten, Magen-Darm-Beschwerden, Gelbsucht und Würmern. Als blutreinigend und blutvermehrend betrachtet. Antiseptische Salbe aus Alantwurzel und Schweineschmalz gegen Krätze, Geschwüre und Ekzeme. Frische Alantblätter für Wunden und Geschwüre. Auch bei Menstruationsbeschwerden. Wurzeldroge als hustenlösender und harntreibender Tee. Homöopathikum gegen chronischen Husten.

Pharm.-Wirkst.: Der Alantwurzelstock ist gut untersucht. Zu seinen Inhaltsstoffen zählen u. a. Bitterstoffe, 1 bis 3 % ätherisches Öl mit Alantolactonen, ß-Sitosterol, bis 44 % Inulin.

Hildg.-Heilm.: Das sekretionsfördernde, schleimverflüssigende, mild entwässernde, die Atemwege beruhigende Alantelixier (Asthmaelixier) aus frischer, geschnittener Alantwurzel, Wacholderbeeren, Wollblumen, Bertramswurzel, Honig und Wein. Alantblätter allein oder mit Wurzel in Wein eingelegt bei Lungenerkrankung mit eitriger Schleimbildung

Bemerkungen: Im deutschen Volksglauben als dämonenabwehrend, Abwehrzauber gegen Pest, als Amulett Schutz vor Behexen

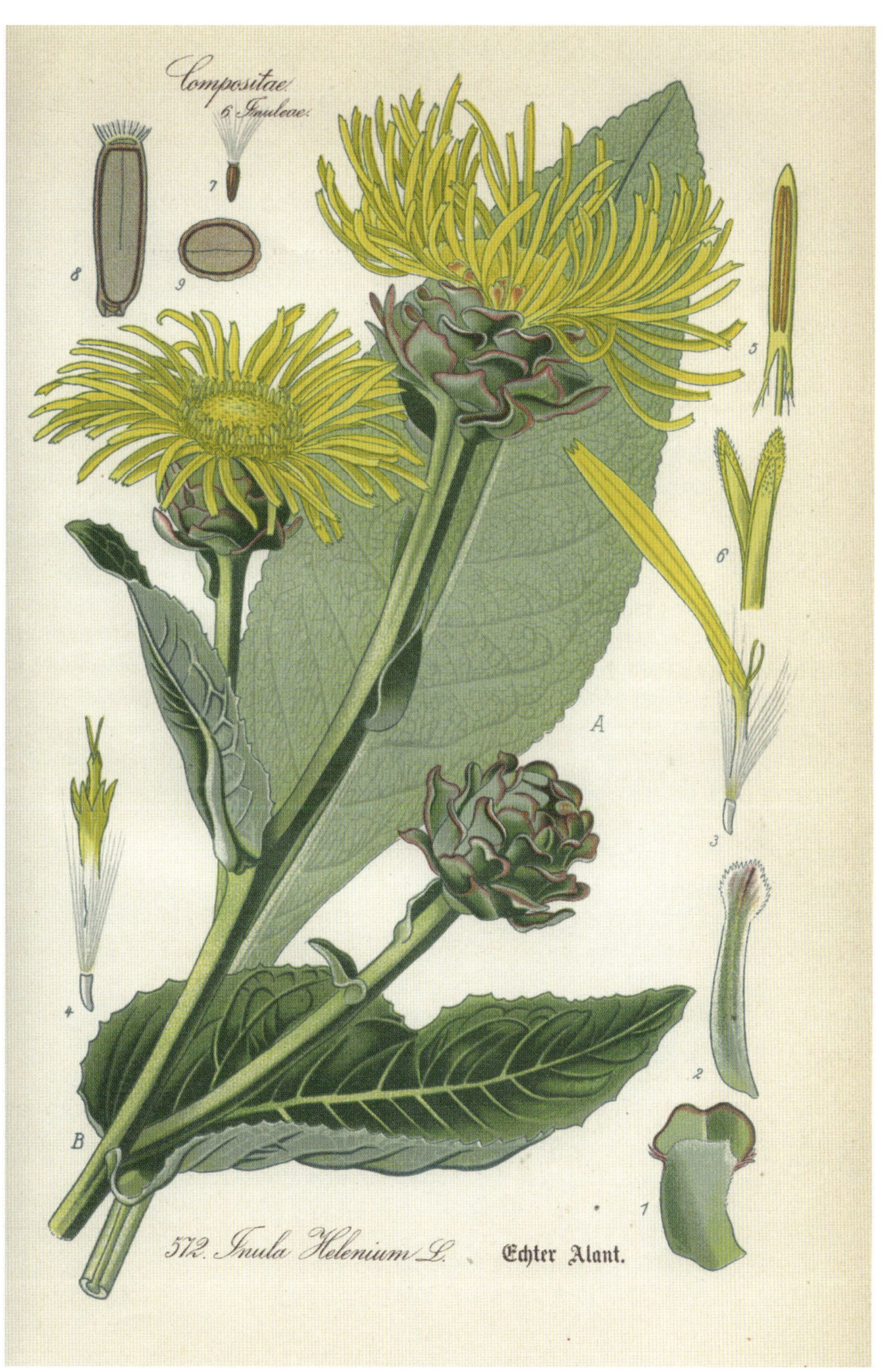
Compositae
6 Inuleae
572. Inula Helenium L.
Echter Alant.

Aloe

Aloe vera L. * Aloe / De Aloe

(Bei H. auch aloen, kommt nach Müller der eingedickte Saft verschiedener Arten der Gattung Aloe infrage, z. B. Aloe ferox MILLER und Aloe perryi BAKER.)

Hildg.: Warm, große Wirkkraft. Aloe und doppelt so viel Myrrhe als feines Pulver mit Semmelmehl und Mohnöl vermengen, die Masse gegen Halbseitenkopfschmerz (Migräne) unter einer Mütze drei Tage auf dem Kopf lassen. Rauch von Aloe und Myrrhe (im Tongefäß über brennendem Buchenholz erzeugt) gegen schmerzenden Zahn. Umschlag von Hanftuch und Aloe über den Magen gegen Fieber. Gegen Fieber auch Andornsaft, Aloe, Lorbeerblätter, Süßholz (jeweils etwas mehr als das Vorherige) in Wein kochen, durch ein Tuch seihen, mit Honig würzen, trinken und ins Bett legen. Aloe-Umschlag über die Brust gegen Husten. Pflaster gegen Parasiten (Geschwüre) am Körper aus Aloe, Myrrhe und Wachs (siehe „Causae et Curae"). Trank gegen Gelbsucht

Hist. med./Naturheilk./Volksmed.: Seit dem Altertum als Abführmittel, durch die Harzwirkung zur Heilung schlecht zu behandelnder Wunden, Therapie von Kopfschmerzen, Augen-, Mandel- und Zahnfleischentzündungen sowie Gelbsucht geschätzt. Das Mittelalter übernahm diese Empfehlungen, setzte Aloe u. a. auch bei starkem Husten, Mund- und Rachenentzündungen sowie zur Wundreinigung ein. Im 20. Jh. z. B. noch bei Keuchhusten, Brandwunden, als Augenwasser

Schönheitspflege: Aloe macht die Haut geschmeidig, bindet Feuchtigkeit, hilft bei Sonnenbrand und Hauterkrankungen wie Akne.

Pharm.-Wirkst.: Aloine, Emodin, Harz (bei Curacao- und Kap-Aloe)

Hildg.-Heilm.: Aloepulver, Aloecreme. Anwendungen u. a. bei Stuhlverstopfung, Analfissuren, Hämorrhoiden, entzündlichen Hauterkrankungen, Verbrennungen

Bemerkungen: Im Mittelalter, wohl auch bei Hildegard, kam es oft zur Verwechslung der Aloe vera mit dem heilsamen Aloeholz des Adlerholzbaumes (Aquilaria malaccensis LAM.)

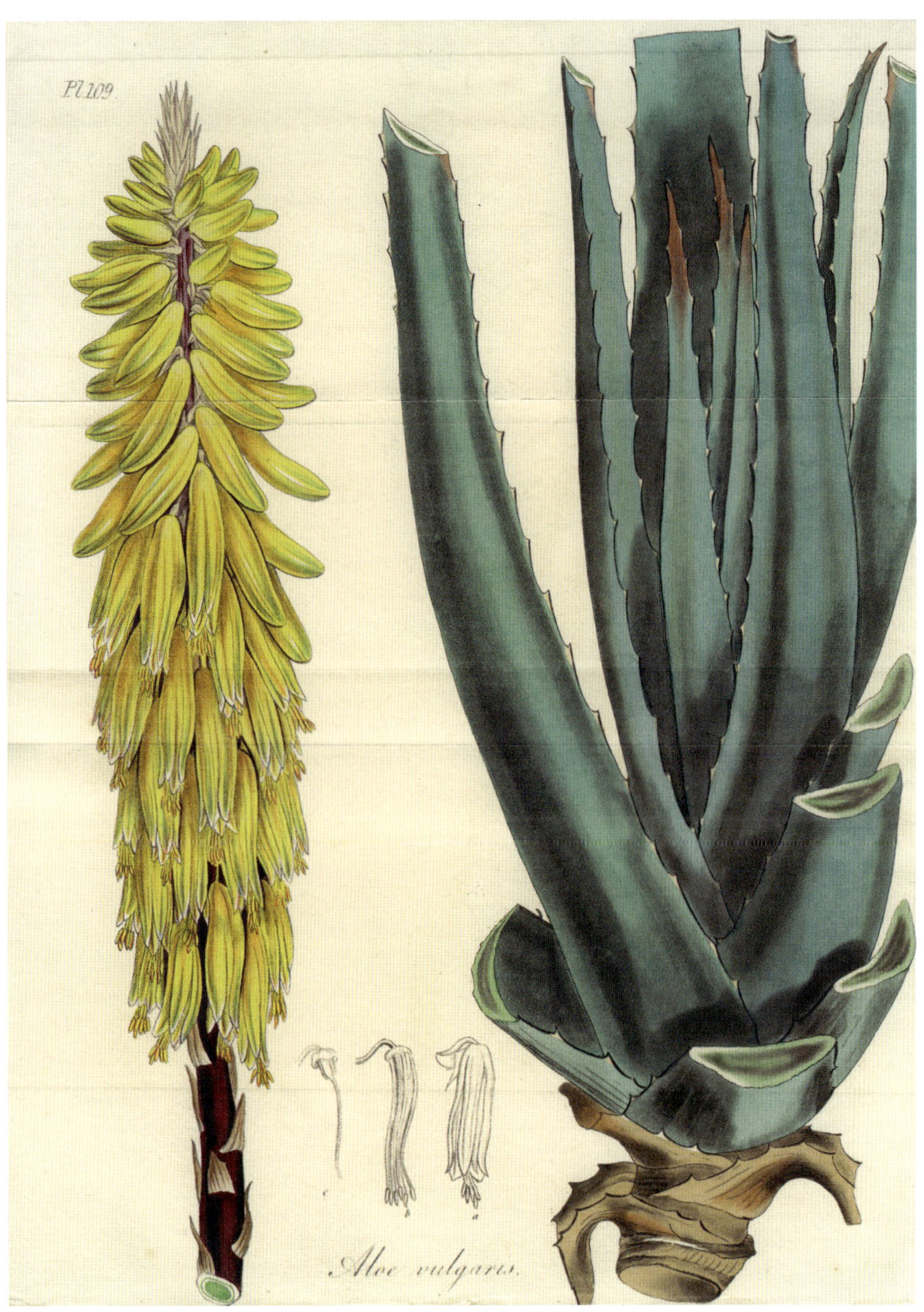
Pl.109.
Aloe vulgaris.

Alraune

Mandragora officinarum L. * Mandragora / De Mandragora

Weitere Bez. (Auswahl): Alraun, Alräunchen, Uraundl, Arun, Alruneken, Alruncke, Baaras, Galgenmännchen, Heinzelmännlein, Springwurz, Wurzelknecht, Dollwurz, Zauberwurzel

Hildg.: Heiß, bisschen wässrig. Wurzelteile gegen männliche und weibliche Begierde sowie als Allheilmittel (jenes mit dem äußeren Aussehen des Menschen vergleichbare Teil der Wurzel essen, wo beim Patienten die Krankheit auftritt). Im Bett neben sich liegend, helfe die Alraune Gemütskranken (Melancholie).

Hist. med./Volksmed./Naturheilk.: Wirkmächtigste Zauberpflanze in Altertum und Mittelalter. Hypnotische, betäubende, stimmungshebende Wirkung zur Ausschaltung der Schmerzempfindungen bei Operationen genutzt. Narkotikum für Delinquenten bei Verstümmelung im Strafprozess. Schlafmittel bei Epileptikern und Geisteskranken. Als Salbe u. a. gegen Geschwüre, Entzündungen und Gelenkschmerzen

Pharm.-Wirkst.: Narkotisch wirkende Alkaloide Scopolamin, Atropin, Hyoscyamin. Anticholinerge Effekte der Hauptalkaloide L-Hyoscyamin und L-Scopolamin. Für die Rauschwirkung ist vor allem das Scopolamin verantwortlich. Keine Nutzung in aktuellen Phytopharmaka

Hildg.-Heilm.: keine bekannt

Bemerkungen: Zur Entfernung ihrer magischen Kräfte rät H., die Pflanze vor Nutzung einen Tag und eine Nacht lang in eine sprudelnde Quelle zu legen. Als Ersatz empfiehlt sie das erste frische Buchenlaub (eventuell nur gegen Trauer). Im Mittelmeergebiet wachsend, in Deutschland nicht heimisch, wurden meist gefälschte Alraunen einheimischer Wurzeln wie von Zaunrübe (Bryonia alba L., siehe dort) oder Allermannsharnisch (Allium victorialis L.) in Umlauf gebracht.

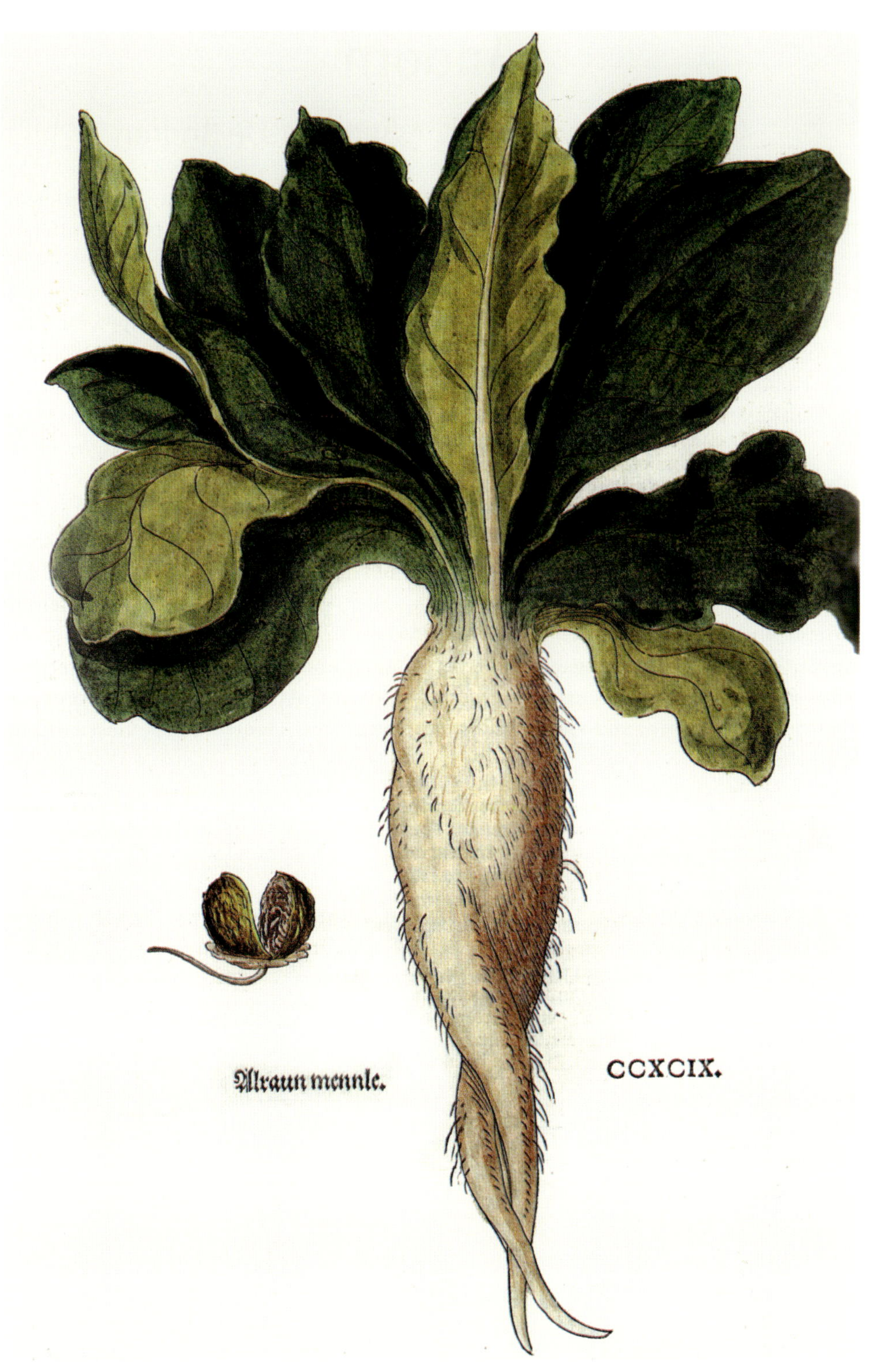
Alraun mennle.
CCXCIX.

Andorn

Marrubium vulgare L. * Andron / De Andron

Weitere Bez. (Auswahl): Berghopfen, Gemeiner Andorn, Helfkraut, Mariennessel, Weißer Dorant, Weißer Andorn

Hildg.: Warm, genug Saft. Dampf des in Wasser gekochten Andorns bei Schwerhörigkeit, Taubheit. Pflanze in Wasser kochen, durch Tuch seihen und mit doppelter Menge Wein wie Wasser nochmals mit Schmalz aufkochen, als Sud gegen Hals-Beschwerden. Hustengetränk aus gleicher Menge Fenchel und Dill mit einem Drittel Andorn in Wein gekocht. Eingeweide (wohl Magen-Darm-Beschwerden) heile kalter, in Wein gekochter Andorn mit Honig (abgekühlt getrunken). Gegen Maßlosigkeit beim Essen ein Rezept in „Causae et Curae"

Hist. med./Volksmed./Naturheilk.: Die bereits in der Jungsteinzeit nachweisbare Pflanze wird seit über 2000 Jahren bei Katarrhen der Atemwege, insbesondere Bronchitis, sowie bei Verdauungsbeschwerden, aber auch Ohrenschmerzen, Seitenschmerzen und Gelbsucht, genutzt. Andornkraut in der Volksheilkunde als Tee bei Appetitlosigkeit, Verdauungsbeschwerden, Gallenbeschwerden, Bronchialkatarrhen (auch schleimlösend, antientzündlich, krampflösend). Als Bittermittel anregend auf Speichel-, Magensaft- und Gallensekretion. Zudem bei Hautschäden, Geschwüren, Wunden

Pharm.-Wirkst.: Bitterstoff Marrubiin, ein Furanolabdan-Diterpen, ätherische Öle, Schleim, Harze, Wachse und Gerbstoffe

Hildg.-Heilm.: z. B. Andornelixier bei Husten, leichter Bronchitis. Andorn-Teemischung (Husten, Bronchitis, Halsentzündung). Andorn-Wollblumen-Tee (Grippe, Erkältungen, Husten, Bronchitis, Verschleimung). Andornwein, Andornpresssaft (Verdauungsanregung, magensaft- und gallensekretionsfördernd), Andorn-Dampfbad und Andorn-Packung bei Gehörproblemen

Bemerkungen: Vom Mittelmeergebiet stammend, pflanzte sich der Andorn in Mitteleuropa ohne fremde Hilfe fort oder ist aus dem früheren Heilpflanzenanbau ausgewildert.

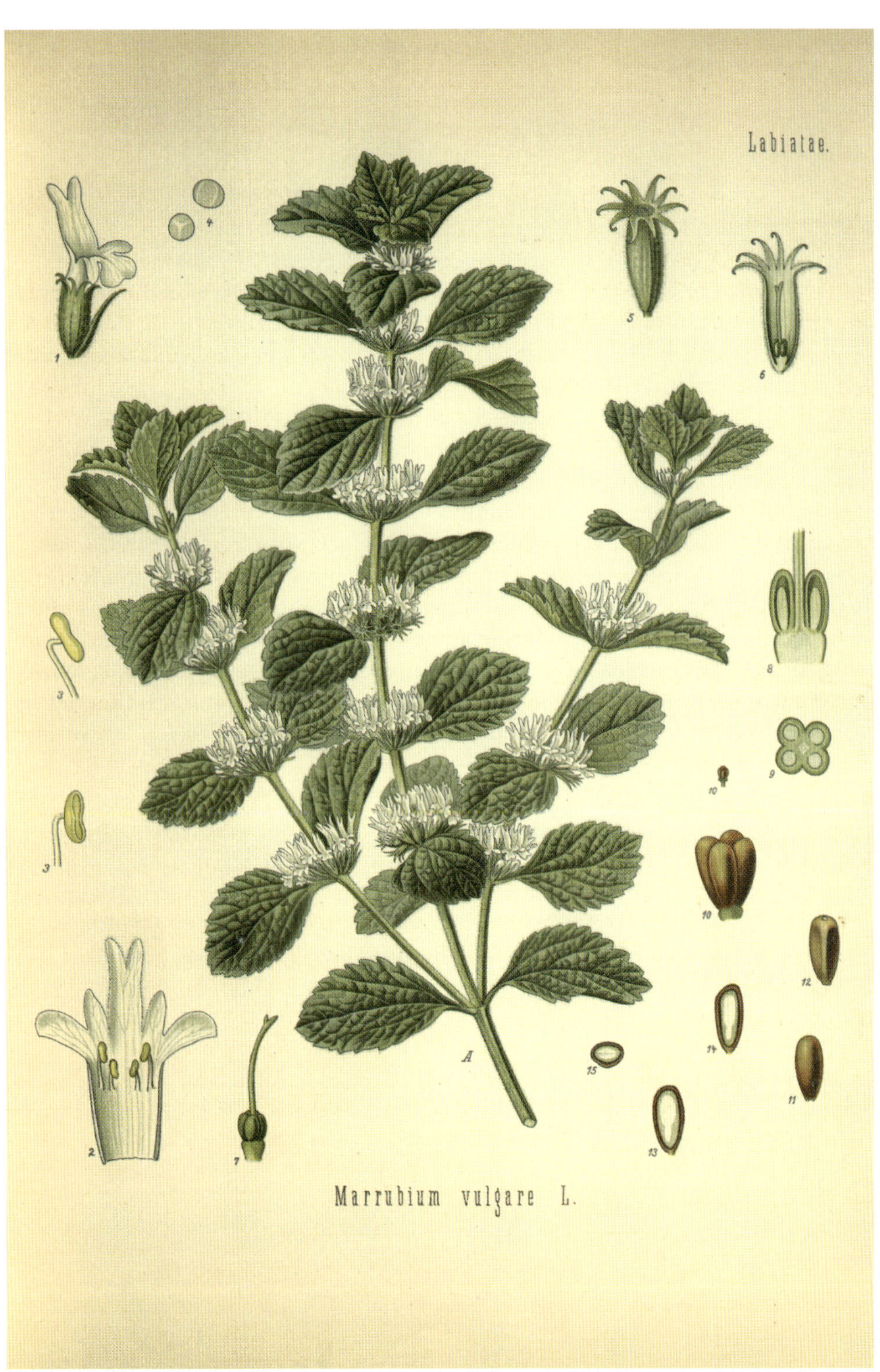
Labiatae.
Marrubium vulgare L.

Anis

Pimpinella anisum L. * De Anesum

Weitere Bez. (Auswahl): Anais, Arnis, Brotsamen, Enes, Enis, Einis, Jenes, Kleiner Anis, Pimpinelle, Römischer Fenchel, Süßer Kümmel, Taubenanis

Hildg.: Warm. Bei Menstruationsstörungen Schwitzbad aus Anis und Mutterkraut (eventuell auch Tausendgüldenkraut oder Melisse gemeint), etwas mehr Königskerze in Wasser aus einem Fluss gekocht. Genannte Kräuter um die Genitalien bis zum Nabel auflegen (weitere Hinweise in „Causae et Curae").

Hist. med./Volksmed./Naturheilk.: Anissamen blähungstreibend, krampfstillend, magenstärkend, verdauungsfördernd. Östrogene Wirkung. Heiße Aufgüsse aufgrund schleimlösender Wirkung als Hustenmittel bei Magen-Darm-Beschwerden verwendet (auch getrunken und als Säcklein auf den Bauch aufgelegt). Gegen Grimmen, Aufstoßen und Glucksen bei Kindern. Anis im Wein gegen faules Zahnfleisch, stinkenden Atem. Beräucherung mit Anissamen gegen Schwerhörigkeit. Anisöl in Salbengrundlagen eingearbeitet, volksmedizinisch zu reizenden Einreibungen eingesetzt. Anistee – oft mit Fenchel und Kümmel gemischt – gegen Verdauungsbeschwerden, Blähungen, Koliken, Krämpfe. Hilft besonders Säuglingen und Kleinkindern bei Blähungen und krampfartigen Beschwerden im Magen-Darm-Bereich. Anwendungen in der Homöopathie

Schönheitspflege: Spülung mit in Alkohol eingelegten Anissamen Zahnfleisch stärkend, frischen Atem bewahrend. Cremes mit Anisextrakt gegen Akne. Im Rasierwasser gegen Entzündung der Haarwurzeln.

Pharm.-Wirkst.: Ätherisches Öl, 2-Methylbuttersäureester, Fette, Cumarine

Hildg.-Heilm.: keine bekannt

Bemerkungen: Die Pflanze stand im Verdacht, zur Unkeuschheit zu verleiten, galt in ländlichen Gebieten als Aphrodisiakum. Verwendung auch beim Schutz vor schlechten Träumen und bösen Blicken.

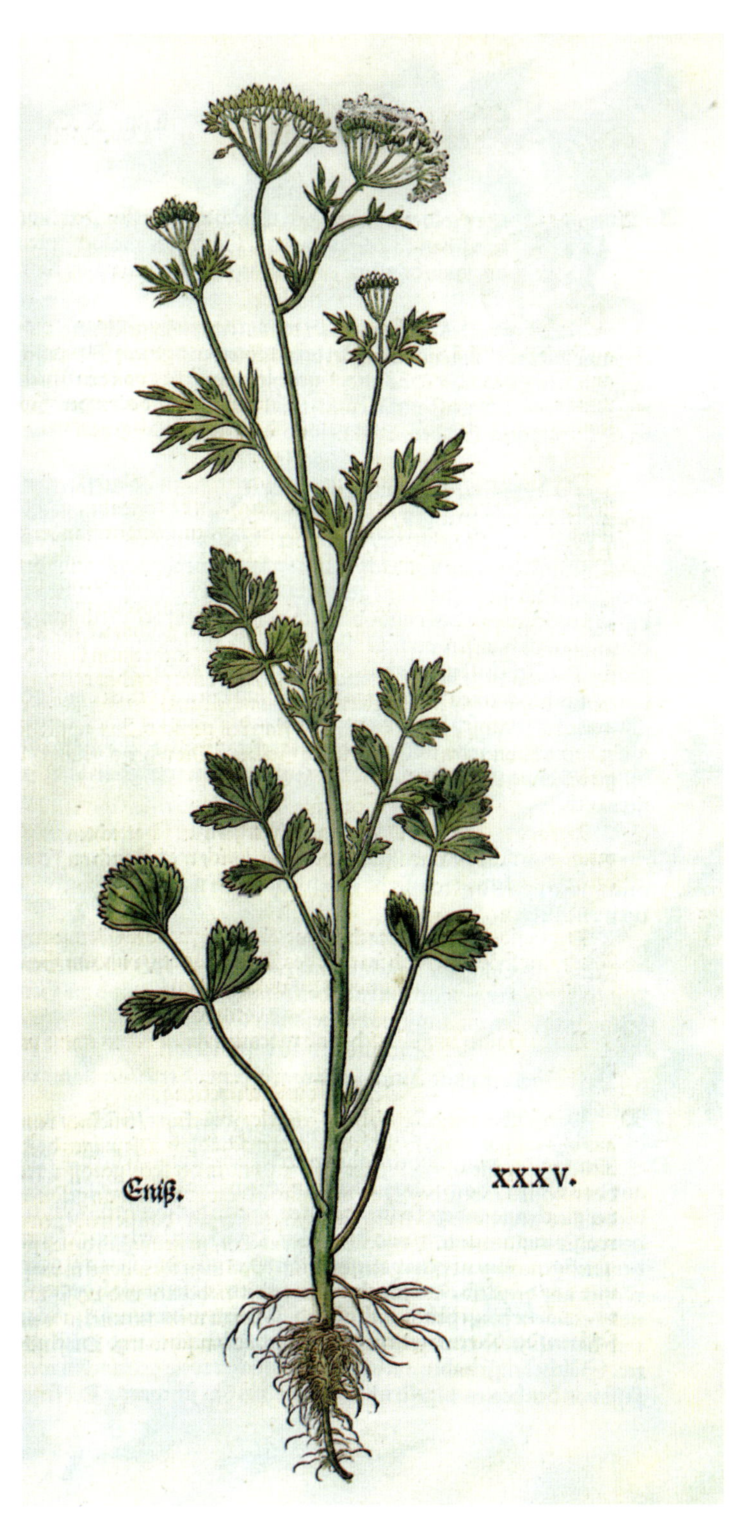
Eniß.
XXXV.

Apfelbaum

Malus domestica BORKH. * Affoldra / De Affaldra

(Bei H. auch malus. Neben dem wohl bei Kelten und Germanen bekannten Kulturapfel, Sorte Borsdorfer erstmals 1170 von Zisterziensern erwähnt, kommt der Holzapfel, Malus sylvestris MILL., infrage.)

Weitere Bez. (Auswahl): Affalter, Affolter, Höltje, Surappel, Sürkel, Sürken, Hagapfel, Hölteke (letzte zwei für wilde Art)

Hildg.: Warm, feucht. Augenlider mit Saft junger Blätter im Frühling, gemischt mit Tropfen aus dem Weinstock, bei Augenverdunkelung einreiben. Im Frühling Gürtel mit aus dem Baum fließenden Saft tränken, bei Flankenschmerz auflegen. In Olivenöl eingelegte Knospen als Einreibung gegen Kopfschmerz. Nur die zur Frühlingszeit am Feuer erwärmte Erde der Wurzeln gegen Schmerzen an Schultern, Lenden, Bauch auflegen. Kranken werden gekochte, gedörrte bzw. bis zum Winter gelagerte Früchte empfohlen.

Hist. med./Volksmed./Naturheilk.: Heilwirkung bereits in babylonischer Schrift des 8. Jh. vor Chr. erwähnt. Frucht, Asche, Rinde nutzbar. Fruchtverzehr mit Schale abführende, keimtötende Wirkung (auch stopfend, stärkend, kräftigend). Verzehr soll Risiko von Herz- und Gefäßerkrankungen, Asthma, Lungenfunktionsstörungen, Diabetes mellitus, Krebs, vor allem Darm- und Lungenkrebs (antikarzerogene Wirkung der Pektine und Polyphenole, z. B. Quercetin in frischen Äpfeln; Procyanidine in trübem Apfelsaft) reduzieren. Apfeltee aus getrockneten oder frischen Apfelstücken

Schönheitspflege: Frischer Presssaft bekämpft Hautfältchen, Apfelmaske (in Milch gekocht, zerdrücken, lau auflegen).

Pharm.-Wirkst.: Die 1785 erstmals isolierte Äpfelsäure (eine organische Dicarbonsäure) hat saure, konservierende, säureregulierende und antimikrobielle Eigenschaften. Apfelpektin (z. B. im Apfelpulver) bei Durchfallerkrankungen

Hildg.-Heilm.: Apfelblütenöl aus den frischen Knospen mit Olivenöl gegen Migräne

Bemerkungen: Der mit dem Sündenfall verknüpfte biblische „Paradiesbaum“ wird zwar oft für einen Apfelbaum gehalten, passt jedoch eher zum Bananenbaum oder zur Dattelpalme.

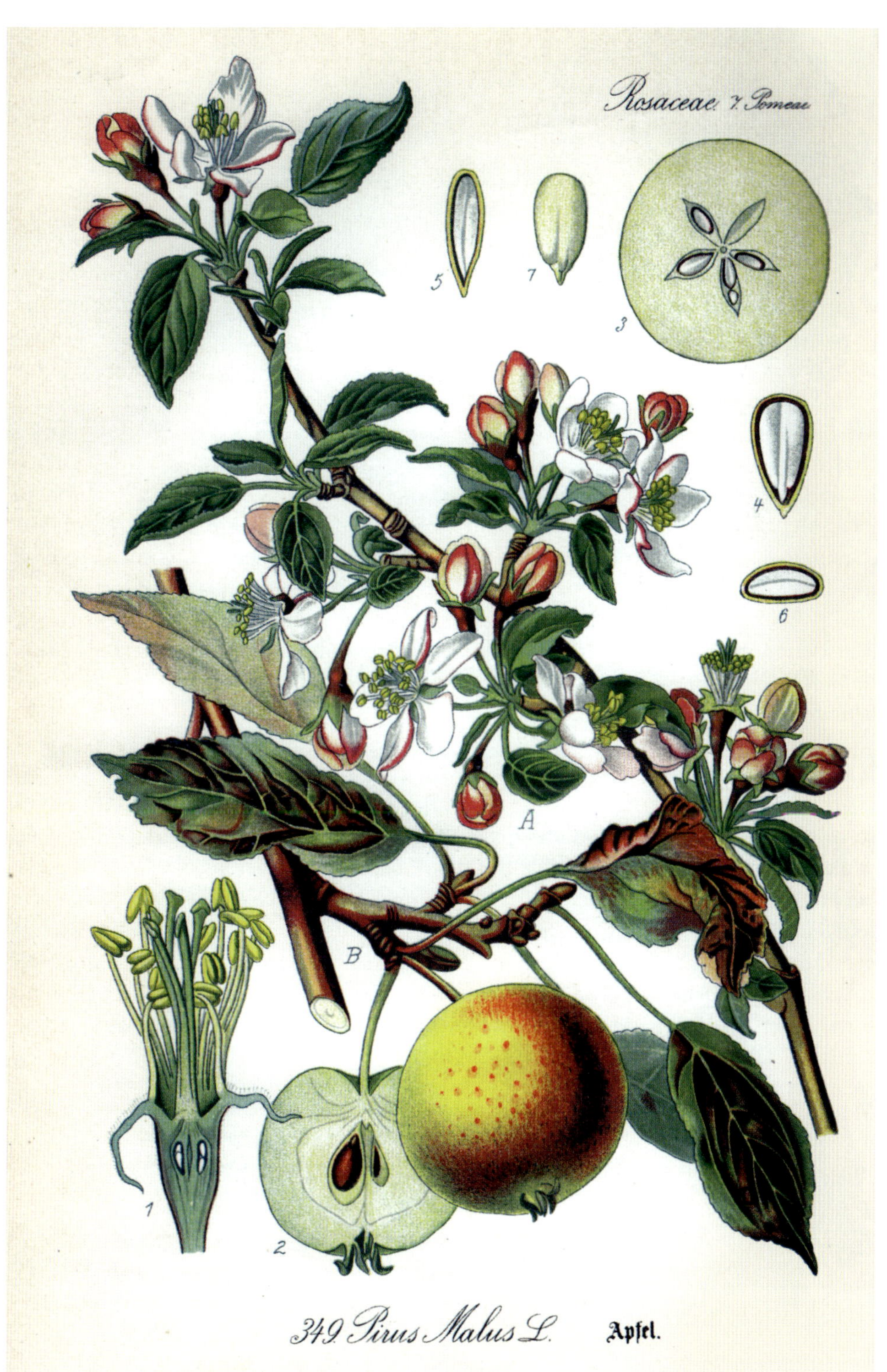
Rosaceae. 7. Pomeae
5
7
3
4
6
A
B
1
2
349. Pirus Malus L.
Apfel.

Arnika

Arnica montana L. * Woluisglegena / De Wolfesgelegena

(Bei H. auch Wohlverleih und wolvisgelegena. Birkhan denkt an Wiesen-Arnika, Arnica chamissonis Less., oder Wolfs-Eisenhut, Aconitum lycoctonum L.)

Weitere Bez. (Auswahl): Bergwohlverlei, Engelskraut, Fallkraut, Johannisblume, Mutterkraut (häufig), Bergwegebreit, Bergwurz (Stauf bei Leiningen), Cathreinwurz (Fusch im Pinzgau), Engelkraut (Elsass), Engeltrank (Lausitz), Färberblume (Augsburg), Fallkraut (Thüringen), Feuerblume (Eifel, Kelberg), Gehannesblaume, Gemsblume (Berner Oberland), Gemschenwurz, Gemschwurze (Bern), Johannisblume (Elsass, Thüringen), Johannisblumen, Johanniskraut (Bayern, Elsass), Johanniswurzen, Kraftrosen (Kärnten), Kraftwurz (Lungau), Laugenkraut, groß Lucankraut, St. Luciuskraut (Elsass), Schmeerblumen, Schneeberger (Prättigau in Graubünden), Schnupftabacksbleum (Eifel bei Nürnberg, Wössleinbach), Sonnerwirbel (Elsass), Sterenblume (Graubünden), Sternanis (Graubünden), Verfangkraut, Waldbleum, wilder Wegerich (bei Bergell in Graubünden), dat Wohverlei (Tirol), Wolffelein (Ostpreußen, erwähnt 1590), Wolfsdistel (mittelhochdeutsch), Wolfzeilisa (althochdeutsch), Wollvor (bei Mecklenburg), Wolvesdistel (mittelhochdeutsch), Wolvisgelegena, Wulferley (Mecklenburg), Wulfsblöme (Ostfriesland), Wullvorley (Mecklenburg), Wulverling und Wulwesblaume (Göttingen)

Hildg.: Sehr heiß, giftige Hitze. Liebeszauber durch Berührung mit frischem Kraut

Hist. med./Volksmed./Naturheilk.: Ab 18. Jh. Blüten, Kraut, Wurzeln bei Blutergüssen, Verletzungen, Krampfadern, Venenentzündungen, Gicht, Rheuma. Gegen Furunkel, Karbunkel, Wundrose, Dekubitus, Frostbeulen, Haarausfall. „Arnikageist" bei Hexenschuss. Entzündungen im Mund- und Rachenraum. Auch das Nervensystem anregend, missbräuchlich zum Schwangerschaftsabbruch genutzt. Wegen heuti ger Nichtzulassung für innere Anwendung sind viele Tees verschwunden. Äußerlich z. B. als alkoholische Tinktur bei Verletzungen (Prellungen, Quetschungen, Hämatomen, Frakturödemen), Muskel- und Gelenkbeschwerden. Als Wundantiseptikum, Antirheumatikum, Antineuralgikum, Antisklerotikum. Anwendungen in der Homöopathie

Schönheitspflege: Hautschutzcremes für die Hände

Pharm.-Wirkst.: Flavonoide (Astragalin, Isoquercitrin, Quercitrin), Thymol, Azulen, Katechin, Sesquiterpenlactone, Phytosterine

Hildg.-Heilm.: Arnikatinktur und Arnikasalbe unter Nutzung der Blüten z. B. bei Prellungen, Verstauchungen, Muskel- und Gelenkrheuma, Venenentzündung, Neuralgien, Muskelkater, Krampfadern, Insektenstiche

Bemerkungen: In Antike unbekannt, womöglich früheste Nennung bei H.

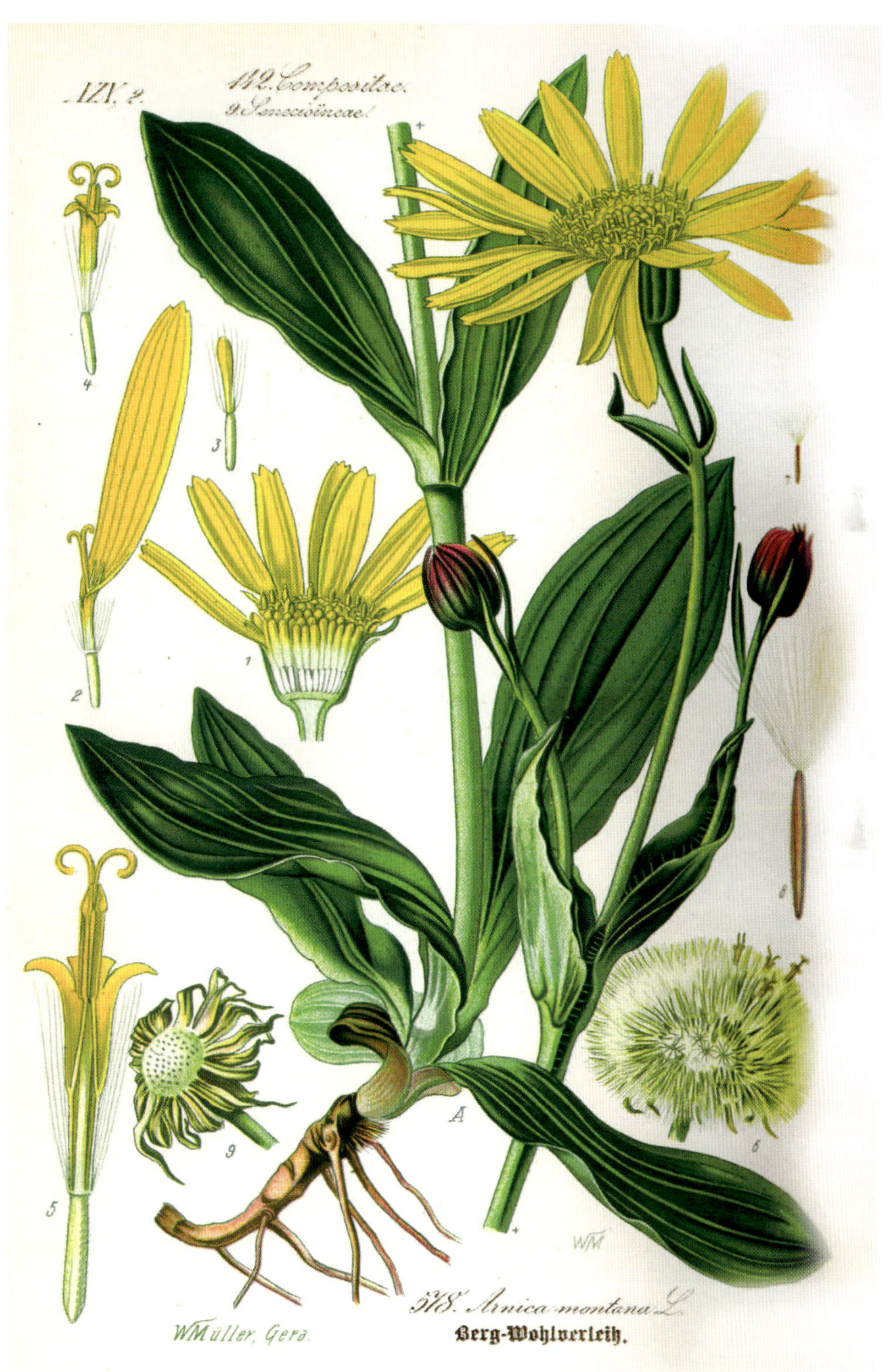
XIX, 2.
142. Compositae.
9. Senecioïneae.
518. Arnica montana L.
Berg-Wohlverleih.
W. Müller, Gera.

Aronstab, gefleckter

Arum maculatum L. * Herba Aaron / De Herba Aaron

(Bei H. auch paffencruit, paffen pint, jarus, pes vituli)

Weitere Bez. (Auswahl): Aasblume, Chrippenkindli, Dittichrut, Entenschnabel, gefleckter deutscher Ingwer, Heckenpüppchen, Johanneshaupt, Katzenpis, Kesselfallenblume, Magenkraut, Pfingstblume, Ronechrut, Ronenkraut, Schlangenbeer, Stinkblume, Stanitzelblume, Teufelhütchen, Trommelschlegel, und Zahnkraut (häufig). Aaron, Alrone (Bern), Aranwurz, Arau, Aron, Arone, Aronenkraut (Schweiz), Frostwurz, Fruchtblume (Eifel bei Nürnberg), Heckenditzchen (Eifel), Kühwurz, Lungenkraut (Augsburg), Lungernchindli (Bern), Magenwurzel, Wild Minte, Naterwurtz (mittelhochdeutsch), Papenkau (Göttingen), Pfaffenbind, Pfaffenbinde, Pfaffenblut, Pfaffenpint, Pfaffenpoppeli (St. Gallen bei Werdenberg), Ruche (althochdeutsch), Rute (Bern), Ruwart (mittelniederdeutsch), groß Schlangenkraut, Smeerwurz (mittelniederdeutsch), Sperwurzel, Stute (Bern), Suge (mittelhochdeutsch), Zeigkraut, Zungwurz (mittelhochdeutsch), Zunwurz

Hildg.: Gleichmäßige, durchmischte Wärme. Blätter oder Wurzel essen bei Todesgefahr, wenn die Fäulnis der Haut zur schwarzen Blase wird (lt. Birkhan, der Riethes Übersetzung teilt, Sterbehilfe bei Pest, lt. Riha eventuell Wundrose o. Milzbrand). Blätter mit Salz bei Lähmung der Glieder und Versagen der Zunge beim Sprechen. Hilft das nicht, in gekochten Honig getauchte Wurzel essen. Wurzel in Wein gekocht kalt trinken, gegen Fieber. Wein, in welchem eine Wurzel gekocht wurde, bei Depressionen, Melancholie

Hist. med./Volksmed./Naturheilk.: In der Antike gegen Lungenleiden, Atembeschwerden. Wurzeln äußerlich gegen Ohrenschmerzen, Nasenpolypen, Salbe gegen Krebsgeschwüre, Gichtleiden. Bis ins 18. Jh. als Fieber-, Husten- und Magenmittel. Anwendungen in der Homöopathie

Pharm.-Wirkst.: U. a. Aronin, Bassorin. Wegen Giftwirkung keine Anwendung in der Schulmedizin

Hildg.-Heilm.: Droge vom Aronstabwurzelstock im Aronstabwurzelelixier u. a. bei Angstzuständen, Depressionen, Magenproblemen, Schlafstörungen, Wechseljahrbeschwerden

Bemerkungen: Antike Autoren wie Dioskurides, Plinius, Galen scheinen Arum maculatum L. und Dracunculus vulgaris SCHOTT, gemeiner Drachenwurz, nicht auseinandergehalten zu haben.

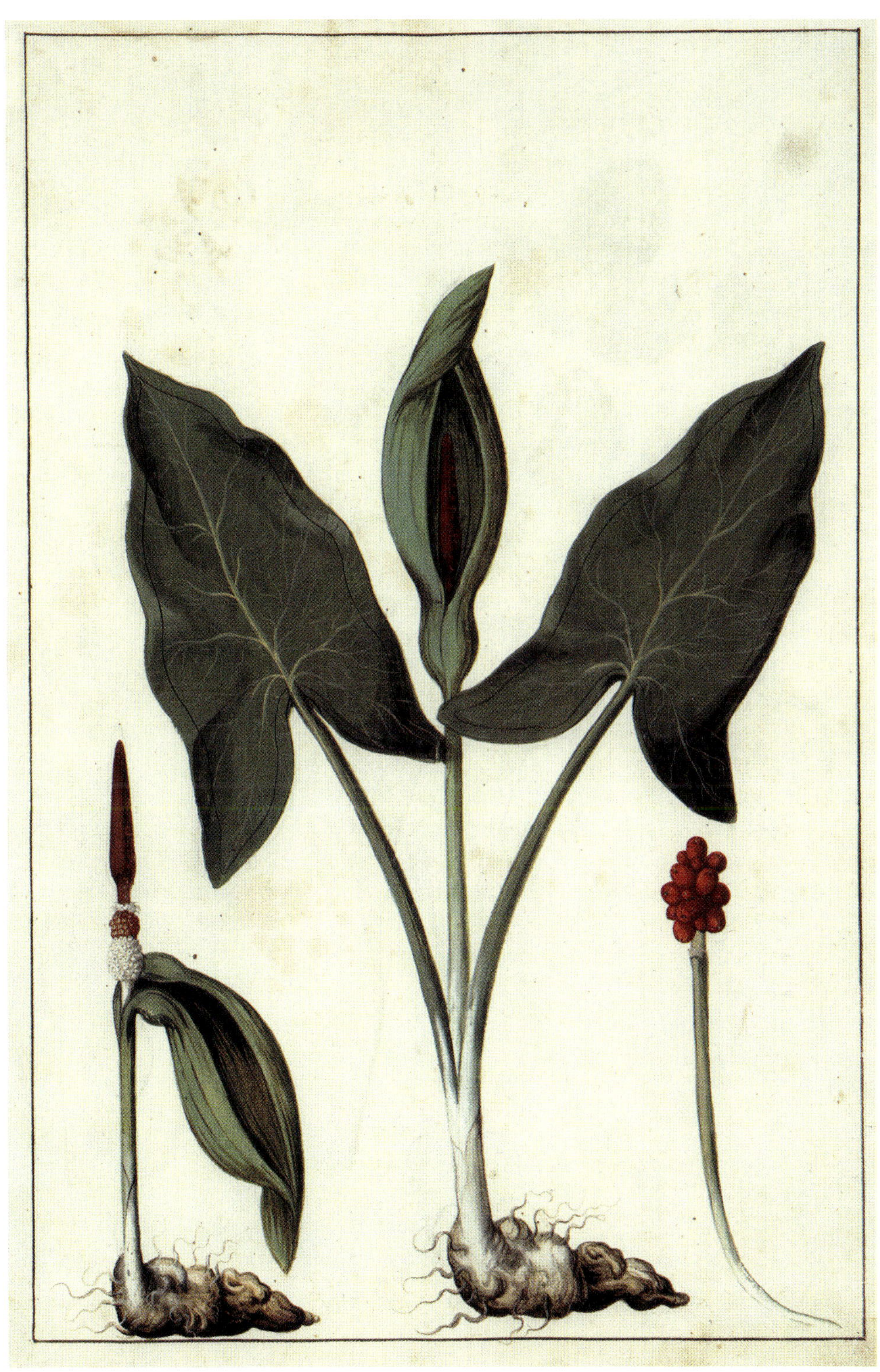

Bachbunge

Veronica beccabunga L. * Pungo / De Pungo

(Bei H. auch yposellina. Abbildung Echter Ehrenpreis, Veronica officinalis L.)

Weitere Bez.: Bach-Ehrenpreis

Hildg.: Warm. Unter Zugabe von Fett oder Öl gekochter Mus der Bunge wirkt gegessen wie ein Abführtrank. Diese Speise unterdrückt auch Gicht.

Hist. med./Volksmed./Naturheilk.: Früher gegen Blasenstein, Lungenleiden, Zahnfleischbluten. Frischer Presssaft als abführendes und harntreibendes Mittel. Im Frühjahr zur blutreinigenden Kur. Hustenlöser bei Bronchitis und Asthma bronchiale, Tee auch bei Gicht und rheumatischen Leiden. Homöopathie-Essenz gegen Skrofulose und Harnverhaltung

Pharm.-Wirkst.: Das eng verwandte Ehrenpreiskraut, Veronica officinalis L., enthält u. a. Iridoidglykoside, Flavonoide, Chlorogensäure, ß-Sitosterol, klinische Belege für Indikationen fehlen.

Hildg.-Heilm.: Bachbungensaft vom Kraut entzündungshemmend, reizlindernd

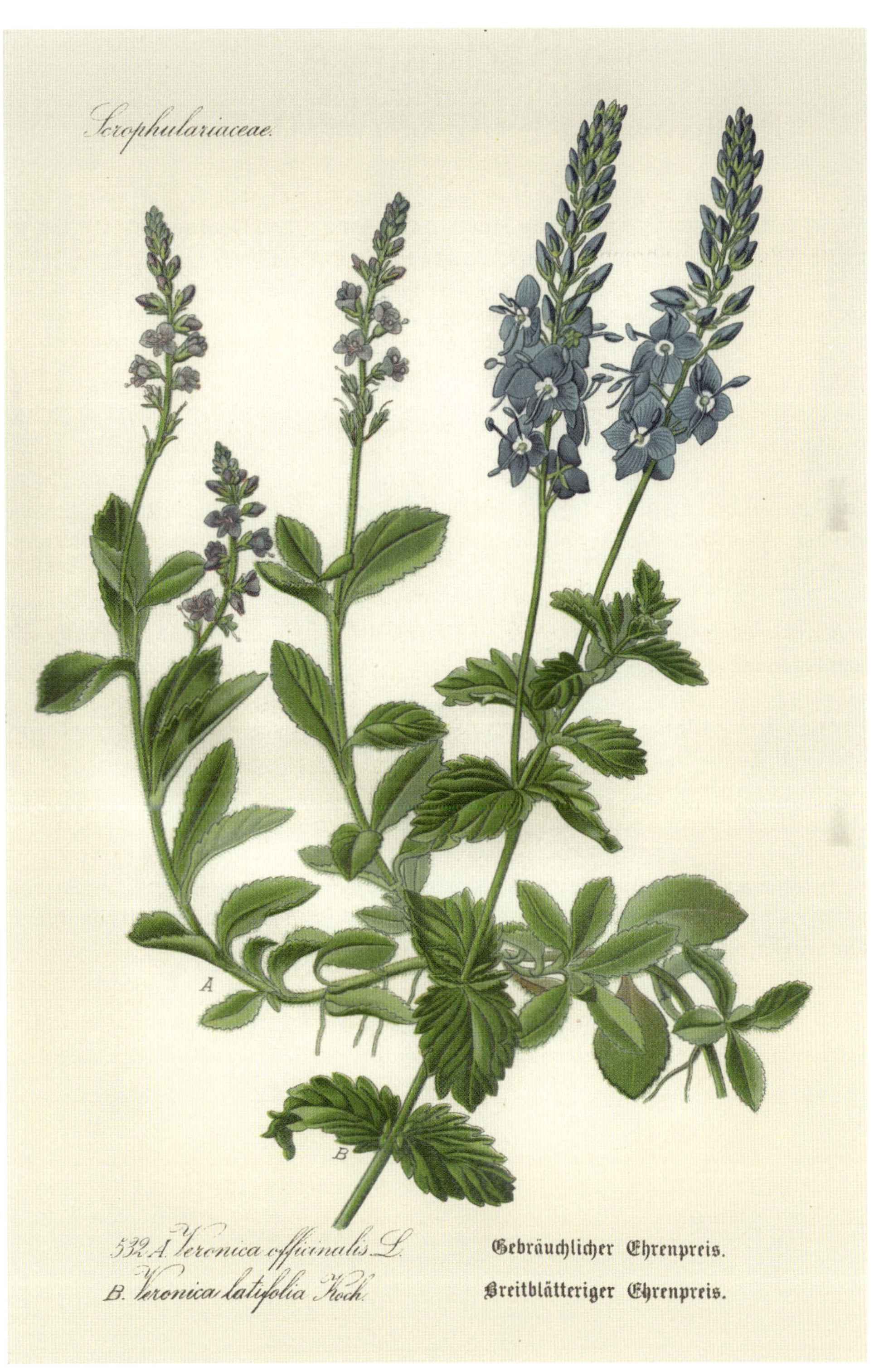
Scrophulariaceae.
A
B
532. A. Veronica officinalis L.
B. Veronica latifolia Koch.
Gebräuchlicher Ehrenpreis.
Breitblätteriger Ehrenpreis.

Bachminze

Mentha aquatica L. * Bachminza / De Bachmyntza

(Bei H. auch mentastra. Es folgen in der „Physica" eine große Minze, minza bzw. menta genannt, sowie eine kleine Minze, hun genannt. Die Deutung der Minzen ist unklar.)

Weitere Bez.: **Wasserminze**

Hildg.: Warm, aber doch etwas kalt. Roh, mit Fleisch, in Suppe oder Mus gekocht gegen Atemnot durch Völlerei, Völlegefühl. In „Causae et Curae" gibt es noch ein Bachminzen-Rezept mit weiteren div. Ingredienzen gegen sexuelle Begierde.

Hist. med./Volksmed./Naturheilk.: In Mittelalter und früher Neuzeit gegen Seitenstechen. Aber wohl auch gegen Blasenstein, Harnverhaltung, Insektenstiche, Krämpfe, Kopfschmerzen

Schönheitspflege: Lotion gekochter, gefilterter Blüten und Blätter als straffende sowie Poren öffnende Gesichtsmaske

Pharm.-Wirkst.: keine bekannt, vermutlich jedoch ätherisches Öl mit hohem Mentholgehalt, Gerb- und Bitterstoffe

Hildg.-Heilm.: keine bekannt

Bemerkungen: Hippokrates hielt die Minze(n) für ein Anaphrodisiakum, womöglich leitet sich der Name vom griechischen Wort „minuto" (unfruchtbar machen) her. Die Wasserminze zählte zu den heiligen Kräutern der Druiden.

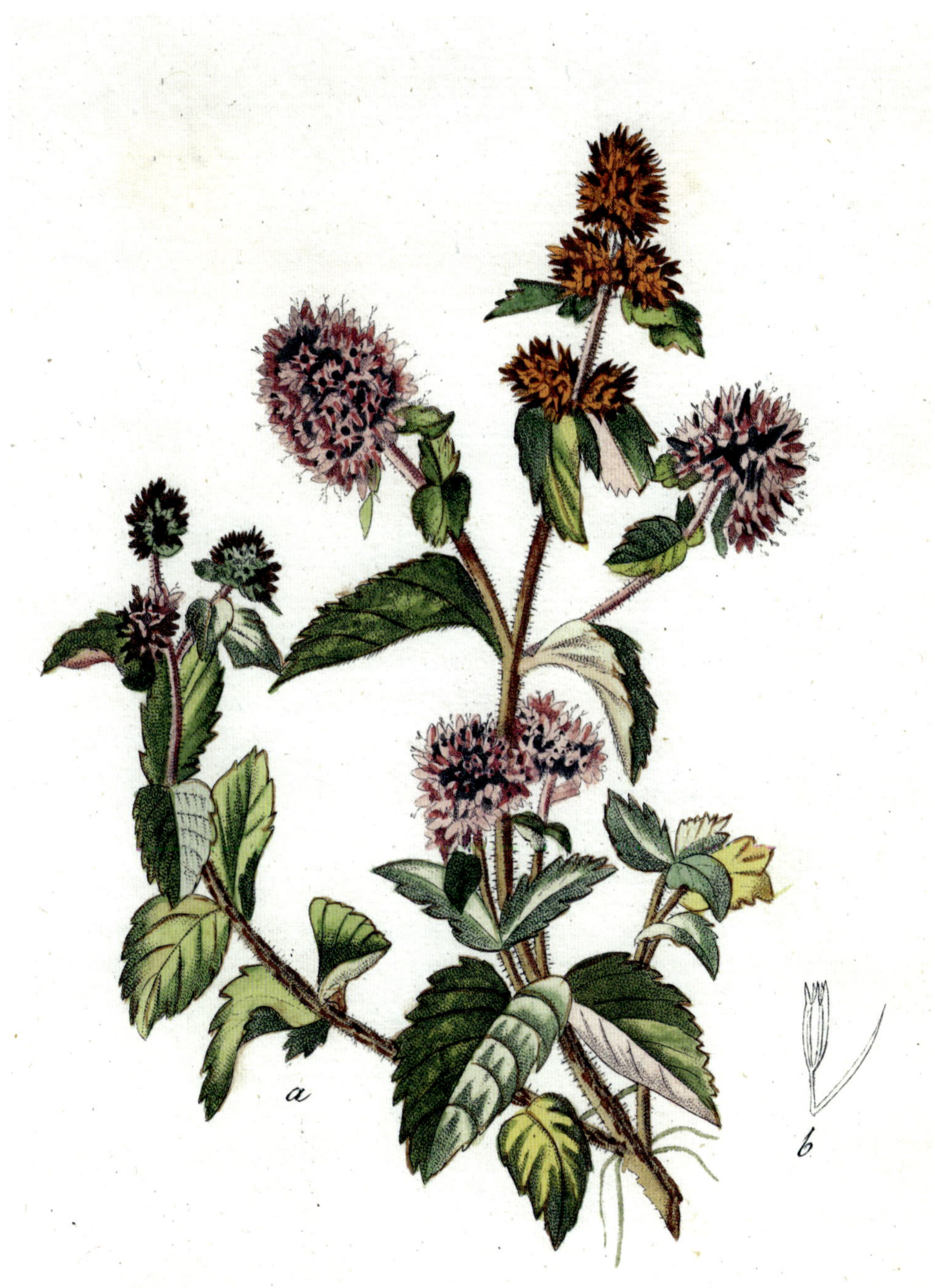

Mentha aquatica, var: capitata. 609.

Bärwurz

Meum athamanticum JACQ. * Berewrz / De Berurtz

(Bei H. auch peucedanum)

Weitere Bez. (Auswahl): Baerpudel, Barekümmel, Bärendill, Bärenfenchel, Bärkümmel, Bärmutterkrut, Bärnzotten, Bärwurzel, Bergbärwurz, Bergpudel, Dillblattwurz, Köppernickel

Hildg.: Mehr warm als kalt. Pulver der Wurzel mit Brot nüchtern nach der Mahlzeit gegen starke und brennende Fieber. Auch gegen „Gicht". Gegen Gelbsucht noch grüne Wurzel in Essig zerstoßen und essen oder Essigsuppe bereiten.

Hist. med./Volksmed./Naturheilk.: Bärwurzwasser getrunken gegen Verstopfung von Leber, Nieren, Harngang (sorgt für Steinabgang), Blase. Vertreibt Gelbsucht, Wassersucht. Wurzel magenstärkend, gegen Blähungen bei Verdauungsstörungen

Pharm.-Wirkst.: Äther. Öl, u. a. Ligustilid sowie Monoterpene enthaltend, Kaffeesäurederivate, Phthalide. Bärwurz-Wirkung nicht erforscht

Hildg.-Heilm.: Bärwurzpulvermischung aus getrockneten, gehäckselten Wurzeln (mit Galgant, Süßholz, Pfefferkraut) gegen Migräne, Kopfschmerzen. Empfohlen, auch zur Vorbeugung von Migräneanfällen, wird Bärwurz-Birnenhonig (Pulver mit Birnenmus und Honig).

Bemerkungen: Zum bayerischen „Bärwurz"-Schnaps wird oft der auch Bärenfenchel genannte Alpen-Mutterwurz, Mutellina adonidifolia GUTERMANN, verwandt. Diesem schrieb die Volksmedizin fast identische Wirkungen wie dem Bärwurz zu.

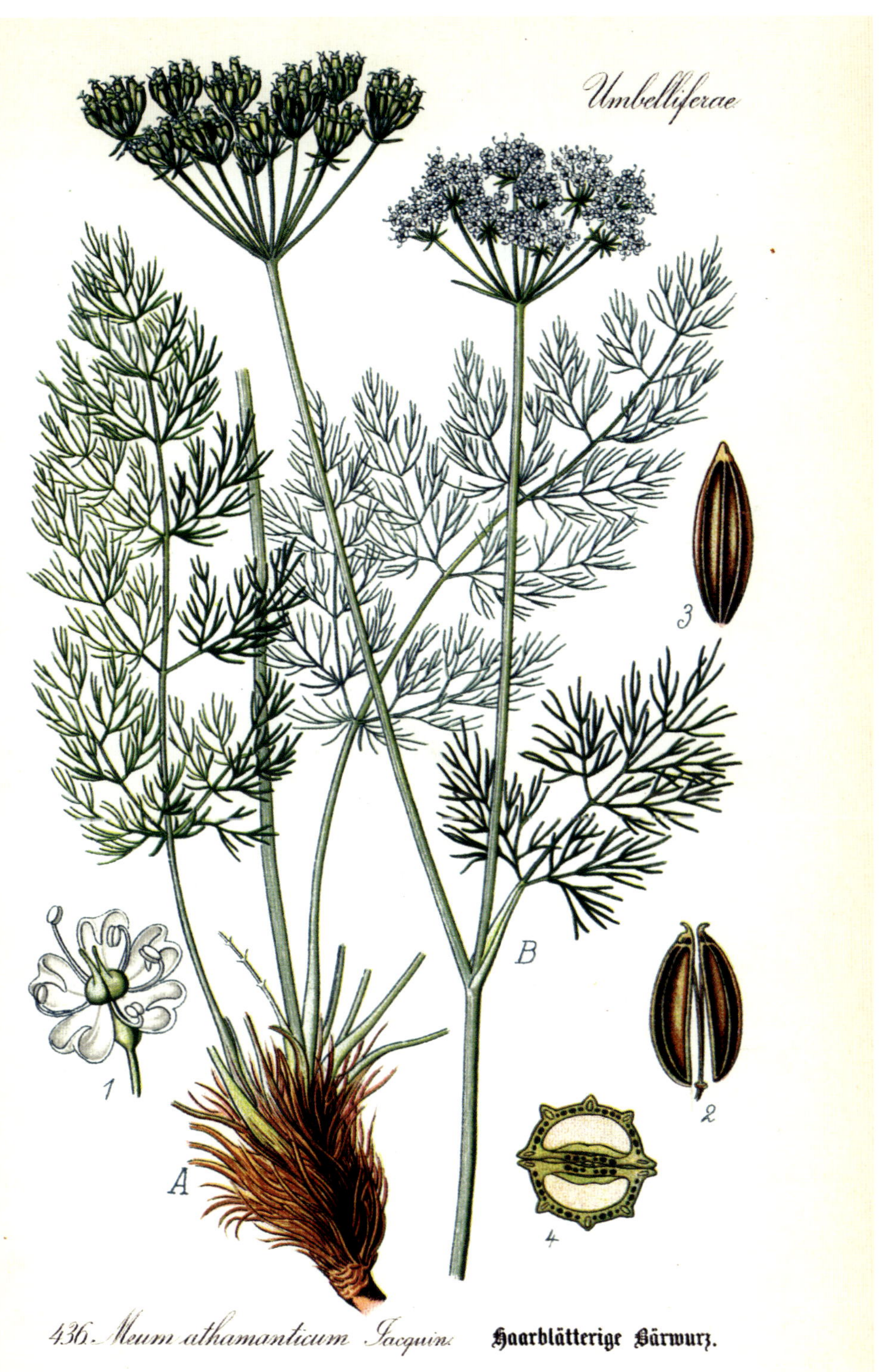
Umbelliferae
3
B
1
2
A
4
436. Meum athamanticum Jacquin. Haarblätterige Bärwurz.

Baldrian, echter

Valeriana officinalis L. * Denemarcha / De Denemarcha

(Bei H. auch valeriana)

Weitere Bez. (Auswahl): Augenwurzel, Balderbrackenwurzel, Bullerjan, Denmark, Dreifuß, Hexenkraut, Katzenkraut, Katzenwargel, Marienwurzel, Mondwurz, Stinkwurz, Theriakswurz, Tolljan, Viehkraut, Wandwurzel, Wendwurzel

Hildg.: Mehr warm als kalt, feucht. Baldrian-Pulver mit weniger Katzenminze, Mehl, Wasser und Fett zu Küchlein formen, essen bei Brustfellleiden (Stechen bei Rippenfellentzündung) und Gicht.

Hist. med./Volksmed./Naturheilk.: Im Mittelalter gegen Seitenstechen, verdauungs- und menstruationsförderndes sowie harntreibendes Mittel. Auch Zusatz bei Gegengiften (z. B. Theriak). 16. bis 17. Jh. u. a. bei Atemnot, Sehschwäche, Wund- und Stichverletzungen. Baldrianwurzel (meist als Trockenextrakt, in Form von Dekokten, Tinkturen) wegen nervenberuhigender Wirkung seit dem 19. Jh. eines der bekanntesten pflanzlichen Beruhigungsmittel. Einsatz bei Unruhe- und Angstzuständen, Schlafstörungen, nervös bedingten Herzbeschwerden, krampfartigen Beschwerden im Magen-Darm-Bereich. Beruhigend als Badezusatz. Oft in Kombination mit anderen Drogen

Pharm.-Wirkst.: u. a. Valepotriate, ätherisches Öl, kleine Menge Alkaloide

Hildg.-Heilm.: Baldrianwurzel, Baldriantinktur, Magen- und Darmtee aus der Wurzel u. a. bei nervöser Unruhe, Schlaflosigkeit, Kopfschmerz, Neuralgien, nervösen Herzbeschwerden, Herzrhythmusstörungen, Magenkrämpfen, im Klimakterium

Bemerkungen: Im Aberglauben zauber- und pestabwehrend, Geister, Teufel und Hexen vertreibend

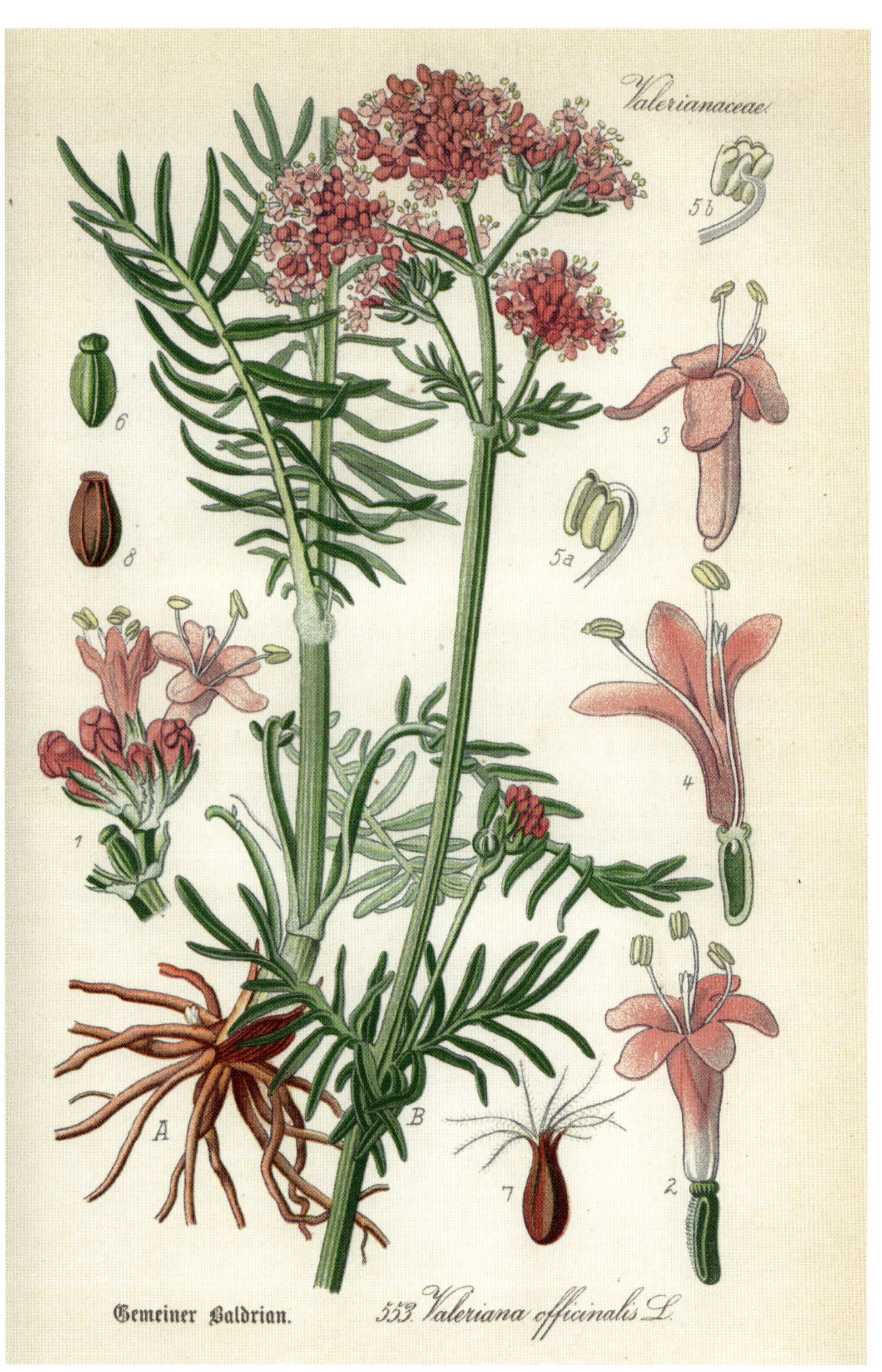
Valerianaceae
5b
6
3
8
5a
4
1
A
B
7
2
Gemeiner Baldrian.
553. Valeriana officinalis L.

Balsambaum

Commiphora opobalsamum L. * De Balsamita / De Balsamita

(Bei H. in manchen Handschriften zusätzlich auch im Pflanzenteil zu finden.)

Hildg.: Sehr heiß, feucht. Mit Salbe aus wenig Balsam (Harz des Baumes), reichlich Olivenöl und mehr Hirschmark als Öl um den Magen einreiben – gegen Fieber. Mit gleicher Salbe Schläfe und Nacken eingerieben gegen Wahnsinn (auch Holz des Baumes über Scheitel und Hinterhaupt gelegt). Gegen Melancholie Duft des Holzes einatmen (ein Stück auf der Brust bei sich tragen). Balsam für eine Latwerge gegen „Gicht". Frische Blätter des Baumes auf Haut legen und fixieren, wo Parasiten eindrangen.

Hist. med./Volksmed./Naturheilk.: Verwendung von Saft (in der Sonnenhitze ausgeschwitzte Harztropfen), Holz, Rinde und Samen. Im Altertum u. a. in der Gynäkologie, da Geburt und Abgehen der Nachgeburt fördernd, Urin bewegend, Unterstützung von Atmung und Empfängnis, Gegenmittel gegen Schlangenbiss, Behandlung Lungen- und Rippenfellentzündung, Husten, Ischias, Epilepsie, Schwindel, Asthma. Bedolachharz als Wundmittel. Grundlage spätmittelalterlicher, teilweise durch Destillation gewonnener, Wunderdrogen wie Magdalenenbalsam oder Jerusalemer Balsam

Schönheitspflege: Bestandteil von Parfumen

Pharm.-Wirkst.: Harze, ätherische Öle. Geruch durch Kombination von Benzoesäure- und Zimtsäureestern mit Vanillin

Hildg.-Heilm.: keine bekannt

Bemerkungen: Nicht verwechseln mit Balsamkraut, Synonym für Frauenminze, Tanacetum balsamita L.! Redewendung „Balsam für die Seele" (Entspannung und Ruhe bringend) kommt von dem wohlriechenden Baumharz, mit dem sogar Tote einbalsamiert wurden.

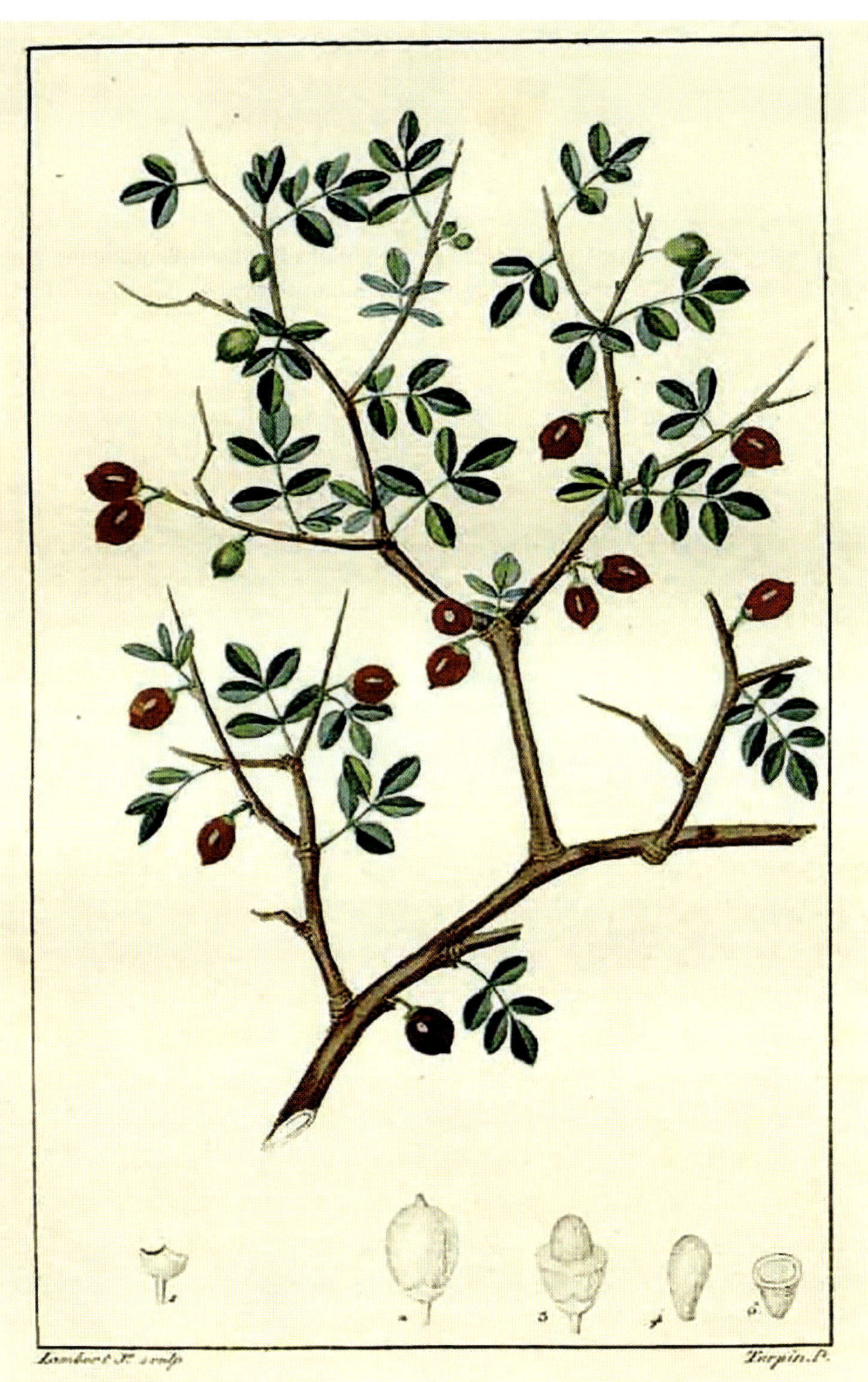
Lambert J. sculp
Turpin P.

Basilikum

Ocimum basilicum L. * De Basilisca

(Bei H. auch basilie, basilia)

Weitere Bez. (Auswahl): Basilge, Basilienkraut, Braunsilge, Deutscher Pfeffer, Hirnkraut, Josefskraut, Königskraut, Königsbisam, Krampfkräutel, Nelkenbasilie, Persilgenkraut, Suppenbasil

Hildg.: Mehr kalt als warm. Unter die Zunge legen bei Zungenlähmung. In Wein gekocht mit Honig, durch Tuch geseiht nüchtern bzw. nach dem Essen vor der Nacht trinken bei starkem Fieber. Rezept mit div. Ingredienzen gegen „Läuse im Körperinneren" in „Causae et Curae"

Hist. med./Volksmed./Naturheilk.: In Vorderindien mindestens 1000 v. Chr. als Heilpflanze, in Dt. wohl seit dem 12. Jh. Nutzung von Kraut und Samen. Aufguss gegen Brechreiz und Schwindelanfälle. Appetitanregend, entwurmend, entzündungshemmend, Nerven- und magenstärkend, krampfstillend, verdauungsfördernd. Gurgelwasser gegen Angina, bei Mundfäule und anderen Entzündungen der Mundhöhle. Prise Pulver des getrockneten Krautes mehrmals in die Nasenlöcher gegen hartnäckigen Schnupfen. Basiliensalbe als Wundsalbe. Tee als Aphrodisiakum. Teeumschläge zur Wundheilung, bei Eiterungen, Quetschungen. Verschiedene Anwendungen in der Homöopathie

Pharm.-Wirkst.: Ätherisches Öl (Bestandteile z. B. Linalool, Estragol, Eugenol), Gerbstoffe, Flavonoide, Kaffeesäure, Äsculosid. Estragol und Methyleugenol stehen im Verdacht, in hohen Dosen krebserregend zu wirken.

Hildg.-Heilm.: keine bekannt

Bemerkungen: Basilia bei H. wird auch einmal als Aronstab gedeutet.

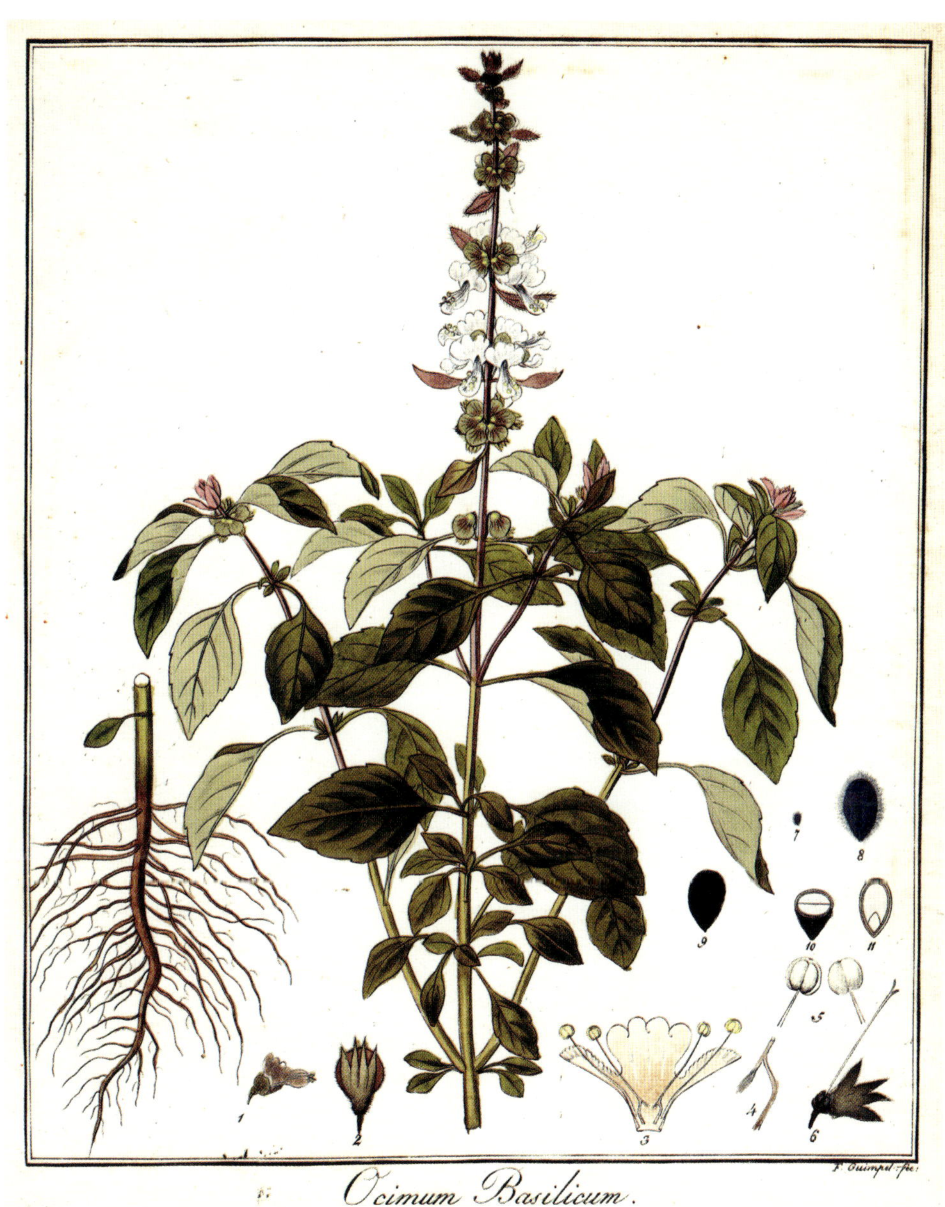

Ocimum Basilicum.

Beifuß

Artemisia vulgaris L. * Artimesia / De Biboz

(Bei H. auch artemesia, artemisia, beifusz)

Weitere Bez. (Auswahl): Besenkraut, Fliegenkraut, Gänsekraut, Johannesgürtelkraut, Jungfernkraut, Sonnenwendkraut, Weiberkraut, Wilder Wermut oder Wisch (häufig). Beipes (Erzgebirge), Beiposs, Beiras (mittelhochdeutsch), Bibot (Altmark), Bifood (Holstein), Bifot (Pommern, Mecklenburg), Bigfood (Holstein), Buck, Buckela (Bern), Bywt, Flegenkraut (Altmark), Himmelker (mittelhochdeutsch, um 1519 erwähnt), Himmelskehr, St. Johannisgürtel (Österreich, Schweiz), St. Johanniskraut (Vorarlberg), Jungfernkraut (Altmark), Männerkrieg, Magert (Bremen), Melcherstengel (Augsburg), Müggerk (Ostfriesland, Oldenburg), Muggart, Muggerk (Oldenburg), Muggert (Ostfriesland), Schossmalten (Salzburg, Linz), Sonnenwendel, Sonnenwendgürtel, Sunbentgürtel, Sunibentgürtel (mittelhochdeutsch), Weiberkraut, Weibpass (mittelhochdeutsch), Wisch (Eifel), Wil Wurmbiok (Wangerooge)

Hildg.: Sehr heiß, Saft sehr nützlich. Mit Fleisch oder Fett bzw. in Mus, Tunke, Mischung essen – gegen Verdauungsbeschwerden. Mit Saft, dazu zwei Drittel Honig, schmerzende Stelle des Körpers einreiben, mit Eiweiß bestreichen, Tuch darüber binden – gegen Hautekzeme, z. B. Fisteln.

Hist. med./Volksmed./Naturheilk.: Seit der Antike universelles Heilmittel, u. a. bei Geburtshilfe. Im Mittelalter gegen Frauenkrankheiten, Missbrauch als Abortivum. Gegen Husten, Lungenerkrankungen, Gebärmutterleiden, Nervenschmerzen. Bitterstoffdroge anregend auf Magensaftsekretion, galletreibend. Beifußöl als Wurmmittel

Schönheitspflege: Bestandteil von Hautcremes für die Hände

Pharm.-Wirkst.: Ätherisches Öl (Bestandteile u. a. Kampfer, Thujon, 1,8-Cineol, Linalool und Santonin), Sesquiterpenlactone, Flavonoide, Hydroxycumarine, Polyine, Carotinoide. Wegen Giftigkeit des Thujons gelten längere Anwendungen und hohe Gaben als bedenklich.

Hildg.-Heilm.: Beifußgewürz und Beifußelexier vom u. a. magen- und gallesekretionsfördernden, antibakteriellen Kraut (Blätter und Blütenrispen) bei Appetitlosigkeit, Blähungen, Völlegefühl

Bemerkungen: Im Mittelalter gegen Hexerei, Dämonen vertreibend, Beimischung magischer Rezepturen. Am Dachfirst mit Spitzen nach unten angeheftet gegen Blitze und Seuchen. Aberglaube, z. B. in die Schuhe gelegter Beifuß lasse Füße nicht ermüden.

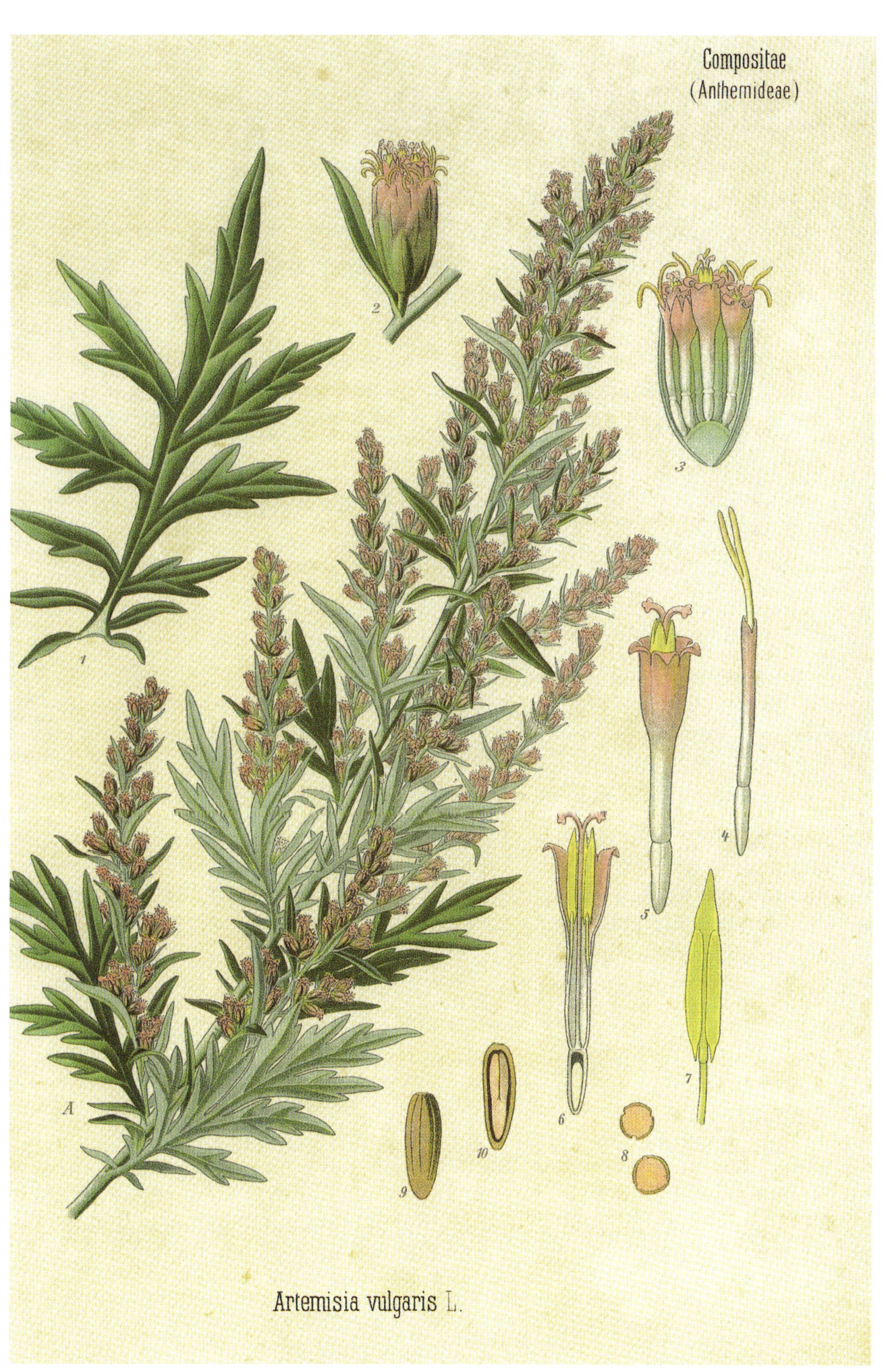
Compositae
(Anthemideae)
Artemisia vulgaris L.

Beinwell, echter

Symphytum officinale L. * Consolida / De Consolida

Weitere Bez. (Auswahl): Arznei-Beinwell, Beinwurz, Bienenkraut, Glotwurzel, Hasenbrot, Hasenlaub, Himmelsbrot, Honigblum, Komfrei, Kuchenkraut, Milchwurz, Schadheilwurzel, Schmalwurz, Schwarzwurz, Soldatenwurzel, Speckwurz, Wallwurz, Wottel, Wundallheil, Zuckerhaferl

Hildg.: Kälter als warm. Gegessen heilt er den aus Geschwüren und Wunden austretenden Schleim (allerdings nicht in rechtem Maße gegessen, bleibt Fäulnis nach innen). „Causae et Curae" enthält ein Rezept mit div. Ingredienzen gegen Eingeweidebruch (innere Geschwüre).

Hist. med./Volksmed./Naturheilk.: Seit der Antike zur Wundheilung bei Verletzungen und Knochenbrüchen, gegen Blutspucken, innere Abszesse. Wurzel-Teeaufguss in alten Kräuterbüchern als blutverbessernd und für Zuckerkranke. Vor allem getrocknete Wurzeln, selten Kraut, Blätter, äußerlich (4- bis 6-wöchige Anwendung unbedenklich) als Umschläge und Pasten u. a. bei schmerzhaften Gelenk- und Muskelbeschwerden, Hämatomen, Knochenhauterkrankungen, Prellungen, Rheuma, Zerrungen, Verstauchungen, auch zur lokalen Durchblutungsförderung. Beinwellsalbe, durch einen Fettauszug der frischen Wurzel mit Schweineschmalz hergestellt, galt in der Naturheilkunde lange als beste Wundheilsalbe. In Mund- und Gurgelwässern z. B. bei Angina, Parodontose, Stomatitis. Homöopathische Essenzen, Tinkturen

Pharm.-Wirkst.: Allantoin, Schleim- und Gerbstoffe, Asparagin, Alkaloide, ätherisches Öl, Flavonoide, Harz, Kieselsäure, Pyrrolizidinalkaloide. Letztere gelten in hoher Dosierung als leberschädigend, krebsauslösend. In Deutschland große Einschränkungen des Gebrauchs als Heilpflanze, in Kanada und einigen US-Staaten zur inneren Anwendung Vermarktungsverbot

Hildg.-Heilm.: keine bekannt

Bemerkungen: Keine einheimische Heilpflanze enthält so viel des für die Zellbildung wertvollen Stoffes Allantoin.

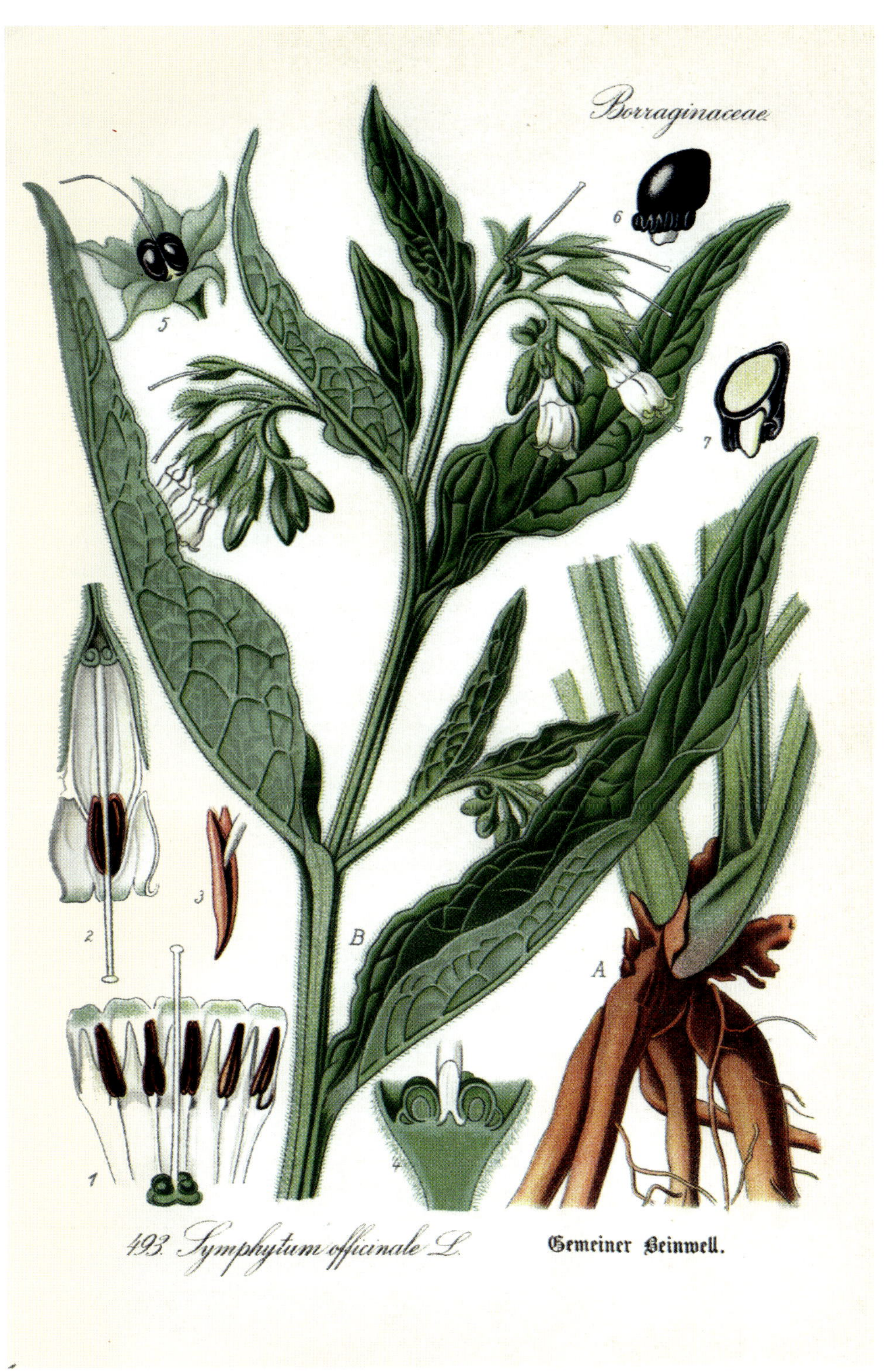
Borraginaceae
5
6
7
2
3
B
A
1
4
493. Symphytum officinale L.
Gemeiner Beinwell.

Benediktenkraut

Cnicus benedictus L. * Benedicta / De Benedicta

Weitere Bez. (Auswahl): Benediktendistel, Benediktenwurz, Bernhardinerwurzel, Bitterdistel, Bornwurz, Heildistel, Heilwurz, Kardobenedikte, Magendistel, Natternkraut, Spinnerdistel, Spinnsamen (häufig), Kleine Kreuzwurz, Benedicht, Benedicte (mittelhochdeutsch), Bernwurz (mittelniederdeutsch), Brunword, Brunworz, Cardobenedict, Kardobenediktenkraut, Crewzwurtz (mittelhochdeutsch), Crucewort, Cruswurtz, Crützwurz (mittelhochdeutsch)

Hildg.: Heiß. Gegessen oder getrunken Begierde entfachend (Aphrodisiakum). Tee vom Kraut heiß trinken – zur Stärkung.

Hist. med./Volksmed./Naturheilk.: Gepulverte Pflanze auf Wunden gestreut. Im Mittelalter bei krebsartigen Geschwüren von Magen und Darm. Öl der Blätter und blühende Enden der Stängel bei eitrigen Hautgeschwüren. Als Nervenheilkraut u. a. bei nervösen Schlafstörungen. Tee soll unregelmäßige Blutungen der Frauen bessern, Tee der Früchte Seitenstechen beseitigen. Zerkaute frische Früchte als Abführ- und Brechmittel. In der Volksmedizin als Gallenmittel. Soll Erleichterung bei Husten, Katarrhen, beginnender Lungenentzündung, Herzschwäche bringen. Zur Anregung des Appetits und Steigerung der Magensaftsekretion. In einigen Teemischungen. Feucht-warme Umschläge u. a. bei krebsartigen Geschwüren, schlecht heilenden Wunden, Frostbeulen

Pharm.-Wirkst.: Bitterstoff Cnicin, ätherisches Öl (bestehend u. a. aus Terpenen, Phenylpropankörpern, Benzoesäure)

Hildg.-Heilm.: keine bekannt

Bemerkungen: Martin Luther (1483 – 1546) trank viel vom Tee. Damit soll er sein jahrelanges Seitenstechen therapiert haben.

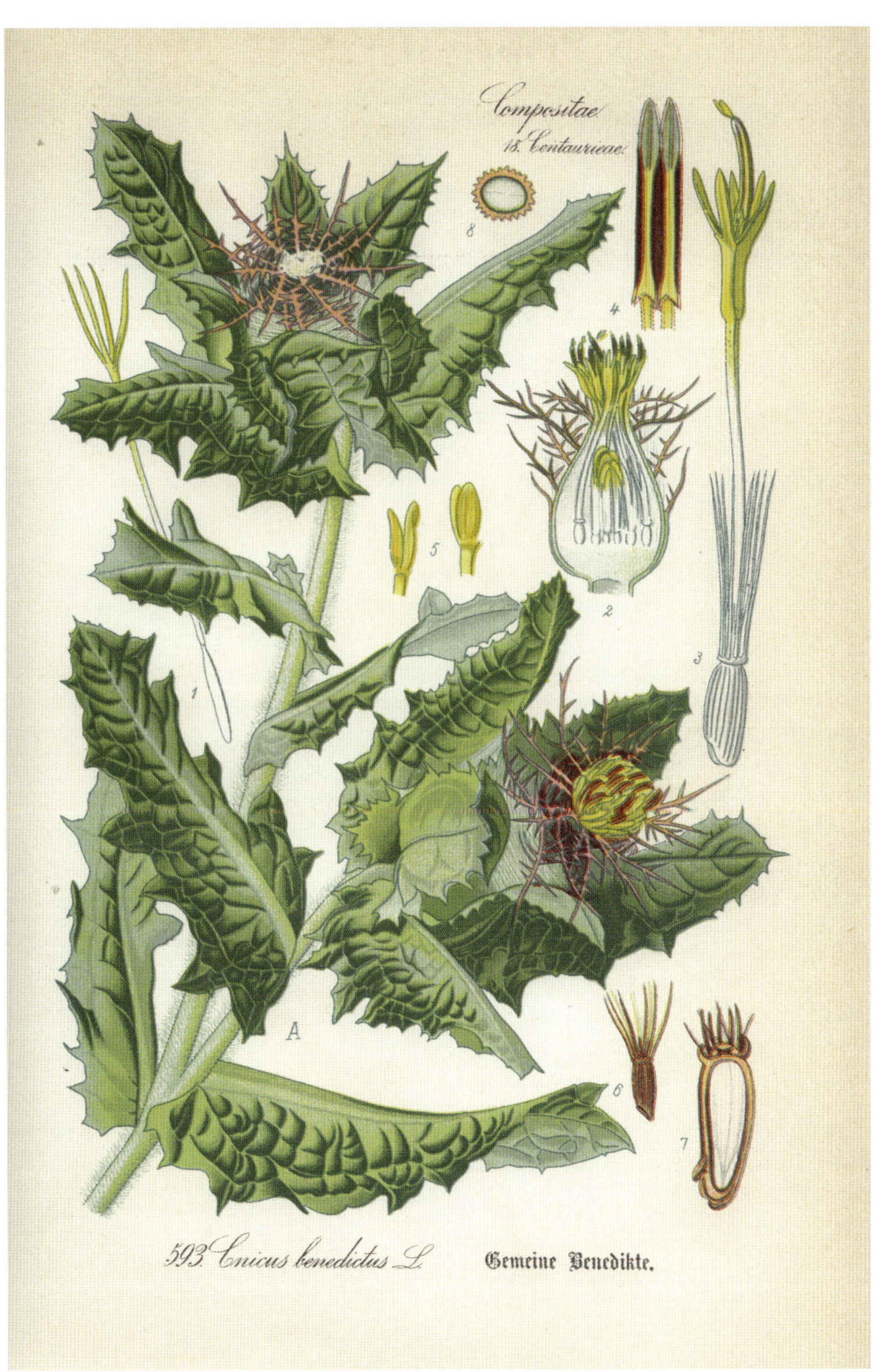
Compositae
18. Centaurieae
8
4
5
2
3
1
A
6
7
593. Cnicus benedictus L.
Gemeine Benedikte.

Berberitze

Berberis vulgaris L. * Belzboim / De Meltzboum

(Bei H. auch belzboum, gelbaum. Zuschreibung fragwürdig)

Weitere Bez. (Auswahl): Essigbeere, Essigdorn, Sauerdorn, Spitzbeere (häufig*),* Baisselbeere (Brixen, Salzburg), Basselbeere (Tirol, Kärnten), Berberissen (Weser), Berberitzen (Mecklenburg, Schleswig-Holstein), Erbsal (seit 15. Jh.), Erbsele (Schweiz), Erbsich, Erbsichdorn, Erbsidel (Bayern), Peysselbeerenstruk (Mecklenburg), Rifspitzbeere (Graubünden), Kalksbeere/Kalkebeere (Oberlausitz), Sauerach, Sauerachdorn, Saurach (Elsass), Spinatsch (Oberengadin), Spitzbeere (Graubünden, Appenzell), Suerdurn (Mecklenburg), Weinschadling (Österreich), Weinschärlein (Bayern), Weinscheidling, Weinscherling (Österreich), Weinschierling, Weinschürling, Weinzäpfel, Wütscherling, Zizerln (Linz).

Hildg.: Mehr kalt als warm. Knospen in Wein zerstoßen, das Doppelte an Schweineschmalz und ein Drittel pulverisierten Maulwurf, gekocht und zur Salbe verarbeitet – gegen Skrofeln.

Hist. med./Volksmed./Naturheilk.: Im Mittelalter Beeren u. a. gegen Durchfall, Bauchgrimmen, magenberuhigend, durststillend. Gezuckerte Beeren mit Wasser vermischt – Getränk für Fieberkranke. Äußerlich als Umschlag Splitter ausziehend, Geschwüre heilend. Destillate gegen hitzige Blähungen mit Appetitlosigkeit. Heute keine Empfehlungen für Anwendungen

Pharm.-Wirkst.: nicht untersucht

Hildg.-Heilm.: keine bekannt

Bemerkungen: Mit Ausnahme der Beeren ganze Pflanze giftig, besonders die Wurzel (Alkaloidgehalt der Wurzelrinde ca. 15 Prozent)

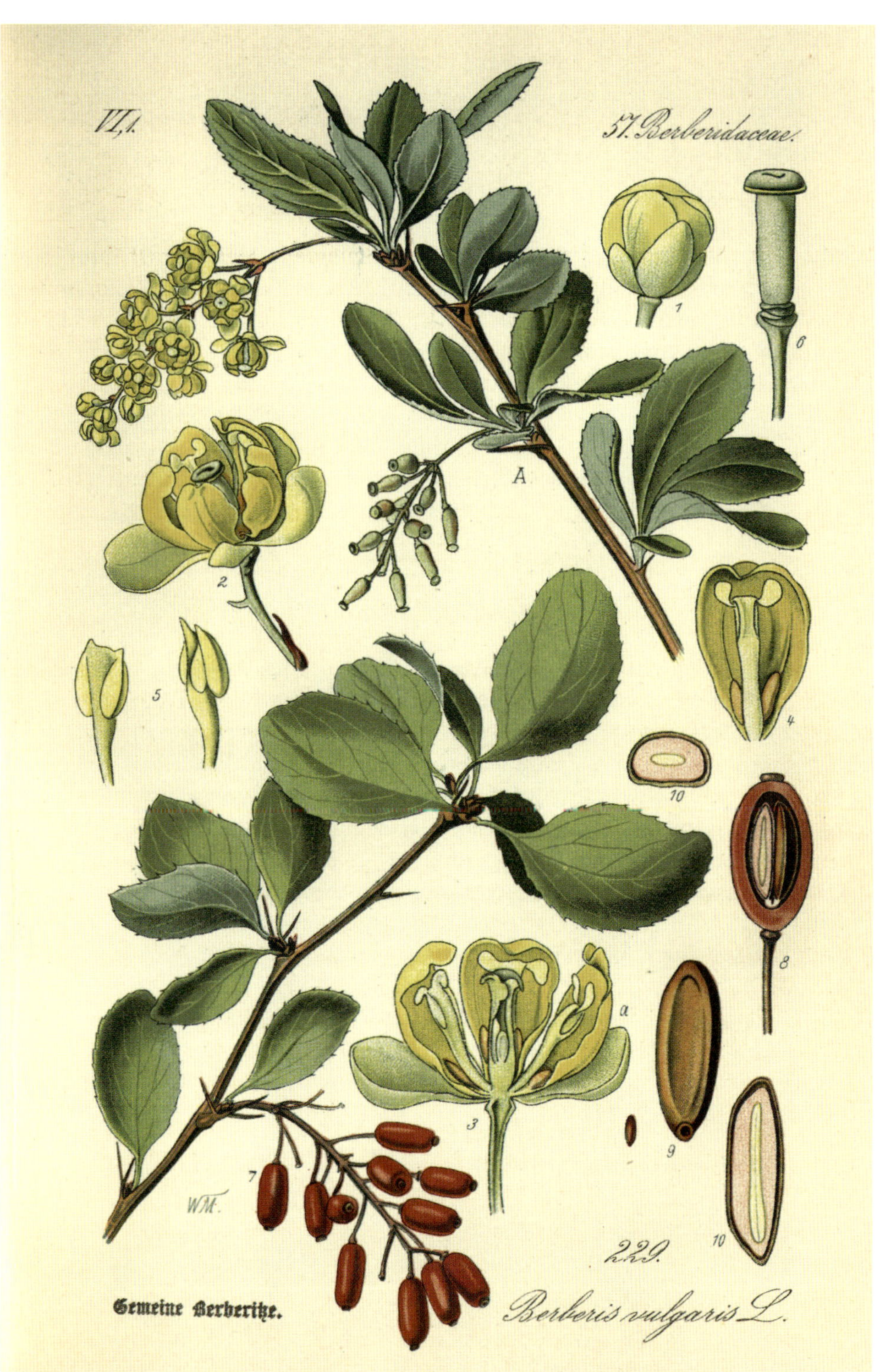
VI,1.
57. Berberidaceae.
A
1
2
3
4
5
6
7
8
9
10
a
WM.
229.
Gemeine Berberitze.
Berberis vulgaris L.

Bertram

Anacyclus pyrethrum LINK * Bertram / De Bertram

(Bei H. auch piretrum)

Weitere Bez. (Auswahl): Bertramskamille, Ringblume, Römischer Bertram, Speichelwurz, Zahnwurz (häufig), Berchthram (mittelhochdeutsch), Bertrankrut (mittelniederdeutsch), Bertrum, Brecht, Füerwöttel (Mecklenburg), Geiferwurz, St. Johanniswurz, spanisch Magdblum, spanisch Meter, Metteren, Muterkraut, Perchtram, Perthram, Pertrem (mittelhochdeutsch)

Hildg.: Gemäßigte, ziemlich trockene Wärme. Stärkung für den Kranken, Verschleimung mindernd, vertreibt Brustfellleiden, macht Augen hell. Bertram, davon ein Drittel Ingwer und etwas Pfeffer zerstoßen, nüchtern essen, danach Wein trinken – gegen „Gicht". In „Causae et Curae" zusätzlich fünf Bertram-Rezepte mit weiteren Ingredienzen zur Unterdrückung von stinkendem Atem, gegen Herzbeschwerden, Lungenleiden, Magenschmerzen, Zipperlein an Beinen und Füßen

Hist. med./Volksmed./Naturheilk.: Wurzel des heute als ausgestorben geltenden Deutschen Bertrams, Anacyclus officinarum HAYNE, in Volksmedizin als Tinktur oder Kaumittel gegen Zahnschmerz. Wurzel in Wasser und Wein gekocht als Tee bei Munderkrankungen, gegen Zungenlähmung nach Schlaganfällen, Trockenheit im Mund, Verdauungsschwäche, hartnäckige Verstopfung, Nervenschwäche. Wurzelsud in Wasser gekocht für Einläufe, Auflagen, schmerz- und krampfstillend. Einreibung bei Kältegefühlen, Krämpfen, Lähmungen, Ischias. Wurzelpulver in Brennnessel-Tee getrunken bei Verstopfung, Wechselfieber, chronischem Rheumatismus

Pharm.-Wirkst.: nicht untersucht

Hildg.-Heilm.: Bertramgewürz zur Verdauungsförderung, Stärkungsmittel, Steigerung der Abwehrkräfte. Bertramwein (mit Wein und Honig) mit gleicher Wirkung. Ein renommierter Anbieter verwendet für beide die Wurzel vom Chrysanthemum cinerariifolium VIS.

Bemerkungen: Wegen schlechter Verfügbarkeit des echten Bertrams erhielten mehrere Heilpflanzen den Beinamen „Bertram" (z. B. Sumpf-Schafgarbe, Baldrian, Estragon).

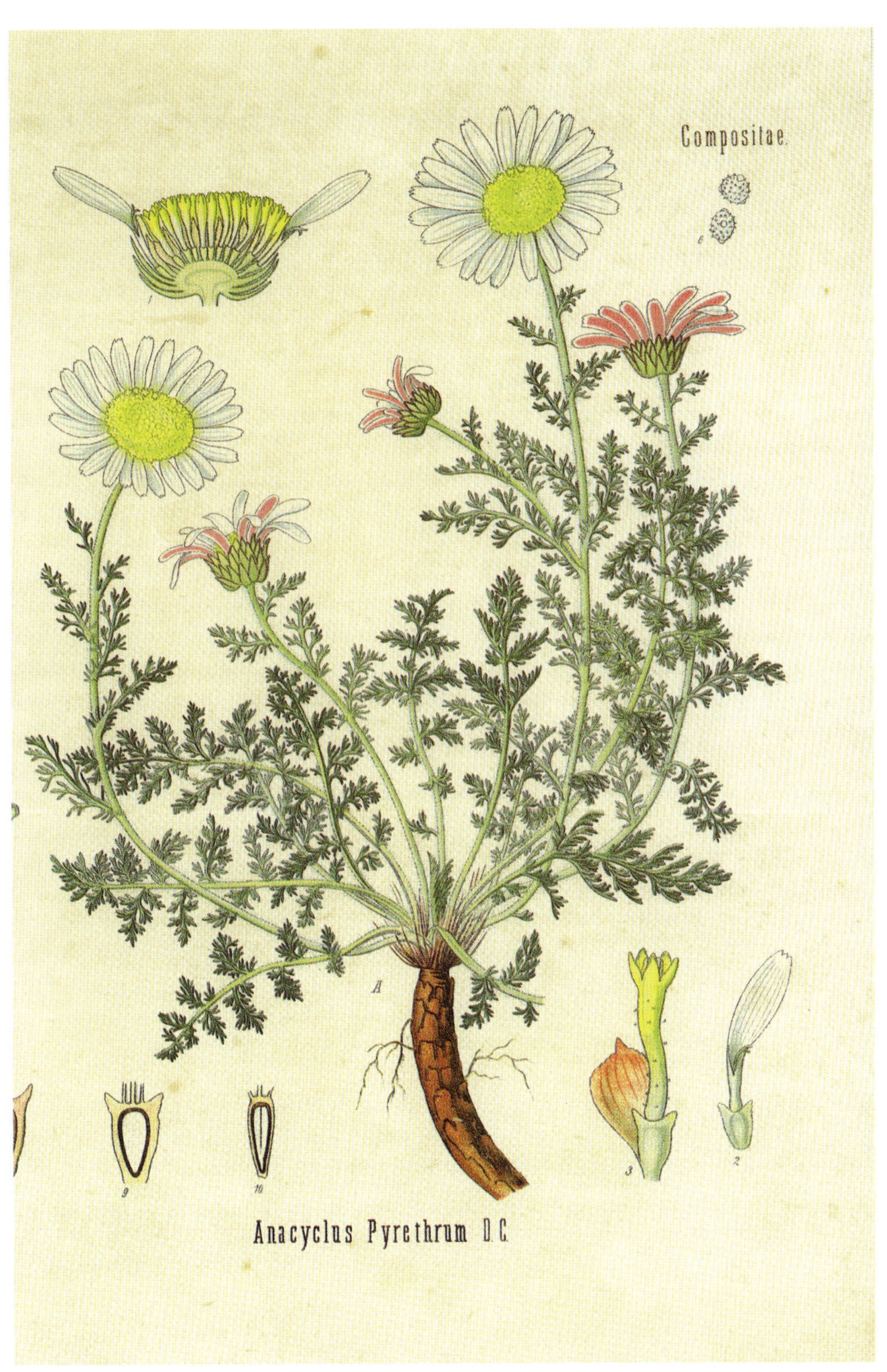
Compositae
Anacyclus Pyrethrum D.C.

Besenginster

Cytisus scoparius Link * Primma / De Pruma

(Bei H. auch mirica, gnesta, genesta, diverse lat. Synonyme wie Sarothamnus scoparius Koch)

Weitere Bez. (Auswahl): Besenstrauch (häufig), Besenkraut (Schweiz), Bessenkrut (Schleswig-Holstein), Bessenstruk (Mecklenburg), Braem, Brâm (Lübeck bis Ostfriesland), Bran, Branen, Brehme (Sachsen), Gäst, Gaister, Galstern, Ganster, Gast, Gelster, Genester (Schweiz), Genist, Genst, Genster, Gester (Eifel um Lutzerath), Gimps, Gimst, Ginst, Gister (Eifel), Grauweide (Bayern), Gripsche, Grimsche (Sachsen), Grinitsch (Schwaben), Grinz, Grinzsche, Grische (Sachsen), Gurst, Gynst, Hasenbram (Mecklenburg), Hasengeil (Prignitz), Hasenheide, Hasenhuss, Hasenkräutich (Niederlausitz), Judenruthen, Kranweig (1519 erwähnt), Ramse (Schwarzwald), Stechpfriemen, Vitschen (Sachsen)

Hildg.: Sehr heiß. Mit Händen zerrieben, entsteht ein Saft gegen Aussatz (womöglich sogar Lepra). Hilfreich gegen Aussatz auch Salbe aus in Kuhbutter gekochten Blüten. Gegen dunkle und schwache Augen: Vor die Augen gehaltene Ginsterblüten so lange anschauen, bis Augen wässrig werden. Dann mit über die Augen gelegten Blüten einschlafen.

Hist. med./Volksmed./Naturheilk.: Getrocknete holzige grüne Sprosse mit Zweigen und Blättern sowie frische Blüten und Blätter. Bei Kreislaufregulationsstörungen und niedrigem Blutdruck. Schmuckdroge in Teemischungen

Pharm.-Wirkst.: In allen Pflanzenteilen giftig. Verantwortlich sind Alkaloide wie Spartein, Lupanin, Hydroxylupanin, dazu Flavonoide (in hohen Dosen Atemlähmung, Herzstillstand)

Hildg.-Heilm.: keine bekannt

Bemerkungen: Die hauptsächlich angenommene Deutung, Besenginster, geht auf Portmann zurück. Andere kommen auf Ginster, Genista germanica L., von dem einst auch Heilwirkungen beschrieben wurden, ferner auf Heidekraut etc.

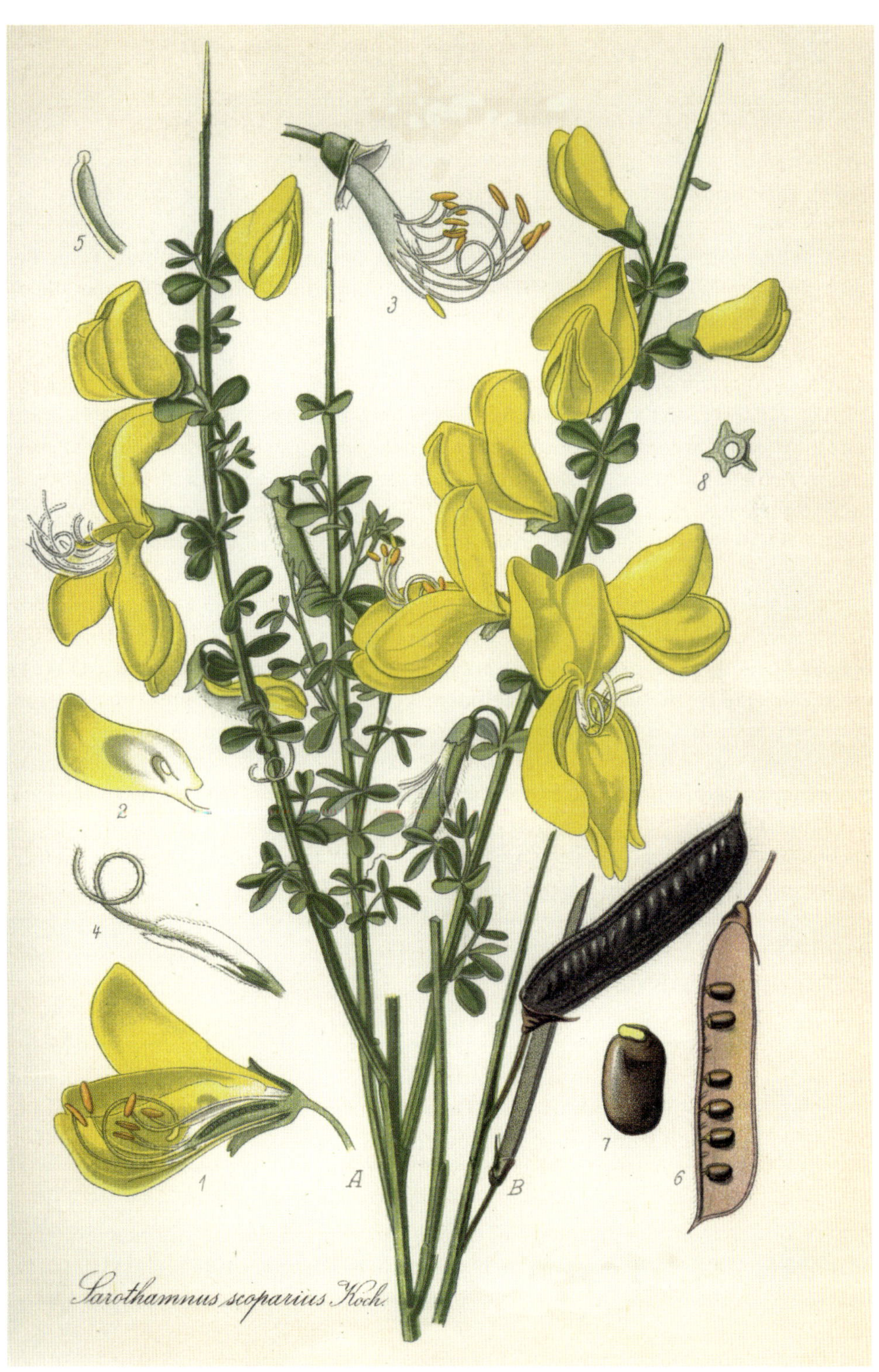
5
3
8
2
4
1
A
B
7
6
Sarothamnus scoparius Koch.

Betonie

Betonica officinalis L. * Bathenia / De Bathenia

(Bei H. auch pandonia)

Weitere Bez. (Auswahl): Antoniuskraut, Batenge, Batunge, Braune Betonie, Echte Betonie, Feuerkraut, Flohblume, Heilziest, Pandonie, Pathenie, roter Ehrenpreis, Zehrkraut, Ziestkraut

Hildg.: Mehr warm als kalt. Zu Saft zerstoßen, nachts über Brust und Herz gelegt, gegen Verstandesverlust und für guten Schlaf. Kraut nachts gegen Albträume. U. a. frische Blätter in Nasenlöcher, unter Zunge, in jede Hand und unter den Fuß als Liebeszauber (Antiaphrodisiakum). Betonie in Wein eingelegt, oft getrunken, bei Menstruationsstörungen. Gegen Wassersucht u. a. mit einem gekochten männlichen Pfau und Aalfett. Weiterhin in einem veterinärmedizinischen Rezept für Rinder (letztere in „Causae et Curae")

Hist. med./Volksmed./Naturheilk.: Bereits in den kaiserlichen Gärten Karls des Großen (747 o. 748 – 814) erwähnt, wegen enormer Indikationsfülle (mehr als 40 Wirkkräfte) als eine der berühmtesten Heilpflanzen einst in jedem Kloster- und Apothekergarten zu finden. Z. B. Abkochung in Wein blutstillend mit hoher Wundheilkraft, Teeaufgüsse bei Lungenverschleimung, Katarrhen, Blasen- und Nierensteinen, Menstruationsstörungen, allen geschlechtsbedingten Leiden. Wirksam bei Halsentzündungen. Frische Wurzel abführend, getrocknete als Brechmittel. Anwendung in der Homöopathie. Im 20. Jh. verschwand die Betonie, durch chemische Präparate verdrängt, aus dem offiziellen Arzneischatz.

Pharm.-Wirkst.: Gerbstoffe, Bitterstoffe, Betaine (Betonicin, Stachydrin), Kaffeesäure, Phenylpropanderivate

Hildg.-Heilm.: Betonienkraut (geschnitten und getrocknet) gegen leichte Durchfälle. Als Schlafkräuter z. B. bei Einschlafstörungen, unruhigem Schlaf und Albträumen in Säckchen oder Kissen aus natürlichem Gewebe nachts neben Gesicht gelegt. Mit Betonika-Tinktur nachts Brust über Herz einreiben.

Bemerkungen: Eine der wichtigsten mittelalterlichen Zauberpflanzen, die u. a. nachts ausgegraben, der Wahrsagerei diente, mit roter Wolle als Amulett um Hals oder Handgelenk gegen Hexerei (auch gegen Giftschlangen und Unglück) getragen wurde. Womöglich schätzte schon die Antike ihre Kraft.

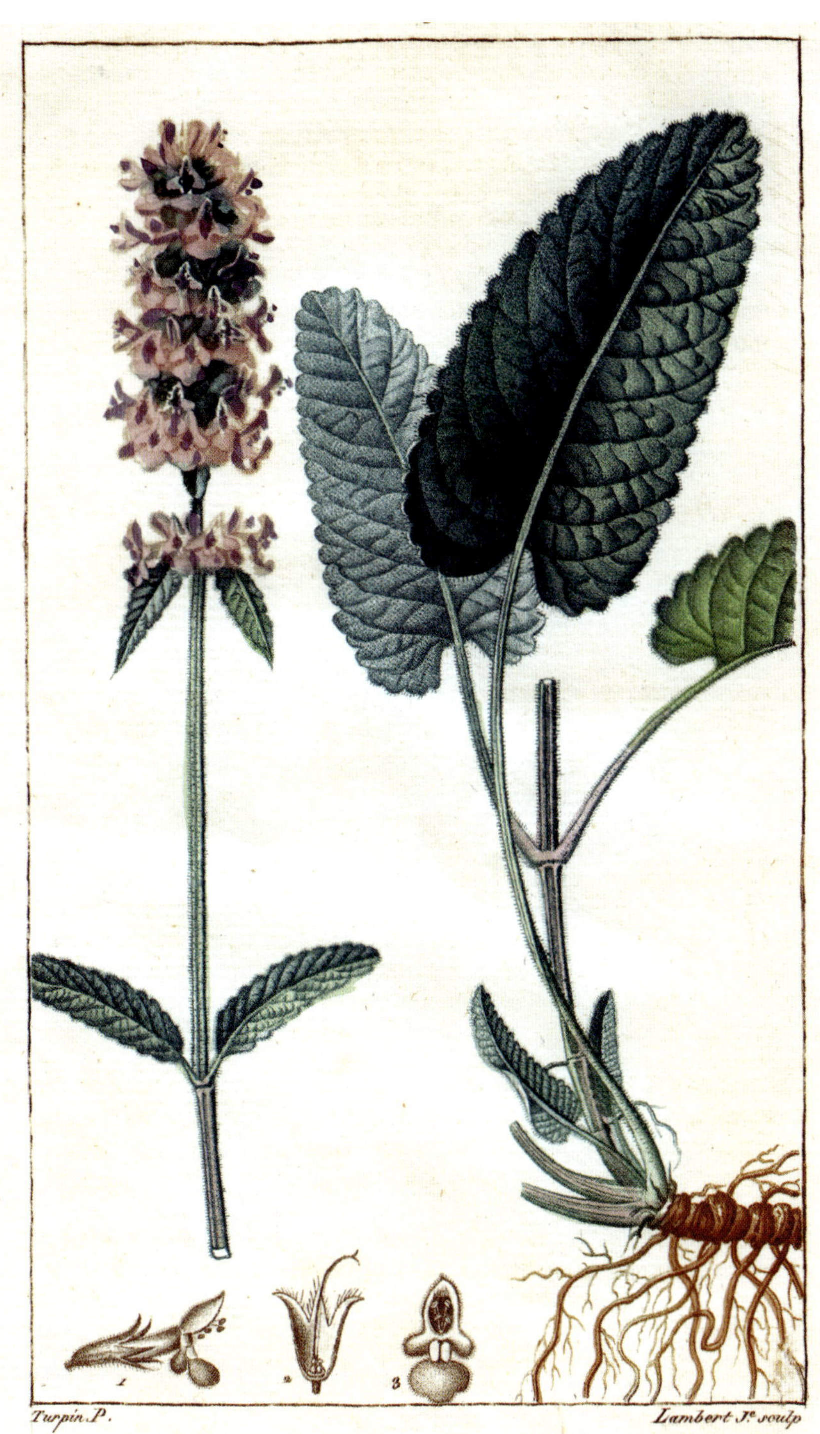

BÉTOINE.

Bibernelle

Pimpinella saxifraga L. * Biuenella / De Bibenella

(Bei H. auch bivenella. Neben der kleinen kommt auch die in der Volksbezeichnung nicht unterschiedene große Bibernelle, Pimpinella major (L.) Huds., infrage.)

Weitere Bez. (Auswahl): Bibenelle, Bockspetersilie, Bockwurz, Bumbernell, Gemeine Bibernelle, Pfefferkraut, Pfefferwurzel, Pimpernellwurzel, Stein-Bibernelle, Steinbrechwurz, Steinpetersilie

Hildg.: Mehr kalt als warm. Um Hals gehängt gegen Dämonen und Zauberei. Teil von Mixturen bei Übelkeit und Verdauungsproblemen (siehe „Causae et Curae")

Hist. med./Volksmed./Naturheilk.: Bei Behandlung der Pest und Ruhr eingesetzt, Pulver u. a. gegen Gicht, Fieber, Gifte, Leberleiden. Die Wurzel galt als „Kehrbesen, welcher Gifte aus dem Körper entfernt". Als reizend, schweißtreibend, stärkend, steinlösend, schmerz- und krampfstillend, harntreibend und menstruationsfördernd angesehen. Wurzelaufguss als schleimlösendes Mittel. Tinktur bei Angina, Zusatz bei antikatarrhalischen Mixturen zum Gurgeln. Bei Blutungen und Hämorrhoiden. Bei Augenentzündungen als Kompresse. Als Magenmittel und Hustentee. Diverse Anwendungen in der Homöopathie

Pharm.-Wirkst.: Ätherisches Öl, Cumarinderivate (z. B. Pimpillin)

Hildg.-Heilm.: keine bekannt

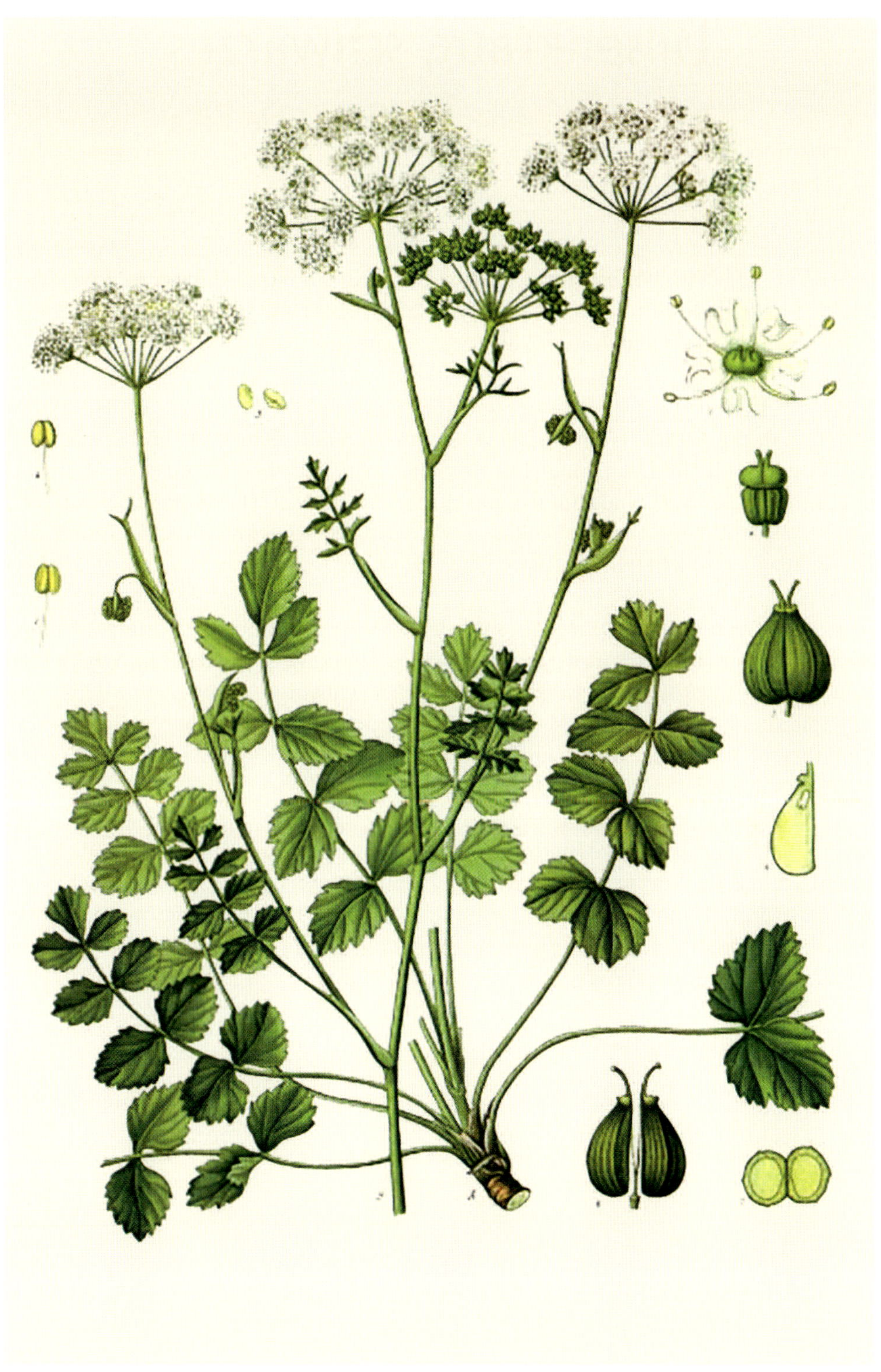

Bilsenkraut, schwarzes

Hyoscyamus niger L. * Bylsa / De Bilsa

(Bei H. auch bilse, iusquiamum)

Weitere Bez. (Auswahl): Apollonienkraut, Becherkraut, Bilsamkraut, Binselkraut, Dollkraut, Dulldill, Hexenkraut, Hühnertod, Kesselkraut, Rasewurz, Roßzähne, Saukraut, Schlafkraut, Schüsserlkraut, Teufels-Rindswurz, Teufelsauge, Teufelswurz, Tollkraut, Verrenkkraut, Wolfskraut, Zahnwehkraut, Zigeuner-Korn, Zigeunerkraut

Hildg.: Kalt und weich. Gegessen (auch das aus Samen erzeugte Öl) entfaltet es eine todbringende Giftwirkung. Haut mit Saft einreiben, gegen Parasiten (z. B. Wurmbefall). Einreibung mit Öl aus Samen gegen Brennen der Glieder (Entzündungen). Mit kaltem Wasser, in welchem Bilsenkraut lag, Stirn, Schläfe und Kehle (äußerlich) von Betrunkenen anfeuchten – für das Nüchternwerden.

Hist. med./Volksmed./Naturheilk.: Eine der ältesten arzneilich genutzten Giftpflanzen. Zahnschmerzmittel in der babylonischen Heilkunde. Herstellung von Schlafschwämmen zur Narkose in mittelalterlicher Chirurgie. Früher schmerz- und krampfstillendes Mittel bei Magenkrampf, Keuchhusten und schmerzhaften Geschwülsten. Äußerlich als Bilsenkrautöl, Pflaster und Salbe, innerlich als Aufguss und Extrakt. Anwendung in der Homöopathie

Pharm.-Wirkst.: Samen und Blätter enthalten die sehr giftigen Hauptalkaloide Hyoscyamin und Scopolamin, narkotisch wirkende Gifte. Ferner Cholin, ätherisches Öl, Kaliumhydrat. Hemmung der Speichel-, Schweiß- und Magensaftsekretion. In höheren Dosen Erregung, Krämpfe, Halluzinationen. Volle Bewusstlosigkeit bei größeren Dosen, Herzzusammenbruch, Tod

Hildg.-Heilm.: keine bekannt

Bemerkungen: Wichtige Zauberpflanze, Rauschdroge in den berüchtigten Hexensalben. In früheren alten Schriften werden als Gegenmittel u. a. Brech- und Abführmittel genannt.

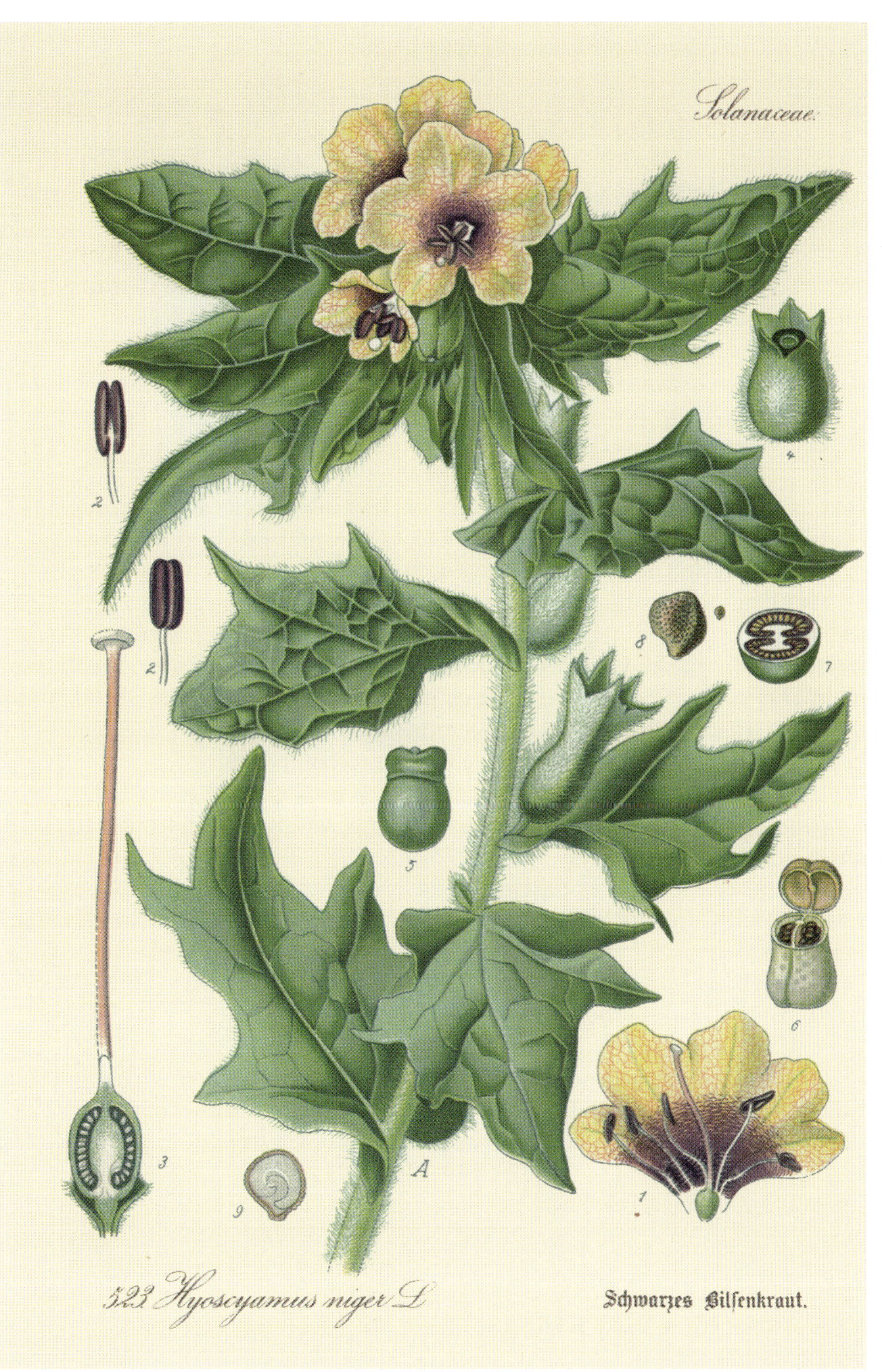
Solanaceae.
523. Hyoscyamus niger L.
Schwarzes Bilsenkraut.

Birke

Betula pendula Roth * Birca / De Bircka

(Bei H. auch vibex, Weiße Birke auch Betula verrucosa Ehrh. genannt, eventuell Weichhaarige Birke, Betula pubescens Ehrh.)

Weitere Bez. (Auswahl): Besenbaum, Frühlingsbaum, Hänge-Birke, Gemeine Birke, Maibaum, Sand-, Trauer-, Warzenbirke

Hildg.: Mehr warm als kalt. Kätzchen oder Sprossen des Baumes an der Sonne oder am Feuer erwärmen und per Tuch warm auf schmerzende Stellen, Schwellungen, Ausbeulungen (Abszesse, Furunkel, Geschwüre) der Haut binden.

Hist. med./Volksmed./Naturheilk.: Zuckerhaltiger Birkensaft als diätetisches oder Naturheilmittel bei Blasen- und Nierenleiden, Rheuma und Gicht innerlich, äußerlich bei Haarausfall und Hautausschlägen. Blätter und ölreichere Knospen zu Bädern bei Hautkrankheiten und Umschläge gegen Abszesse und Wunden. Aus jungen Blättern und Knospen bereiteter Tee zur „Blutreinigung" bei Frühjahrskuren, als harntreibendes Mittel, bei Arterienverkalkung, Gicht, Nieren- und Leberleiden, Rheuma und Wassersucht. Birkenrindentee gegen Wechselfieber, Absud der Rinde für Fußbäder (reguliert Schweißproduktion, lindert rheumatische Schmerzen). Gepulverte Birkenkohle bei Ruhr. Birkenteer äußerlich bei Hautkrankheiten.

Schönheitspflege: Zur Komposition diverser Mittel, welche die Kopfhaut stärken sollen (u. a. Birkenhaarwasser)

Pharm.-Wirkst.: In Blättern u. a. Flavonoide, ätherisches Öl, Gerbstoffe, Ascorbinsäure, Harze

Hildg.-Heilm.: keine bekannt

Bemerkungen: Verschiedene handschriftliche Überlieferungen differieren in Hildegards Zuschreibung. Einmal soll die Birke Glück, zum anderen Unglück bringen. Wichtig im germanischen und slawischen Volksglauben, heiliger Baum der Göttin Freya geweiht, Symbol der Fruchtbarkeit. Uralter Brauch des Maibaum-Aufstellens im Frühling, da angeblich Blitze anziehend, entfernt von Anwesen gepflanzt. Nach alter Sage findet unter einer einzeln stehenden Birke die letzte Weltenschlacht statt.

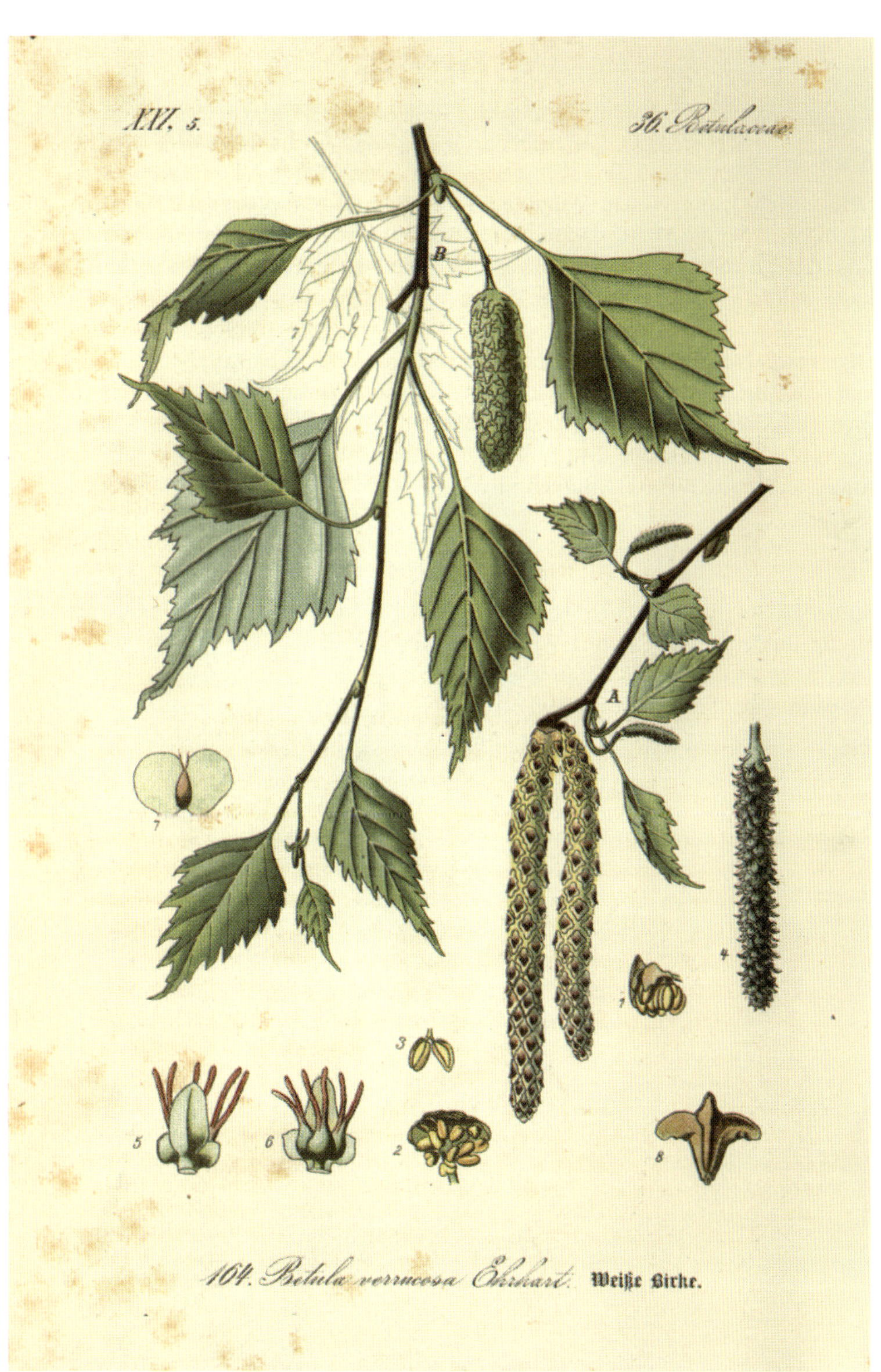
XXI, 5.
36. Betulaceae.
B
A
164. Betula verrucosa Ehrhart. Weiße Birke.

Birnbaum

Pyrus communis L. * Pirus / De Birbaum

Hildg.: Mehr kalt als warm. Wurzeln, Blätter, Saft taugen wegen ihrer Härte nicht für Arzneien. Aber die Mistel darauf als Heilmittel sehr geeignet. Warnung vor dem Genuss roher Birnen. Wer Abführmittel nimmt oder unter Durchfall (auch Ruhr) leidet, kann gedörrte Birnen essen.

Hist. med./Volksmed./Naturheilk.: Rohe Frucht und Saft harntreibend, gut für Nerven und Blut. Heilmittel bei Blähungen, Rippenfellentzündung, Verdauungsproblemen und Migräne. Junge Blätter desinfizieren Urin, fördern Harnabsonderung, einst gegen Blasensteine. Reife Birnen regen Darmbewegung an, bei beginnender Verstopfung. Gedämpfte Birne als Hustenmittel

Pharm.-Wirkst.: keine bekannt

Hildg.-Heilm.: Birnenhonig, das Migräne- und Kopfschmerzmittel, aus Birnenmus, Honig, pulverisierter Bärwurz-Wurzel, Galgantwurzel, Süßholz und Pfefferkraut

Bemerkungen: Siehe unter Mistel

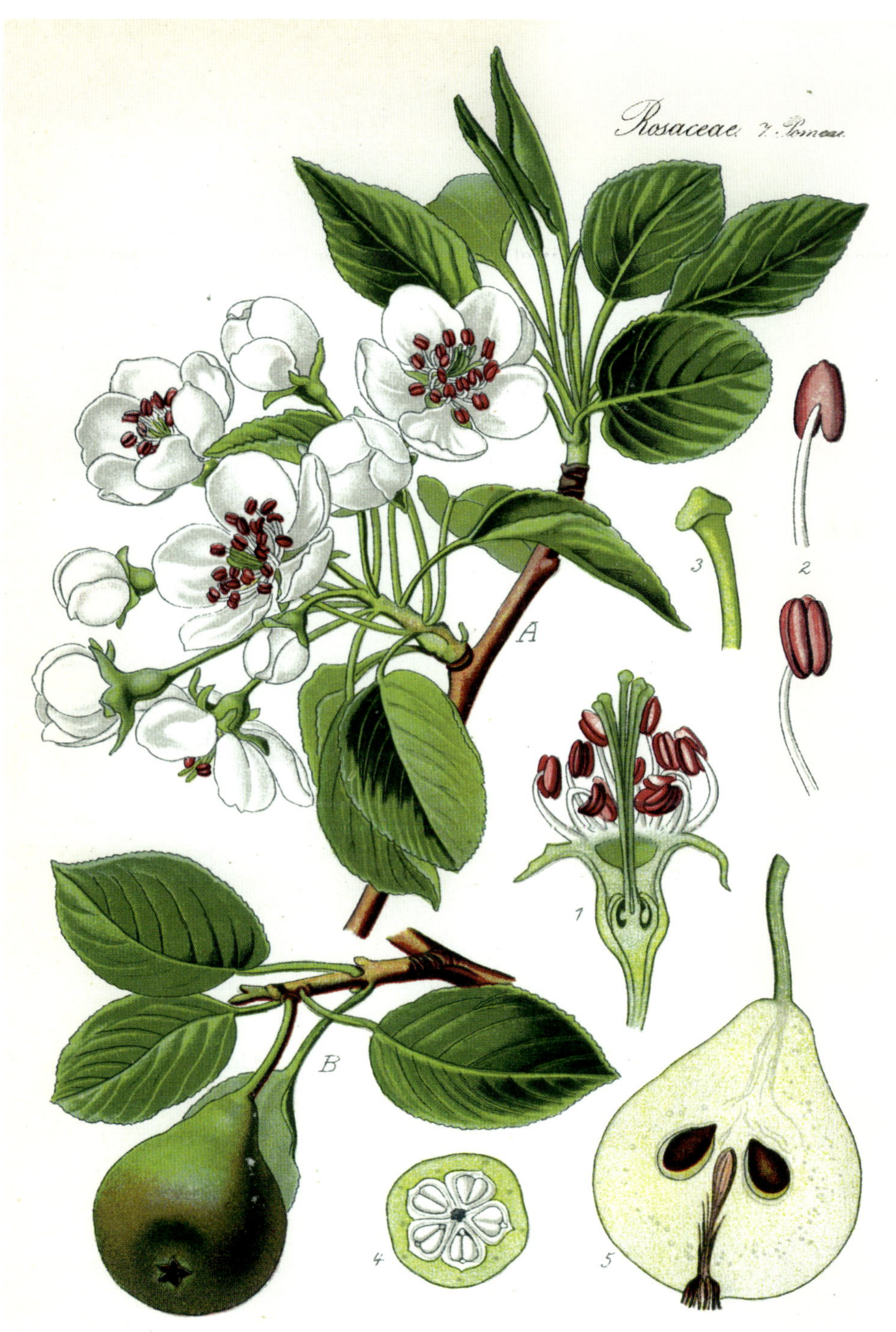
Rosaceae. 7. Pomeae.
A
B
1
2
3
4
5
348. Pirus communis L.
Birne.

Blutwurz

Potentilla erecta RAEUSCH. * Dornella / De Dornella

(Bei H. auch bircwrz, bircwurtz, sanguinaria, tormentill, u. a. Potentilla tormentilla SCHRANK. genannt)

Weitere Bez. (Auswahl): Aufrechtes Fingerkraut, Bauchwehwurz, Blutbrechwurzel, Dilledapp, Durmentill, Fingerkrautwurz, Goldwurzel, rote Heilwurz, Natternwurz, Rotwurz, Ruhrwurz, Siebenblattwurz, Siebenfingerwurzel, **Tormentillwurzel**

Hildg.: Mehr kalt als warm. Mit Honig in Wein gekocht gegen Fieber. Für Mixturen zur Reinigung der Säfte und zum Blutstillen. Für einen Läutertrank u. a. mit Wasserlinsen gegen eine nicht ganz klare Symptomatik und für eine weitere Mixtur gegen Fieber

Hist. med./Volksmed./Naturheilk.: Tormentill galt in Cholera- und Pestzeiten als beste Heilpflanze gegen solche Seuchen. Aufgrund der roten Färbung des Wurzelstockes nach Lagerung laut Signaturenlehre bei Nasenbluten, Bluthusten, chronischen Durchfällen, Magen- und Uterusblutungen (blutstillende Wirkung heute fraglich!). Zusammenziehend, austrocknend, entzündungshemmend. Äußerlich als Gurgelwasser, Mundspülung, Pinselung bei Entzündungen der Mund- und Rachenschleimhaut, Zahnfleisch-Entzündungen, Rachen- und Kehlkopferkrankungen, Hämorrhoidalleiden, Verbrennungen. Salbe bei Hautausschlägen, Ekzemen, aufgesprungenen Lippen, Händen, Frostbeulen an Füßen, Quetschungen, Blutergüssen. Innerlich als Absud bei chronischen Diarrhoen, Blähungen, Leberleiden, Fieber, zur Magenstärkung

Schönheitspflege: Lotion gegen fettige Haut

Pharm.-Wirkst.: Wurzel enthält Gerbstoffe (Tannine), roter Farbstoff Tormentol, Glykosid Tormentillin, Flavonoide, Phenolkarbonsäure, Saponine, Harz, Gummi, ätherisch Öle

Hildg.-Heilm.: Teil des Wasserlinsenelixiers zur Entgiftung und Stärkung des Körpers, zur Stärkung des Immunsystems gegen entartete Zellen (auch präventiv gegen Tumore), Schmerzen diverser Ursachen, kolikartige Beschwerden, Erschöpfungszustände

Bemerkungen: In der „Physica" scheint die Blutwurz zweimal als Pflanze verzeichnet. In „Causae et Curae" taucht sie wohl auch als Blutkraut auf. Als „Blutwurz" bezeichnete das Mittelalter mehrere Pflanzen mit blutstillenden Eigenschaften, u. a. auch das Hirtentäschelkraut, Capsella burs-pastoris MEDIK., den Vogelknöterich, Polygonum aviculare L.

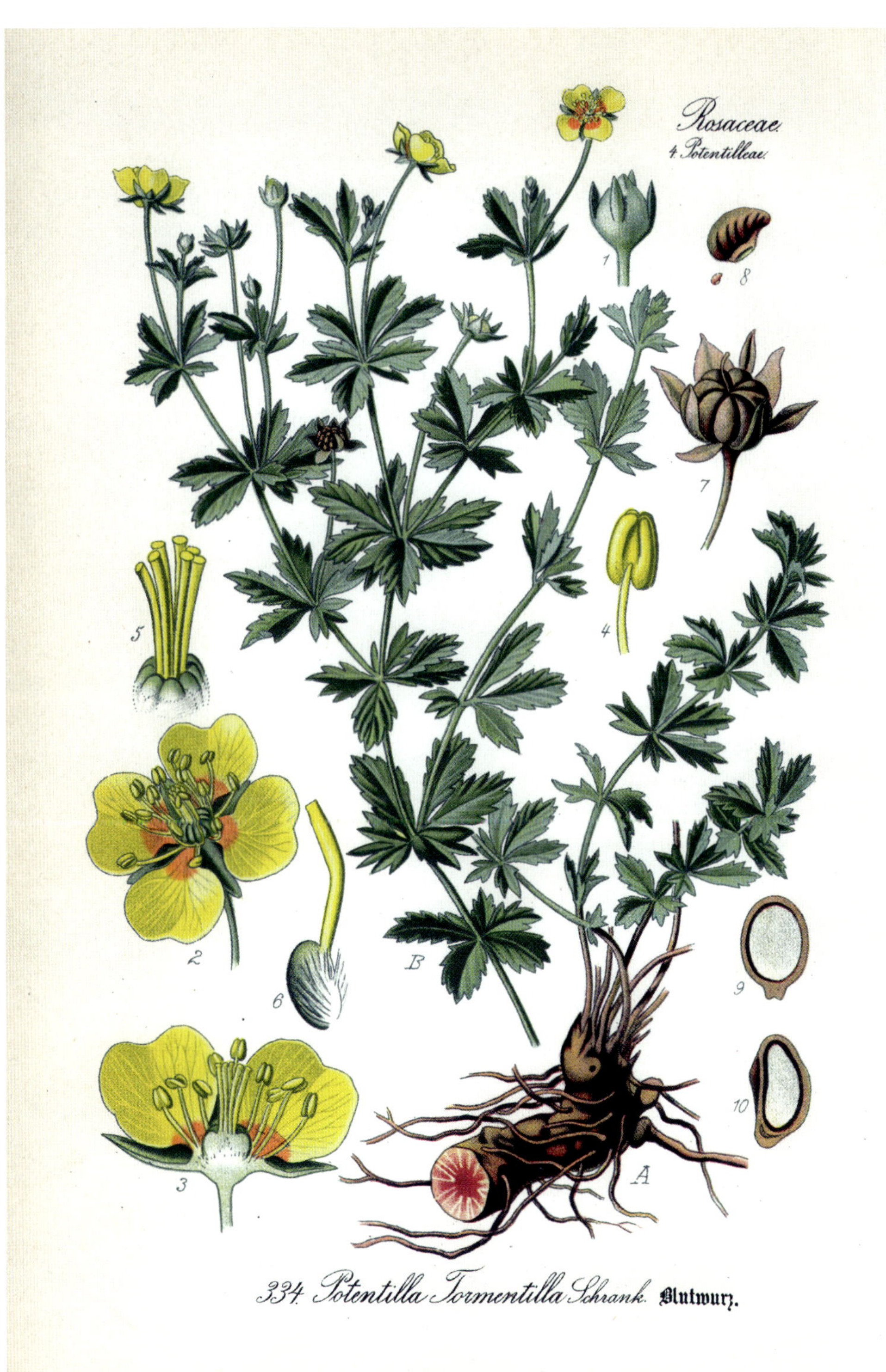

334 Potentilla Tormentilla Schrank. Blutwurz.

Boberelle

Physalis alkekengi L. * Boberella / De Boberella

(Bei H. auch helcana, vincella, viticella. Zuordnung nicht eineindeutig möglich. In verschiedenen Handschriften der „Physica" taucht eine ähnliche Pflanze nochmals auf.)

Weitere Bez. (Auswahl): **Judenkirsche**, **Lampionsblume**, Laternenpflanze, Schlafmachende Schlutte

Hildg.: Warm und feucht. Saft in einem roten Seidentuch nachts über die Augen gelegt bei Augenleiden, auf Filz gestrichen und nachts über den Hals bis zu den Ohren gebunden gegen Ohrgeräusche. Im Rauch getrocknete Früchte gegen Asthma essen. Erhitzt mit Weizenkleie als Breiumschlag gegen Eingeweide-Geschwüre auf Bauch und Nabel gelegt.

Hist. med./Volksmed./Naturheilk.: Im Mittelalter als Diureticum (zur Urin-Ausschwemmung), gegen Blasen- und Steinleiden, Gelbsucht, Geschwüre und Ohrenleiden genutzt. In der Medizin der mittelalterlichen islamischen Welt antiseptisch, harntreibend, leberreinigend, beruhigend. Bis in neuere Zeit als wassertreibendes Mittel (Nieren- und Blasenleiden) und bei rheumatischen Erkrankungen

Pharm.-Wirkst.: nicht untersucht

Hildg.-Heilm.: keine bekannt

Bemerkungen: Grüne Pflanzenteile schwach giftig, die Essbarkeit der Beeren ist umstritten.

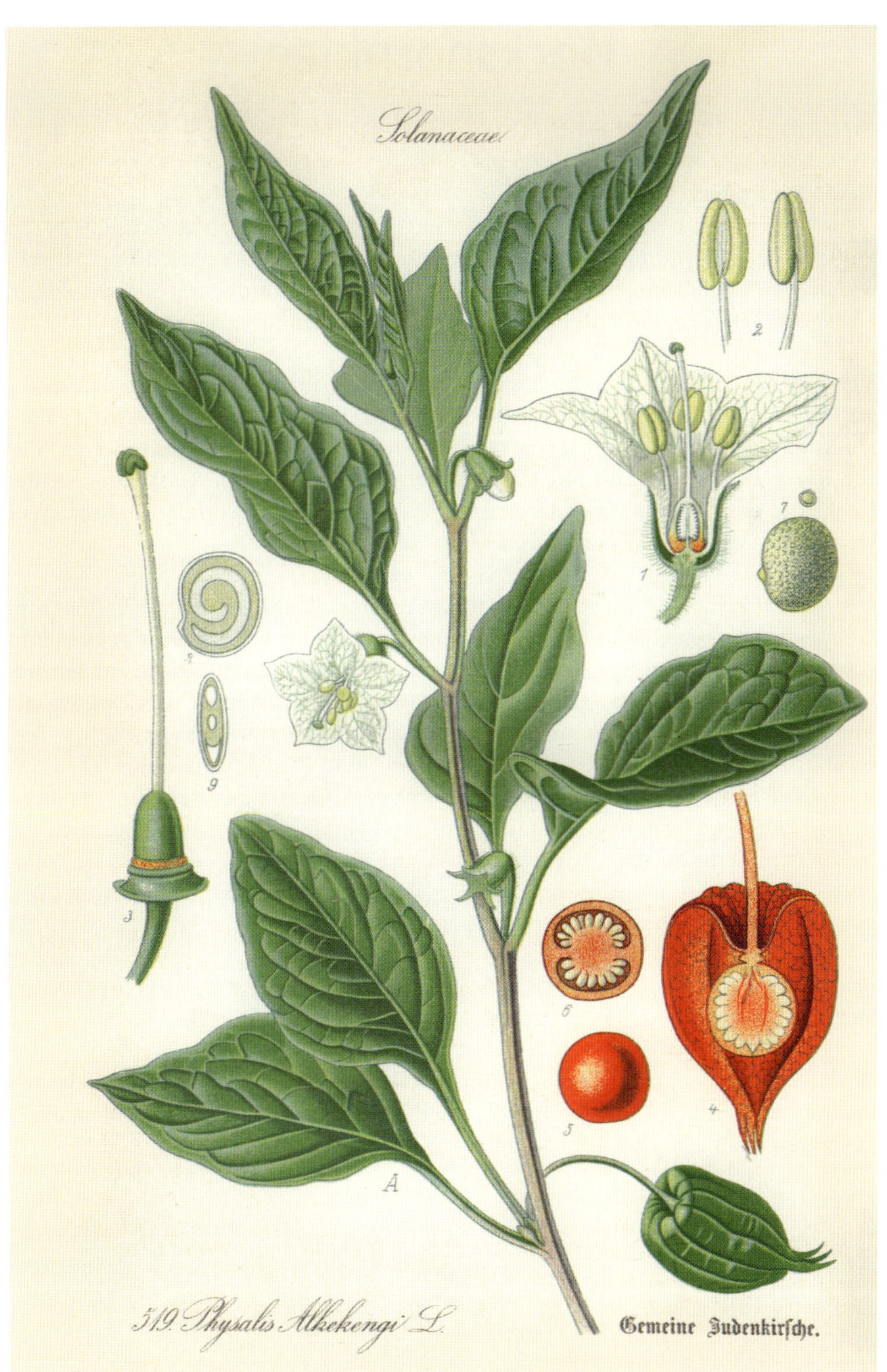
Solanaceae
519. Physalis Alkekengi L.
Gemeine Judenkirsche.

Bockshornklee

Trigonella foenum-graecum L. * Fenigrecum / De Fenugraeco

(Bei H. auch fenigraecum)

Weitere Bez. (Auswahl): Bisamklee, feine Grete, Filigrazie, Griechisch Heu, Hirschwundkraut, Kuhhornklee, Methika, Philosophenklee, Rehkörner, Schöne Margreth, Siebengezeugsamen, Siebenzeiten, Stundenkraut, Ziegenhorn, Ziegenklee

Hildg.: Mehr kalt als warm. Im Sommer Kraut, im Winter Samen in Wein erwärmt gegen Fieberanfälle. Bei Viertagefieber zusätzlich nachts heiße Pflanzenwickel um Füße und Unterschenkel. Unter die Nase gehalten gegen starke Kopfschmerzen. Teil von Rezepten zur Herzstärkung bzw. bei Herzbeschwerden, zur Beseitigung weißer Flecken in den Augen, gegen Hodenschwellung, zur Auswurfförderung sowie zur Herstellung eines Universalheilmittels

Hist. med./Volksmed./Naturheilk.: Nachweise aus prähistorischer Zeit. In Pflanzenheilkunde des alten Chinas und Ägyptens sowie der Antike. Zahlreiche Anwendungen im Mittelalter, z. B. Sprossen gegen Haarausfall bei Männern, Samen zur Behandlung von Brandwunden, Diabetes mellitus, inneren und äußeren Geschwüren, als Abführ-, Fieber- und Hustenmittel, gegen Erkrankungen von Brust und Leber. Tee, gesüßt mit Honig, reinigt Brust vom Schleim, nimmt Kindern Appetitlosigkeit, Erwachsenen Schwäche und Magerkeit, entfernt den „Geruch der Kranken". Breiumschläge zum Erweichen von Furunkeln, Karbunkeln, Behandlung von Geschwüren. Neuzeitliche Erfahrungen als appetitsteigerndes Mittel in der Ausheilung bei Skrofulose, Tuberkulose und Knochenerkrankungen, Tests bei Parkinsonpatienten. Womöglich Wirkstoff gegen Dickdarmkrebs

Pharm.-Wirkst.: Samen enthalten großen Anteil an Schleim, dazu Glykosylflavone, Steroidsaponine, Diosgenin, Sitosterol, Bitterstoffe, ätherisches Öl

Hildg.-Heilm.: Bockshornsamenpulver innerlich bei Appetitlosigkeit, äußerlich Breiumschläge z. B. bei lokalen Hautentzündungen, Verhärtungen, Abszessen, Ekzemen, Furunkeln, Geschwüren, Nagelbettentzündung

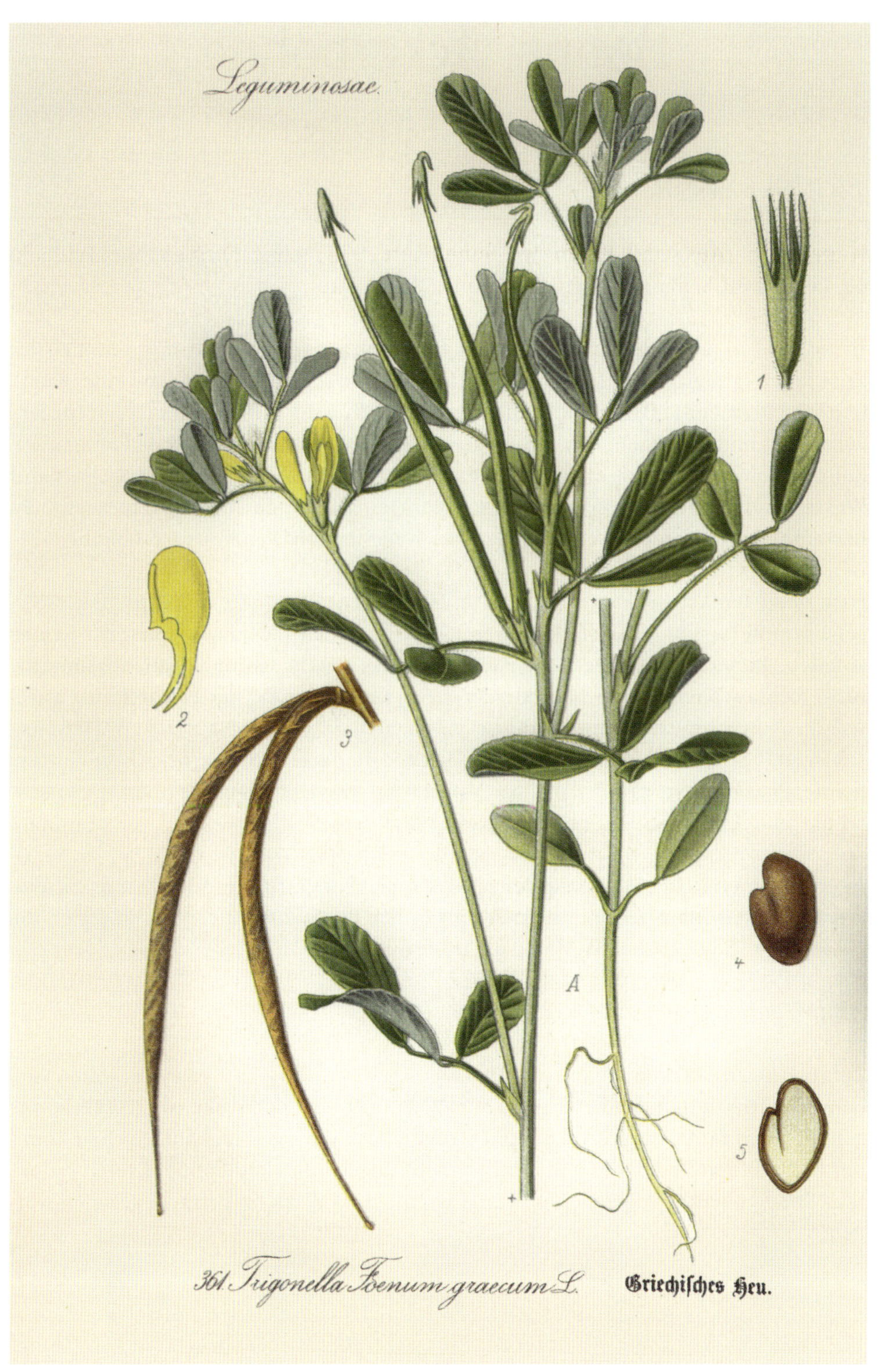
Leguminosae.
1
2
3
A
4
5
361. Trigonella Foenum graecum L.
Griechisches Heu.

Bohne, Ackerbohne

Vicia faba L. * Faba / De Faba

(Bei H. auch vichbona)

Weitere Bez. (Auswahl): Fababohne, Faberbohne, Favabohne, Dicke Bohne, Feldbohne, Puffbohne, Saubohne, Schweinsbohne, Viehbohne

Hildg.: Warm (an anderer Stelle jedoch kalt). Bohnenmehl ist gut und nützlich für kranke wie gesunde Menschen. Bohnenbrühe heilt Schmerz der Eingeweide. Küchlein aus Bohnenmehl, Fenchelsamen-Pulver in Wasser mit feinstem Weizenmehl vermischt und erhitzt auf den Körper gelegt, gegen Schmerz, Krätze und Geschwüre. Bohnenmehl mit zerbröseltem Brot, dazu Fenchelsamen oder Liebstöckelsaft mit Wasser kochen, heiß essen, heilt Eingeweide. In „Causae et Curae" ist Bohnenmehl Bestandteil von Rezepturen gegen Herzbeschwerden und Verdauungsprobleme.

Hist. med./Volksmed./Naturheilk.: Für Heilzwecke (Senkung des Blutzuckerspiegels) sammelte man Schalen der reifen Hülsen, die beim Herausnehmen der Samen abfallen. Bohnenschalentee z. B. auch bei Wassersucht, chronischem Rheumatismus, Ischias, Nieren- und Blasenleiden u. a. zur Förderung der Harnbildung angewandt. Aufgestreutes Bohnenmehl bei nässenden Ekzemen, Hautjucken, Hautausschlägen (bezieht sich vor allem auf die im 16. Jh. nach Europa eingeführte Gartenbohne, Phaseolus vulgaris L. und ihre Varietäten). Die Homöopathie nutzt die Buschbohne, eine Unterklassifizierung der Gartenbohne.

Pharm.-Wirkst.: U. a. Aminosäuren, Flavonoide, Mineralstoffe, Kieselsäure, Glukokinine. Untersuchungen von Bohnenhülsen der Phaseolus vulgaris L. konnten die eventuell antidiabetische Wirkung nicht verifizieren.

Hildg.-Heilm.: keine bekannt

Bemerkungen: Bohnen tauchen im Pflanzenbuch der „Physica" an zwei Stellen (siebente Position und nahe dem Ende) auf. Vermutlich ist damit die o. g. Ackerbohne gemeint, die damals in Mitteleuropa weiteste Verbreitung fand. Laut Birkhan könnten bei Hildegard auch die heute nicht mehr angebaute Helmbohne, Lablab purpureus Sweet, oder die Augenbohne, Vigna unguiculata Walp., in Betracht gezogen werden.

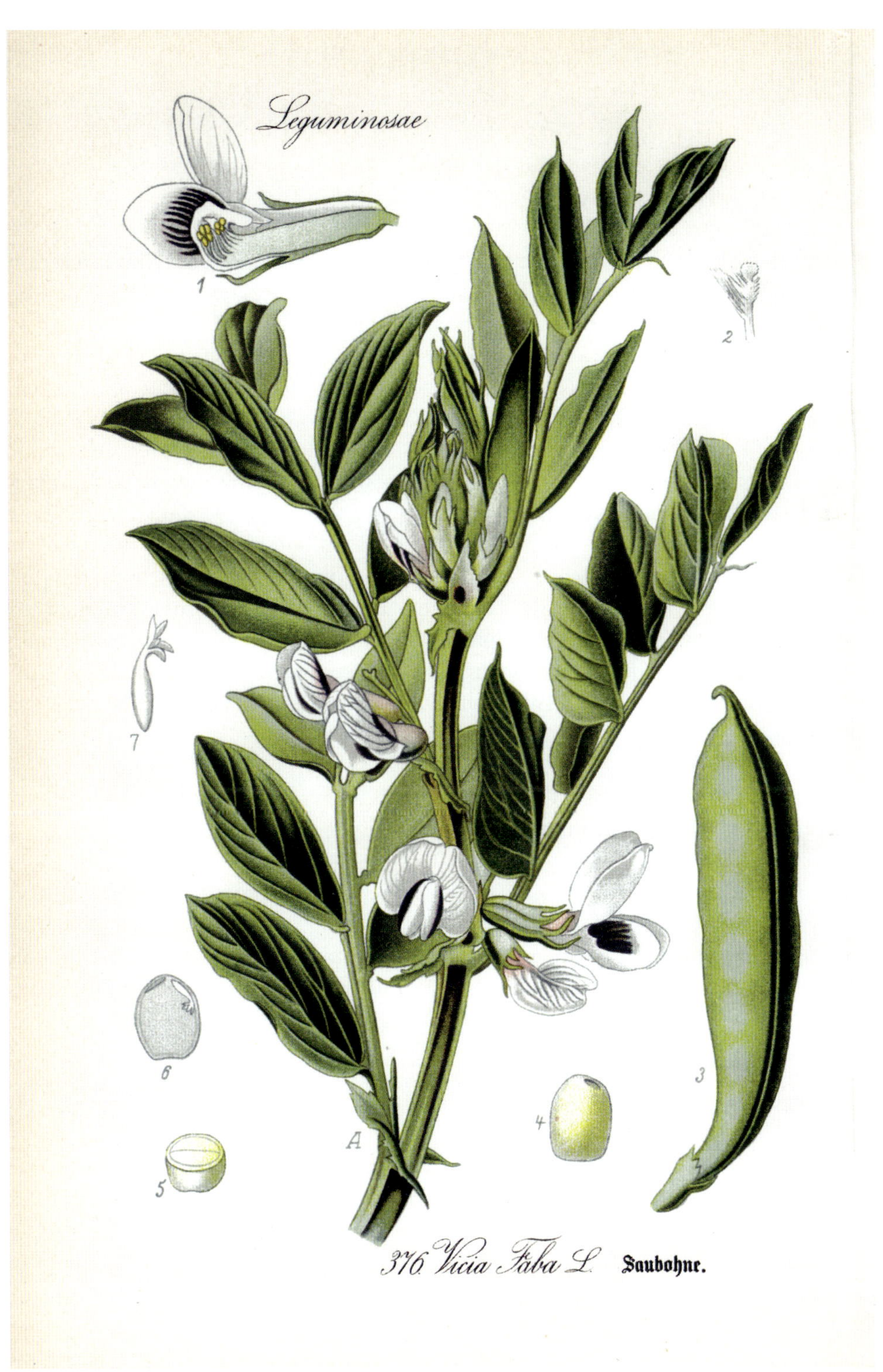
Leguminosae
1
2
7
6
3
4
5
A
376. Vicia Faba L. Saubohne.

Bohnenkraut

Satureja hortensis L. * Satureia / De Satereia

(Bei H. auch satereia, satureya)

Weitere Bez. (Auswahl): Bauernkräutchen, Echtes Bohnenkraut, Fleischkräutel, Gartenbohnenkraut, Gartenhysop, Käsekraut, Kölle, Pfefferkraut, Satrei, Saturei, Schmecket, Schmöcherli, Sommer-Bohnenkraut, Suppenkräutel

Hildg.: Mehr warm als kalt bzw. warm und feucht. Roh gegessen bei schwachem Herz und krankem Magen sowie traurigem Gemüt und zur Verbesserung des Sehvermögens (z. B. bei Linsentrübung). Gegen „Gicht" Bohnenkraut pulverisieren, mit weniger Salbeipulver und noch weniger Kümmelpulver in Honigwürze vermischen und oft nach dem Essen trinken.

Hist. med./Volksmed./Naturheilk.: Man schätzte die antibakterielle und entzündungshemmende Wirkung des Öls. Teeaufguss aus Blättern und Blüten innerlich zur Anregung des Appetits, gegen Verdauungsstörungen (Blähungen, Krämpfe, Durchfall) sowie gegen Husten, Erkrankungen der Bronchien und Würmer, äußerlich zum Gurgeln bei Entzündungen im Halsbereich. Dem Zuckerkranken nimmt der Tee das Durstgefühl.

Pharm.-Wirkst.: u. a. ätherisches Öl (enthält z. B. Carvacrol, p-Cymol, Thymol), Lamiaceen-Gerbstoffe (z. B. Rosmarinsäure), Flavonoide, Triterpene, Sterole

Hildg.-Heilm.: Geschnittenes Pfefferkraut zur Verdauungsförderung

Bemerkungen: Taucht als Bohnenkraut und Pfefferkraut an zwei verschiedenen Stellen des Pflanzenbuches der „Physica" auf. Öl dient der Parfümierung von Cremes und Seifen.

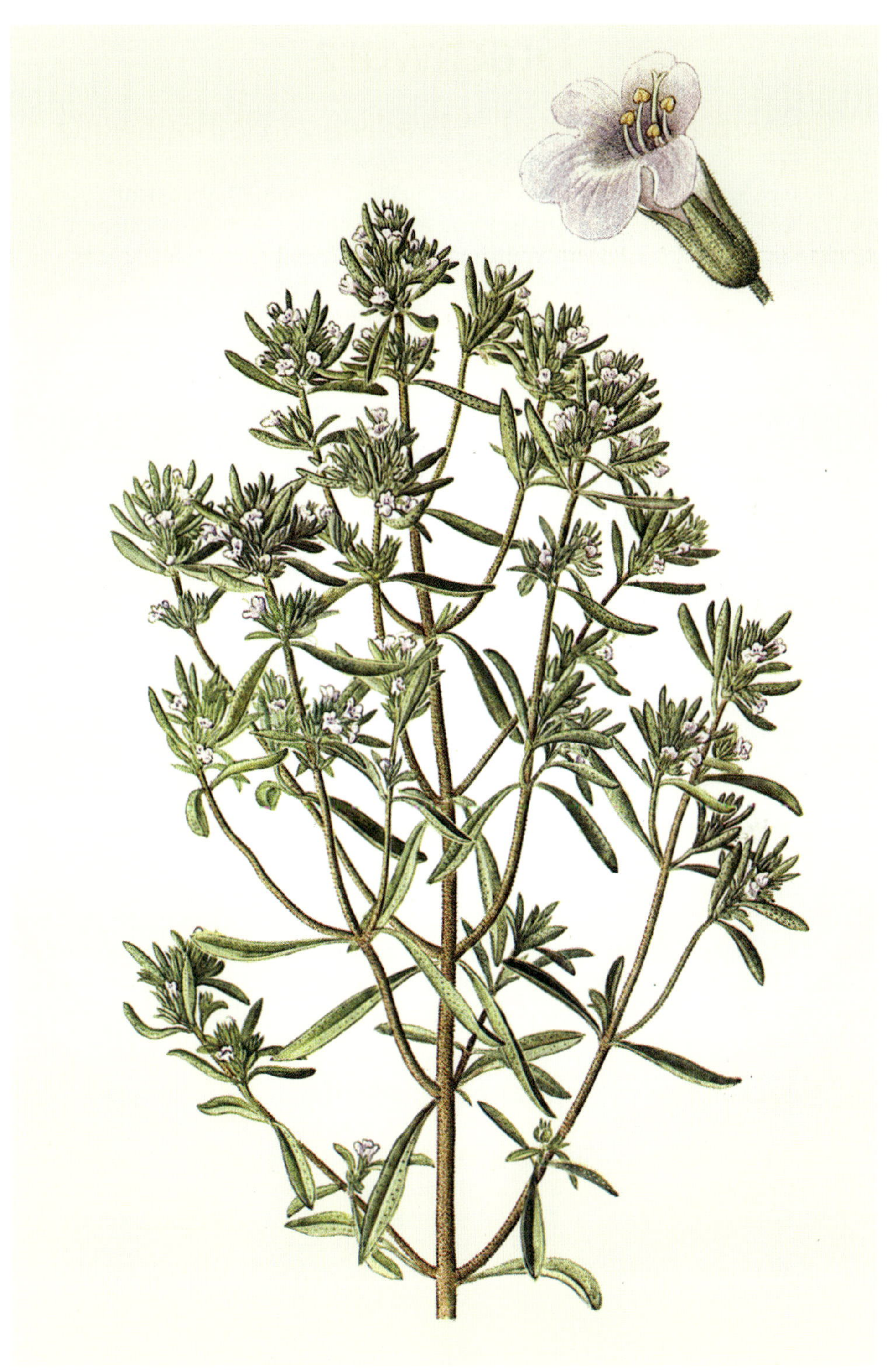

Brachwurz

Euphorbia helioscopia L. * Brachwurz / De Brachwurtz

(Bei H. auch waledistel, esula. Die Pflanze bleibt rätselhaft. Mayer-Nicolai plädiert für Euphorbia helioscopia L., Birkhan und Müller nennen weitere mögliche Wolfsmilcharten. Laut Riha sind eine Wolfsmilchart oder Quecke möglich.)

Weitere Bez.: **Sonnenwend-Wolfsmilch**

Hildg.: Heiß und trocken und für vieles nützlich. Bei „Gicht" mit Wein und Honig kochen, durch ein Tuch seihen, nach dem Essen und zur Nacht lauwarm trinken oder die in Wein gekochte Pflanze heiß auf die Brust legen. Für eine die Brust und Stimme heilende Medizin soll Brachwurzpulver mit Päonie, Süßholz und Salz verzehrt werden. In „Causae et Curae" ist Brachwurz auch Bestandteil einer Medizin gegen Viertagefieber.

Hist. med./Volksmed./Naturheilk.: Das Altertum kannte Wolfsmilchgewächse u. a. als Abführ- und Brechmittel, harntreibend bei Wassersucht, Gicht und Gelenkentzündungen. Sie rufen Hautreizungen hervor, wurden zur Entfernung von Warzen verwendet. In der Homöopathie z. B. bei chronischen Reizzuständen von Schleimhäuten und der Haut

Pharm.-Wirkst.: Wolfsmilchgewächse gelten als giftig. Der Milchsaft der Pflanze ruft bei Kontakt mit der Haut und den Schleimhäuten toxische Reaktionen hervor.

Hildg.-Heilm.: keine bekannt

Bemerkungen: Die Indikationen bei Hildegard passen nicht zur giftigen Wolfsmilchart. Siehe auch in diesem Buch unter Wolfsmilch. Laut Müller kommen in Mitteleuropa etwa 30 einander ähnliche Wolfsmilcharten vor, welche der Volksgebrauch kaum unterscheidet.

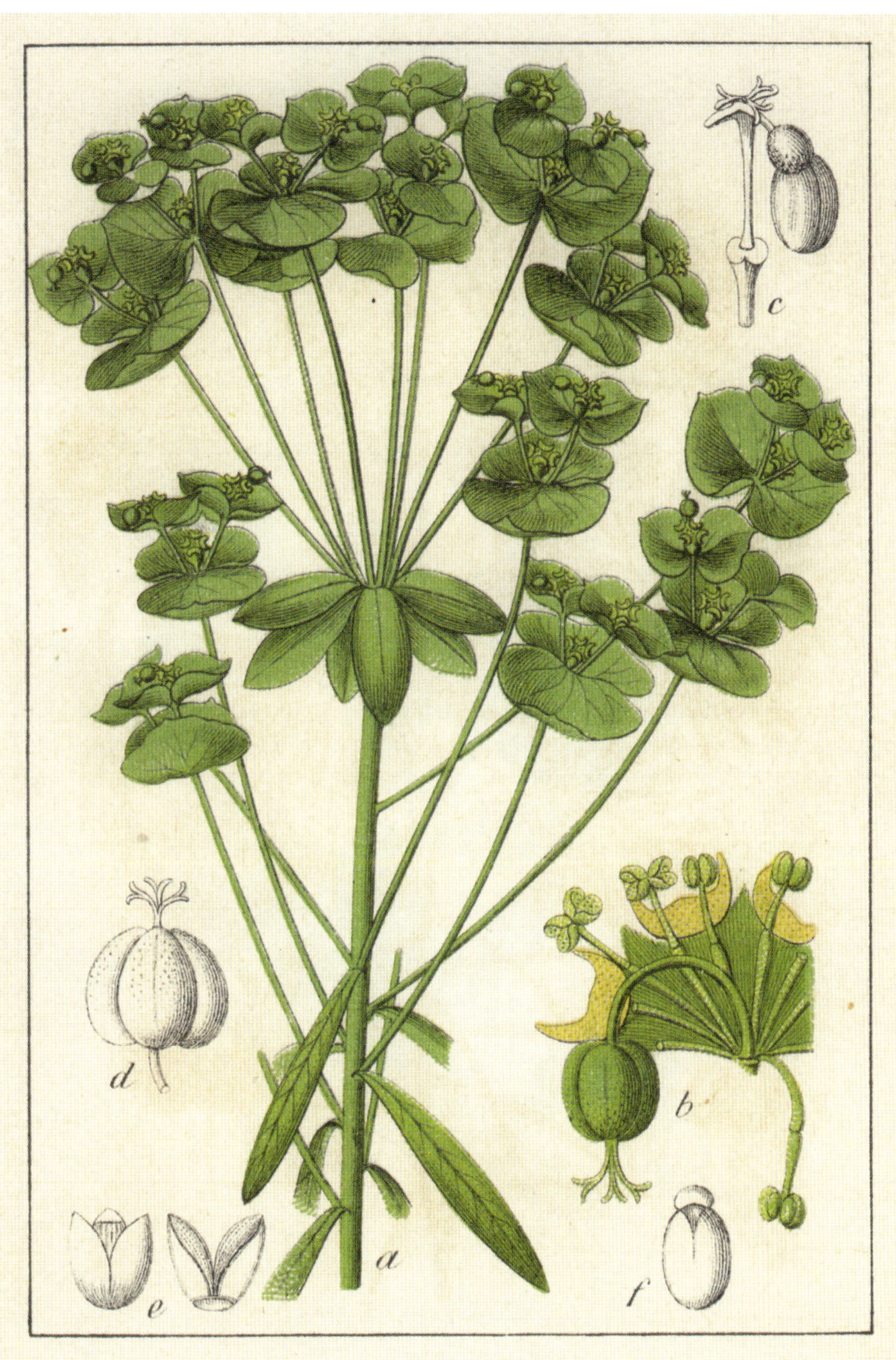

Brachwurz, Euphorbia

Brennnessel

Urtica dioica L. * De Urtica

(Bei H. auch heiternezzele)

Weitere Bez. (Auswahl): Donnernessel, Fasernessel, Große Brennnessel, Große Nessel, Haarnesselkraut, Hanfnessel, Nesselkraut, Nettel, Saunessel, Senznessel, Sensnettel

Hildg.: Sehr heiß. Reinigt Magen und befreit von Schleim. Saft gemixt mit Säften von Königskerze und Nussbaumblättern, Essig und Honig gegen Würmer bzw. Parasiten. Saft mit Olivenöl gegen Vergesslichkeit. Ein vet.-med. Rezept (gegen Pferdekatarrh). In „Causae et Curae" zusätzlich Bestandteil von Rezepten gegen Lungenleiden, Lähmungen sowie zur vet.-med. Behandlung von Schweinen

Hist. med./Volksmed./Naturheilk.: Seit alten Tagen u. a. als Schleimlöser bei Hals-, Brust- und Lungenleiden, Erstickungsanfällen. Gegen Gicht, Rheumatismus, Lungenleiden, als blutreinigendes Mittel und wertvolles Stärkungsmittel. Gegen Veitstanz bei Kindern. Fasern für das Nesseltuch. Frische u. getrocknete Blätter, getrocknetes Kraut, getrocknete Wurzel als Tees, Extrakte, Fertigpräparate. Vielfältiger Einsatz u. a. zur Anregung der Enzymproduktion der Bauchspeicheldrüse, zur Blutbildung, bei Nieren- und Prostatabeschwerden, Rheuma, Verdauungsleiden, als Gurgelmittel. Vor allem Frischpflanzen bewirken eine leicht vermehrte Ausscheidung von Flüssigkeit aus dem Körper. Zahlreiche Anwendungen in der Homöopathie

Schönheitspflege: Zubereitungen aus Wurzeln und Blättern – für die Durchblutung des Haarbodens stärkende Shampoos, Haarwässer, Haarwuchsmittel

Pharm.-Wirkst.: Chlorophylle, Chlorophyll-Abbauprodukt, Carotinoide, Vitamine (u. a. C, B-Gruppe), Triterpene, Sterole, Mineralsalze (u. a. Kieselsäure, Kaliumsalze), Ameisen-, Essig- u. Zitronensäure. Nachweis der Glukokinine (antidiabetische Wirkung) umstritten. Brennhaare des Krautes enthalten Amine. In der nicht so gut untersuchten Wurzel ß-Sitosterol, Gerbstoffe

Hildg.-Heilm.: Brennnesselwurzel, Brennnesselkraut wegen ihrer harntreibenden Wirkung u. a. gegen Miktionsbeschwerden bei vergrößerter Prostata, Blasenschwäche, Rheuma, Gicht, Polyartritis. Brennnesselöl bei Gedächtnisschwäche und beginnender Demenz, Brennnesselsaft bei Venenleiden

Bemerkungen: In altgermanischer Mythologie Symbol des Blitzgottes. Im letzten Viertel des Pflanzenbuches der „Physica" taucht noch eine „Nessel" – auch nessewurz, nyesewurz, gelisa, capillus Veneris genannt – auf (Saft in unterschiedlichen Anwendungen bei „Gicht", Gelbsucht und Reinigung des Magens), deren Identifizierung ebenfalls auf die Große Brennnessel hindeutet, sonst schwierig bleibt.

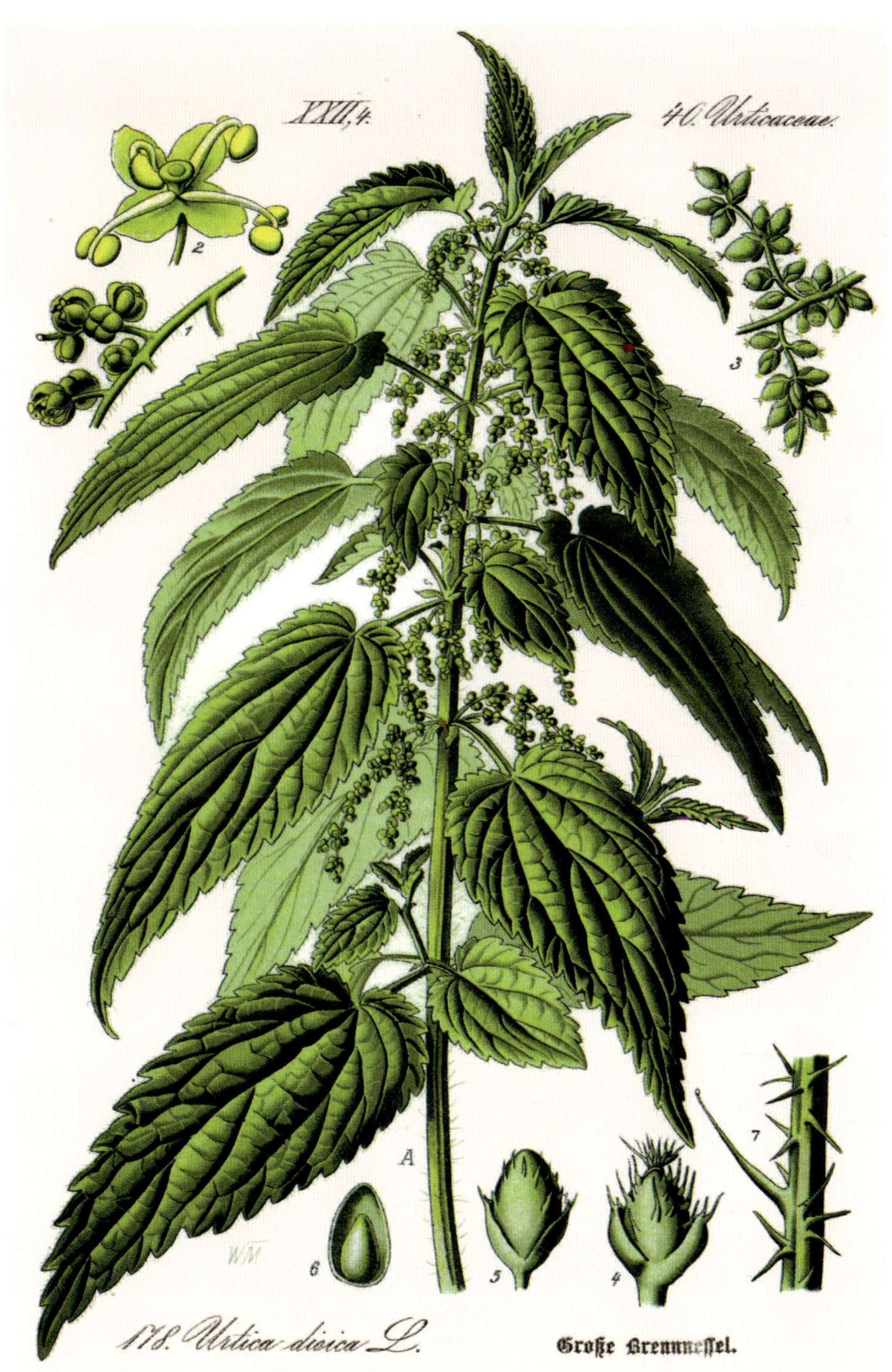
XXII,4.
40. Urticaceae.
1
2
3
A
4
5
6
7
W.M.
178. Urtica dioica L.
Große Brennessel.

Brombeere

Rubus fruticosus L. * Brema / De Brema

(Bei H. auch bramberecruth. Müller verweist auf die wichtige Unterart der Kratzbeere, Rubus caesius L., die auch Ackerbeere, Bockbeere oder Bereifte Brombeere genannt wird.)

Weitere Bez. (Auswahl): Brambeere, Bramel, Brämel, Brombesing, Bromedorn, Bromelbeere, Brumenbeere, Braunbeere, Frombeere, Hirschbollen, Kratzbeere, Kratzelbeere, Moren, Nur, Rahmbeere

Hildg.: Mehr warm als kalt. Pulver von zerriebenem Kraut gegen Geschwüre (Parasiten). Medizin, in welche auch Bertram, Ysop, Dost und Honig gehört, in Wein gekocht, gegen Lungenbeschwerden. Bei geschwollener Zunge, Geschwüren daselbst, Zahnschmerzen mit einem Brombeerdorn statt Aderlassmesser einschneiden, um Schleim (Eiter) den Weg herauszubahnen. Saft aus Kraut und doppelt so viel Blutwurz in Wein eingelegt nach dem Essen trinken bei Blutungen. In „Causae et Curae" noch ein Rezept gegen viertägliche Fieberanfälle

Hist. med./Volksmed./Naturheilk.: Älteste Heilpflanze, welche in der Antike gegen eiternde Geschwüre (gepulverte Blätter aufstreuen), als Blutstiller, zur Desinfektion und Vitalisierung des Zahnfleisches, auch gegen Zahnausfall, empfohlen wurde. Aufguss in Wein gegen Gallensteine. Im Mittelalter Wurzeln, Blätter, Saft und Früchte blutreinigend, blutstillend und Durchfälle mildernd genutzt. Klistier bei Dickdarmentzündung. Auch bei Abszessen, Brandwunden, Brusterkrankungen, Entzündungen. Teeaufguss bei Hautausschlägen bzw. chronischen Hauterkrankungen, andauernder Menstruation. Gurgelwasser und Mundspülung. Sirup der Früchte bei Halsweh und Angina. Zahlreiche Rezepte für Haustees (Ersatz für Schwarzen Tee, koffeinfreier Frühstückstee)

Schönheitspflege: Lotion gegen fettige Haut

Pharm.-Wirkst.: Gerbstoffe und Pflanzensäuren (Citronen- und Isocitronensäure), Flavonoide

Hildg.-Heilm.: Brombeer-Bertram-Ysop-Origanum-Elixier gegen Husten, Bronchitis

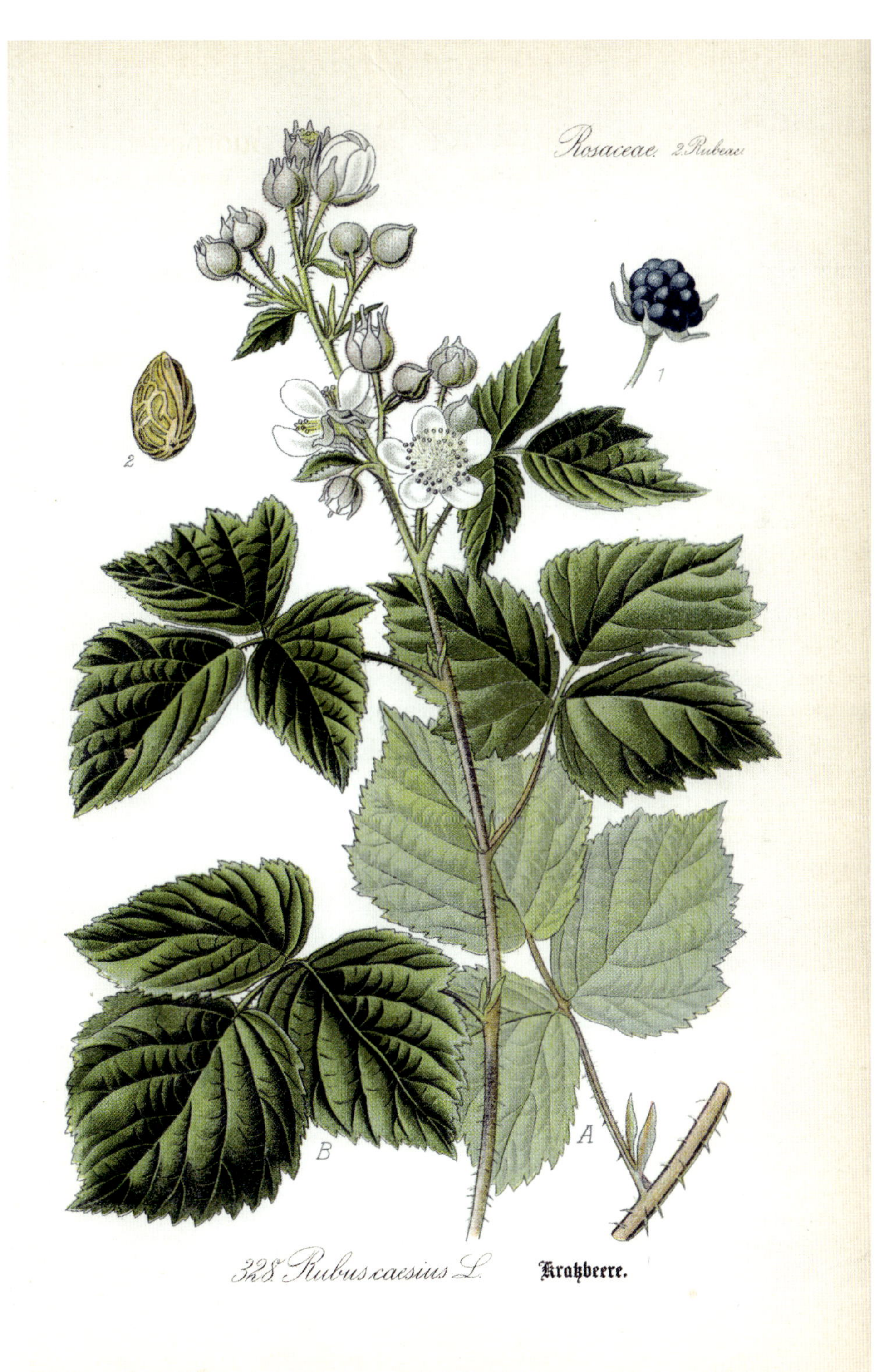
Rosaceae. 2. Rubeae
1
2
A
B
328. Rubus caesius L.
Kratzbeere.

Brunnenkresse

Nasturtium officinale W. T. Aiton * Buornecarse / De Burncrasse

(Bei H. auch burnekarse, syn. z. B. Nasturtium officinale R. Brown)

Weitere Bez. (Auswahl): Bachkresse, Bornkassen, Kersche, Paderkerse, Wasserkerse, Wasserkresse, Wassersenf, Weiße Kresse

Hildg.: Von warmer Natur. Gedünstet und warm gegessen bei Gelbsucht, Fieber oder Verdauungsbeschwerden

Hist. med./Volksmed./Naturheilk.: Bereits in der Antike roh gegessen (Salat) als harntreibend und gegen Leberflecken (Saftumschlag) genutzt. Im Mittelalter (z. B. getrocknete Blätter als Tee, Saftumschläge, gering dosierter Saft) als Aphrodisiakum, appetitanregend, stoffwechselfördernd, gegen akute Atemwegsentzündungen, Brust- und Herzleiden, Haarausfall, Gicht, Harnsteine, Fieber-, Rheuma- und Milzleiden, bei bösartigen Karfunkeln. Mittel gegen Diabetes mellitus. Das Senföl äußerlich als schmerzstillendes Mittel bei Nervenschmerzen, rheumatischen und gichtigen Schmerzen (allerdings gefährliche Blasenbildung auf der Haut und Gewebszerstörung möglich). Innerlich Gefahr schädlicher Nierenreizung und Fehlgeburten. Pulverisierter Samen als Nießpulver, bei Schlafkrankheiten, Zungenlähmung. Noch im 20. Jh. bei Blutarmut, Nierenleiden, Lungenleiden, gegen Verstopfung, Skorbut, Wassersucht empfohlen. Anwendung in der Homöopathie

Schönheitspflege: Kresse-Extrakt wegen antibakterieller, adstringierender Wirkung für fette, unreine Haut in Peelings und Reinigungslotion. Hellt dunkle Pigmentflecken auf.

Pharm.-Wirkst.: u. a. Bitterstoffe, Gerbstoffe, ätherische Öle (z. B. Senfölglycosid Gluconasturtiin, Raphanol), Vitamine (A, B1, B2, C), Mineralstoffe, Eisen

Hildg.-Heilm.: keine bekannt

Bemerkungen: Hildegard führt zudem eine De Crasso (auch karse, nasturcium genannt) auf, vermutlich die Gartenkresse, Lepidium Sativum L., welche sie für schädlich ansah. Im Mittelalter auch in Hexensalben zum Schutz vor „Zauberkrankheiten“ eingesetzt

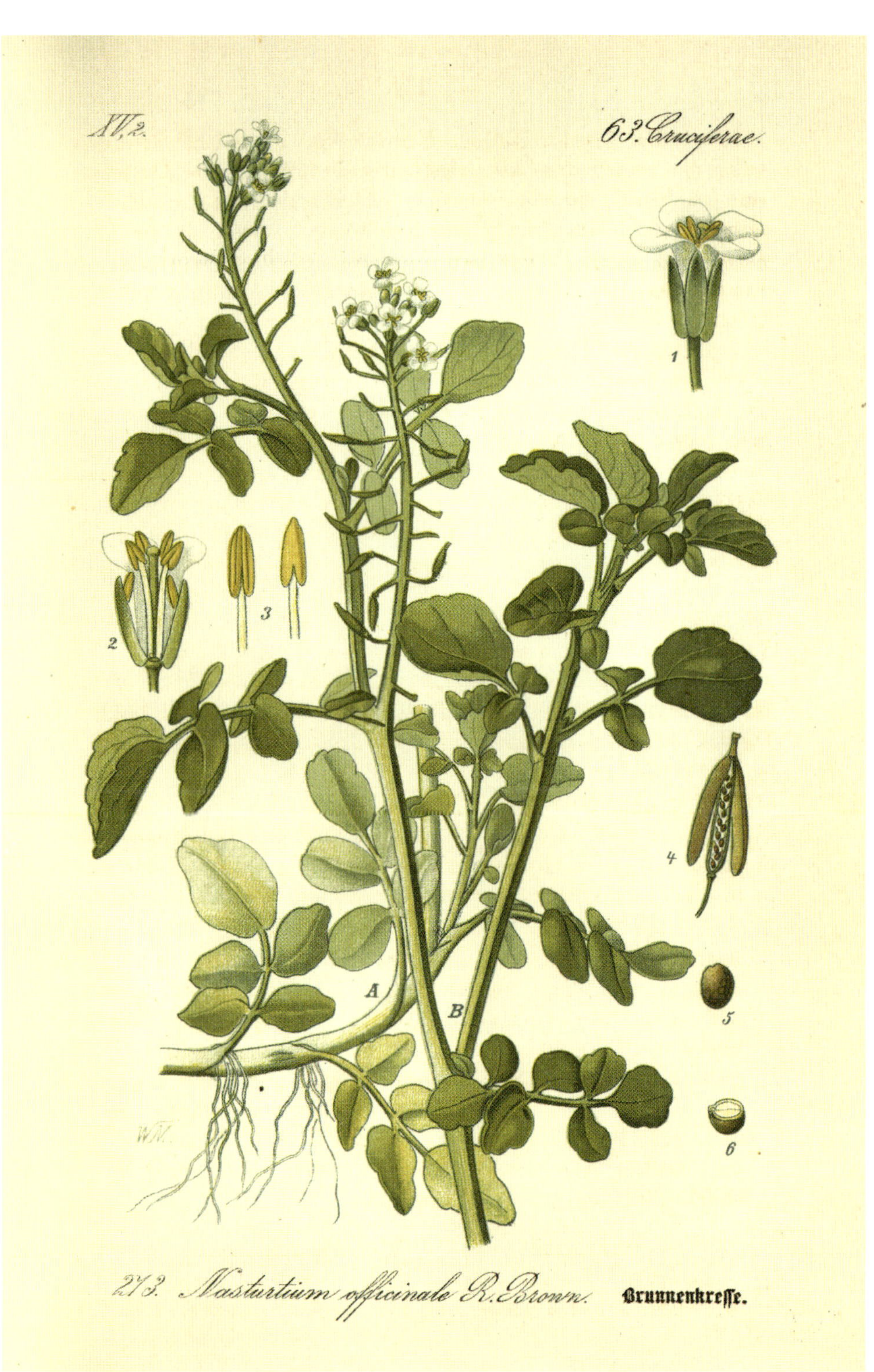
XV,2.
63. Cruciferae.
1
2
3
4
5
6
A
B
W.M.
273. Nasturtium officinale R. Brown.
Brunnenkresse.

Buche

Fagus sylvatica L. * Fagus / De Fago

(Bei H. auch boiche, o. g. Rotbuche wird umgangssprachlich als Buche bezeichnet.)

Hildg.: Richtige, gleichmäßige Mischung von Wärme und Kälte. Segen sprechen mit jungem Trieb bzw. Ast gegen Gelbsucht. Segen sprechen mit Bucheckern gegen Fieber. Segen sprechen mit Spänen der oberen Rinde der Wurzel gegen schlechte Körpersäfte. Ferner eine vet.-med. Anwendung mit Buchenasche

Hist. med./Volksmed./Naturheilk.: Blätter galten als entzündungshemmend, wurden bei Zahnfleischproblemen zerkaut oder als Wundauflagen bei Geschwüren genutzt.

Pharm.-Wirkst.: kaum untersucht (In Bucheckern Trimethylamin und Blausäure-Glykoside, welche bereits in kleinen Mengen Unwohlsein hervorrufen können.)

Hildg.-Heilm.: keine bekannt

Bemerkungen: Die Buche galt noch im Spätmittelalter als alter Kultbaum, Sitz von Feen und Muttergottheiten.

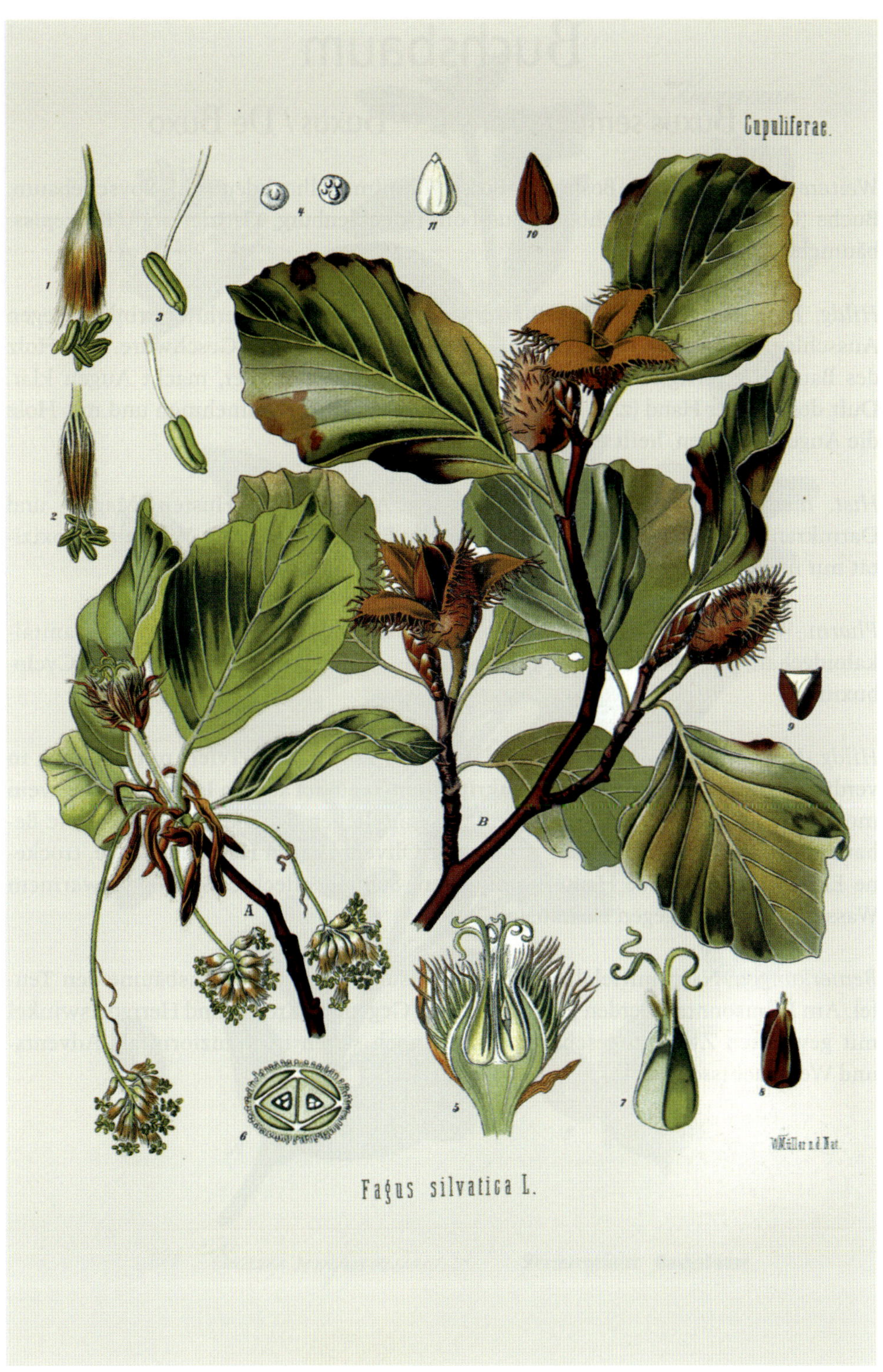

Fagus silvatica L.

Dattelpalme

Phoenix dactylifera L. * Dactelboim / De Datilbaum

(Bei H. auch dattilboum, palma)

Hildg.: Warm. Saft aus Rinde, Holz, Blättern in warmem Wein und dazu die Früchte verspeisen, gegen Brustfellerkrankungen. In Wasser gekochtes Holz und Blätter, ausgedrückt, heiß auf den Kopf gelegt, gegen Wahnsinn. Pulver aus getrockneten grünen Blättern und Salz mit Brot gegessen, zur Prävention innerer Krankheiten.

Hist. med./Volksmed./Naturheilk.: Getrocknete Frucht gegen Entzündungen der Mund- und Rachenschleimhäute sowie generell gegen Halsschmerzen eingesetzt. Verdauung anregend, Durchfall und Verstopfung vorbeugend

Schönheitspflege: Dattel-Präparate können kollagene Fasern der Haut regenerieren, Gesichtskonturen festigen.

Pharm.-Wirkst.: Getrocknete Dattel u. a. reich an Vitamin A, B1, B2, B3, B5, B6, B7, B9, Kalium und Magnesium.

Hildg.-Heilm.: keine bekannt

Bemerkungen: Alte orientalische Kulturpflanze, welche bereits in Mesopotamien vielfältig genutzt wurde.

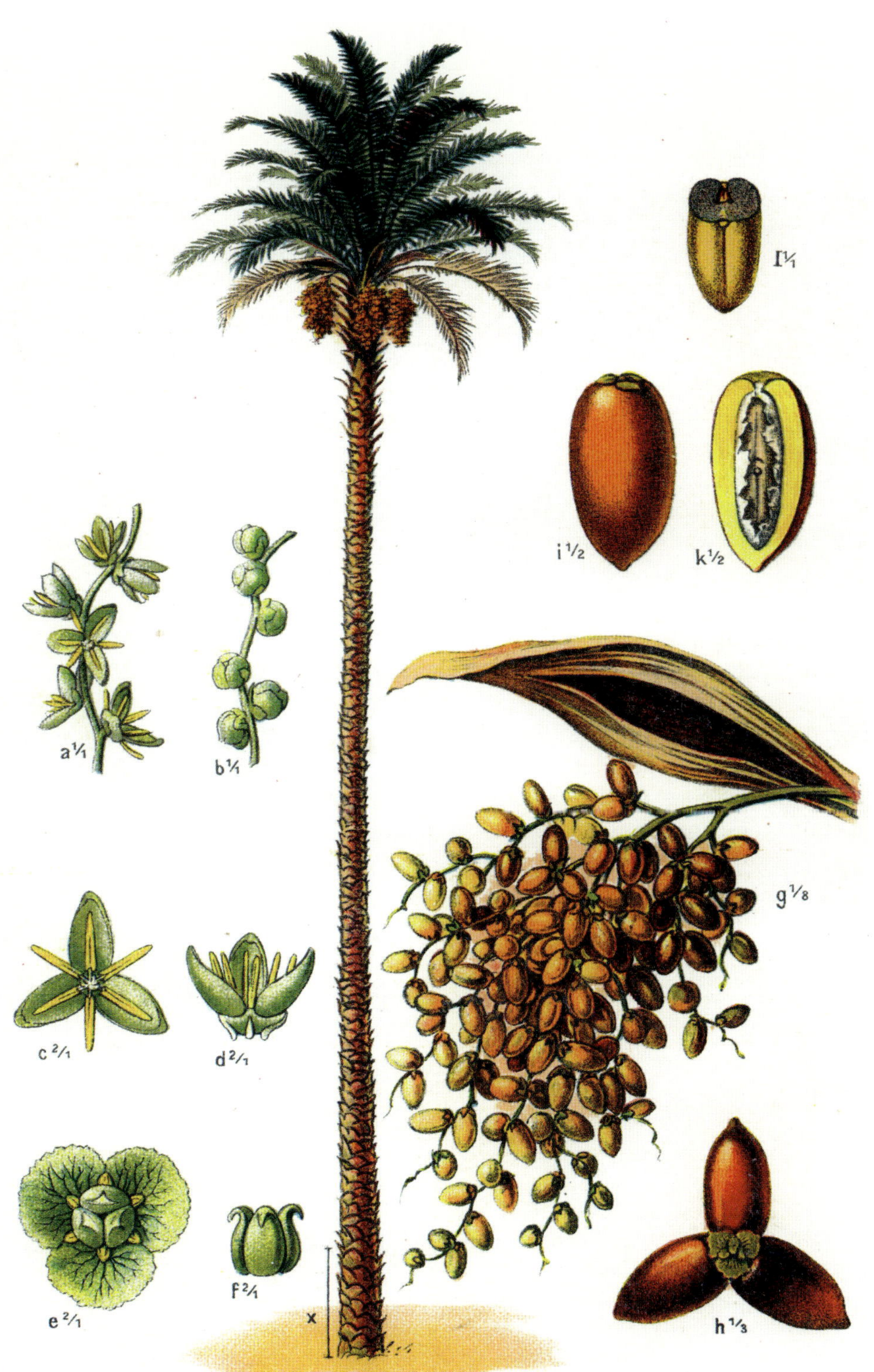
I 1/1
i 1/2
k 1/2
a 1/1
b 1/1
g 1/8
c 2/1
d 2/1
e 2/1
f 2/1
x
h 1/3

Dill

Anethum graveolens L. * Dille / De Dille

(Bei H. auch anetum)

Weitere Bez. (Auswahl): Däll, Dille, Gurkenkräutel, Kappernkraut, Till

Hildg.: Trocken und warm. Gekocht gegessen gegen „Gicht“. Grüne Kräuter vom Dill, doppelte Menge Schafgarbe auf Stirn, Schläfen und Brust gelegt, gegen Nasenbluten (im Winter als Pulver mit Wein besprengt im Säckchen). Als Teil einer Medizin gegen Wollust. In der Vet.-Med. (Rinderkrankheit). In „Causae et Curae“ außerdem Teil von Rezepturen gegen Lungenleiden, Milzstörung, starken Schnupfen und in der Vet.-Med. (Pferd, Schaf, Schwein)

Hist. med./Volksmed./Naturheilk.: Bereits im alten Ägypten als Heilpflanze kultiviert und in der Antike rege als Arznei genutzt, sollte z. B. Dillsamen die Milchproduktion der Ammen fördern. Als Sitzbad gegen Uterusleiden, Umschläge gegen Hämorrhoiden. Im Mittelalter auch gegen Brust- und Lungenleiden, u. a. als schmerzstillende (z. B. Kopfschmerzen), wundheilende Pflanze, die auch bei Geschwüren am männlichen Glied helfen sollte. Auch bei Erbrechen, Mundgeruch (gekaute Früchte) und Schluckauf. Teeaufguss der Blätter bei Magenkrämpfen (Bauchgrimmen der Kleinkinder) und Verdauungsstörungen. Dampfbäder und Umschläge bei Nabelbruch. Weitgehend als den Appetit anregend, harntreibend, Spannungszustände dämpfend beschrieben.

Schönheitspflege: Verwendung in Seifen für die reife Haut mit angeblichen Verjüngungseffekten

Pharm.-Wirkst.: Ätherische Öle (u. a. Apiol, Carvon, Dillapiol, Limonen, Terpinene), Calzium, Cumarine, Kalium, Natrium

Hildg.-Heilm.: Dill-Schafgarbenkräuter (getrocknet) in ein Tuch eingeschlagen, mit Wein befeuchtet, auf Stirn und Schläfen gelegt, gegen Nasenbluten. Dillspitzen (gerebelt) u. a. krampflösend, gegen Blähungen, Verdauungsbeschwerden, Völlegefühl. Auch Dillpulver wird genutzt.

Bemerkungen: Der Volksglauben sprach ihm dämonenabwehrende Kräfte zu, gegen Schadenszauber, Schutz vor Hexen und Verhexung.

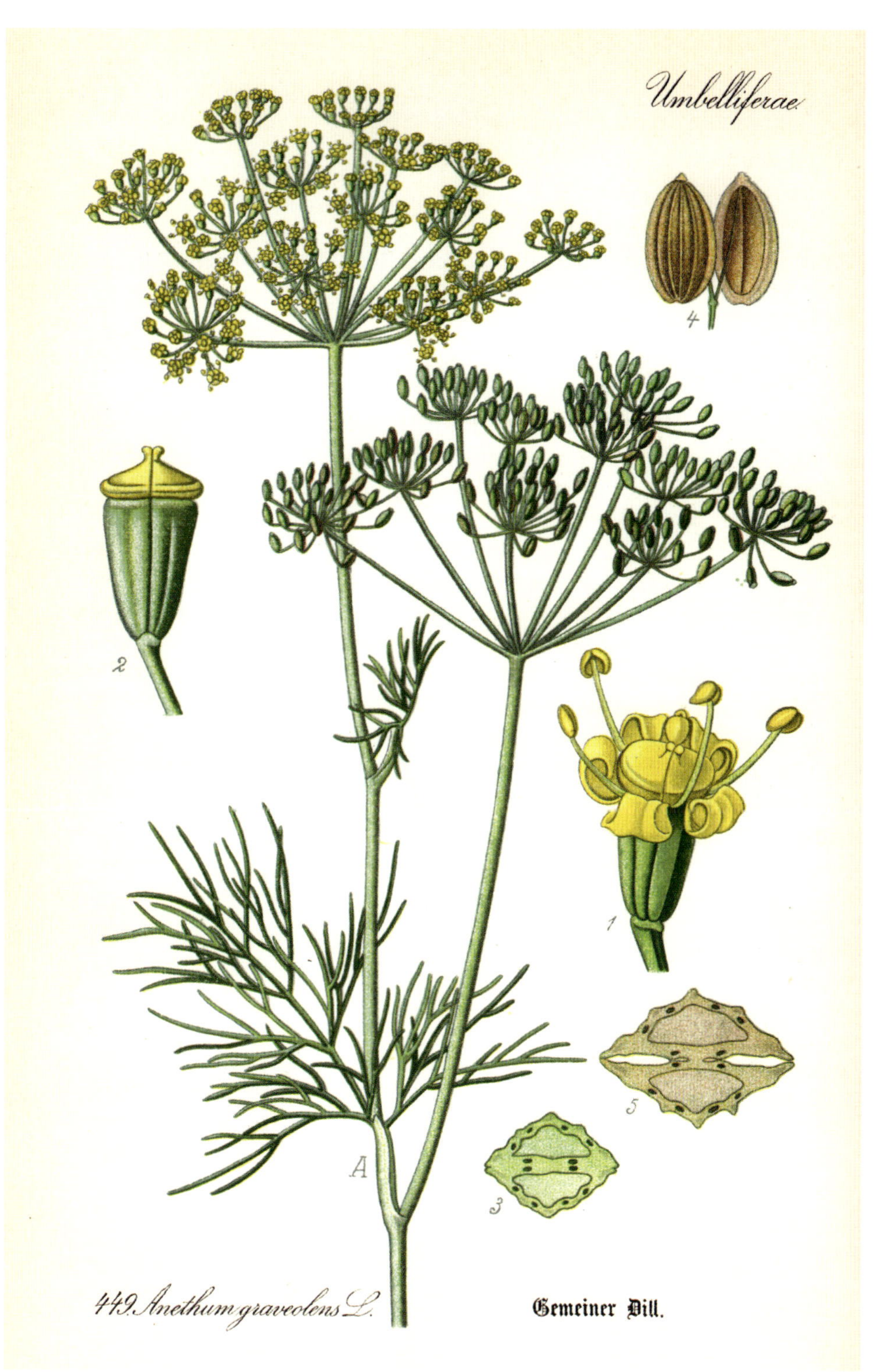
Umbelliferae
4
2
1
5
A
3
449. Anethum graveolens L.
Gemeiner Dill.

Dinkel

Triticum spelta L. * Spelza / De Spelta

Weitere Bez. (Auswahl): Fesen, Schwabenkorn, Spelt, Vesen

Hildg.: Warm. Das beste Getreide, besser schmeckend als andere Getreidesorten. Ganze Dinkelkörner in Wasser gekocht, Schmalz und Eidotter hinzugefügt, bei Appetitlosigkeit (also warmer Dinkel).

Hist. med./Volksmed./Naturheilk.: Seit der Hildegard-Renaissance im 20. Jh. als Blutbildung unterstützend, gegen Schwächezustände empfohlen und stimmungsaufhellend beschrieben.

Pharm.-Wirkst.: nicht untersucht

Hildg.-Heilm.: keine bekannt

Bemerkungen: Dinkel gilt bei Zöliakie als unverträglich, da nicht glutenfrei. H. widmet ihm – im Gegensatz zum Weizen – nur wenige Worte. Viele im Ernährungsbereich heute dem Dinkel zugeschriebene Eigenschaften erscheinen fraglich. Hinsichtlich Aminosäuren, Fett, Fettsäuren, Mineralstoffen und Vitaminen gibt es kaum über die natürliche Schwankungsbreite hinausgehende Unterschiede zum Weizen. Allerdings ist der Kieselsäuregehalt des Dinkels höher, gibt es Differenzen bei der Gluten-Zusammensetzung.

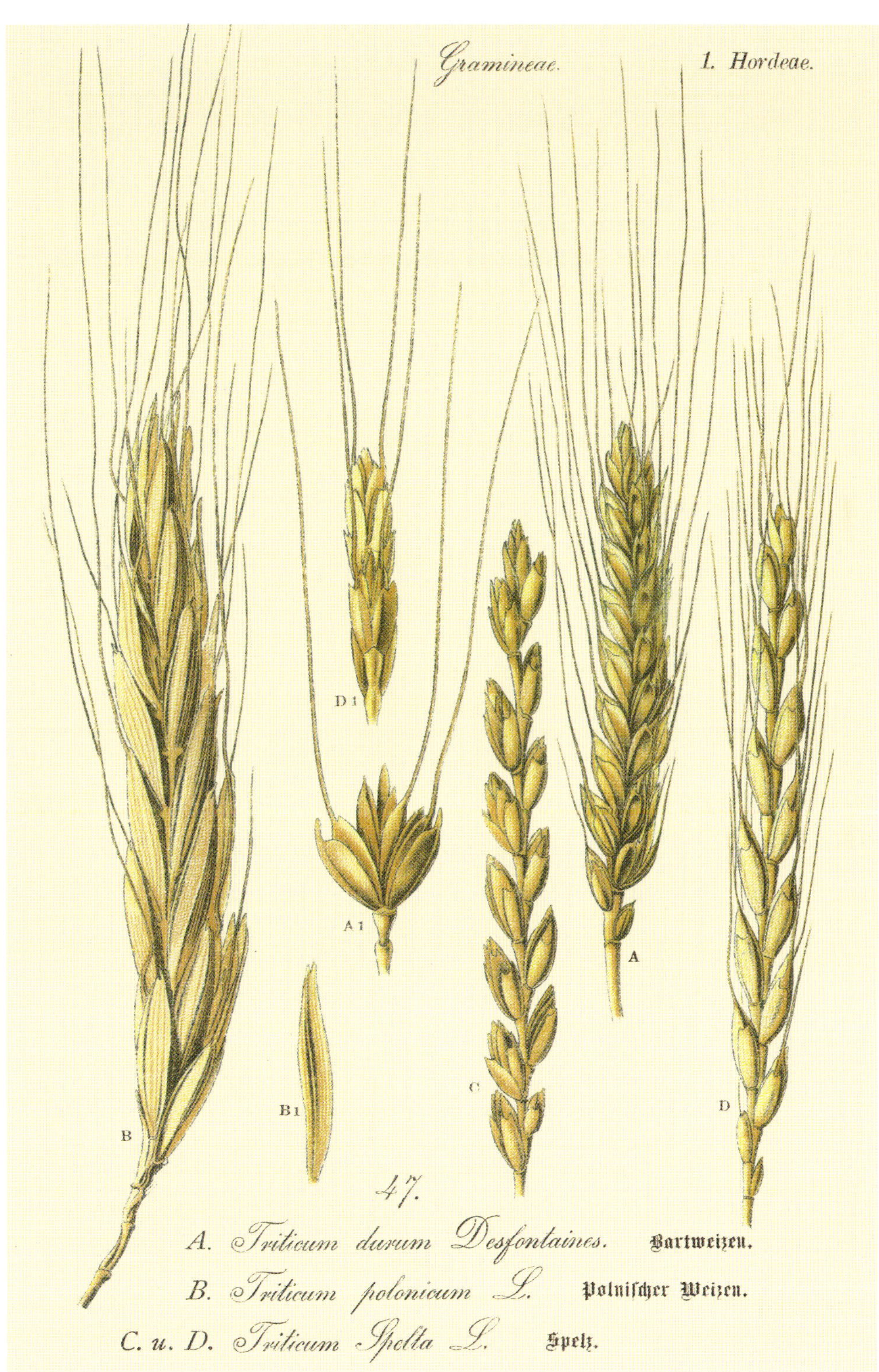
Gramineae.
1. Hordeae.
D 1
A 1
B 1
B
C
A
D
47.
A. Triticum durum Desfontaines. Bartweizen.
B. Triticum polonicum L. Polnischer Weizen.
C. u. D. Triticum Spelta L. Spelz.

Diptam

Dictamnus albus L. * Dictampnus / De Dictamno

(Bei H. auch dictamne, wiszwurz)

Weitere Bez. (Auswahl): Aschenwurz, Brennender Busch, Eschenwurz (Württemberg), Pfefferkraut, **Spechtwurz**, Springwurzel

Hildg.: Mehr warm als kalt und trocken. Pulver gegen Herzbeschwerden, bei Steinleiden (mit Weizenbrot gegessen oder in mit Honig gemischtem Essig getrunken) sowie Teil einer Medizin gegen Lähmungen. In „Causae et Curae" außerdem Teil von Rezepten gegen Monatsblutungen, sexuelle Störungen

Hist. med./Volksmed./Naturheilk.: Diese Pflanze wird wegen ihrer teilweise giftigen Inhaltsstoffe (auch können phototoxische Stoffe die Haut gegen Sonnenlicht sensibilisieren, Verbrennungs-Verletzungen hervorrufen) sowie mangelnder Belege für Wirksamkeit heute kaum als Teedroge genutzt.

Pharm.-Wirkst.: nicht untersucht

Hildg.-Heilm.: Pulverisierte Wurzel in Diptamwurzelpulver (Spechtwurzelpulver) u. a. zur Prävention und Therapie von Arteriosklerose, Herzschmerzen, Blasen- und Nierensteinen, diversen Verkalkungen

Bemerkungen: Ätherische Öle enthalten das hochentzündliche Isopren, weshalb sich an heißen Tagen durch Brennglaswirkung bei Tröpfchenbildung Dämpfe selbst entzünden. In Dämmerung bei Hitze und Windstille als kleine blaue Flammen sichtbar (unschädlich für die Pflanze). Unser Diptam ist nicht zu verwechseln mit dem antiken Universal-Heilkraut Diptam-Dost, Origanum dictamnus L., welches endemisch auf Kreta wächst.

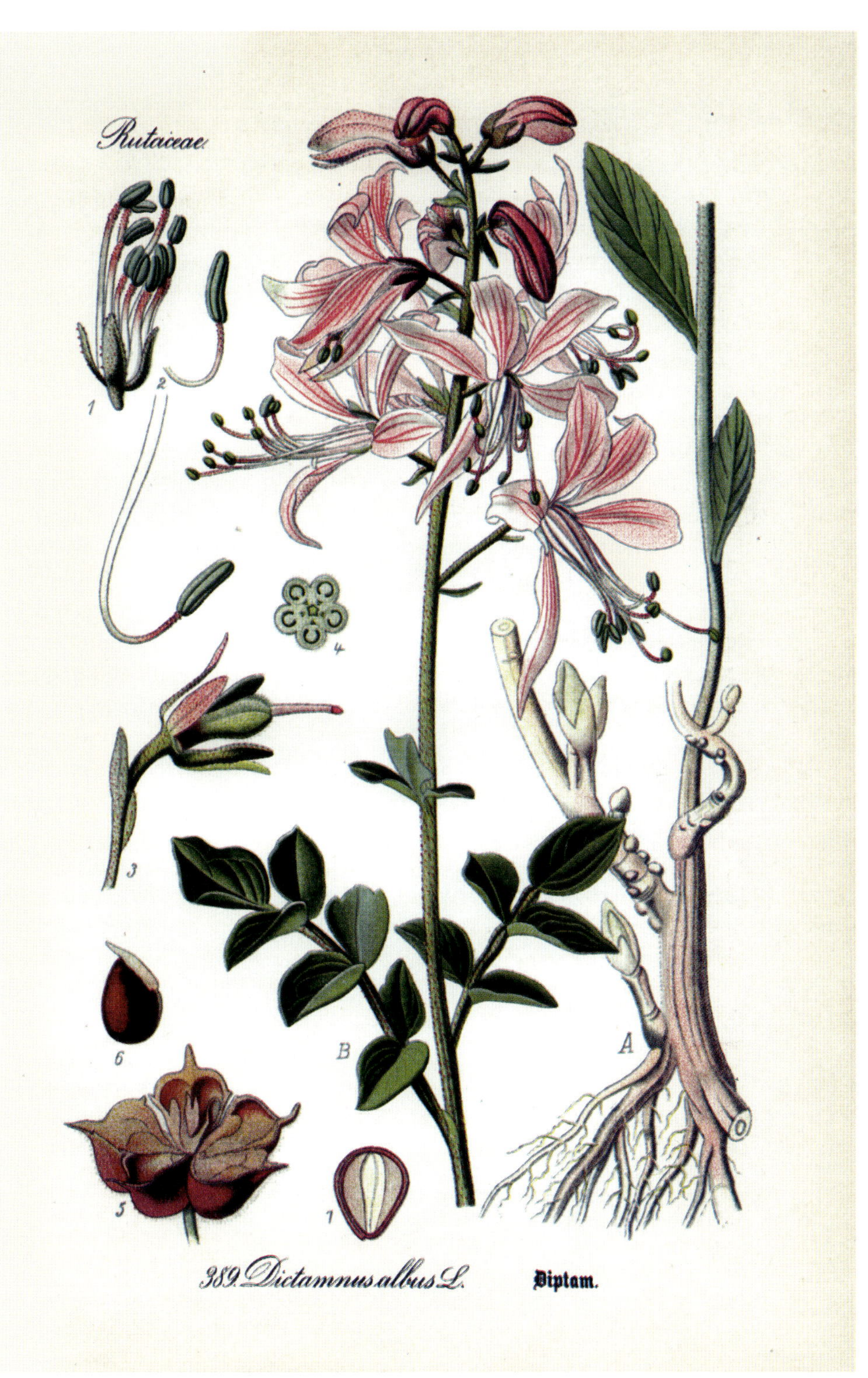
Rutaceae
1
2
3
4
5
6
7
A
B
389. Dictamnus albus L.
Diptam.

Dost

Origanum vulgare L. * Origanum / De Dost

Weitere Bez. (Auswahl): Dorst, Echter Dost, Gemeiner Dost, Gewöhnlicher Dost, **Oregano**, Wilder Majoran, Wohlgemut

Hildg.: Warm und trocken. Nicht in Körper aufnehmen! Bestandteil von Rezepten gegen Aussatz (Lepra sowie juckende, schuppende Hauterkrankungen mit Fleckenbildung und Läsionen) und tägliches Fieber. In „Causae et Curae" zudem Bestandteil einer Medizin gegen Kopfschmerz nach Maßlosigkeit beim Essen

Hist. med./Volksmed./Naturheilk.: Seit der Antike u. a. zur Geburtsbeschleunigung, gegen Hämorrhoiden. In alter Zeit Dämpfe zur Linderung der Epilepsie, Oregano-Wasser sollte Kinder zum Reden bewegen. Blütenspitzen als Aufguss, Absud, eingelegt in Wein. Gekochte Blätter auf Furunkel und Abszesse aufgelegt. Bäder, Einreibungen, Packungen gegen Aussatz. Mittelalterliche Bezeichnung „Bauerntheriak" verweist auf damaliges Universalheilmittel. Bestandteil von Teemischungen gegen krampfartige Magen- und Darmbeschwerden, Keuchhusten. Oregano-Öl in der Aromatherapie. Tropfenweise mit Trägeröl bei Verdauungsbeschwerden, entzündungshemmend u. a. in Gurgelwässern bei Erkrankungen der oberen Atemwege

Schönheitspflege: Lotion aus in kochendem Wasser zehn Minuten lang geseihten Blütenspitzen, filtriert, soll als kalte Kompresse wie ein „Peitschenhieb" auf der abgespannten Gesichtshaut wirken.

Pharm.-Wirkst.: Ätherische Öle wie Thymol, Carvacrol, p-Cymol, Gerb- und Bitterstoffe, Vitamin C

Hildg.-Heilm.: Kraut als Bestandteil des Dostmischpulvers (Gehörpulver), welches bei Ohrgeräuschen, Nachlassen des Gehörs und Schwerhörigkeit empfohlen wird.

Bemerkungen: In der Antike zur Abwehr von Dämonen, später der Hexen, Erlösung der Hexen vom Teufel. Angeblich lässt das Kraut Kummer verschwinden, macht Menschen fröhlich.

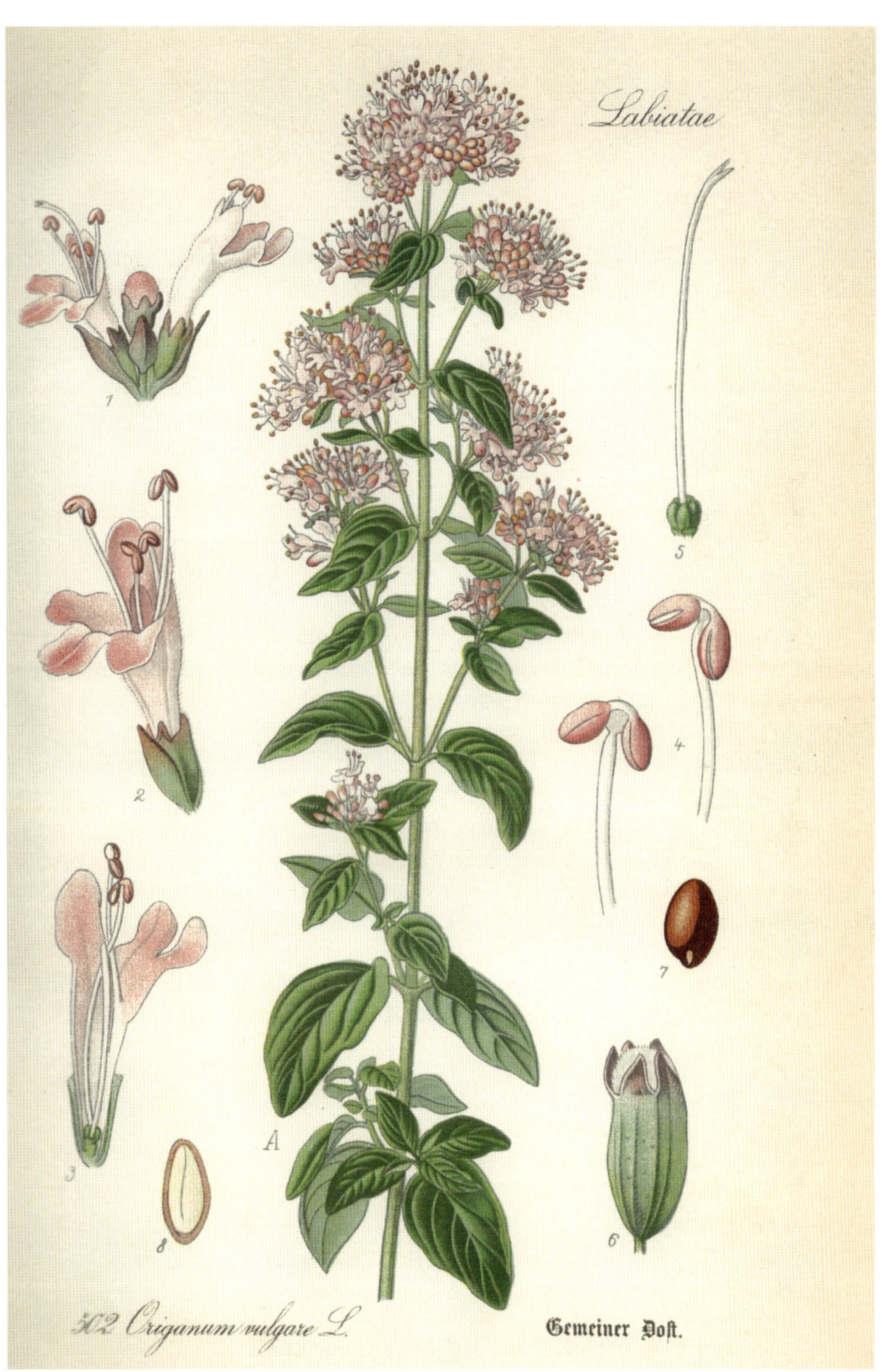
Labiatae
1
2
3
4
5
6
7
8
A
502 Origanum vulgare L.
Gemeiner Doſt.

Eberraute

Artemisia abrotanum L. * Abrotanum / De Stagwurtz

(Bei H. auch stauewurz, stagwurz)

Weitere Bez. (Auswahl): Abruden, Eberreis, Gartenhahn, Garthold, Heil aus dem Grund, Herrgottshölzl, Herrgottskräutel, Herr im Garten, Hexenkraut, Jungfernleid, Kindelkraut, **Stabwurz**, Stallwurz

Hildg.: Warm und trocken. Äußerlich Saft gegen Ausschlag, Beulen, Geschwüre. Im Tiegel mit reichlich Eberraute und altem Schmalz sowie etwas Olivenöl erhitzt, heiß auf das erkrankte Glied gelegt und mit Tuch verbunden, gegen „Gicht"

Hist. med./Volksmed./Naturheilk.: Antike Heilpflanze u. a. bei Atemnot, zur Reinigung des Uterus, Beschleunigung von Geburten, gegen Lungenentzündung. Kultivierung im 9. und 10. Jh. in Deutschland, auch gegen Gelbsucht, Haarausfall, Mutterleiden, Wunden sowie zum Vertreiben lästiger Fliegen und Parasiten. Im 19./20 Jh. z. B. bei Anämie, zur Appetitanregung, gegen chronischen Bronchialkatarrh, Husten, Frostbeulen, Gicht, Magengeschwüre, nervöse Magenbeschwerden, Tuberkulose. Diverse Anwendungen in der Homöopathie

Pharm.-Wirkst.: u. a. ätherische Öle, Abrotanin, Bitterstoffe, 1,8-Cineol, Fenchene, Sabinen

Hildg.-Heilm.: Eberrautensaft oder Stabwurzsaft aus Eberrautenkraut bei Verdauungsstörungen, bei Sehnenverhärtung der Hand, bei Frostbeulen, zur Anregung der Magen- und Gallesekretion. Eberrauten-Salbe bei Gicht, Rheuma

Bemerkungen: Im Aberglauben auch Aphrodisiakum (dem Mädchen Zweige unter das Schürzenband gesteckt). Allerdings sei diese „angezauberte Liebe" endlich.

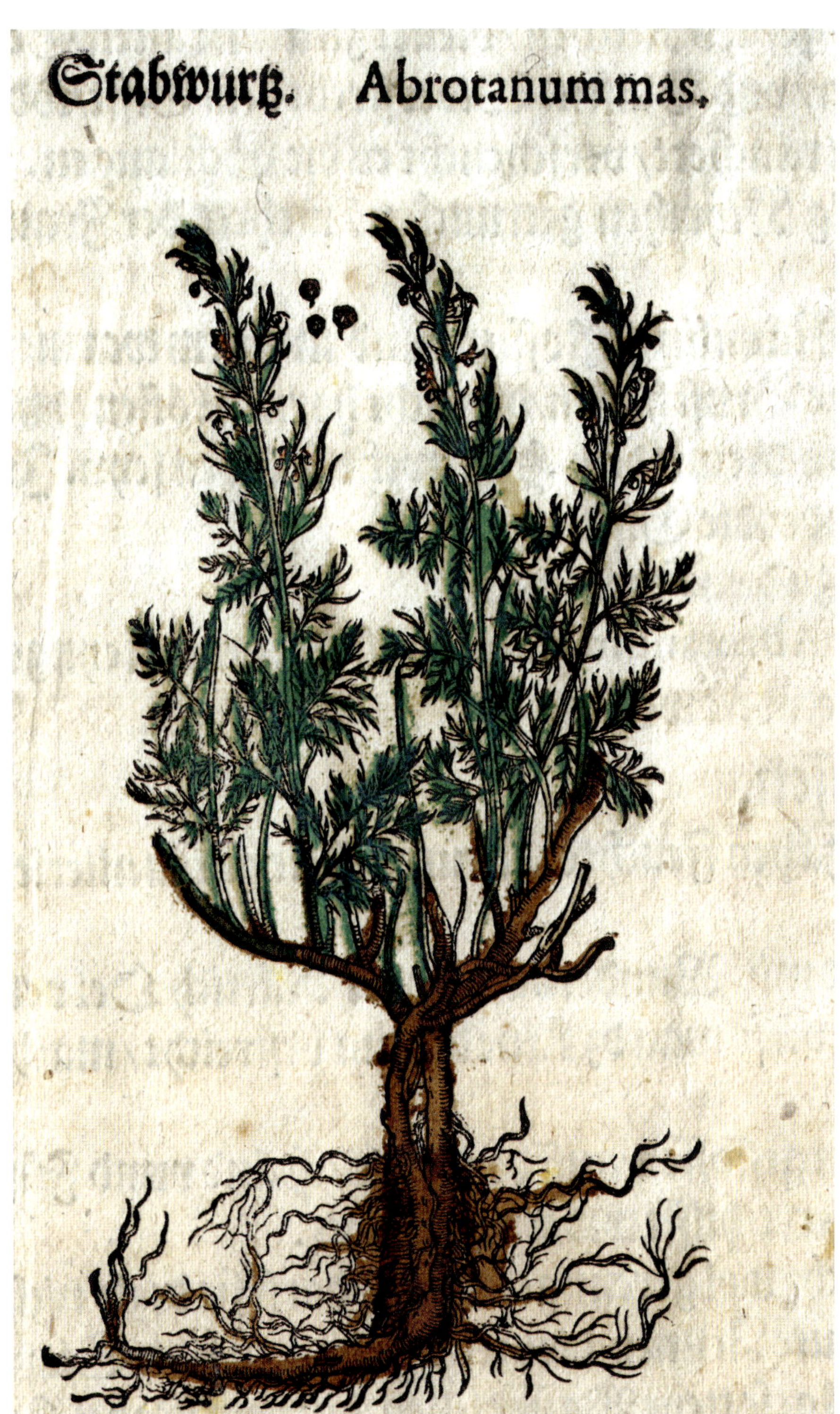
Stabwurtz. Abrotanum mas.

Eberwurz

Carlina acaulis L. * Bierwurz / De Byverwurtz

(Bei H. auch biverwurz, rustica, keine eindeutige Identifizierung möglich. Während Portmann Eberwurz bevorzugt und Mayer-Nicolai die zur Gattung der Eberwurzen zählende o. g. **Silberdistel** aufführt, tendiert Riha zu Osterluzei, Aristolochia clematitis L.)

Weitere Bez. (Auswahl): Amberwurz, Barometerwurz, Eberdistel, Große Eberwurz-Distel, Erdwurzel, Frauendistel, Hundszorn, Jägerbrotwurzel, Karlsdistel, Mariendistel, Pferdewurzel, Roßkopfstaude, Sonnendistel, Sonnrosen, Weiße Roßwurzel, Wasserwurz, Wetterdistel, Wetterrose, Wiesenkas

Hildg.: Warm. Teil einer Medizin (mit Bertrampulver und Zimtpulver) zur universellen Prävention von schweren Krankheiten. In „Causae et Curae" Bestandteil einer Rezeptur gegen Magenschmerzen

Hist. med./Volksmed./Naturheilk.: Im Mittelalter u. a. gegen Wassersucht, Würmer und als Potenzmittel. Im 19./20. Jh. wurde die antibakterielle, harn- und wassertreibende, reinigende, stärkende Wirkung geschätzt, heute wenig im Gebrauch. Tee gegen Katarrhe oder Erkältung der Harnorgane, gegen Bandwürmer, Nieren- und Magenleiden, Verschleimung der Brust, Gurgelmittel bei Katarrhen. Essigsaure Wurzelauszüge äußerlich u. a. bei bakteriell bedingten eitrigen Ausschlägen, zur Wundreinigung, gegen schlecht heilende Wunden, Zahnschmerzen

Pharm.-Wirkst.: Wurzeln chemisch unzureichend untersucht, enthalten u. a. ätherische Öle (Carlinaoxid, Carilen), Gerbstoffe, Harze, Inulin

Hildg.-Heilm.: keine bekannt

Bemerkungen: siehe auch Osterluzei

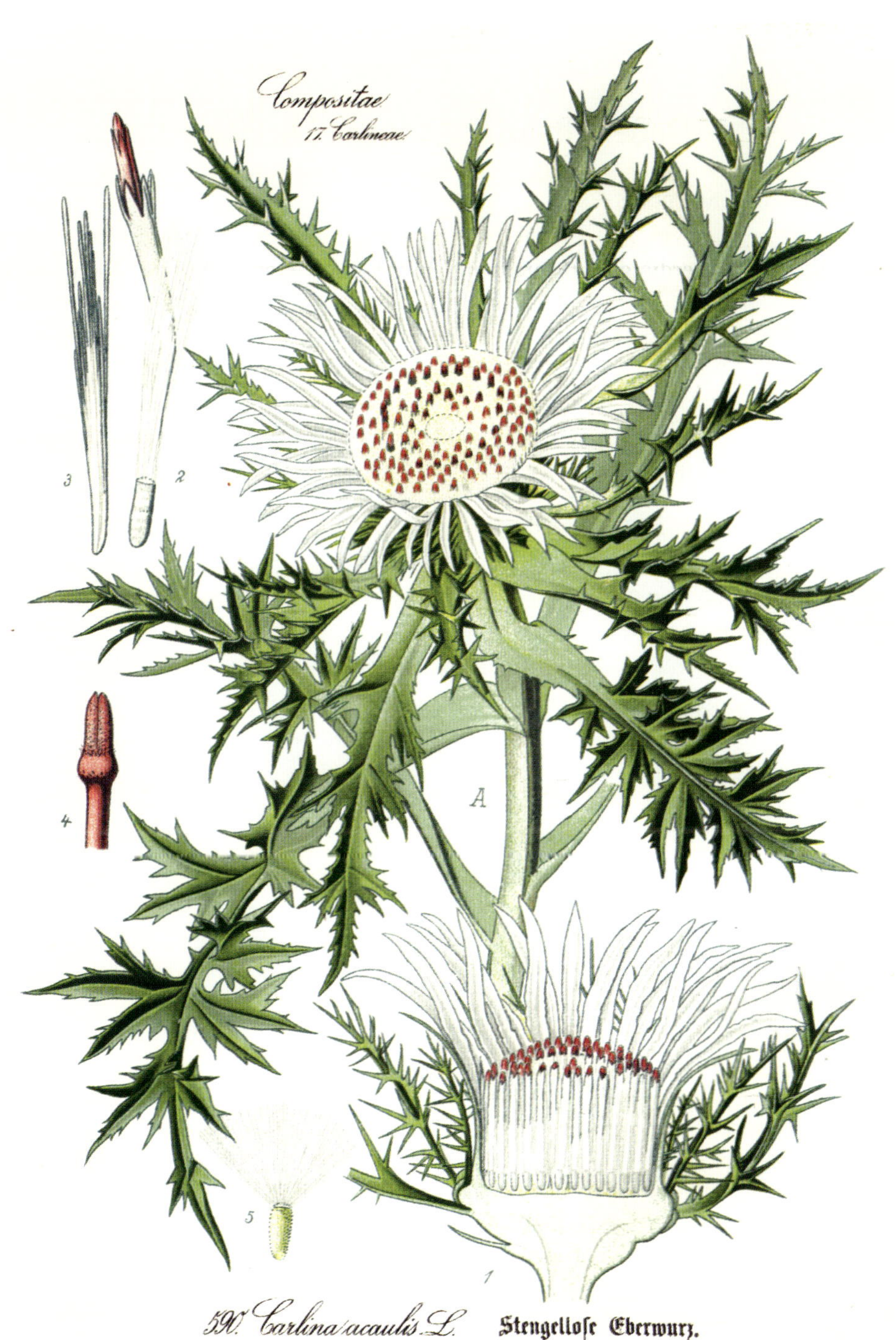

590. Carlina acaulis L. Stengellose Eberwurz.

Efeu

Hedera helix L. * Ebich / De Ebich

(Bei H. auch edera, eppich)

Weitere Bez. (Auswahl): Baumwinde, Epheu

Hildg.: Mehr kalt als warm. Mit Bockstalg und altem Schmalz anschwitzen, heiß über dem Magen auftragen (dazu Saft der Brunnenkresse in kaltem Wasser trinken), gegen Gelbsucht. In Wasser gekochte Pflanze warm auf Oberschenkel und Nabel legen, gegen Menstruationsstörungen. Bestandteil einer Medizin gegen Eingeweidebruch. In „Causae et Curae" noch Bestandteil einer Epilepsie-Rezeptur

Hist. med./Volksmed./Naturheilk.: Die Antike nutzte ihn gegen bakterielle Darmentzündung, Brandwunden, Geschwüre, Menstruationsbeschwerden, Kopf-, Zahn- und Ohrenschmerzen, Spinnenbisse. Auch wurde eine empfängnisverhütende und abtreibende Wirkung beschrieben. Einnahme des Saftes galt schon damals als sehr gefährlich. Später wegen der Giftigkeit (bis zum Tode führend) nur als ableitendes und wundheilendes Mittel eingesetzt. Efeuharz einst ein Arzneimittel (auch bei Abszessen, Furunkeln, Schwielen, gegen Kopfungeziefer). Efeu-Umschlag bei Nervenschmerzen. Heute Extrakte der Blätter – in niedrigen Dosen – gegen Asthma, Bronchitis, Husten.

Schönheitspflege: Fünf Handvoll Blätter zwei bis drei Stunden in einem Liter Wasser gekocht dem Badewasser zugefügt, für ein entspannendes Bad. Absud als Shampoo. Auszüge der Blätter reinigen die Haut. Bestandteil kosmetischer Masken, von Cremes und Anti-Cellulite-Produkten

Pharm.-Wirkst.: u. a. Triterpensaponin, Falcarinol. Sämtliche Pflanzenteile giftig!

Hildg.-Heilm.: keine bekannt

Bemerkungen: Im klassischen Altertum auch eine den Göttern des Weines geweihte Pflanze, später Orakelpflanze. Der bei H. genannte Eppich könnte allerdings auch für Sellerie, Apium graveolens L., stehen (siehe dort).

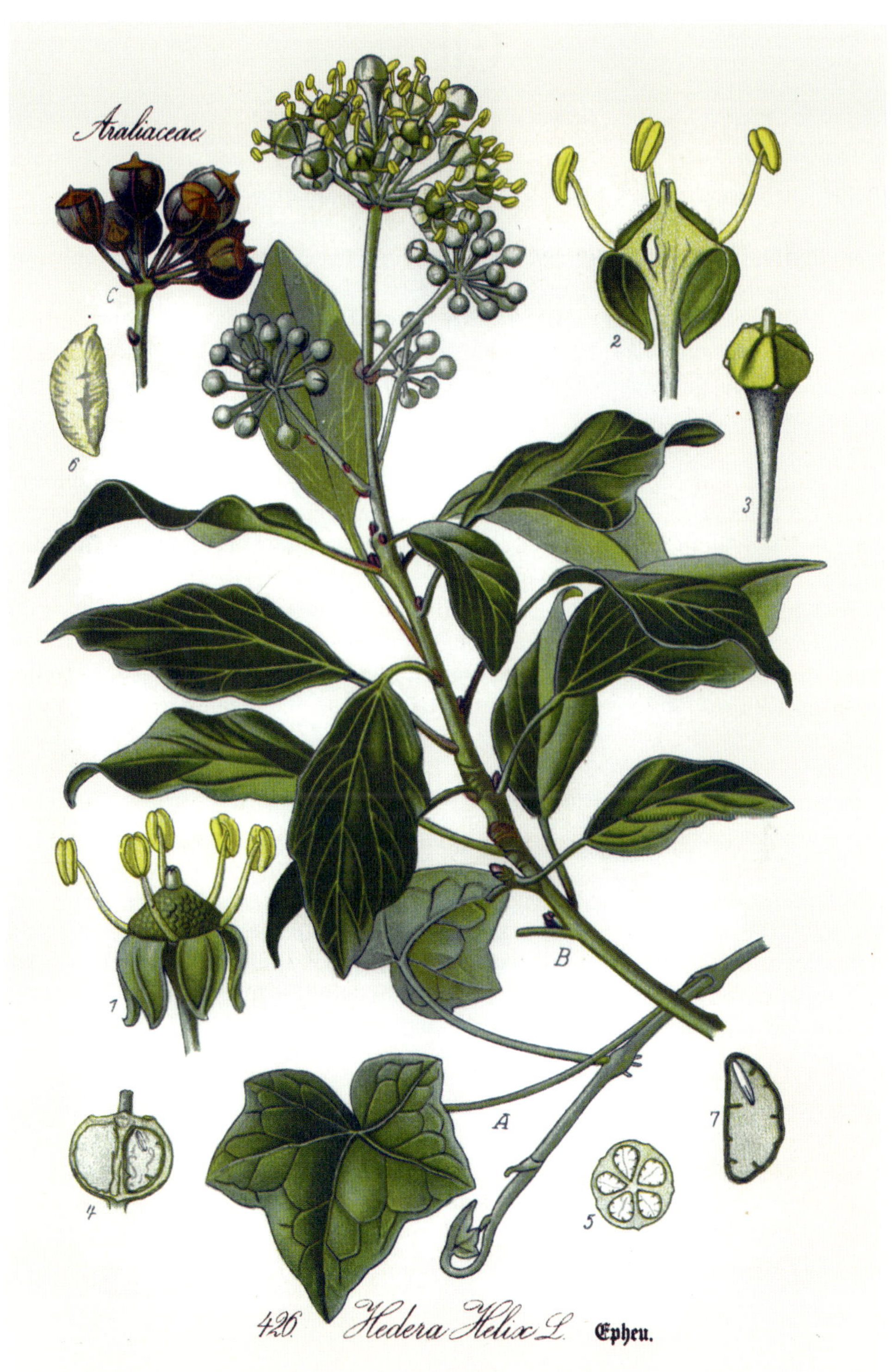
Araliaceae
C
6
2
3
1
B
A
4
5
7
426. Hedera Helix L. Epheu.

Eibe

Taxus baccata L. * Iwenboim / De Ybenbaum

(Bei H. auch iwenboum, taxus)

Weitere Bez. (Auswahl): Bogenbaum, Eibenbaum, Ibenbaum, Ifenbaum, Iwenbaum, Roteibe, Taxbaum, Taxe

Hildg.: Mehr kalt als warm und trocken. Rauch des Holzes in Nase und Mund gegen Husten, Katarrh, Schnäuzen. Stab (Gehstock) aus dem Holz oft in der Hand gehalten, ist gut und nützlich für die Gesundheit.

Hist. med./Volksmed./Naturheilk.: Mittelalterliche Zubereitungen gegen Diphterie, Epilepsie, Hautausschläge, Krätze. Nadelsud für Abtreibungen. Frische Zweigspitzen vereinzelt als Abführmittel, bei Blasenleiden, als Herzmittel, gegen Husten und Lungenkatarrh, zur Förderung der Menstruation. Wegen der Gefahr falscher Dosierung Verwendung in der Volksmedizin fast vollständig eingestellt. Anwendungen in der Homöopathie. Ende des 20. Jh. gelang die Isolation der zellteilungshemmenden Substanz Paclitaxel, später des Docetaxel (Einsatz in der Chemotherapie bei speziellen metastasierenden Geschwulsterkrankungen und Bronchialkarzinomen).

Pharm.-Wirkst.: Diterpen-Alkaloide vom Taxan-Typ, Baccatin III, cyanogene Glycoside. Biflavonoide. Achtung: Nadeln, Zweigspitzen und Beeren sehr giftig (Giftgehalt im Winter am größten, bei Kindern wirkt bereits eine kleine Menge Beeren tödlich)!

Hildg.-Heilm.: keine bekannt

Bemerkungen: Giftigkeit (z. B. das Alkaloid Taxin – ein tödlich wirkendes Herzgift) seit der griechischen Mythologie sprichwörtlich. Religiöse und magische Bedeutung in heidnischer, vorchristlicher Zeit. Aus Eibenholz wurden im Mittelalter Bögen und Armbrüste gefertigt, dafür ganze Wälder abgeholzt.

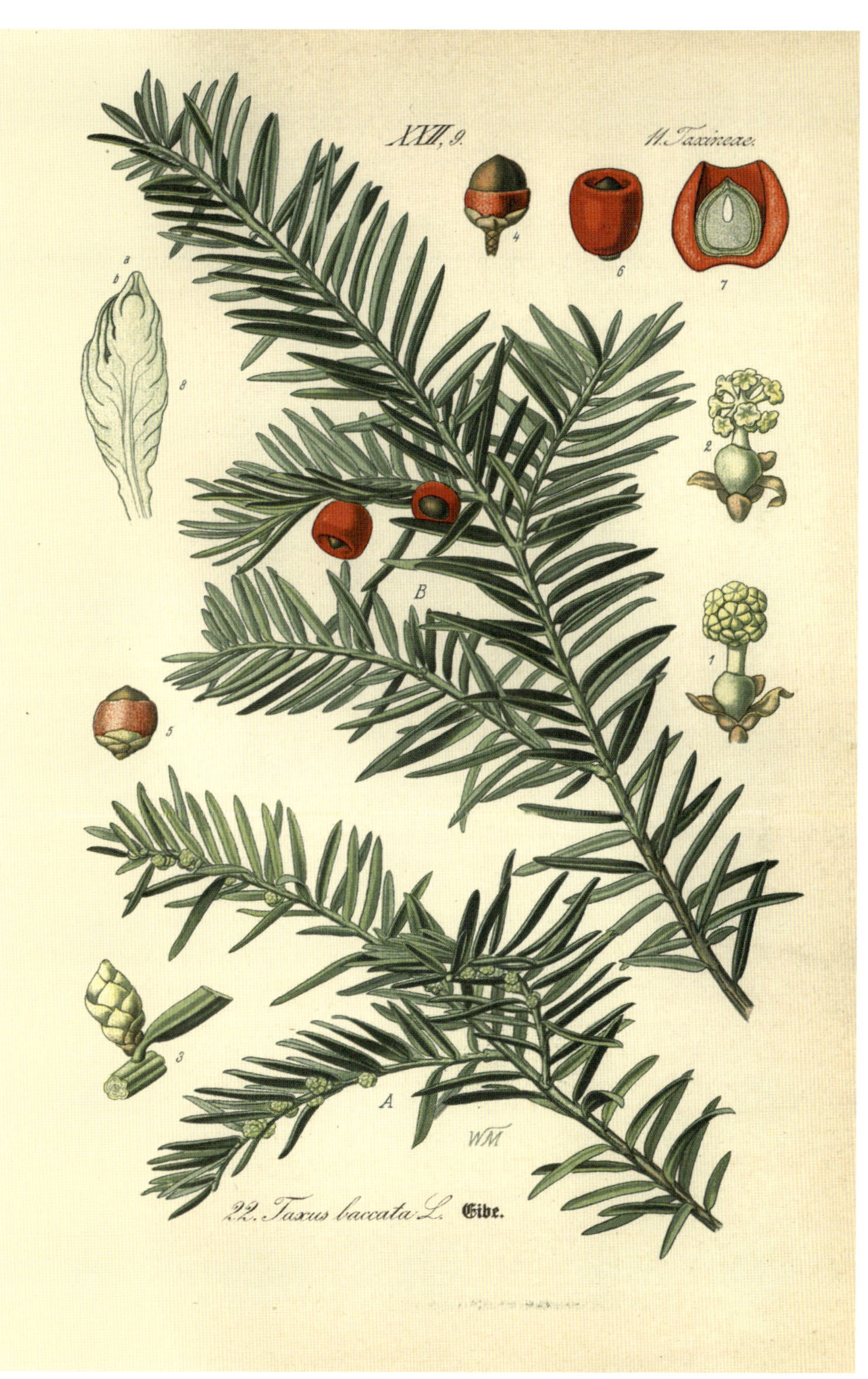
XXII, 9.
11. Taxineae.
22. Taxus baccata L. Eibe.

Eibisch

Althaea officinalis L. * Ibischa / De Ybischa

(Bei H. auch iwesche, ibiscum)

Weitere Bez. (Auswahl): Adewurz, Alter Thee, Arznei-Eibisch, Attichkraut, Echter Eibisch, Eibsche, Heilwurz, Hilfwurz, Ipsche, Ibisch, Samtpappel, Schleimtee, Schleimwurzel, Sumpfmalve, Teewurzel, Weiße Malve

Hildg.: Warm und trocken. Kraut in Essig zerstoßen, morgens nüchtern und nachts trinken, gegen Fieber. Kraut mit weniger Salbei zerstoßen, Olivenöl dazu, handwarm per Tuch auf Stirn binden, gegen Kopfschmerz.

Hist. med./Volksmed./Naturheilk.: In der Antike Wurzel, Blätter und Blüten z. B. als Hustenmittel, gegen Harnwegserkrankungen, Ischias und äußerlich bei Abszessen, Drüsenschwellungen, Entzündungen, Verletzungen, als Kräftigungsmittel. Auch bei Verbrennungen der Haut, Entzündungen im Enddarm, Lungenleiden, Erkrankungen des Verdauungsapparates. Eibischtee, nur kalt bereitet (wegen zähflüssiger Masse beim Sieden) und lauwarm angewärmt, als Mund- und Gurgelwasser. Heute vor allem in Hustentees, Tropfen, Tabletten, Bonbons, Eibischwurzel gegen Entzündungen im Rachen, bei Reizhusten. Anwendungen in der Homöopathie

Schönheitspflege: Wurzelextrakt in Cremes für empfindliche, rissige und trockene Haut, entzündungshemmend bei unreiner Haut. Absud von Blüten und Blättern als Lotion bei spröder Haut. Frische, gedrückte Blätter auf Insektenstiche gelegt, verhindern starke Schwellung.

Pharm.-Wirkst.: Eibischwurzel mit 5 – 25 % Schleim (je nach Erntezeitpunkt und Verarbeitung), u. a. Arabinogalactanen, Galacturonorhamnanen, Gerbstoffe, Stärke

Hildg.-Heilm.: keine bekannt

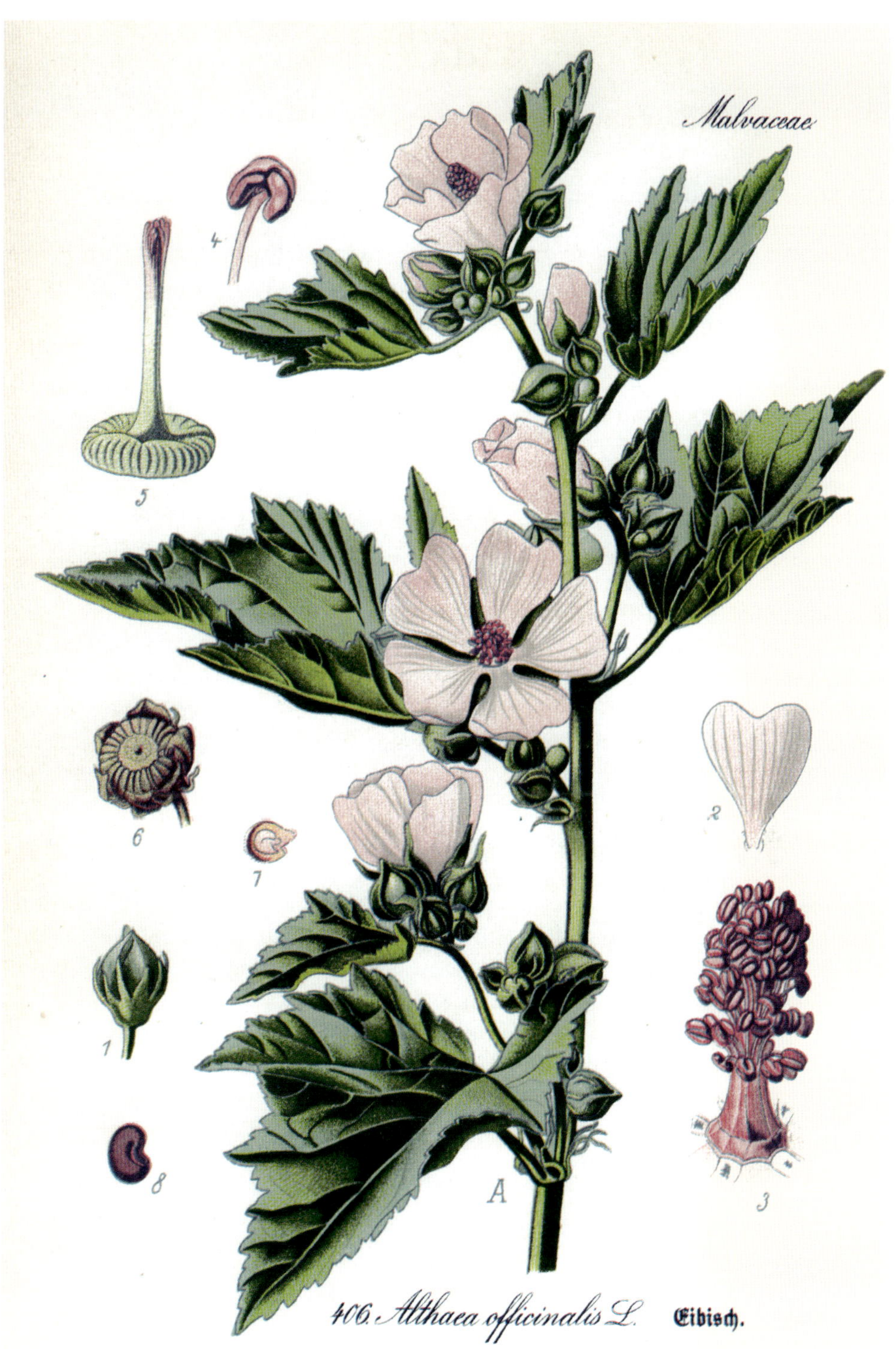
Malvaceae
1
2
3
4
5
6
7
8
A
406. Althaea officinalis L. Eibisch.

Eiche

Quercus robur L. * Quercus / De Quercu

(Die Stieleiche ist oft auch unter dem alten Synonym Quercus pedunculata ERHART verzeichnet.)

Weitere Bez. (Auswahl): Augusteiche, Deutsche Eiche, Eke, Heister, Masteiche, Sommereiche, Stiel-Eiche, Wechsel- oder Fraueneiche

Hildg.: Mehr kalt als warm, hart und bitter, dennoch ist etwas in ihr völlig tauglich (jedoch nicht als Medizin). In „Causae et Curae" Rezept zur Vet.-Med. mit Eichenblättern (Ziege)

Hist. med./Volksmed./Naturheilk.: Verwendet werden seit der Antike die Rinde dünner Ästchen und Zweige, die Eicheln (Früchte) sowie die Galläpfel (durch Gallwespenstich erzeugte Auswüchse auf Stielen und Blättern), Pulver dieser z. B. auf blutende Wunden. Früher leicht stopfender Eichenrindentee gegen entzündliche Erkrankungen der Magen- und Darmschleimhäute. Bei Entzündung der Niere, Gelbsucht, Leberschwellung. Teeabsud der Rinde als Erste Hilfe bei Vergiftungen durch Herbstzeitlose, Nachtschatten, giftige Pilze, Stechapfel, Nikotinvergiftung. Eichelkaffee z. B. gegen Ruhr, Blasenleiden, übermäßige Magerkeit. Äußerlich als Bäder, Umschläge bei Frostbeulen, Mundpinselungen bei entzündlichen Hautleiden und leichten Entzündungen in Mund- und Rachenraum sowie Genitalbereich, innerlich als Tee, Kapseln, Saft bei akutem Durchfall

Schönheitspflege: Eichengerbstoffe wegen adstringierender Wirkung in Cremes und Gesichtswasser für trockene Haut mit übermäßiger Talgproduktion, in Deos und Fußpflegeprodukten nutzt man die schweißreduzierende und antibakterielle Wirkung.

Pharm.-Wirkst.: Rinde junger Zweige 8 bis 20 % Gerbstoffe (je nach Erntezeitpunkt und Alter der Zweige), z. B. Catechine, Ellagitannine, Quercitol, Triterpene

Hildg.-Heilm.: keine bekannt

Bemerkungen: Heiliger Baum der germanisch-skandinavischen Gottheit Thor, Hüter des Krieges und des Donners

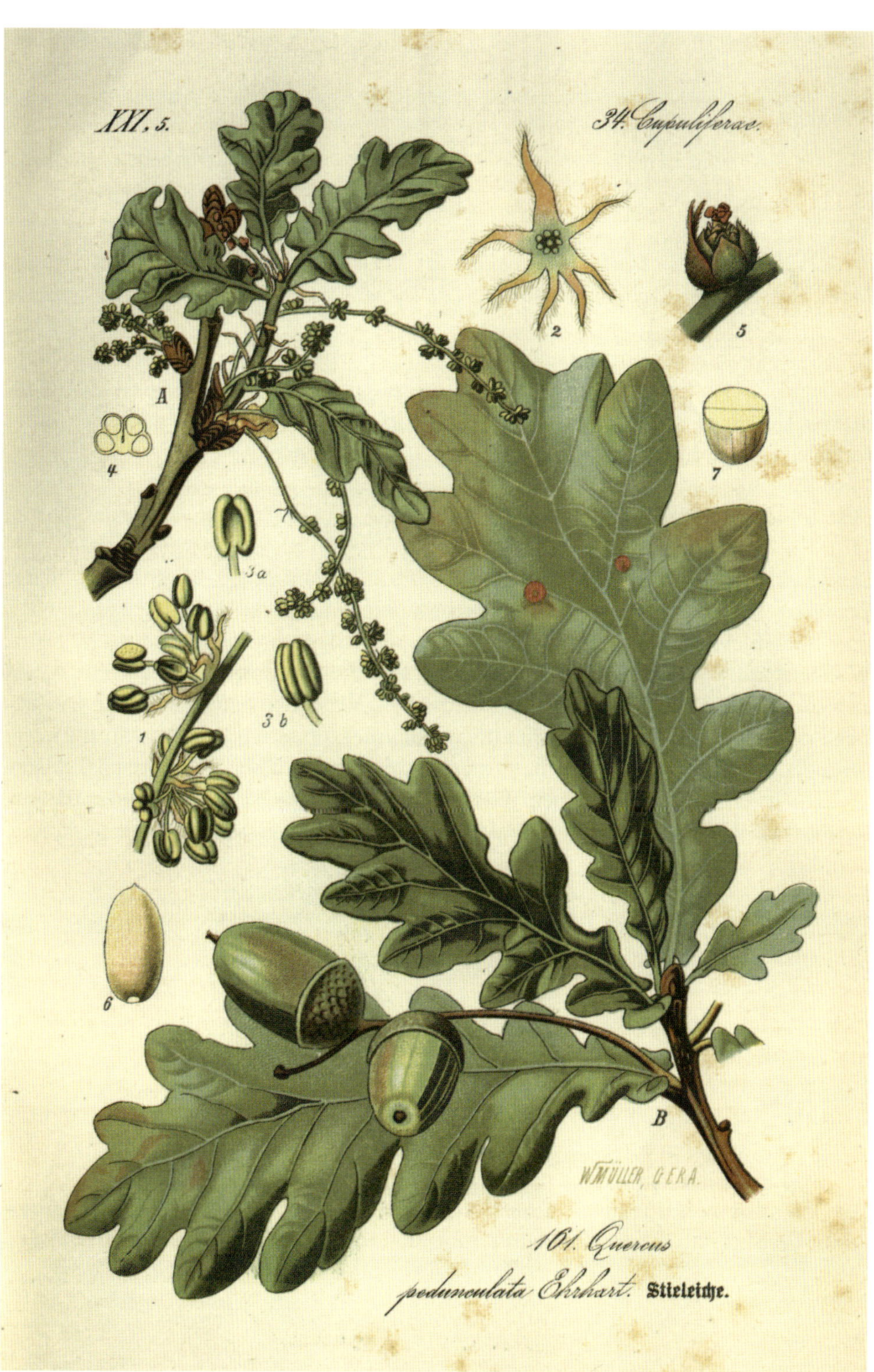
XXI, 5.
34. Cupuliferae.
A
B
1
2
3a
3b
4
5
6
7
W. MÜLLER, GERA.
161. Quercus pedunculata Ehrhart. Stieleiche.

Eisenkraut

Verbena officinalis L. * Isena / De Ysena

(Bei H. auch verbena)

Weitere Bez. (Auswahl): Eisenbart, Eisenhart, Eisenreich, Heiligkraut, Katzenblutkraut, Sagenkraut, Taubenkraut, Verbene, Wunschkraut

Hildg.: Mehr kalt als warm. Gekochtes Kraut im Leinentuch auf Geschwüre, Wunden legen. In Wasser erwärmtes Kraut auf Kehle platziert, bei geschwollenem Hals. Bestandteil einer Medizin gegen Gelbsucht. In „Causae et Curae" noch Teil eines Mittels gegen Zahnschmerzen

Hist. med./Volksmed./Naturheilk.: Seit dem Altertum verwendete man Blätter, Wurzeln, Blütenspitzen in Heilmitteln. Als harntreibend, Gallenfluss anregend und antirheumatisch angesehen. Einsatz bei Verwundungen durch Eisenwaffen. Lange Zeit innerlich als Aufguss (verdauungsfördernd, fiebertreibend) und Absud (Leber- und Nierenleiden, Leiden der Gallenblase), äußerlich als Kompresse (Geschwüre, Wunden und Verletzungen), Gurgelwasser (Angina, Heiserkeit) und Umschlag (Erkältungen, Rheuma, Neuralgien, Seitenstechen, Verstauchungen). Tee und Öle wehenauslösend. Als entzündungshemmend, schmerzlindernd, Sekrete dünnflüssiger machend, schwach das autonome Nervensystem beeinflussend beschrieben. Wegen ungesicherter pharmazeutischer Wirkung häufig nur noch in Erkältungsmitteln. Vermutlich jedoch schlaffördernde und das Absterben von Nervenzellen verlangsamende Eigenschaften

Pharm. Wirkst.: Iridoide (Verbenalin, Hastatosid), ätherische Öle, Bitterstoffe, Schleim

Hildg.-Heilm.: Eisenkraut-Tee gegen Harnwegsbeschwerden, feuchtheißes Kraut im Tuch auf Wunden und eiternde Stellen gelegt

Bemerkungen: Mit dem wiss. Namen „Verbena" wurden früher geheiligte Pflanzen bezeichnet. Im alten Ägypten „Träne der Isis" genannt und bei Zeremonien verwendet. Zu Zeiten der Gallier sollen Druiden einen Eisenkrautaufguss zum Abwaschen der Opferaltäre genutzt haben. Im antiken Rom lagen Bündel davon auf dem Jupiter-Altar. Im Mittelalter bereitete man Zaubertränke und magische Salben mit Universalheilwirkung daraus.

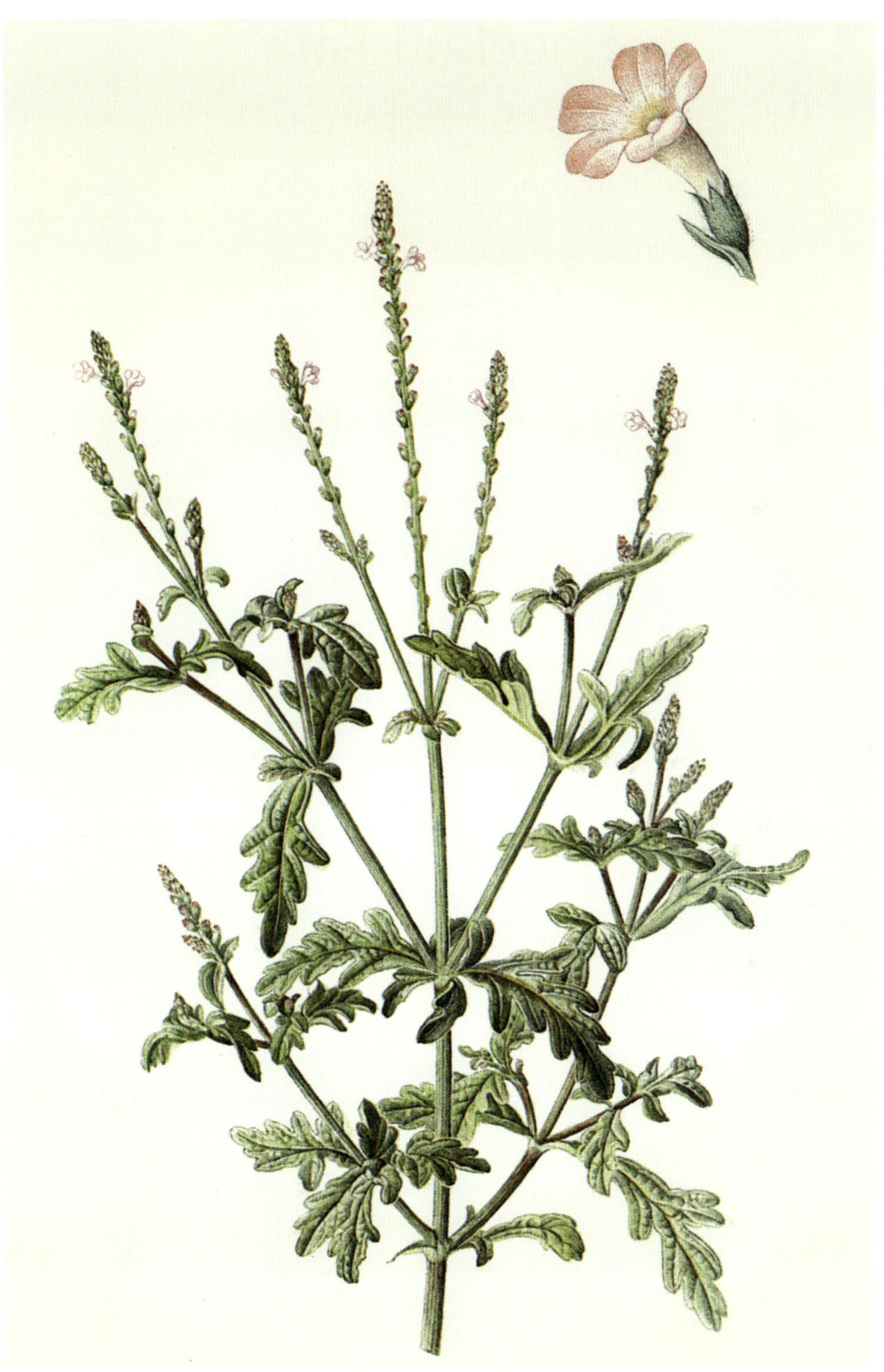

161

Engelsüß-Farn

Polypodium vulgare L. * Polipodium / De Polypodio

(Bei H. auch steinfarn. Polypodium vulgare L. bevorzugen wie Riha die meisten Forscher. Ein weiterer Farn – auch filix, filex bezeichnet – ist im Pflanzenbuch der „Physica“ mit anderen Indikationen beschrieben.)

Weitere Bez. (Auswahl): Bauernfarn, Baumfarn, Eichfarn, Gemeiner Tüpfelfarn, Engelsüß, Erdfarn, Korallenwurz, Otternkraut, Schnackenkraut, Steinfarn, Steinlakrize, Süßfarn, Süßwurzel, Tropfwurz, Wrangenwurzel

Hildg.: Warm und trocken. Pulverisierter Farn, dem ein Drittel Salbei zugefügt ist, bei Schmerzen innerer Organe (Eingeweide). Sehr geschwächte Menschen nehmen das Pulver mit in Wein gekochtem Honig. In „Causae et Curae“ ist o. g. Farn Bestandteil von Rezepten zur Auswurfförderung, gegen Fieber, Geschwüre, Krätze.

Hist. med./Volksmed./Naturheilk.: Früher gegen Gicht und Leberkrankheiten, gegen Darmwürmer als Abführmittel. Wurzel in Wein gegen Melancholie. Teeaufguss aus frischgetrockneter Wurzel u. a. bei katarrhalischem Husten, beginnender Schwindsucht. Äußerlich für die Wundreinigung, bei Verrenkungen

Pharm.-Wirkst.: kaum untersucht, Schleimstoffe, Bitterstoffe, Gerbstoffe

Hildg.-Heilm.: Pulverisierte Engelsüßwurzel ist z. B. neben Süßholzwurzel ein Bestandteil der Engelsüß-Pulvermischung. Einsatz bei Magenbeschweren und Bauchschmerzen

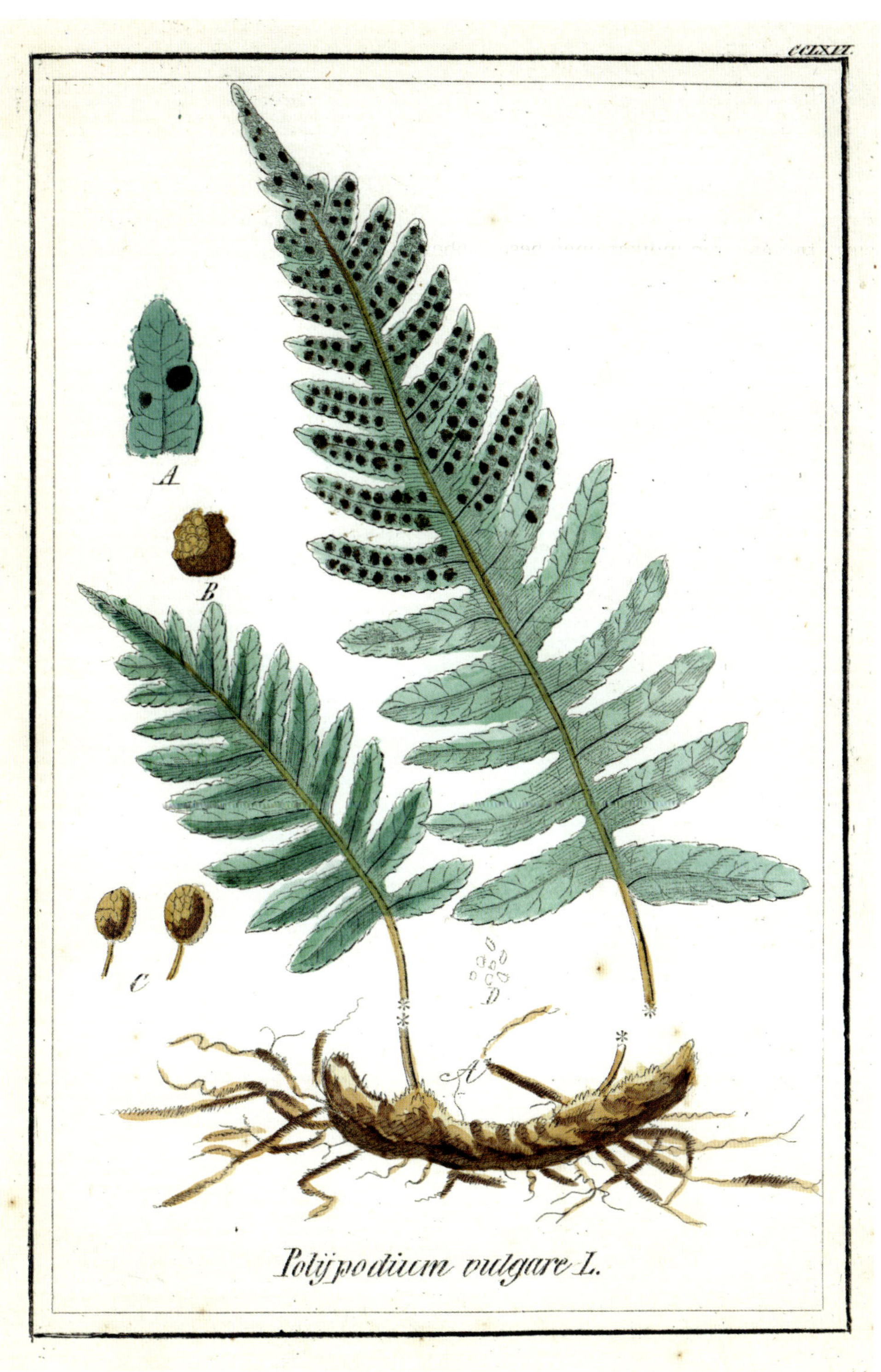
CCLXII.
A
B
C
D
A
Polypodium vulgare L.

Enzian, gelber

Gentiana lutea L. * Genciana / De Gentiana

Weitere Bez. (Auswahl): Anzianwurzen, Bergfieberwurzel, Bitterwurz, Branntweinwurz, Darmwurzen, Enzigan, Enznerwurz, Gelbsuchtwurzen, Genzigan, Großer Enzian, Fieberwurzel, Halunkenwurz, Heil aller Schäden, Hochwurzel, Istrianswurzel, Jänzene, Sauwurz, Weißenzen, Zergang, Zintalwurz

Hildg.: Warm. Enzianpulver in Brühe gegen Herzschmerzen. Pulver im warmen Wein gegen Fieber

Hist. med./Volksmed./Naturheilk.: Uralte antike Heilpflanze, u. a. gegen Schlangenbisse und andere giftige Tiere empfohlen, gegen Seitenschmerzen, Sturzverletzungen, bei Leber- und Magenerkrankungen, Wundheilmittel. Im Mittelalter Wurzel gegen Fieber (kein Nachweis), bei Darmparasiten, Gicht, Hypochondrie, Hysterie, Malaria, als Tinktur zu Lebenselixieren. Verdauungsanregendes Tonikum gegen Müdigkeit, Untergewicht, Blutarmut und Appetitmangel in der Rekonvaleszenz. Tee gegen saures Aufstoßen, Sodbrennen, chronische Verstopfung, Völlegefühl. Als kräftigender Sirup für Kinder. Bestandteil zahlreicher Magen-Darm-Mittel. Anwendung in der Homöopathie

Pharm.-Wirkst.: Bitterstoffe u. a. Gentiopicrosid, Amarogentin, Gentisin, Saccharose, Phytosterole, Inulin, Pektin

Hildg.-Heilm.: Magen- und Gallesaftsekretion förderndes Enzianwurzel-Pulver bei Appetitlosigkeit, Blähungen, Herzbeschwerden, Übelkeit, Völlegefühl

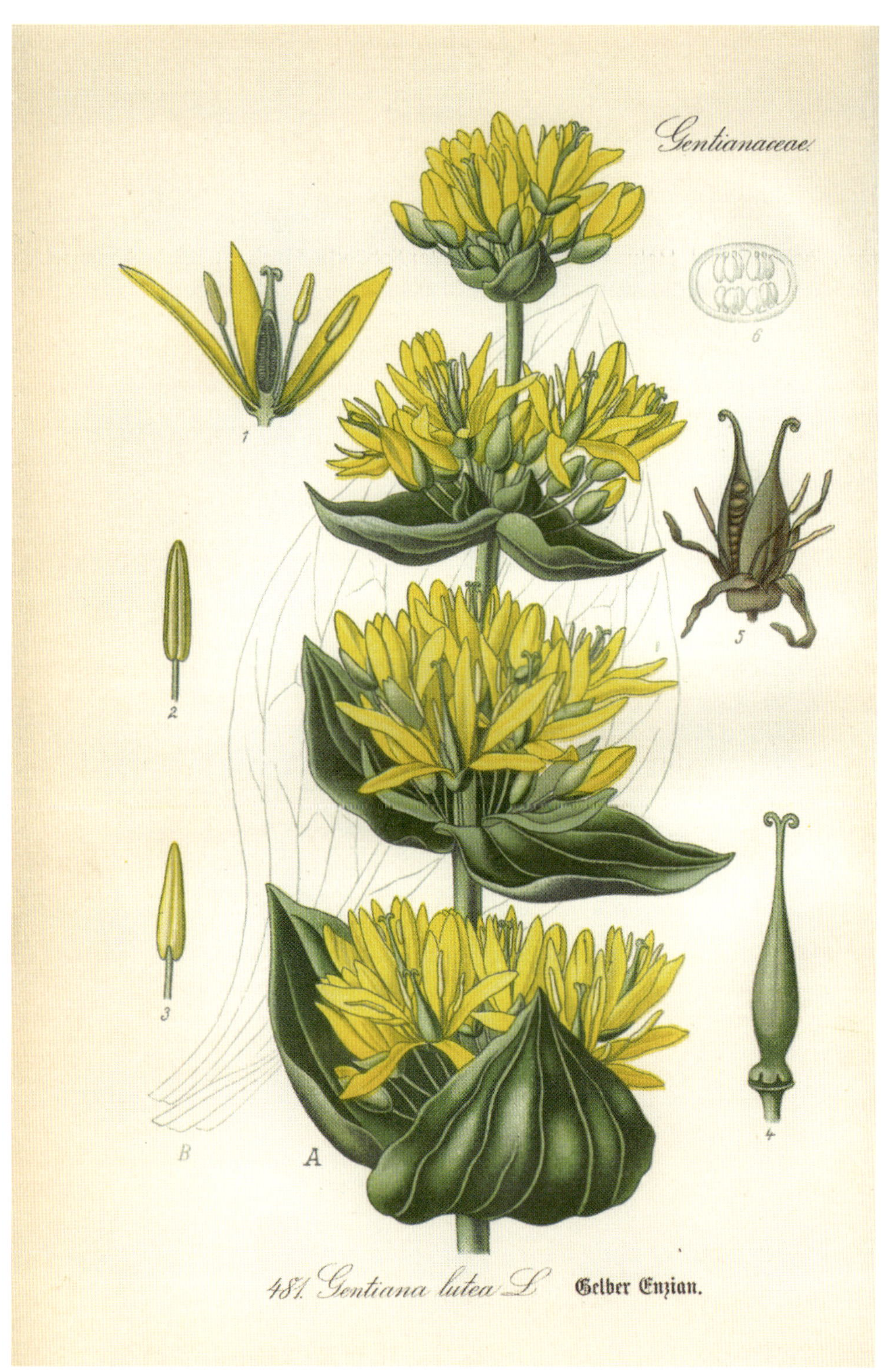
Gentianaceae.
1
2
3
4
5
6
B
A
481. Gentiana lutea L.
Gelber Enzian.

Erbse

Pisum sativum L. * Pisa / De Pisa

Weitere Bez. (Auswahl): Gartenerbse, Speiseerbse

Hildg.: Kalt. Erbse zerbeißen, Brei mit Honig vermischen und per Tuch auf die Schläfen legen, gegen Stirnkopfschmerz. Heiße Erbsenbrühe gegen innere Schmerzen (Eingeweide)

Hist. med./Volksmed./Naturheilk.: Erbsenmehl zur Behandlung von Ausschlägen und Geschwüren (feucht-warme Breiumschläge)

Pharm.-Wirkst.: nicht untersucht

Hildg.-Heilm.: keine bekannt

Bemerkungen: Anbau seit 8000 vor Christi archäologisch belegt. Im Aberglauben u. a. als Totenspeise und bei Ehrung der Totengeister zu finden.

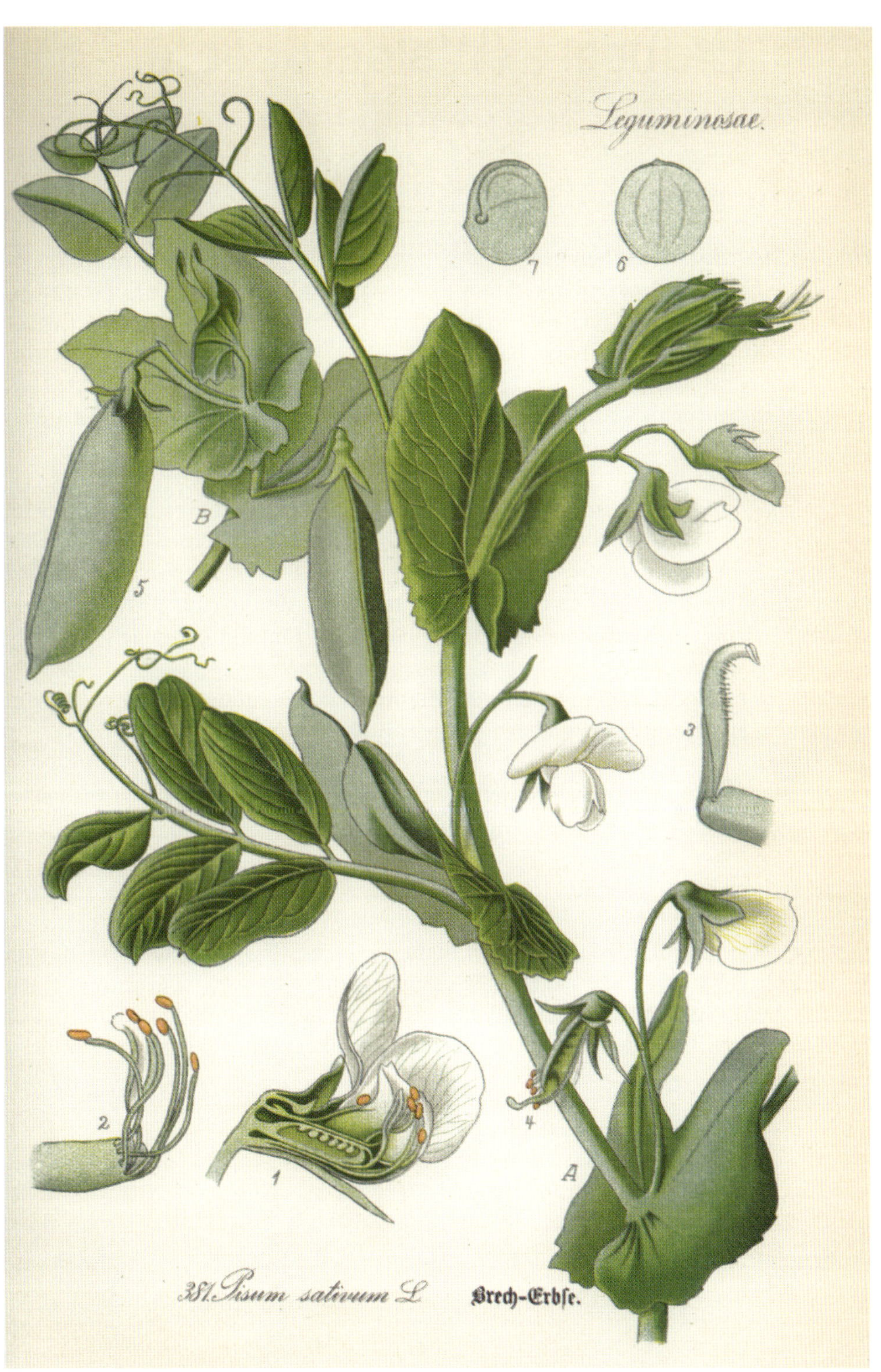
Leguminosae.
7
6
B
5
3
2
1
4
A
381. Pisum sativum L.
Brech-Erbse.

Erdbeere (Walderdbeere)

Fragaria vesca L. * Ertber / De Erperis

(bei H. auch erpercrut, fraga)

Weitere Bez. (Auswahl): Aardbeeren (Unterweser), Ebbeere (St. Gallen) Eberi, Ebern (Schweiz), Eerbier (Mecklenburg), Erber (Augsburg), Erdebeeren (Elsass), Haarbeere, Ihrbär (Mecklenburg), Knickbeeren (Erzgebirge), Pröpstling (Österreich), Roaper (Kärnten), Rothbeere (Österreich, Bayern)

Hildg.: Mehr warm als kalt (Erdbeerkraut). Ruft Schleim hervor, taugt nicht als Arznei. Früchte untauglich zum Verzehr

Hist. med./Volksmed./Naturheilk.: Blätter, Kraut und Wurzeln einst als Heilmittel sehr geschätzt. Früchte bei Gicht, Schwäche und Entkräftung, Grieß- und Steinleiden. Auch bei Leber- und Nierenleiden sowie krankem Blut. Blättertee harntreibend und adstringierend. Aufguss der Wurzel bei Diarrhöen. Zerquetschte Blätter ziehen Wunden zusammen. Tee aus getrockneten Blättern als Blutreinigungstee

Schönheitspflege: Zerdrückte Früchte 20 Minuten auf Haut auflegen und mit Wasser abwaschen, gibt Haut Glanz und Schönheit zurück.

Pharm.-Wirkst.: In den Erdbeerblättern Gerbstoffe, Flavonoide und Leukoanthocyane, ätherisches Öl

Hildg.-Heilm.: keine bekannt

Bemerkungen: Nur die Walderdbeeren, nicht die mehr als 400 Gartenformen, sind als Heilmittel geeignet. Bei manchen Menschen verursacht der Erdbeergenuss einen ungefährlichen nesselartigen Ausschlag. Erdbeere bereits in vorgeschichtlichen Pfahlbaudörfern bekannt. Sie galt als Zeichen antiker Liebesgöttinnen wie Freya oder Venus.

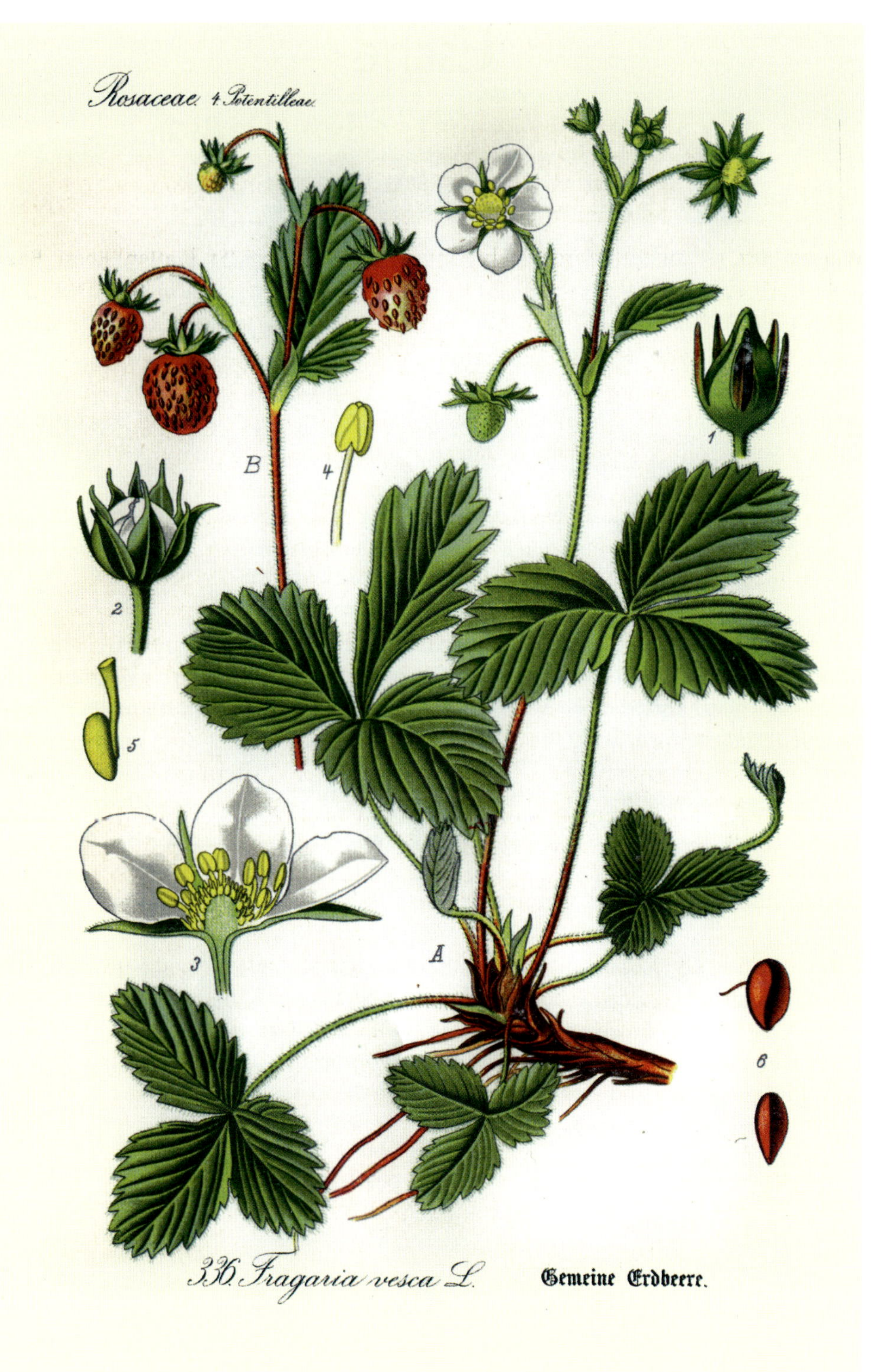
Rosaceae. 4. Potentilleae.
B
4
1
2
5
3
A
6
336. Fragaria vesca L.
Gemeine Erdbeere.

Esche

Fraxinus excelsior L. * Asch / De Asch

(bei H. auch fraxinus)

Weitere Bez. (Auswahl): Ägselpeter, Ascher, Aspalter, Geisbaum, Krützesch, Langeschel (allgemeine Verbreitung), Eschenbom, Eschern (Ulm), Eschernbaum, Eske (Ostfriesland), Eskenbaum (Unterweser), Espe (Traun), Langespe, Liesche (Eifel), Lischen (Eifel), Oesch (Schweiz), Oeschling (Pinzgau, Pongau), Schwindholz (Österreich, Zillertal), Schwundholz (Österreich bei Linz), Slintpaum (althochdeutsch), Sperlingszungenbaum, Steinäschen (Elsass), Tageesch (Mecklenburg), Vogelzungenbaum (Österreich), Waldescher, Wundbaum (Ulm, Elsass), Wundholzbaum

Hildg.: Mehr warm als kalt. Nackte Kranke mit gekochten heißen Blättern belegen, gegen „Gicht". Haferbier mit den Blättern (statt Hopfen) reinigt Magen, befreit Brust. Blätter in der Vet.-Med. (Ziegen)

Hist. med./Volksmed./Naturheilk.: Im Mittelalter gegen Leber- und Milzleiden, als harntreibendes Mittel. Blätter erleichtern den Stuhlgang, leichtes Abführmittel. Auch bei Rheuma, Zusatz in „Blutreinigungstees". Absud der Rinde zur Heilung von Wunden, Knochenbrüchen (Umschläge). Rinde auch als Fiebermittel und gegen Würmer. Destillat junger Sprossen gegen Ohrenschmerzen, Zittern der Hände. Anwendung in der Homöopathie

Pharm.-Wirkst.: Flavonoide (u. a. Rutin, Quercitrin), Cumarinderivate, Apfelsäure, Bitterstoffe, Harz, Gummi, Gerbstoffe, ätherische Öle

Hildg.-Heilm.: Umschläge mit gekochten Blättern bei Gelenk- und Rückenschmerzen, Gicht

Bemerkungen: Weltenbaum Yggdrasil in der Nordischen Mythologie. Laut Edda reichen die Zweige über den ganzen Himmel und die Erde.

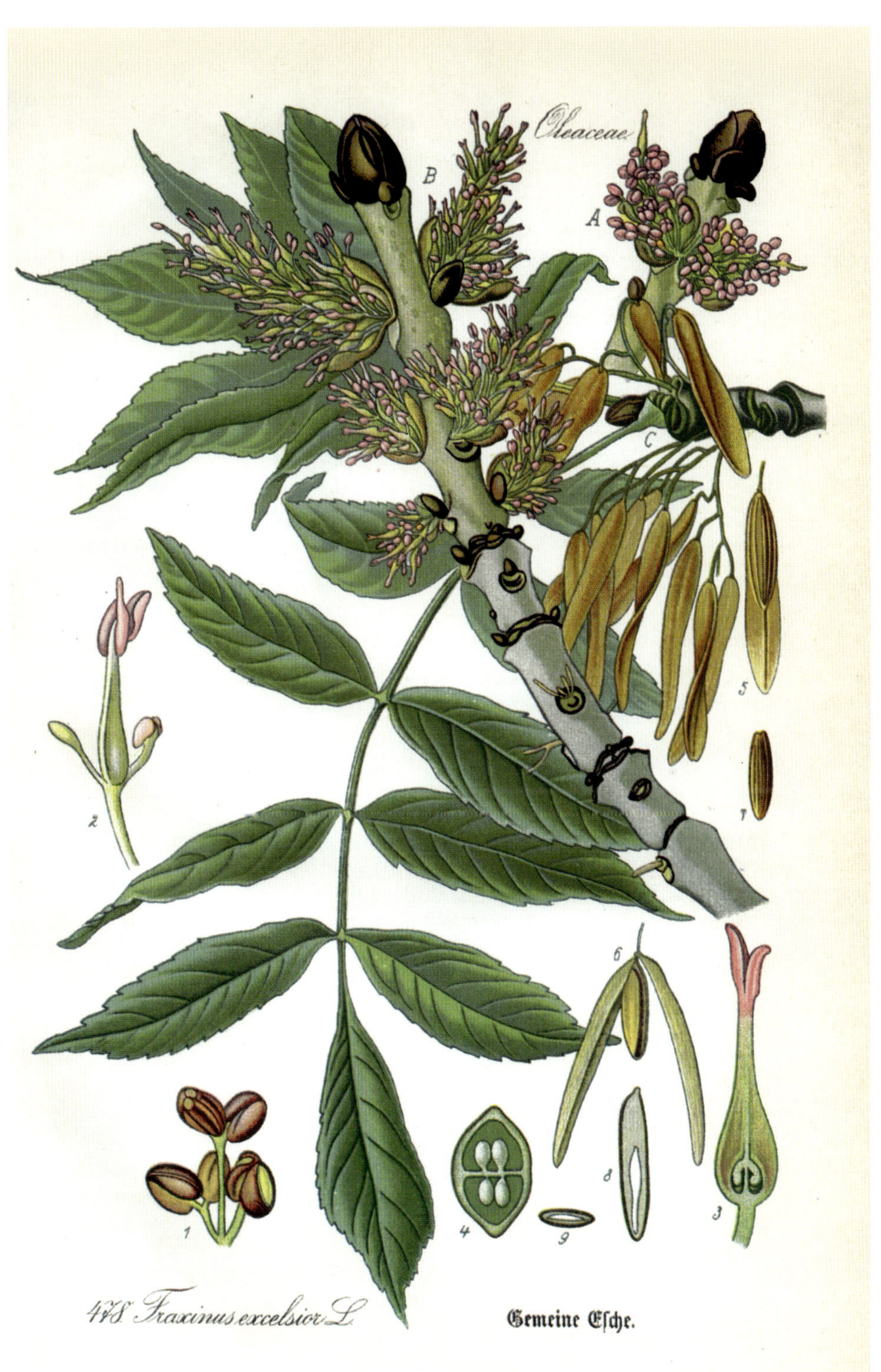
Oleaceae
B
A
C
2
5
7
6
1
4
9
8
3
478. Fraxinus excelsior L.
Gemeine Esche.

Espe

Populus tremula L. * Aspa / De Aspa

(bei H. auch tremulus)

Weitere Bez. (Auswahl): Aspe, **Zitterpappel**

Hildg.: Warm. Junge, frische Blätter mit Leinentuch umhüllt, gegen Windelekzem bei Kleinkindern. Bad in Absud aus klein geschnittener Rinde und äußerem Holz, gegen „Gicht" und Magenleiden. Salbe aus Saft der Rinde und äußerem Holz als Universalheilmittel

Hist. med./Volksmed./Naturheilk.: Bereits die antike Medizin nutzte die schmerzstillende, entzündungshemmende und fiebersenkende Wirkung diverser Pappelarten (Blätter, Rinde, Triebspitzen) z. B. gegen Podagraschmerz. Salbe aus frischen Pappelknospen gegen Fieber, Hüft- und Gliederschmerzen im Mittelalter. Gern genutzt als Wundheilmittel (z. B. Hämorrhoiden, Verbrennungen), zur Anregung des Harnflusses z. B. bei Harnblasenentzündung, Blasenleiden und rheumatischen Erkrankungen.

Pharm.-Wirkst.: Verbindungen der Salicylsäure, Populin, Tremuloidin, Gerbstoffe, ätherisches Öl

Hildg.-Heilm.: keine bekannt

Bemerkungen: Der Baum wurde früher auch als „Judasbaum" bezeichnet, weil das zur Hinrichtung Jesu gefertigte Kreuz aus ihm gefertigt worden sein soll. Das Zittern des heiligen Baumes wertete man als Zeichen der Ehrfurcht vor dem Grabe Jesu und der „Mittäterschaft" bei der Kreuzigung.

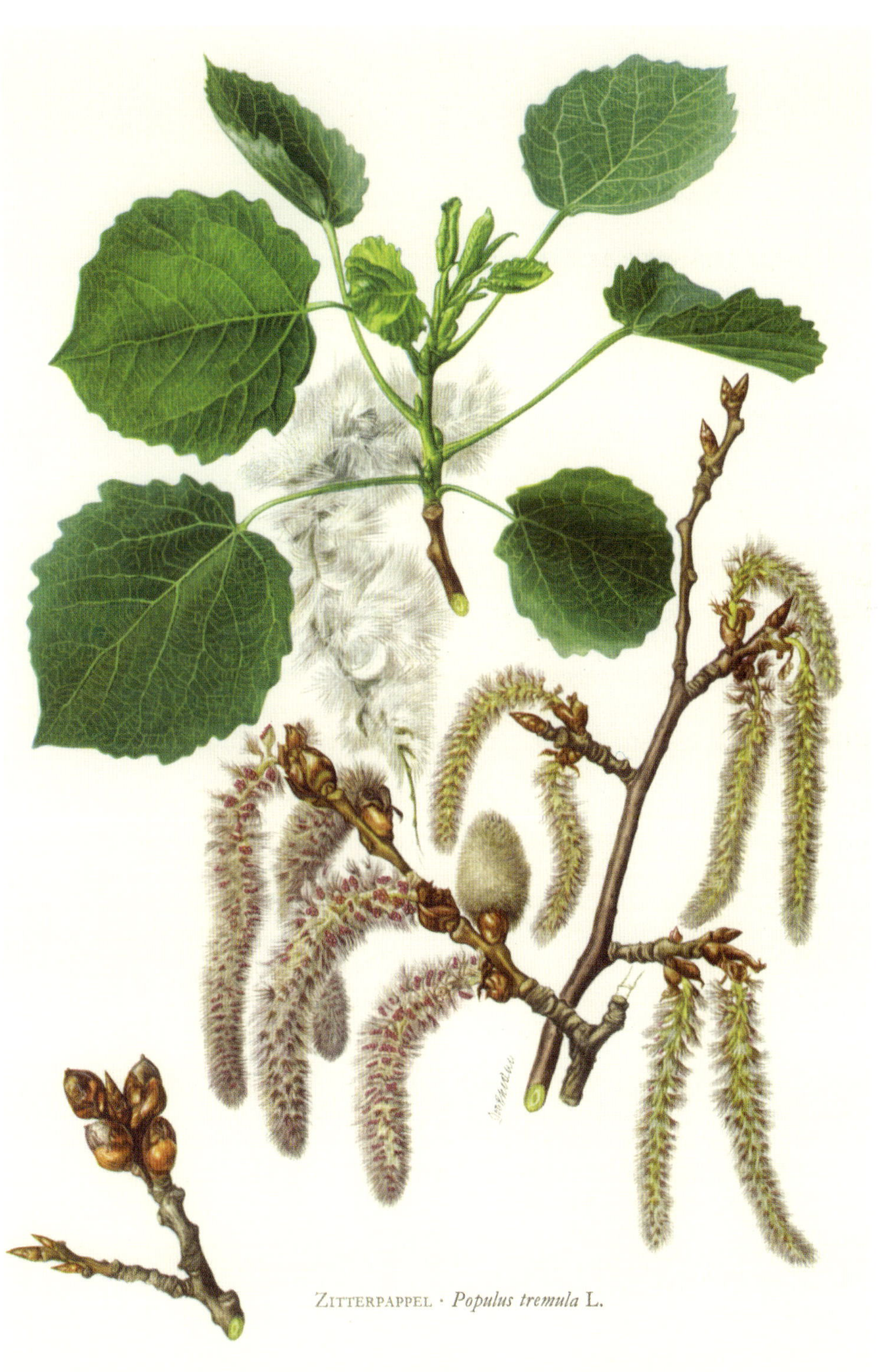

Zitterpappel · *Populus tremula* L.

Faulbaum

Rhamnus frangula L. * Fulboim / De Folbaum

(Bei H. auch fulbaum, vlnus. Riha merkt an, dass „Faulbaum" mehrdeutig ist.)

Weitere Bez. (Auswahl): Buckbeere, Buckstrauch, Faulkersch, Gichtholz, Grindholz, Hundsbeerstaude, Pulverholz, Schießbeere, Stinkbaum, Stinkstrauch, Teufelsbeere, Vogelbeere, Wegdorn, Zapfenholz

Hildg.: Weder richtig warm noch kalt. Taugt zu keiner Arznei.

Hist. med./Volksmed./Naturheilk.: Um 1300 erstmals als Heilpflanze genannt, seitdem hochgeschätztes Abführmittel. Frische Rinde stark brecherregend. Nach mindestens einjähriger Lagerung Rinde als Abkochung oder Fluidextrakt bei Verdauungsbeschwerden (abführend). In der Volksmedizin auch als wurmtreibend. Lauwarmer Absud der in Essig gesottenen Rinde für Mundspülungen gegen Mundfäule der Kinder. Absud innerer Rinde in Badewasser gegen Grind und Krätze. Kleine Schlucke der in Apfelmost aufgesottenen Rinde gegen Arterienverkalkung und Schlaganfall. Nicht anwenden in Schwangerschaft, Stillzeit, bei Darmverschluss!

Pharm.-Wirkst.: Glukofrankulin, Frangulanin. Eventuell Bitterstoffe, Gerbstoffe, Saponinen

Hildg.-Heilm.: keine bekannt

Bemerkungen: Das gelbliche, kurzfaserig brechende Holz wurde wegen des geringen Aschegehalts früher oft zur Herstellung von Schießpulver genutzt.

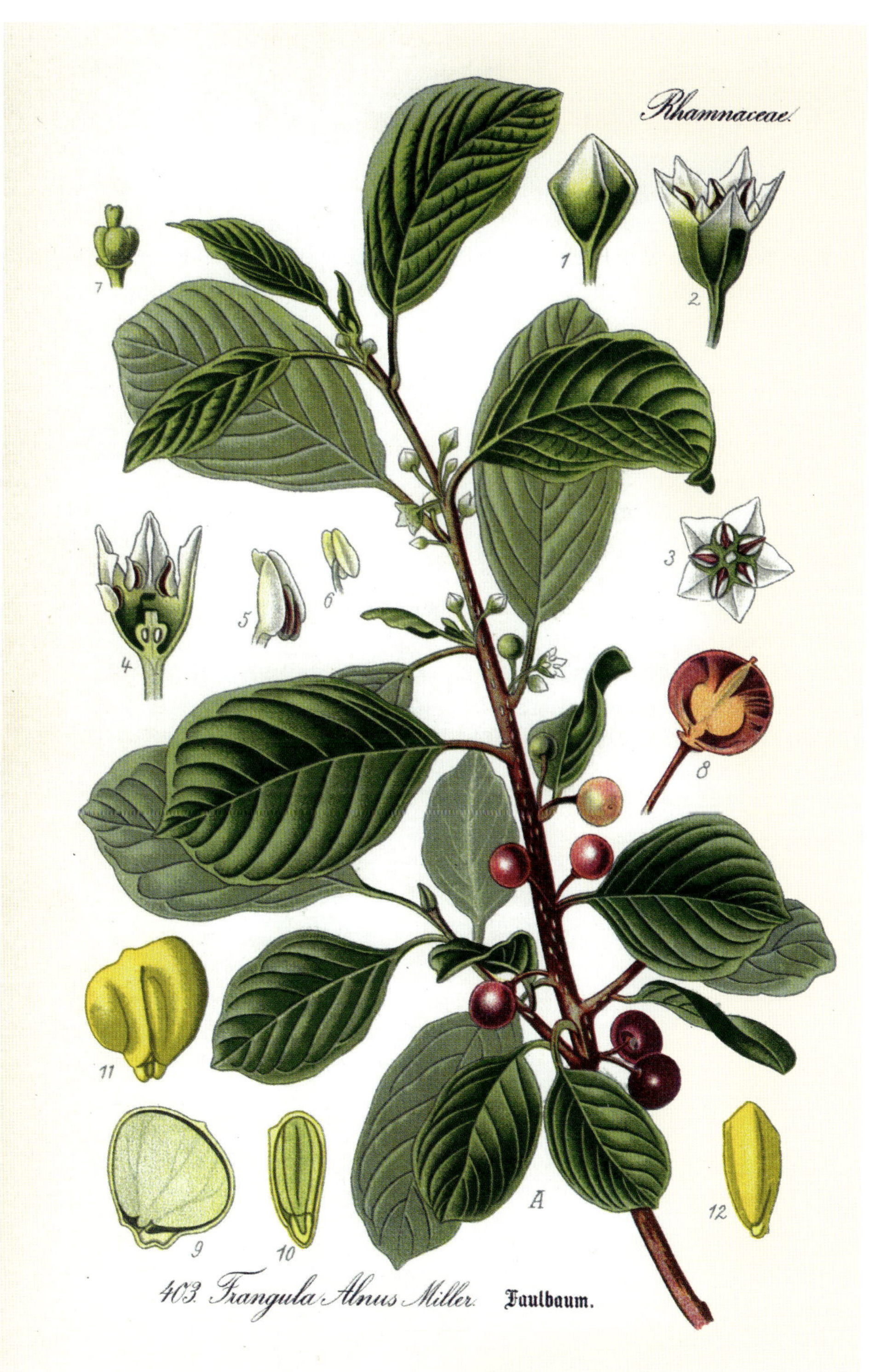
Rhamnaceae.
1
2
3
4
5
6
7
8
9
10
11
12
A
403. Frangula Alnus Miller. Faulbaum.

Feigenbaum

Ficus carica L. * De Ficboim / Fickbaum

(Bei H. auch fichboum, ficus)

Weitere Bez. (Auswahl): Feygen, Fichboum, Fig, Figenbaum, Figenpawm, Fygen, Smakka, Smakkabagms, Veigenpoum, Veyg, Vichboum, Vick, Vige, Vigenbom, Wighen, Wyk

Hildg.: Mehr warm als kalt. Salbe aus zerkleinerten, gekochten Blättern und Rinde mit Bärenfett und Butter als eine Art Universalsalbe. Nachts von Tau durchdrungenes Feigenblatt, welches die Sonne erwärmt hat, jeden dritten Tag auf Augen legen, gegen feuchte Augen. Stock aus Feigenholz schwächt: Der Genuss erzeugt Ehrsucht, Geiz und Wankelmut. Nur Kranke sollten die Früchte roh essen. Gesunde sollten sie vor Verzehr in Wein oder Essig einlegen.

Hist. med./Volksmed./Naturheilk.: Die beim Brechen der Blätter von den Zweigen austretende weiße Milch zur Linderung von Insektenstichen und gegen Warzen. Abführende Wirkung getrockneter Früchte und ihrer Zubereitungen

Pharm.-Wirkst.: Früchte enthalten Invertzucker, Pektine, organische Säuren.

Hildg.-Heilm.: keine bekannt

Bemerkungen: In allen antiken Hochkulturen genutzt. In Mitteleuropa seit der Latènezeit (jüngere vorrömische Eisenzeit, 450 v. Chr. – 15 v. Chr.) wichtiges Importprodukt. Die erste namentlich erwähnte Pflanze in der Bibel (im Garten Eden).

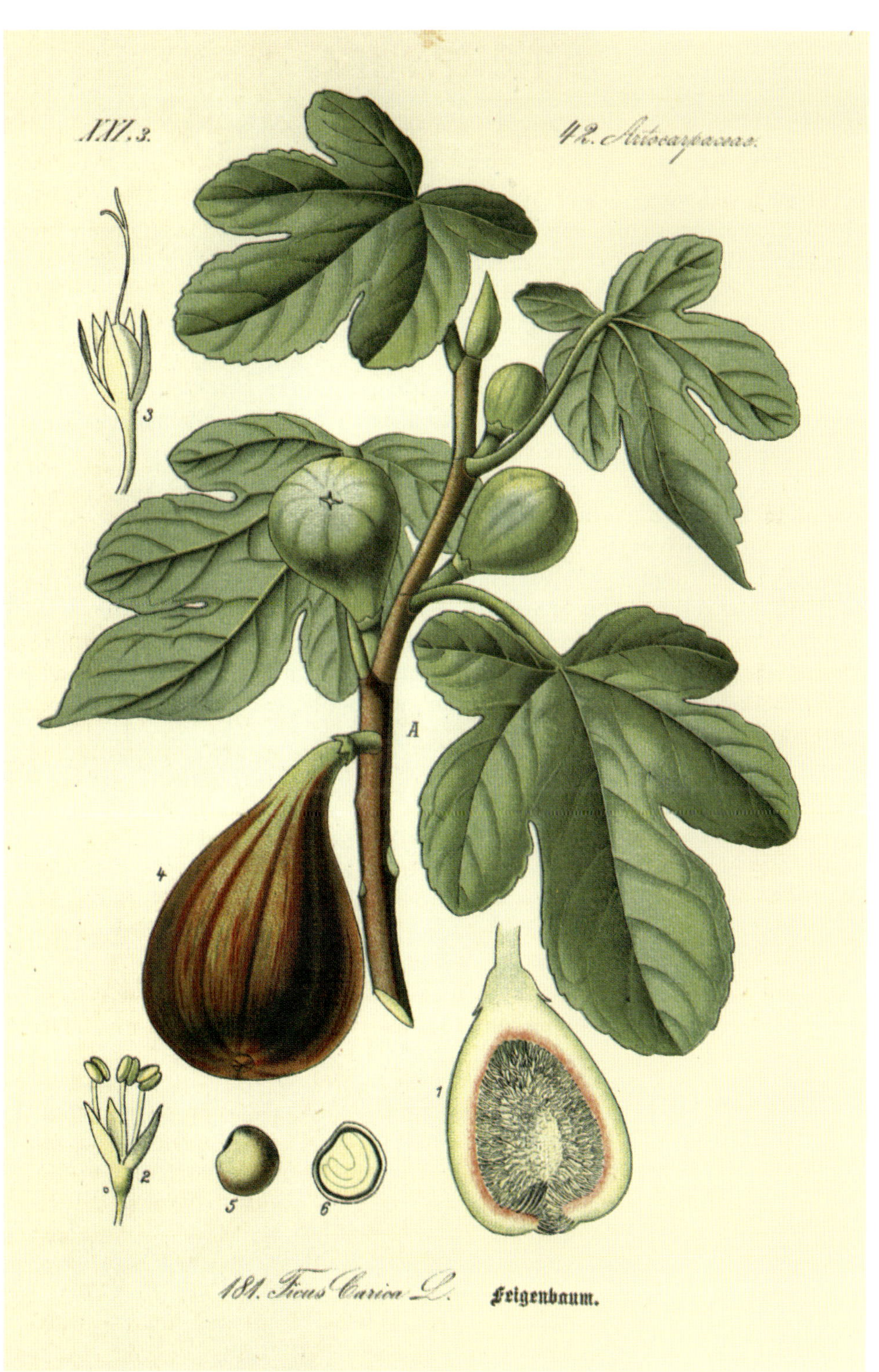
XXI. 3.
42. Artocarpaceae.
3
A
4
1
2
5
6
181. Ficus Carica L.
Feigenbaum.

Feigwurz

Ficaria verna L. * Ficaria / De Ficaria

(Bei H. auch vichwurz, uicwur. Synonym Ranunculus ficaria HUDS. Anders als Müller und Riha plädiert Portmann für das Breitblättrige Laserkraut, Laserpitium latifolium L.)

Weitere Bez. (Auswahl): Frühlings-Scharbockskraut, Glitzerli, **Scharbockskraut**

Hildg.: Mehr kalt als warm. Mit doppelter Menge Basilikum in Wein kochen, abgekühlt morgens nüchtern und vor dem Einschlafen trinken, gegen brennendes Fieber. In „Causae et Curae" Bestandteil einer Medizin gegen Seitenstechen

Hist. med./Volksmed./Naturheilk.: Brutknospen dienten zur Behandlung von Feigwarzen, Mundgeschwüren, Nagelfäule, „brennenden Gliedern", „fressenden Geschwüren". Die Vitamin-C-haltigen Blätter nutzte man seit dem 16. Jh. auf Seereisen gegen die Mangelkrankheit Scharbock (Skorbut). Einstige heilkundige Bedeutung ging verloren. Vor der Blüte geerntete junge Blätter sind unbedenklich. Sonst ist die Pflanze besonders im Wurzelstock und den Brutknöllchen giftig (die auch hautreizenden Wirkstoffe z. B. Protoanemonin führen zu Übelkeit, Erbrechen, Durchfall). Anwendungen in der Homöopathie

Pharm.-Wirkst.: nicht untersucht

Hildg.-Heilm.: keine bekannt

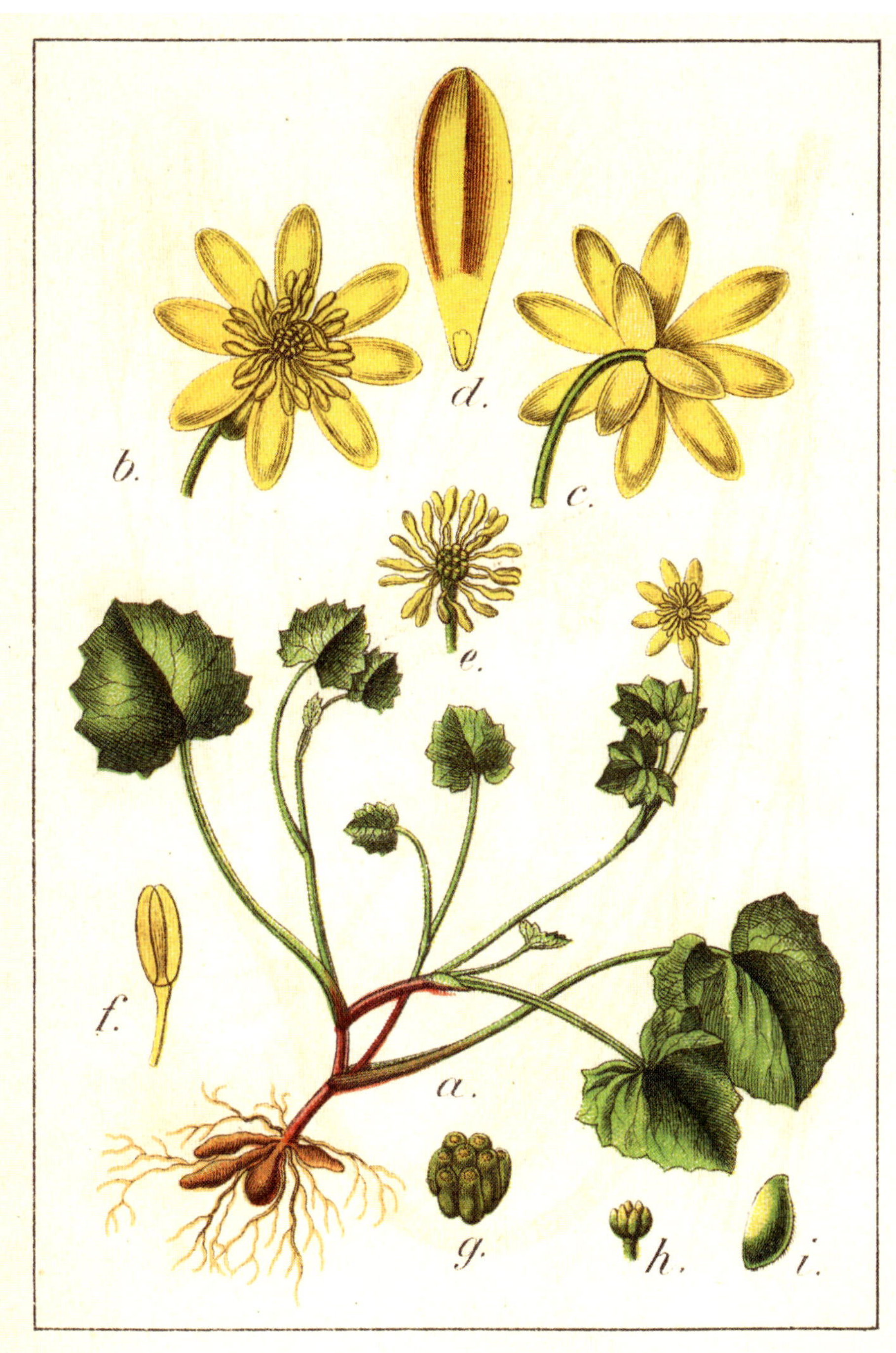

Feigwurz, Ranunculus ficaria.

Fenchel

Foeniculum vulgare MILL. * Feniculum / De Feniculo

(Synonym Foeniculum officinale ALL.)

Weitere Bez. (Auswahl): Brodsamen (Augsburg), Enis (St. Gallen), Femis (Augsburg), Fenchil (althochdeutsch), Fenckel (mittelhochdeutsch), Fenikl (Österreich), Fenis (Memmingen), Fenkel (Bern), Fenköl (Holstein, Unterweser), Vinkel und Wenchil (mittelniederdeutsch)

Hildg.: Sanfte Wärme, macht den Menschen froh. Pflanze o. Samen täglich nüchtern gegessen, gegen Verschleimung und schlechten Atem, macht Augen klar. Teil einer Mixtur für besseren Schlaf. Saft und frischen Tau mit Kuchenmehl nachts über die Augen gelegt, gegen verdickte Augen (wohl Entzündung der Augenbindehaut). Fenchel oder Samen zerreiben, in gut geschäumtes Eiklar nachts über die Augen, gegen trübe Augen. Rauch von erhitztem Fenchel und Dill einatmen, Kräuter mit Brot essen, gegen Katarrh. Weitere Anwendungen gegen verschleimten Magen, Melancholie, Verdauungsbeschwerden, Hodenschwellung, zur Geburtshilfe, Stärkung sowie in der Vet.-Med. (Schafe). In „Causae et Curae" Bestandteil von Rezepten gegen Augenschmerz, Bewusstseinsstörung, Brusthusten, Herzbeschwerden, Koliken, Lungenleiden, Seitenstechen, Trunksucht, Völlerei

Hist. med./Volksmed./Naturheilk.: Seit der Antike eine berühmte Heilpflanze (Samen, Wurzel, Öl), welche u. a. bei Blasen- und Nierenleiden, Menstruationsbeschwerden, Schlangenbiss, Magenproblemen, bei Augenleiden und Sehschwäche genutzt wurde. Im Mittelalter wegen dem breiten Indikationsspektrum über Klostergärten verbreitet. Fenchelsamen in Tees, aus den Samen destilliertes Öl entspannt die Muskulatur des Magen-Darm-Trakts, regt die Galle an, steigert den Gallenfluss, wirkt blähungstreibend. Schleimlöser der Atmungswege. Zusatz im Gurgelwasser gegen Halskatarrh, Halsschmerzen, Heiserkeit. Gern in der Kinderheilkunde eingesetzt in Form von Tees, Dragees, Bonbons, Sirupen, Säften. Äußerlich als Augenwasser. Auch in antirheumatischen Einreibungen. Anwendungen in der Homöopathie

Schönheitspflege: Durch Dampfdestillation aus Samen und anderen Pflanzenteilen gewonnenes Öl desinfiziert und stärkt die Haut, beruhigt Entzündungen, regt die Durchblutung an. Einsatz in der Anti-Aging-Kosmetik

Pharm.-Wirkst.: Ätherische Öle (trans-Anethol, Fenchon), Anisaldehyd, Flavonoide

Hildg.-Heilm.: Fenchelfrüchte, Fencheltropfen bei Blähungen, krampfartigen Beschwerden (Magen, Darm), Schleimlöser in Atemwegen. Z. B. pulverisierte Früchte (Fenchelgranulat) bei Blähungen, Magenbeschwerden, Mundgeruch, Verdauungsstörungen. Fenchel-Süßholzsaft gegen Herzbeschwerden, Herzinsuffizienz, Herzschwäche

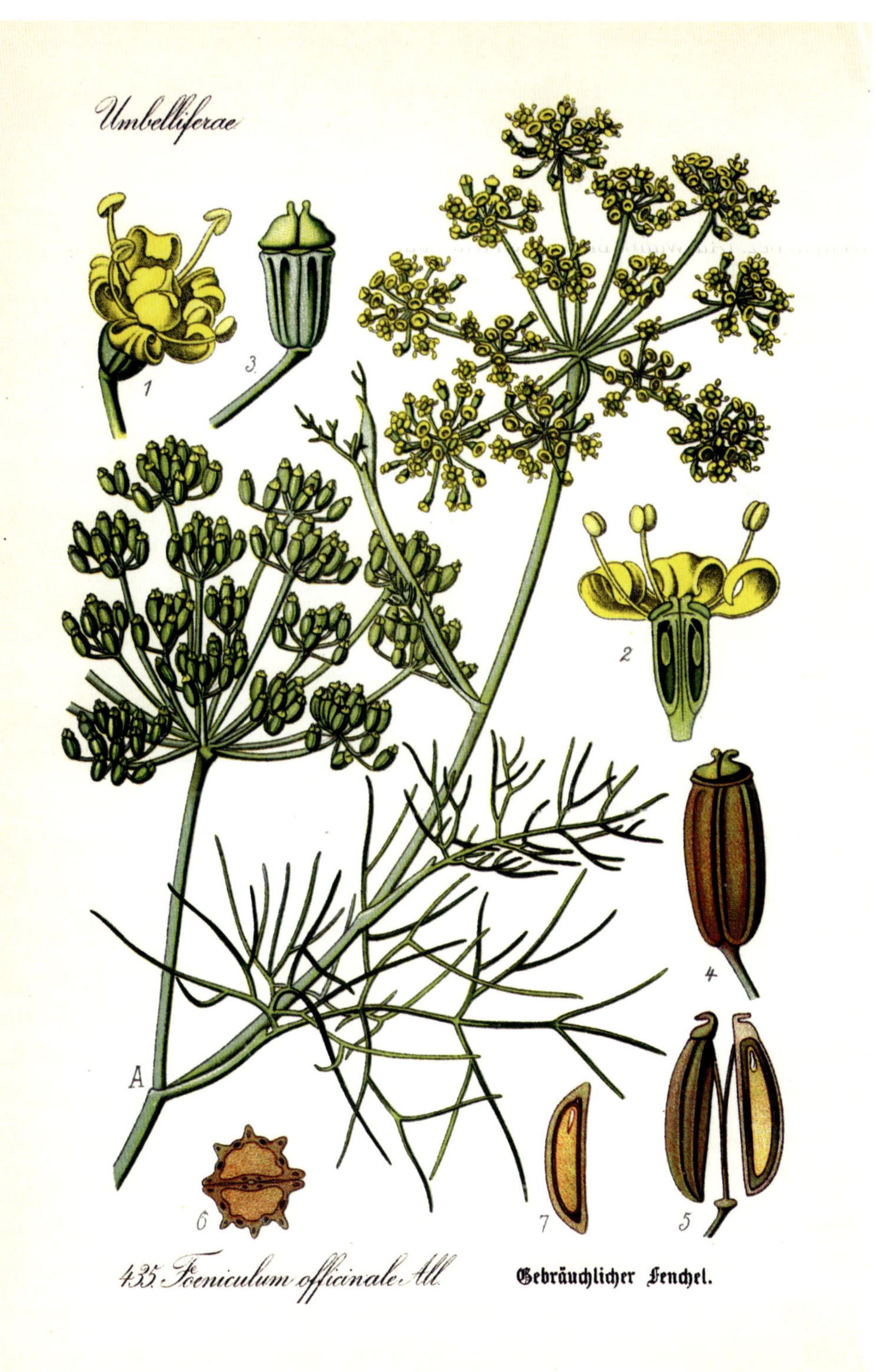
Umbelliferae
1
2
3
4
5
6
7
A
435. Foeniculum officinale All.
Gebräuchlicher Fenchel.

Flohkraut

Plantago afra L. * Psillium / De Psillio

(Bei H. vermerkten mittelalterliche Schreiber am Rand auch coriander, floesamen, nota, witwrz. Stammpflanze ist der **Flohsamen-Wegerich**, Plantago psyllium AUCT.)

Weitere Bez. (Auswahl): Flohkraut, Flohwegerich, Wegerichsamen

Hildg.: Kalt. In Wein gekocht und heiß getrunken, gegen starkes Fieber. Auch Mittel gegen Niedergeschlagenheit. Das noch heiße Kraut im Tuch über den Magen gebunden, gegen Fieber im Magen (z. B. Allergie-Erkrankung).

Hist. med./Volksmed./Naturheilk.: In der Antike legte man Blätter auf Wunden und entzündete Stellen, setzte bisweilen die Wurzel bei Menstruationsbeschwerden ein. Nach mittelalterlicher Auffassung wirkte das Kraut kühlend bei Fieber, stillte den Husten. Die reifen, getrockneten Samen und Samenschalen von Plantago afra (gedeiht im Mittelmeerraum) und Plantago indica (Nordafrika, China bis Russland) sollen verdauungsfördernde, lindernde, Blutzucker senkende und entzündungshemmende Eigenschaften haben. Früher auch als Umschläge bei Entzündungen, Geschwülsten, Leistenbruch, Lymphdrüsenschwellung, Ödemen, Wundrose. Häufiger Einsatz z. B. bei Darmträgheit, Durchfall, Reizdarmsyndrom, zur Stuhlregulierung, bei Verstopfung. Extrem wasseraufnahmefähig, rufen sie, vor dem Essen eingenommen, ein Völlegefühl hervor, wirken appetithemmend, können bei Fettsucht und Übergewicht helfen.

Pharm.-Wirkst.: Balast- und Schleimstoffe (Polysaccharide)

Hildg.-Heilm.: Ganze Samenkörner bei Analfissuren, Hämorrhoiden, zur Senkung der Blutfettwerte, bei Stuhlverstopfung. Flohsamen-Wein bei Allergie-Erkrankung, depressiver Stimmung, Traurigkeit

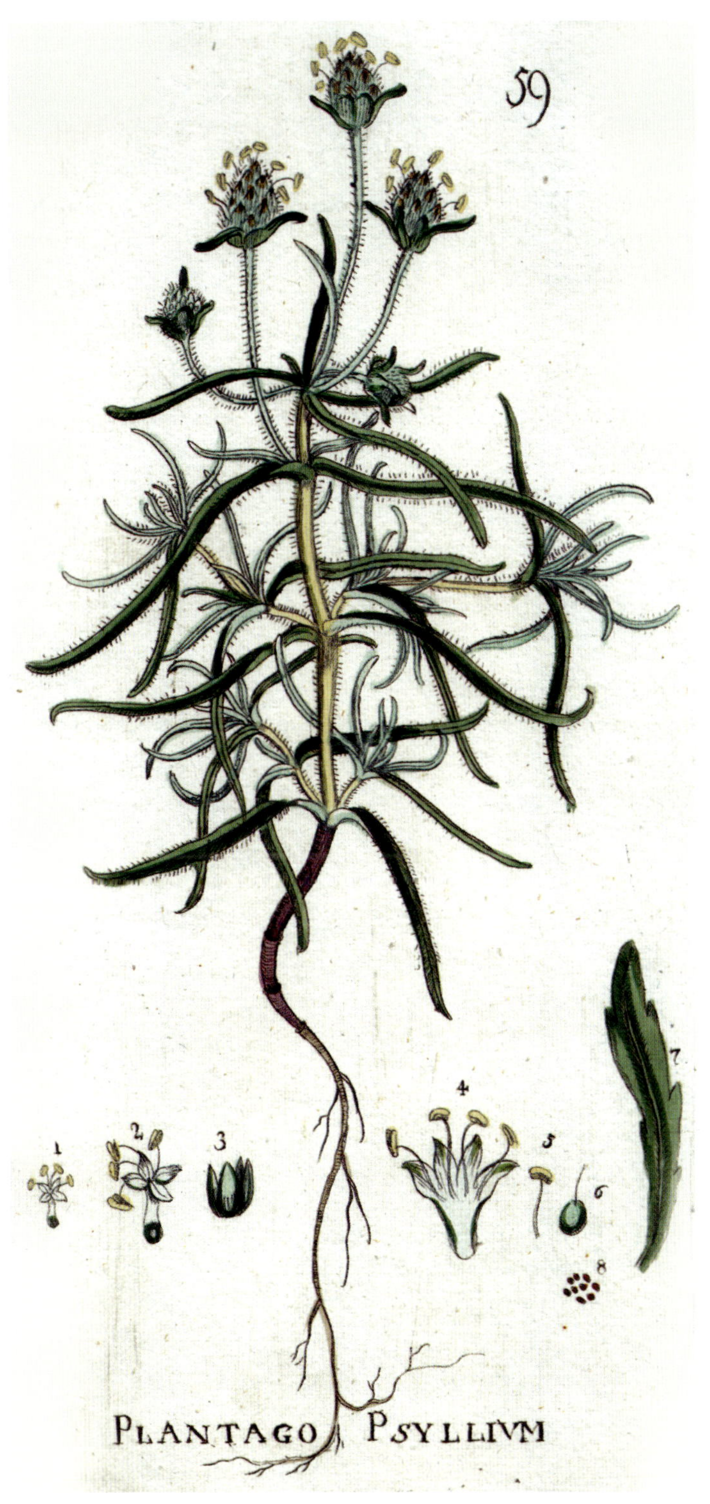
59
1
2
3
4
5
6
7
8
PLANTAGO PSYLLIVM

Frauenminze

Tanacetum balsamita L. * Balsamum / De Balsamone

(Bei H. auch hun, balsamita, sisemera, sisimera. Müller hegt Zweifel bei der Zuschreibung, hält wegen der Indikationen auch andere aromatisch riechende Lippenblütler, speziell Mentha-Arten, für möglich. Riha schließt nicht aus, dass es sich um Andorn, Marrubium vulgare L., handelt.)

Weitere Bez. (Auswahl): **Balsamkraut**, Cost, Frauenbalsam, Frauenblatt, Marienblatt, Marienmünze, Marienwurzel, Münzbalsam, Pfaffenplatte, Pfannkuchenkraut, Pfefferblätte, Breitblättriger Rainfarn, Romische Salbei, Sisymbermüntze, Siminza, Weisminze, Zuckerblätter

Hildg.: Mehr warm als kalt. Kraut mit der dreifachen Menge Fenchel gekocht, abgekühlt trinken, bei Bewusstseinsstörungen. Bestandteil einer Rezeptur gegen Dreitagefieber

Hist. med./Volksmed./Naturheilk.: Kräuterbücher erwähnen sie ab dem 16. Jh. als krampfstillend, menstruationsfördernd und Eingeweidewürmer vertreibend. Zum Anfang des 20. Jh. noch als wohltuend bei Gallenleiden beschrieben, heute in Vergessenheit geraten.

Pharm.-Wirkst.: kaum erforscht

Hildg.-Heilm.: Balsamkräutertee aus oberirdischen Teilen der Frauenminze und Früchten des Fenchels z. B. gegen Erregungszustände, Nervenüberreizung, Unruhe und nach Schockerlebnissen (mitunter als Balsam-Tropfen, hier auch zum besseren Einschlafen)

Bemerkungen: Seit dem Mittelalter als Ersatz für die über die Seidenstraße gehandelte Indische Kostuswurzel, Saussurea costus Lipsch., unter dem Namen „costus" oder „balsamita" in Klostergärten kultiviert. Verschiedene Autoren beziehen auch ein bereits an früherer Stelle der „Physica" genanntes Kapitel mit ein, in dem Hildegard vermutlich mit der Frauenminze Therapieempfehlungen bei Vergiftung, Läusen und Aussatz gibt.

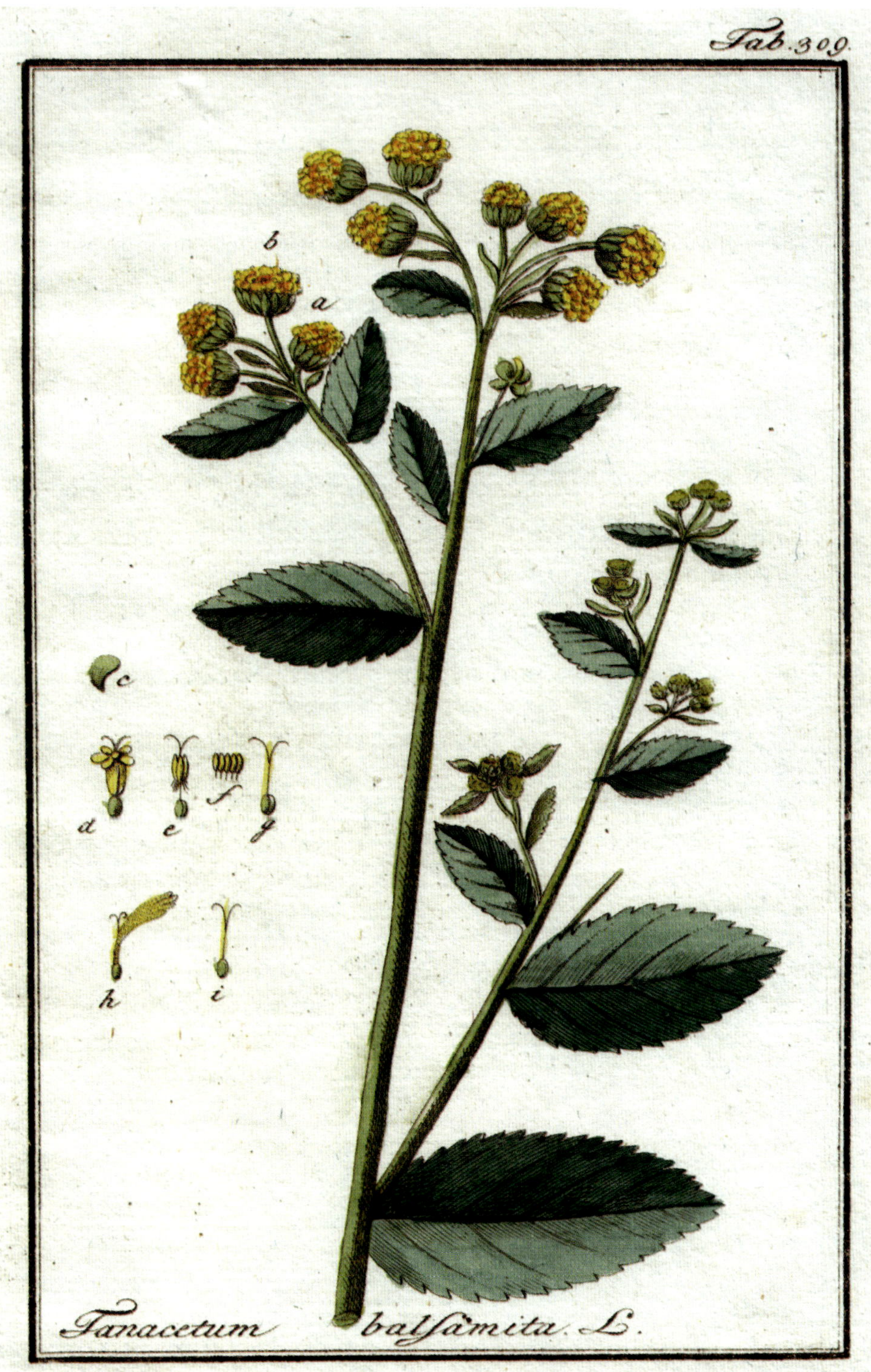
Tab. 309.
b
a
c
d
e
f
g
h
i
Tanacetum balsamita. L.

Fünffingerkraut

Potentilla reptans L. * Funfblat / De Funffblat

(Bei H. auch quinquefolium, penta folium)

Weitere Bez. (Auswahl): **Kriechendes Fingerkraut**, Kriechender Gänsefuß, Kriechender Gänserich

Hildg.: Sehr heiß, mäßige Feuchtigkeit. Zerkleinertes Kraut mit Semmelmehl, Wasser, Olivenöl o. Mohnöl durch ein Hanftuch gestrichen. Das erwärmte Tuch nachts um den Bauch gegürtet, gegen starkes Fieber. Kraut in Wein zerrieben, durch Tuch geseiht, um Augen gestrichen, gegen Verdunklung der Augen. Küchlein aus Kraut mit Semmelmehl und Wasser neun Tage lang nüchtern gegessen, gegen Gelbsucht

Hist. med./Volksmed./Naturheilk.: Der Pflanze wurde nachgesagt, sie wirke antibakteriell, blutstillend, durchfallhemmend, entzündungshemmend, schmerzstillend, stopfend und zusammenziehend. Einst Einsatz bei Bauch- und Unterleibsschmerzen, Menstruationskrämpfen, Durchfallerkrankungen. Auszüge der Wurzeln zum Gurgeln verwendet (gegen Entzündungen von Zahnfleisch, Mundschleimhaut). Innerlich bei Fieber, äußerlich bei Wunden. Im Gegensatz zu anderen Fingerkrautarten geringere Heilwerte, ließen sie in Vergessenheit geraten.

Pharm.-Wirkst.: nicht untersucht

Hildg.-Heilm.: keine bekannt

Bemerkungen: Nach Jan Weyer (1515/16 – 1588) womöglich als „pentaphyllon" Bestandteil von Hexensalben für die angeblichen Flüge der Hexen zum Tanz mit dem Teufel.

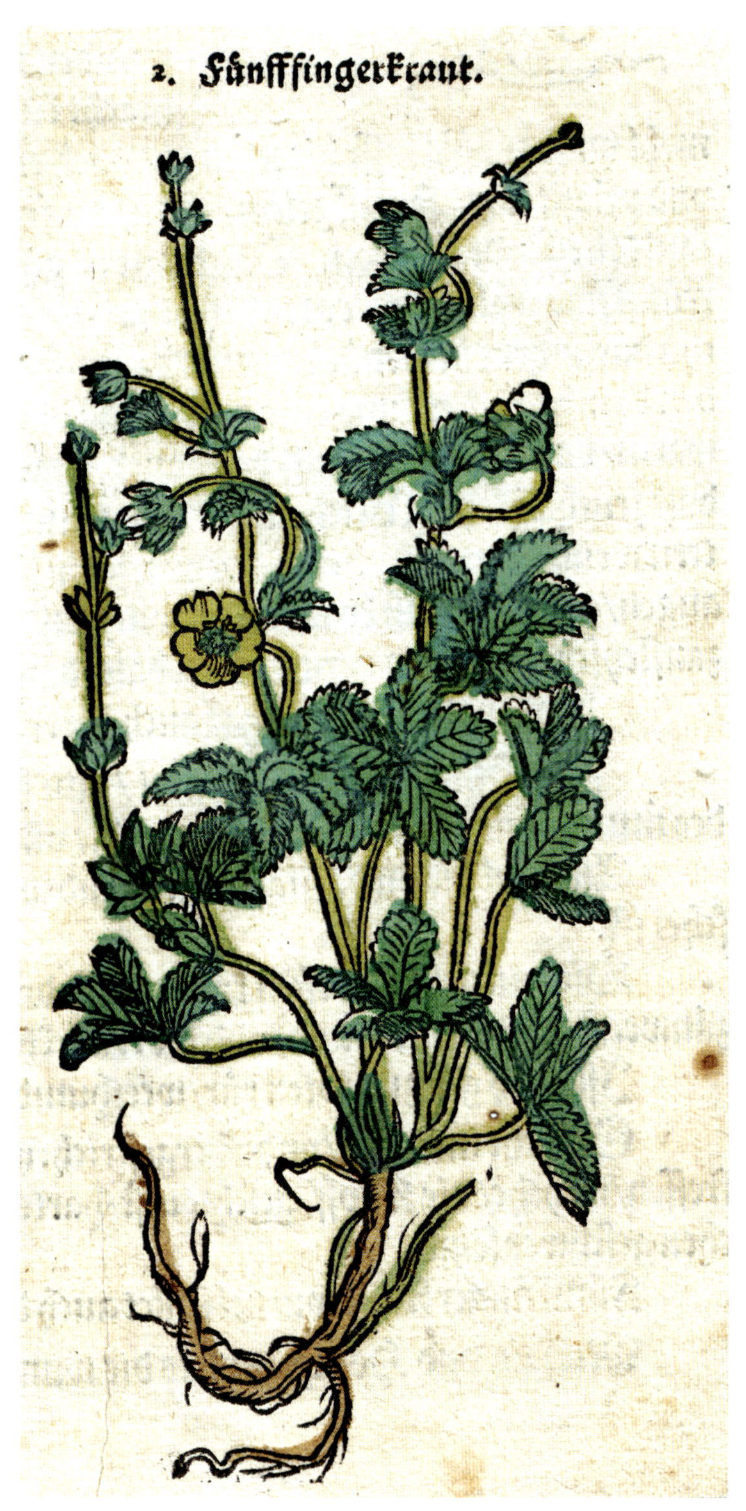
2. Fünffingerkraut.

Galgant

Alpinia officinarum HANCE * Galgan / De Galgan

(Bei H. auch galanga)

Weitere Bez. (Auswahl): Fieberwurzel, **Echter Galgant**, Galgantwurzel, Kleiner Galgant, Siam-Galgant

Hildg.: Fast ganz heiß. Pulver in Wasser, gegen Fieber. In Wein gekocht, gegen Rücken- und Seitenschmerz. Wurzel bei Herzbeschwerden essen. Bestandteil weiterer Rezepturen gegen Mundgeruch, Krankheiten an Eingeweiden, Herz, Lunge, Magen und Milz, gegen Verschleimung und „Gicht". In „Causae et Curae" auch Bestandteil von Präparaten gegen Bewusstseinsstörung (wohl auch im Sinne nachlassender Geistes- und Sinneskraft), schwere Erkältung mit Auswurf, Dreitage-Fieber

Hist. med./Volksmed./Naturheilk.: Aus der arabischen, chinesischen, indischen und persischen Medizin kommend, wohl seit dem 9. Jh. als kostbare Droge durch Kaufleute und Ärzte in Europa bekanntgemacht. Als die Verdauung anregend, blähungstreibend, üblen Mundgeruch verscheuchend, den Nieren nützliches Mittel im Mittelalter gepriesen. Zudem als wichtige Pflanze gegen Fieber, Gifte, zahlreiche Gebrechen eingesetzt. Krampflösende, bakterien- und entzündungshemmende Eigenschaften bekannt. Auch als Helfer gegen die Seekrankheit. In unseren Tagen eher als Appetitanreger, Magensaftproduktion und Verdauung positiv beeinflussend betrachtet und nur noch selten verwendet. Es soll tumorhemmende Effekte geben und es wird angenommen, dass er die zytotoxischen Eigenschaften von Chemotherapien unterdrücken hilft.

Pharm.-Wirkst.: u. a. ätherische Öle (Cineol, Eugenol), Harze, Scharfstoffe (Galangol, Gingerol, Alpinol), Flavonoide, Sterole

Hildg.-Heilm.: Der Galgantwurzelstock wird z. B. verarbeitet zu Galgant-Gewürz, -Globuli, -Granulat, -Honig, -Latwerge, -Tabletten, -Urtinktur, -Wein, -Wurzelpulver mit einer Vielzahl von Anwendungsgebieten, z. B. bei Angina pectoris, Appetitlosigkeit, arteriellen Durchblutungsstörungen, Blähungen, Erfrierungen, Fieber, Herzbeschwerden, kolikartigen Beschwerden, Schwindel, Übelkeit, Völlegefühl.

Bemerkungen: Als Gewürz verwendet, wird der gemahlene Wurzelstock auch Laospulver genannt.

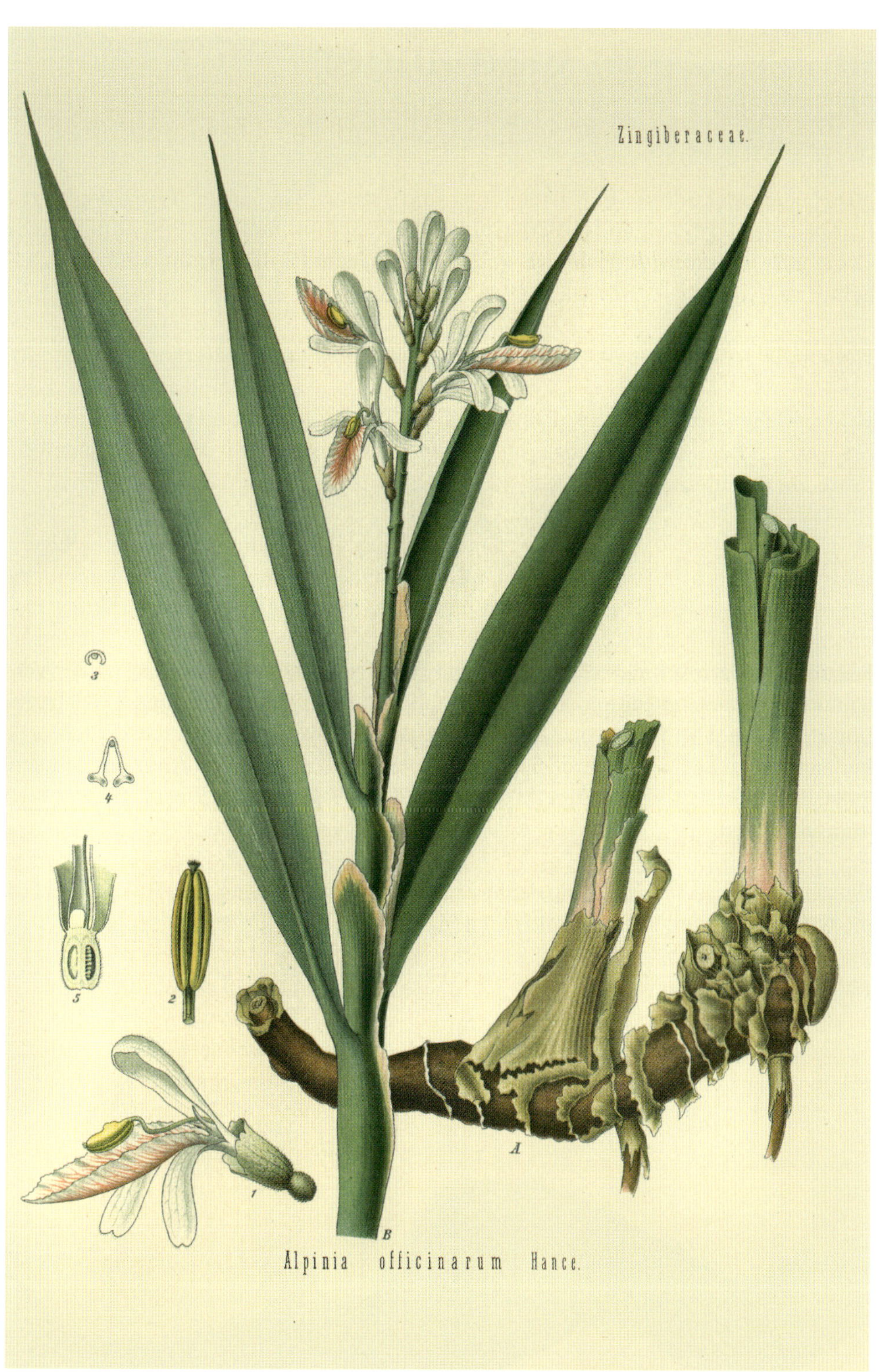
Zingiberaceae.
3
4
5
2
1
A
B
Alpinia officinarum Hance.

Gamander

Teucrium chamaedrys L. * Gamandrea / De Gamandrea

(Bei H. auch alentidium. In Mitteleuropa sind Trauben-Gamander, Teucrium botrys L., Abb., o. g. Edel-Gamander, Berg-Gamander, Teucrium montanum L., Knoblauch-Gamander, Teucrium scordium L. und Salbei-Gamander, Teucrium scorodonia L., heimisch.)

Weitere Bez. (Auswahl): Echte Gamander, Edel-Gamander, Schafkraut

Hildg.: Mehr warm als kalt und fett. An Gemüse und gute Kräuter gegeben, verzehren, gegen Afterbluten (womöglich auch als Abführmittel). Mit altem Schmalz verrührt, als Einreibung gegen Krätze

Hist. med./Volksmed./Naturheilk.: Durch fiebersenkende und antiseptische Eigenschaften schon im antiken Griechenland als besonders wirksam gegen Erkrankungen der oberen Atemwege wie Reizhusten und Bronchitis angesehen (Tee, Tinktur). Daneben bei asthmatischen Leiden, gegen Magen-Darm-Beschwerden wie Blähungen, Reizmagen, Darmschmerzen, Magen- und Gallenschwächen, Appetitlosigkeit, Verdauungsprobleme und chronischen Durchfall. Lange bei Wechselfieber und Gicht genutzt. Äußerlich in Form von Umschlägen, Bädern, Waschungen, auch bei schlecht heilenden Wunden. Bei Überdosierung in Tees zur Gewichtsreduktion wurden seit 1984 in Frankreich Leberzellnekrosen bekannt. Seitdem wird von seiner Verwendung abgeraten.

Pharm.-Wirkst.: Ätherische Öle, Iridoide, Diterpene, Phenylpropane, Flavonoide. Für die Giftwirkung sollen Furano-neo-Clerodane verantwortlich sein

Hildg.-Heilm.: keine bekannt

Bemerkungen: Nach alter Sage wurde der Name vom trojanischen König Teukros abgeleitet, welcher zuerst die Wirkung der Pflanze auf die Milz erkannt haben soll.

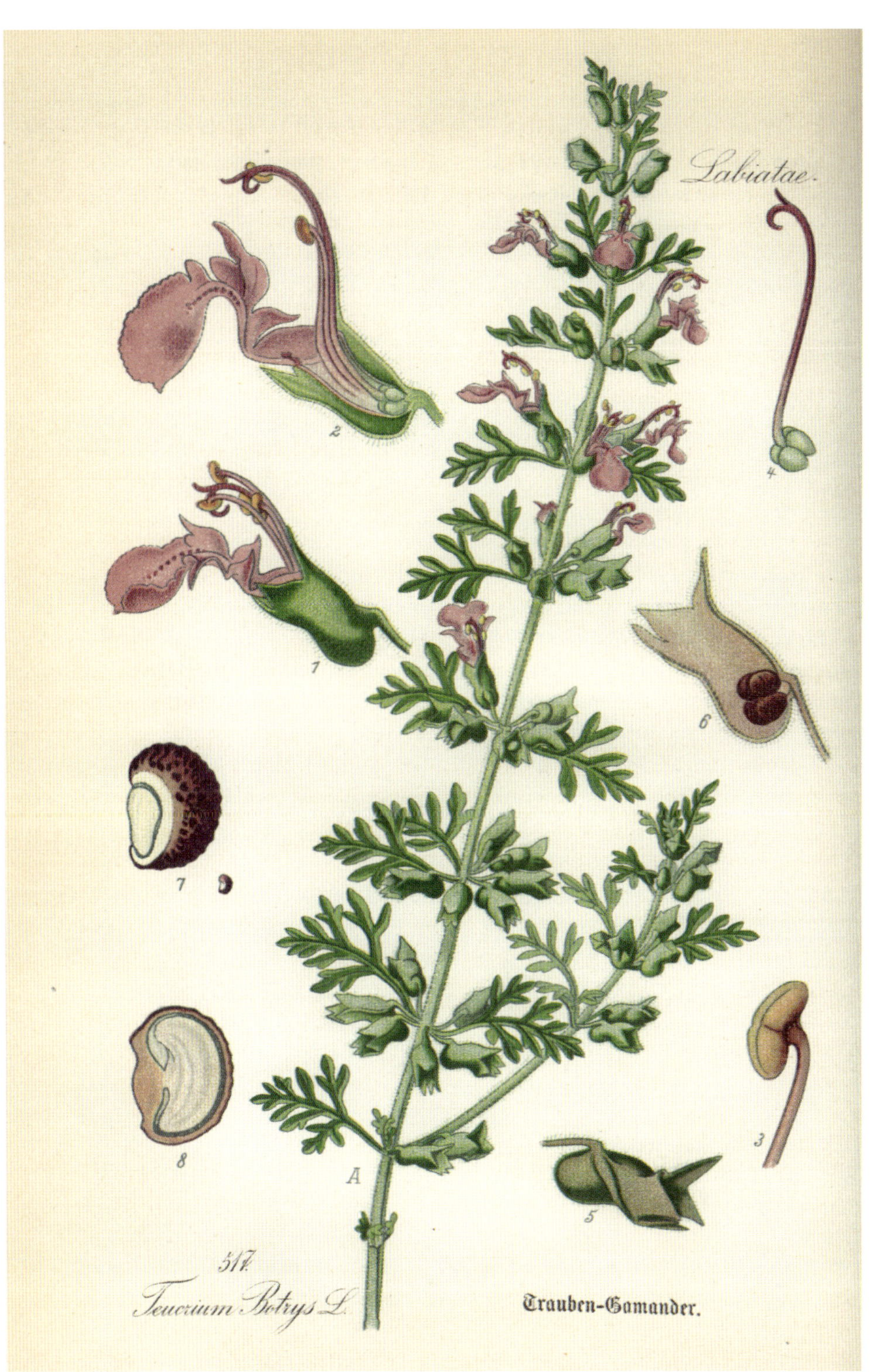
Labiatae.
2
4
1
6
7
8
A
3
5
517.
Teucrium Botrys L.
Trauben-Gamander.

Germer, weißer

Veatrum album L. * Alba Sihtdewurz / De Sichterwurtz alba

(Bei H. auch citterwurz, eleborus niger. Die Zuordnung ist wahrscheinlich, aber nicht eindeutig möglich.)

Weitere Bez. (Auswahl): Champagnerwurzel, Brechwurz, Fieberstellwurzel, Germander, Gerber, Gerbel, Germel, Hammerwurz, Hemmerwurzen, Krätzwurz, Läusekraut, Lauskraut, Lauswurz, Lüppwurz, Weißer Nieswurz

Hildg.: Warm. Zerstoßen mit Quendel und Fenchel in altem Schmalz geschwitzt, per Tuch heiß über Kopf und Hals getragen oder in Salben, vertreibt den Wahnsinn. Außerdem Teil einer Ölzubereitung gegen Menstruationsprobleme und Teil einer Salbe gegen Herzbeschwerden

Hist. med./Volksmed./Naturheilk.: Seit der Antike genutzt als harntreibendes, menstruationsförderndes und von verdorbenen Säften befreiendes Heilmittel sowie als Brechmittel und gegen Wahnsinn. Später auch als sensible Nerven und das Nervenzentrum reizend erkannt. Zahlreiche Anwendungen im Mittelalter, z. B. gegen Lepra, Melancholie, Epilepsie, Schwindel, Totgeburten austreibend. Tinktur der getrockneten Wurzel äußerlich gegen Flechten und Ausschläge, Salbe zur Abheilung von Geschwüren, Krätze, schlecht heilenden Wunden. Wurzelabkochung innerlich gegen Bluthochdruck, Hautunreinheiten, juckende Ausschläge, Flechten, Krätze. Feingeschnitten Bestandteil des „Schneeberger Schnupftabaks" (reinigte Nase von Schleim, größere Mengen führten zu Nasenbluten). Vom innerlichen Gebrauch kann wegen der sehr starken Giftigkeit (löst u. a. Erbrechen, Durchfall, Halluzinationen, Atemnot aus, Tod nach drei bis zwölf Stunden) nur gewarnt werden. Versehentliche Vergiftungen wegen des widerlich brennenden Geschmacks selten. Anwendung heute nur noch in der Homöopathie

Pharm.-Wirkst.: Giftige Alkaloide (Protoveratrin, Germerin), ein bitteres Glykosid, Stärke, Harz, Zucker

Hildg.-Heilm.: keine bekannt

Bemerkungen: In der Antike als Mord- und Pfeilgift, Absud gegen Läuse und Küchenschaben

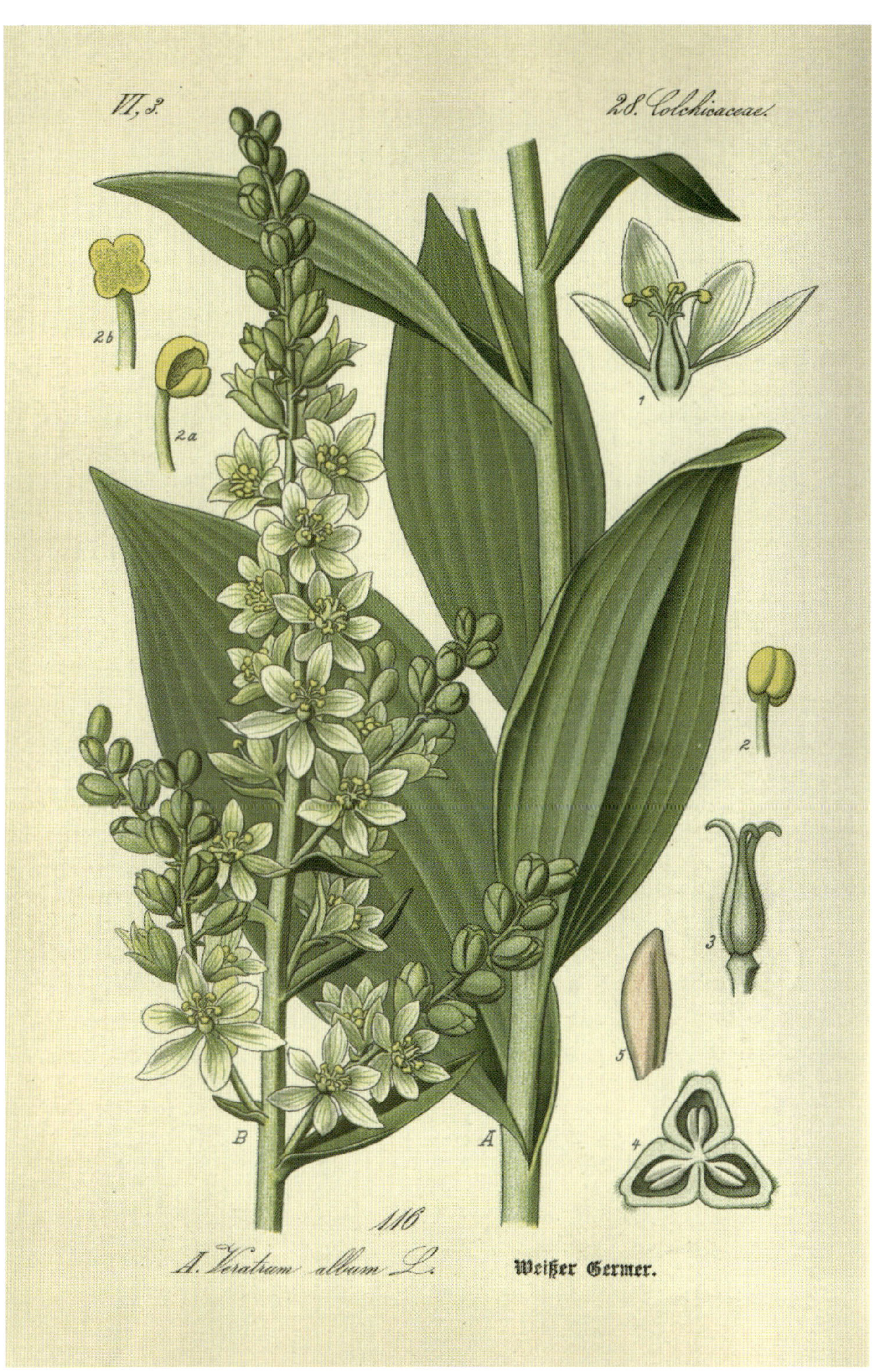
VI, 3.
28. Colchicaceae.
2b
2a
1
2
3
5
4
B
A
116
A. Veratrum album L.
Weißer Germer.

Gerste

Hordeum vulgare L. * Ordeum / De Hordeo

Weitere Bez. (Auswahl): Garsten, Gasten, Gemeine Gerste

Hildg.: Kalt. Gerstenbad für am ganzen Körper hinfällig gewordene Menschen. Brühe aus Gerste, Hafer, Fenchel und etwas Schmalz bei Appetitlosigkeit. Wasser, in welchem Gerste gekocht wurde, gegen raue, schuppige Gesichtshaut. Mit gleichem Wasser Kopf waschen, gegen Kopfschmerz

Hist. med./Volksmed./Naturheilk.: Bereits die Antike nutzte gestampfte Gerste (Gerstenkörner) als Heilmittel. Gerstenschleim diätetisches Nahrungsmittel für Hals- und Magenkranke, als warme Auflage bei Geschwüren und Geschwülsten. Pflaster aus Gerstenkleie, Gerstenmehl, Essig und Butter bei verrenkten Gliedern und Gliederschmerz. Pflaster aus Gerstenmehl mit Wein gekocht gegen Geschwülste durch Insektenstiche. Mus aus Gerste in frischer Milch gekocht und gegessen, für Mütter, deren Milchfluss versiegt ist. Suppe, aus in Butter geröstetem Gerstenmehl, gegen Durchfall. Gerstenwasser zum Gurgeln bei Halsschmerzen und zum Waschen rauer Hände. Malzbäder gegen Ausschläge, Flechten, Kopfgrind. Gerstensorten mit hohem Gehalt an Beta-Glucane zur Aufrechterhaltung des normalen Cholesterinspiegels. Dem jungen Gerstengras werden neuerdings diverse Wirkungen zugeschrieben.

Pharm.-Wirkst.: u. a. Niacin, Vitamine, Phytinsäure, Kieselsäure, Tocotrienol

Hildg.-Heilm.: Gerstenwasser bei Hauterkrankungen des Gesichts

Bemerkungen: Bereits 15 000 v. Chr. nachweisbar, seit der Jungsteinzeit (5500 v. Chr.) in Mitteleuropa angebaut.

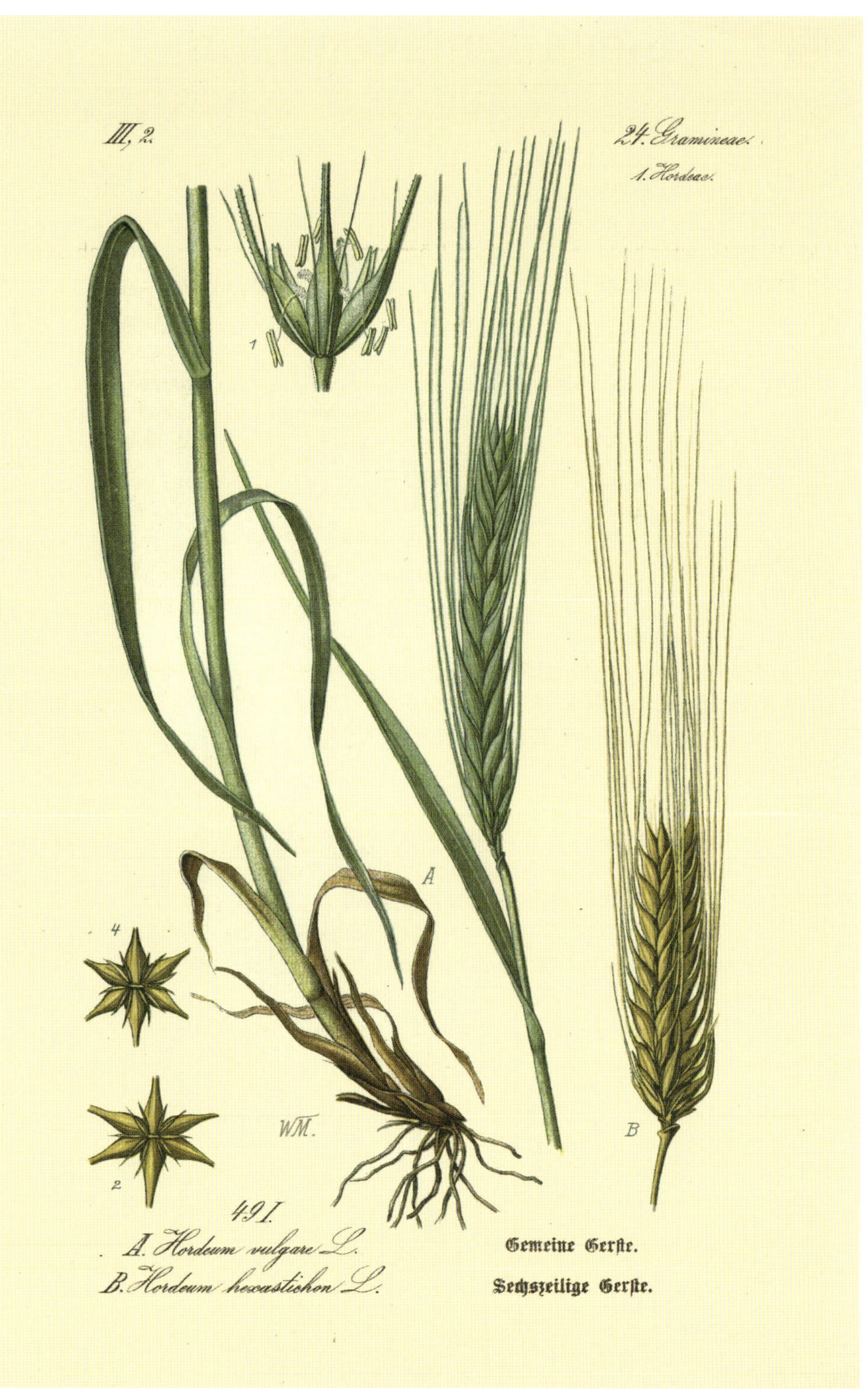
III, 2.
24. Gramineae.
1. Hordeae.
1
A
4
2
WM.
B
491.
A. Hordeum vulgare L.
B. Hordeum hexastichon L.
Gemeine Gerste.
Sechszeilige Gerste.

Gewürznelkenbaum

Syzygium aromaticum Merr. * Gariofoles / De Gariofiles

(Bei H. auch cariofoles. Weil H. nur die Früchte kennt, in „Physica" nicht unter Bäumen, sondern Pflanzen aufgeführt. Synonym u. a. Caryophyllus aromaticus L.)

Weitere Bez. (Auswahl): Kramernageln, Kreidenelken, Muskatnogel, Nägel, Nägelin, Nagelkin, Nagelbaum

Hildg.: Sehr heiß. Früchte zerkauen bei taubem Kopf (Schwindelgefühl), beginnender Wassersucht, Gicht im Fuß (Podagra), Schluckauf (bei Letzterem zusätzlich nach dem Essen Zitwer essen). In „Causae et Curae" zusätzlich Teil von Rezepturen gegen Menstruationsbeschwerden und Dreitagefieber

Hist. med./Volksmed./Naturheilk.: Von Kaufleuten im frühen Mittelalter nach Europa gebracht, vergrößerte sich die Bandbreite der medizinischen Anwendungen mit dem Grad ihrer Bekanntheit. Von Milzleiden, Hüft- und Gelenkschmerzen über die Verdauungsförderung und Hirnstärkung, gegen Magengeschwüre, Übelkeit, Vergiftungen, Brust-, Lungen- und Herzbeschwerden bis zu Blasenschmerzen reichte die Palette. Man setzte sie sogar gegen die Pest ein. Der neuzeitliche Einsatz (Nelken und Öl) nutzt u. a. ihre desinfizierende und lokal betäubende Wirkung in der Zahnheilkunde.

Pharm.-Wirkst.: u. a. ätherische Öle (Hauptkomponente Eugenol, Acetyleugenol, Caryophyllen), Flavonoide, phenolische Säuren, Sterolen

Hildg.-Heilm.: Gewürznelkenpulver u. a. bei Entzündungen im Mund- und Rachenraum, bei Zahnschmerz, Verdauungsstörungen, Blähungen

Bemerkungen: Die als „Nagel" („Nägelein") interpretierte Form der Früchte war im Mittelalter ein Symbol der Passion Christi.

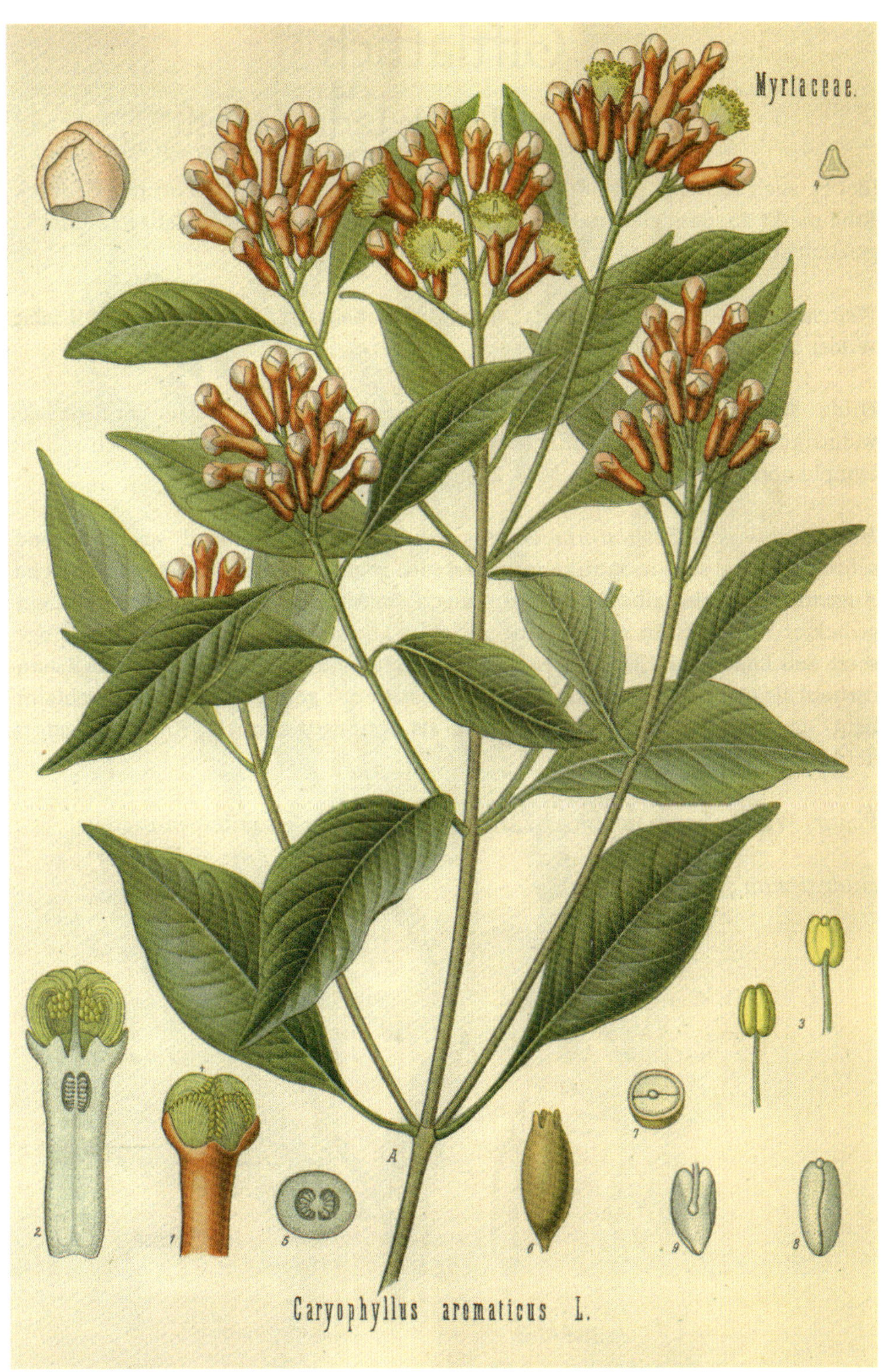
Myrtaceae.
Caryophyllus aromaticus L.

Gundelrebe

Glechoma hederacea L. * Gunderebe / De Gunderebe

(Bei H. auch aserum, osarum. Neben dem o. g. **Gundermann** kommen heute in Mitteleuropa noch zwei weitere Arten vor.)

Weitere Bez. (Auswahl): Blauhuder, Buldermann, Donnerrebe, Echt-Gundelrebe, Efeublättrige Gundelrebe, Erdefeu, Gundelrieme, Heilrauf, Huder, Huderich, Udram, Guck durch den Zaun, Soldatenpetersilie, Stinkender Absatz, Zickelskräutchen

Hildg.: Wärmer als kalt und trocken. Unter Beigabe der Pflanze im warmen Wasser baden (nach anderer Lesart das Wasser trinken), bei Erschöpfung. Kopf waschen vertreibt Krankheiten vom Haupt. Gekochtes Kraut auf Kopf legen, gegen Ohrgeräusche. Heißes Kraut auf Brust legen, gegen Brustschmerz. Teil einer Medizin gegen Lungenbeschwerden. In „Causae et Curae" noch Teil von Rezepten gegen Wehenleiden und Aussatz nach Begierde und Maßlosigkeit.

Hist. med./Volksmed./Naturheilk.: Name „gund" wohl von Eiter, Geschwür abgeleitet. Aufgelegte Blätter zur Heilung komplizierter Wunden, eitriger Geschwüre und Grind. Behandlung verschiedenster Erkrankungen der Atmungsorgane. Hilfe bei der Harnausscheidung, Einsatz bei Nervenschwäche, gegen Schwindsucht, Mundfäule, Gonorrhoe, Fieber, ersten Anzeichen einer Grippe (frisches Kraut oder getrocknetes pulverisiertes in Wein oder Wasser gesotten und getrunken, als Gurgelwasser, als Waschung). Frischsaft gegen Lungenschwäche und Lungenblutungen. Im 20. Jh. antibakterielle, entzündungshemmende Eigenschaften hervorgehoben. Sogar cytotoxische Wirkungen bei verschiedenen Krebsarten. Anwendungen in der Homöopathie

Schönheitspflege: Zerstoßene Blätter und Blüten gegen Zellulitis (Auflage an den Problemzonen)

Pharm.-Wirkst.: Flavonoide, Triterpenoide, ätherische Öle, Gerbstoffe, Bitterstoff

Hildg.-Heilm.: Fünf Minuten in Wasser gekochtes Kraut bis zu zehn Minuten auf die Ohren legen, gegen Ohrgeräusche, Tinnitus

Bemerkungen: Wohl schon als Heil- und Zauberpflanze bei germanischen Völkern in Gebrauch, später gegen Pest, Hexen, Milch- und Viehzauber. Galt auch als Schutzmittel gegen Blitze, sollte hellseherische Kräfte verleihen.

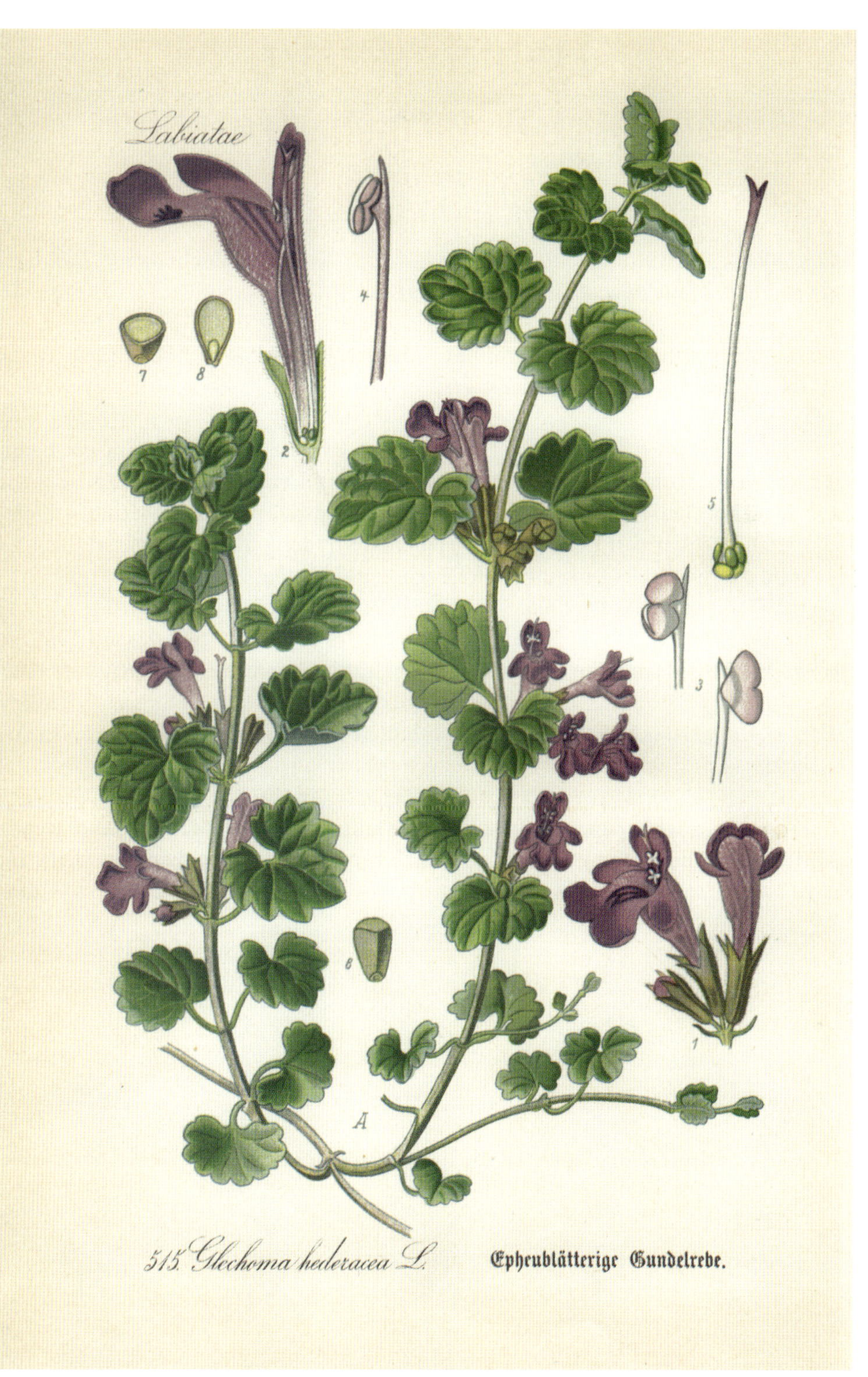
Labiatae
515. Glechoma hederacea L.
Epheublätterige Gundelrebe.

Habichtskraut

Hieracium pilosella L. * Musore / De Musore

(Bei H. auch pilosella.)

Weitere Bez. (Auswahl): Gemeines Habichtskraut, **Kleines Habichtskraut**, Langhaariges Habichtskraut, Mausohr-Habichtskraut

Hildg.: Kalt, stärkt das Herz. Vermindert die schlechten Säfte. Nicht allein essen (mit etwas Diptam, Galgant oder Zitwer)!

Hist. med./Volksmed./Naturheilk.: Einst als entwässernd, entzündungshemmend, schleimlösend, wundheilend und als Stärkungsmittel eingesetzt (in Wein gekocht oder getrocknet pulverisiert). Es soll auch antibakteriell und cholesterinhemmend wirken. Die Teekur soll herbstliche Melancholie lindern, als Räucherwerk habe es eine mild psychoaktive Wirkung, welche schon mit Cannabis verglichen wurde (Studien über Langzeitrisiken fehlen).

Pharm.-Wirkst.: Flavonoide, Gerbstoffe, Bitterstoffe, Cumarine, Triterpene

Hildg.-Heilm.: Habichtskraut-Pulver (kombiniert mit Galgant, Diptam) u. a. bei Arteriosklerose, Steinbildungen, Verkalkungen

Bemerkungen: „Sehen wie ein Habicht" – der mittelalterliche Name könnte wegen erhoffter positiver Wirkungen auf die Sehkraft von dem Vogel abgeleitet worden sein.

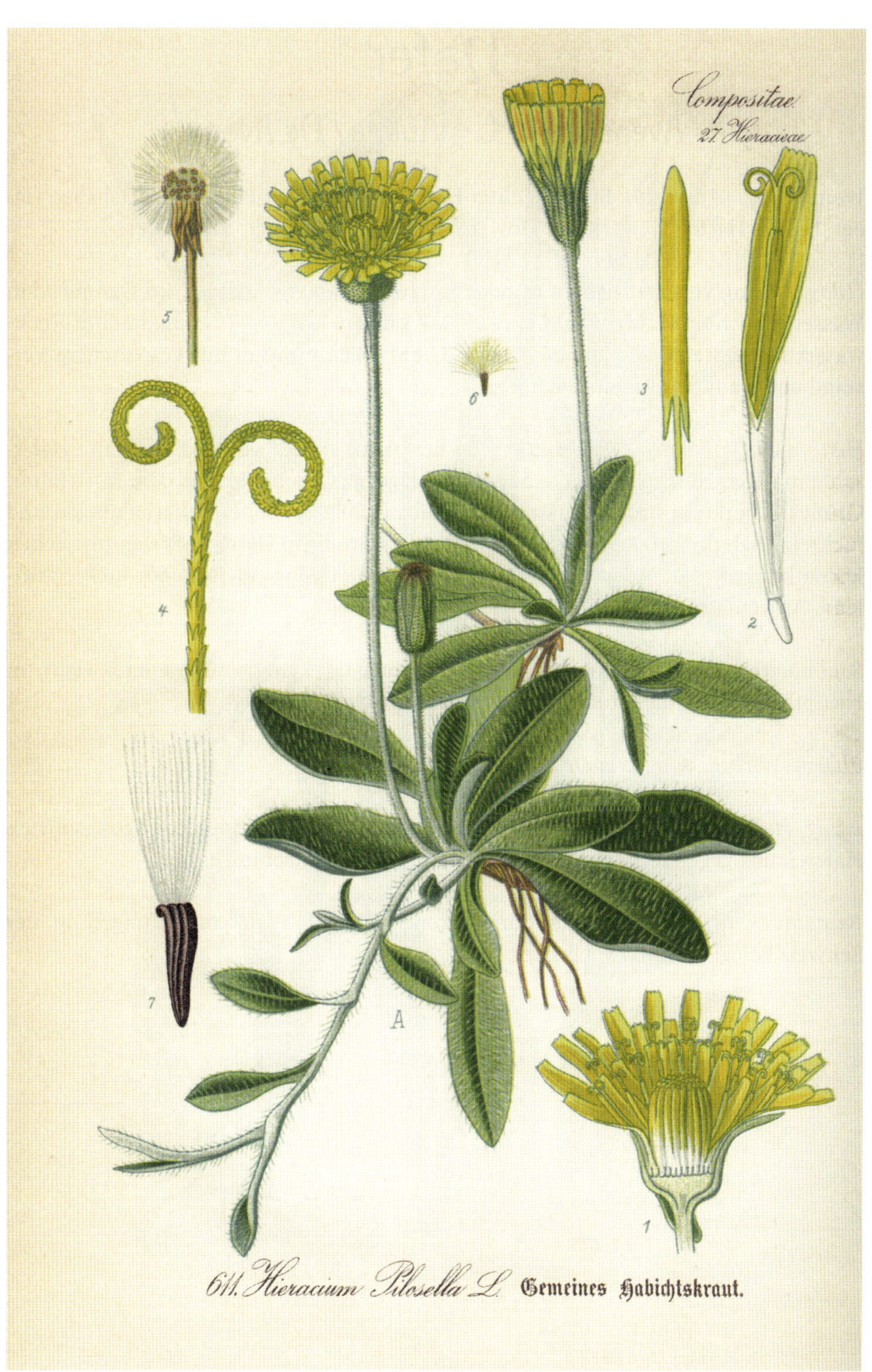
Compositae
27. Hieracieae
5
6
3
4
2
7
A
1
611. Hieracium Pilosella L. Gemeines Habichtskraut.

Hagebuche

Carpinus betulus L. * Hagenbucha / De Hagenbucha

(Bei H. auch carpenus.)

Weitere Bez. (Auswahl): Bucheschern, Eisenbaum, Flegelholz, **Hainbuche**, Hambuche, Hanbuchen, Hartbaum, Hekebuche, Hornbaum, Hoster, Jochbaum, Spindelbaum, Steinbuche, Weißbuche, Zaunbuche, Zwergbuche

Hildg.: Mehr kalt als warm. Grüne Ästchen mit Blättern in Kuh- oder Schafsmilch gekocht, dann die Milch mit Mehl oder Eiern zubereitet, gegessen bzw. getrunken, gegen Fehlgeburten. U. a. Bad im Sud aus Ästchen und Blättern, gegen Wahnsinn. Erwärmte Holzspäne auf erkrankte Stellen gelegt, gegen Ausschlag. Holz im heimischen Feuer gegen Luftgeister und Teufelswerk. Ausruhen oder Übernachten in freier Natur unter diesen Bäumen

Hist. med./Volksmed./Naturheilk.: In Bach-Blütentherapie gegen Übermüdung, Erschöpfung. Mazerat der Knospen mit entzündungshemmenden Eigenschaften für obere Atemwege. Bei Katarrh abschwellendes Mittel für Mund-Rachen-Schleimhaut, Beruhigungsmittel gegen Husten

Pharm.-Wirkst.: keine Studien

Hildg.-Heilm.: keine bekannt

Bemerkungen: Das Holz ist härter als jenes von Buche oder Eiche, geeignet für Parkett, Werkzeuge (früher Webstühle, Zahnräder, Schuhleisten, in der Stellmacherei).

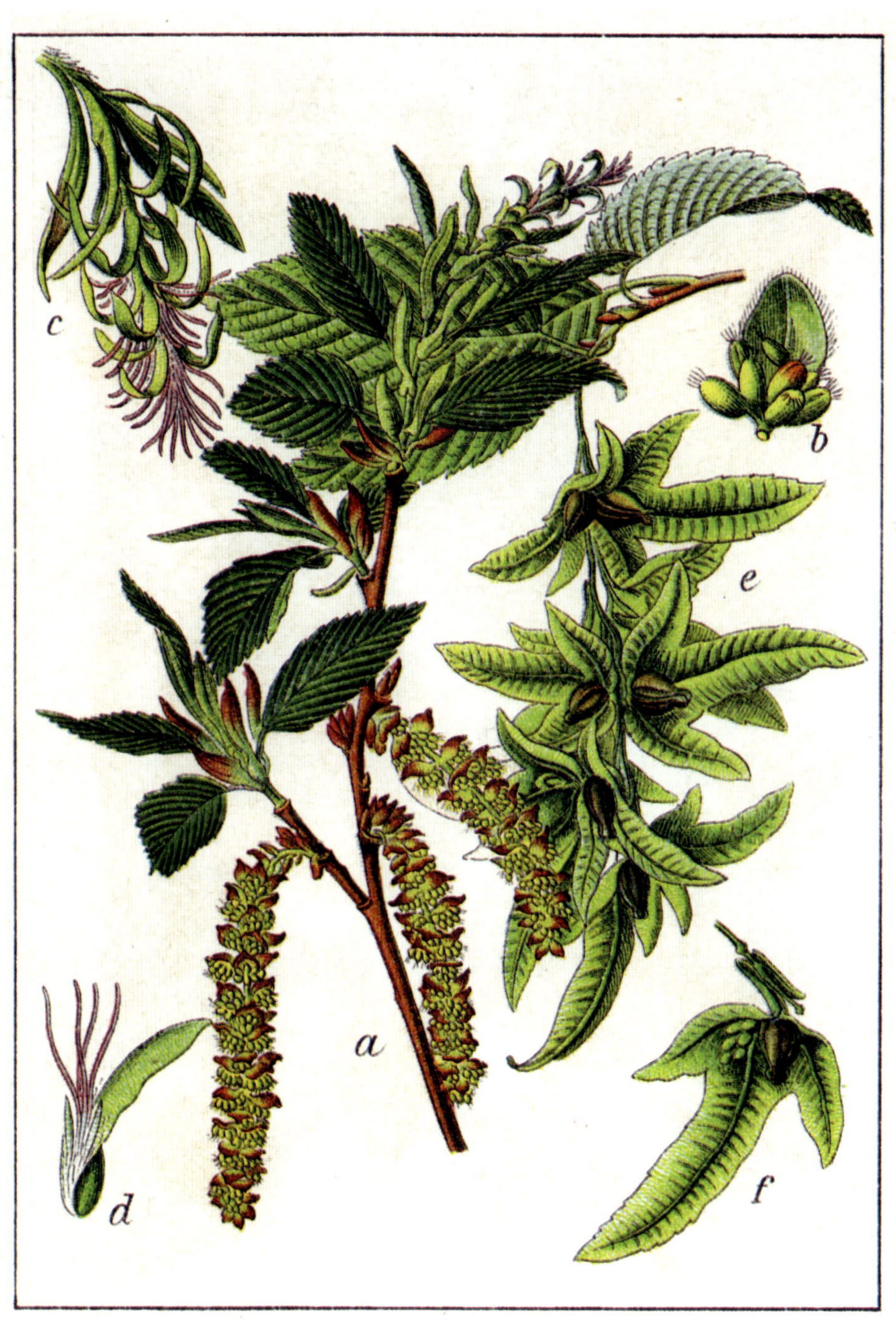

Hagebuche, Carpinus betulus.

Hanf

Cannabis sativa L. * Hanef / De Hanff

(Bei H. auch canabus, cannabus)

Weitere Bez. (Auswahl): Hämp (Altmark), Hanaf (althochdeutsch), Hanel (Österreich), Hanif Harf (Tirol), Hauf (Schweiz), Hemp (Mecklenburg), Hennig (Münsterland, Werch (Bern) – nur vom Geschlecht der Pflanze unabhängige historische Trivialnamen berücksichtigt. Heute Cannabis, Gras, Weed, Marihuana (weibliche Blüten), Haschisch (das Harz)

Hildg.: Warm. Samen hat heilende Wirkung, wirkt als Speise beim Gesunden, der kein schwaches Gehirn hat, gesundheitserhaltend. U. a. in Wasser gekocht, als Brei, bei schwachem Magen. Stoff aus der Pflanze zum Verbinden von Geschwüren

Hist. med./Volksmed./Naturheilk.: Seit 9. Jh. medizinisch eingesetzt. Ab dem Mittelalter wohl zuerst durch arabisch-islamische Ärzte betäubende Eigenschaften genutzt, als Rauschmittel verwendet. Zubereitungen über Jahrhunderte zur Verminderung der Schmerzempfindung, Betäubungsmittel in der Zahnheilkunde, u. a. auch bei Epilepsie, Krämpfen, Migräne, Neuralgie, Schlafstörungen. Reizmildernde Emulsionen, Umschläge gegen Gicht, Rheuma. Innerlich bei urologischen und Magen-Darm-Problemen. Bis 1950 breite Palette an Cannabismedikamenten. Mitte des 20. Jahrhunderts wegen Dosierungsproblemen, Missbrauch als Rauschmittel, paradoxen Wirkungen, neuen synthetischen Medikamenten fast weltweit verboten. Hanföl kann wegen seiner Fette ein sinnvoller Nahrungsbestandteil sein (Vorbeugung von Bluthochdruck, Herz-Kreislauferkrankungen, hohen Fettwerten). Verschreibungspflichtige medizinische Anwendung der Hanfharze (u. a. das Zentralnervensystem beeinflussend, muskelentspannend, beruhigend, übelkeitsunterdrückend) heute vielfach diskutiert, wegen des Risiko-Nutzen-Verhältnisses jedoch sehr umstritten, am häufigsten konsumierte illegale Rauschdroge.

Pharm.-Wirkst.: u. a. Cannabinoide (z. B. Tetrahydrocannabinol)

Hildg.-Heilm.: Bei Venenentzündung werden mit Mariendistelsaft getränkte Hanffasern auf entzündete Stellen gelegt.

Bemerkungen: Eine der ältesten Nutzpflanzen der Welt mit bis zu 8000 Jahre zurückreichender Geschichte

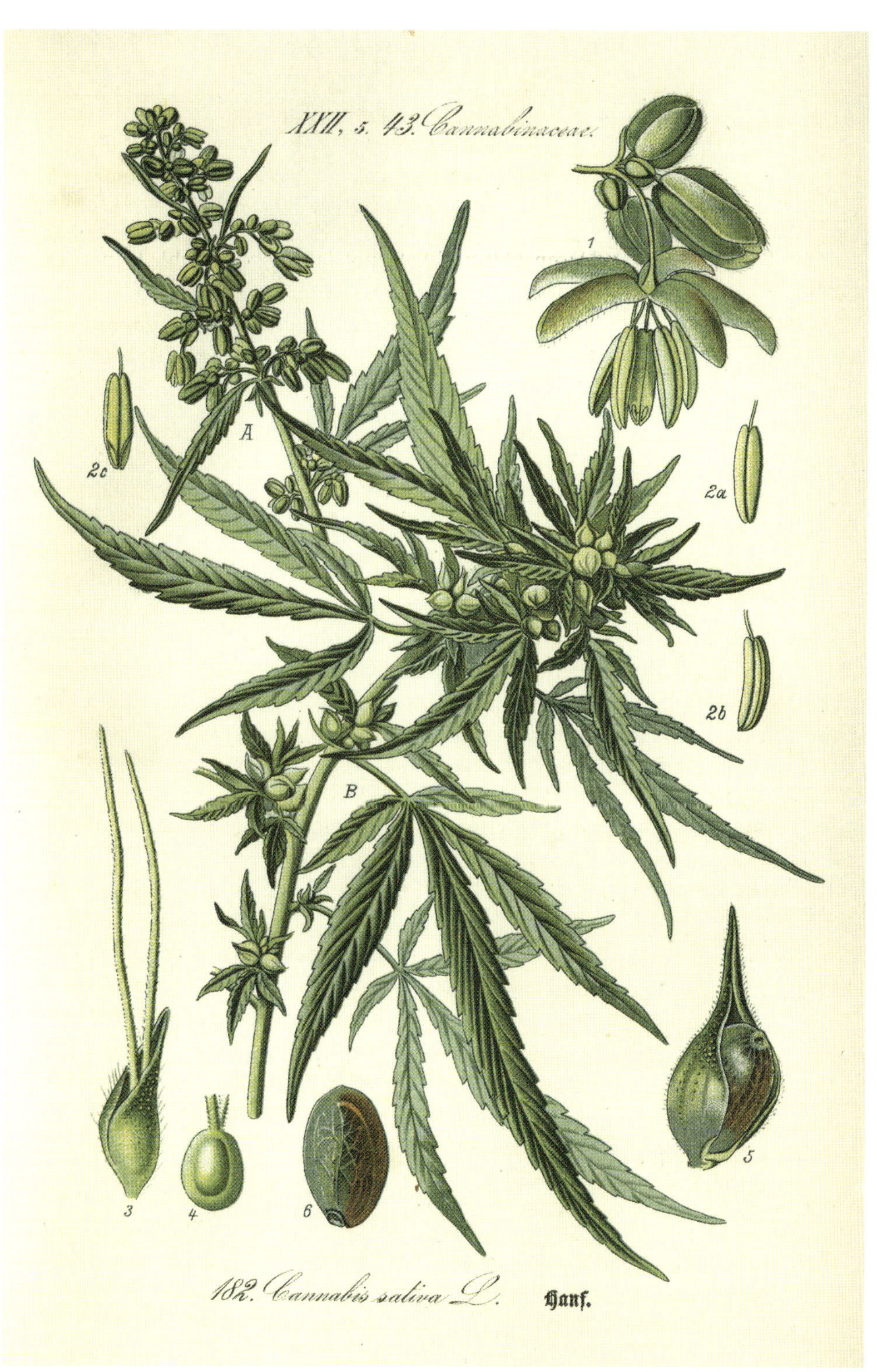
XXII, 5. 43. Cannabinaceae.
1
A
2c
2a
2b
B
5
3
4
6
182. Cannabis sativa L.
Hanf.

Haselstrauch

Corylus avellana L. * Haselboim / De Haselbaum

(Bei H. auch hasilboum, corylus, avellana. Haselkätzchen werden von ihr hasenzeppun genannt.)

Weitere Bez. (Auswahl): Augstnuss (Schwaben), Hagnuss (Bern), Hasel (Norddeutschland), Hasliholz (St. Gallen), Hesse, Hüselte, Klaeterbusk (Bremen), Kätzlein, Klöterbusch (Hamburg), Märzennudeln, Nussblüh, Nussbusch und Nussstrauch

Hildg.: Mehr kalt als warm. Getrocknete, pulverisierte Knospen auftragen, gegen Halsdrüsengeschwulst. Nicht für Kranke geeignet (Nüsse engen Kranken die Brust ein). Haselkätzchen Teil einer Medizin gegen Zeugungsunfähigkeit (Impotenz) des Mannes

Hist. med./Volksmed./Naturheilk.: Antike Autoren empfahlen Haselnüsse gegen Husten. Im Mittelalter Haselnusskerne gegen Steine und Nierenkoliken. Absud der Rinde junger Zweige oder der Wurzel gegen Fieber. Absud der Kätzchen als schweißtreibend, bei Grippe, Lungenentzündung und Fettleibigkeit. Öl zur Bekämpfung des Bandwurmes. Blätteraufguss blutreinigend, als Kompresse auf Wunden und Geschwüre, Vernarbung fördernd. Haselnüsse mit cholesterinsenkenden und antioxidativen Eigenschaften, welche Herz-Kreislauf-Erkrankungen vorbeugen können.

Pharm.-Wirkst.: Antioxidantien, Phytosterole (bei Haselnüssen)

Hildg.-Heilm.: keine bekannt

Bemerkungen: Sehr altes Nahrungsmittel, Friedenssymbol im antiken Rom, im Mittelalter zur Abwehr gegen Schlangen, Hexen. Der Strauch soll das Gewitter fernhalten. Nutzung als Material für Wünschelruten

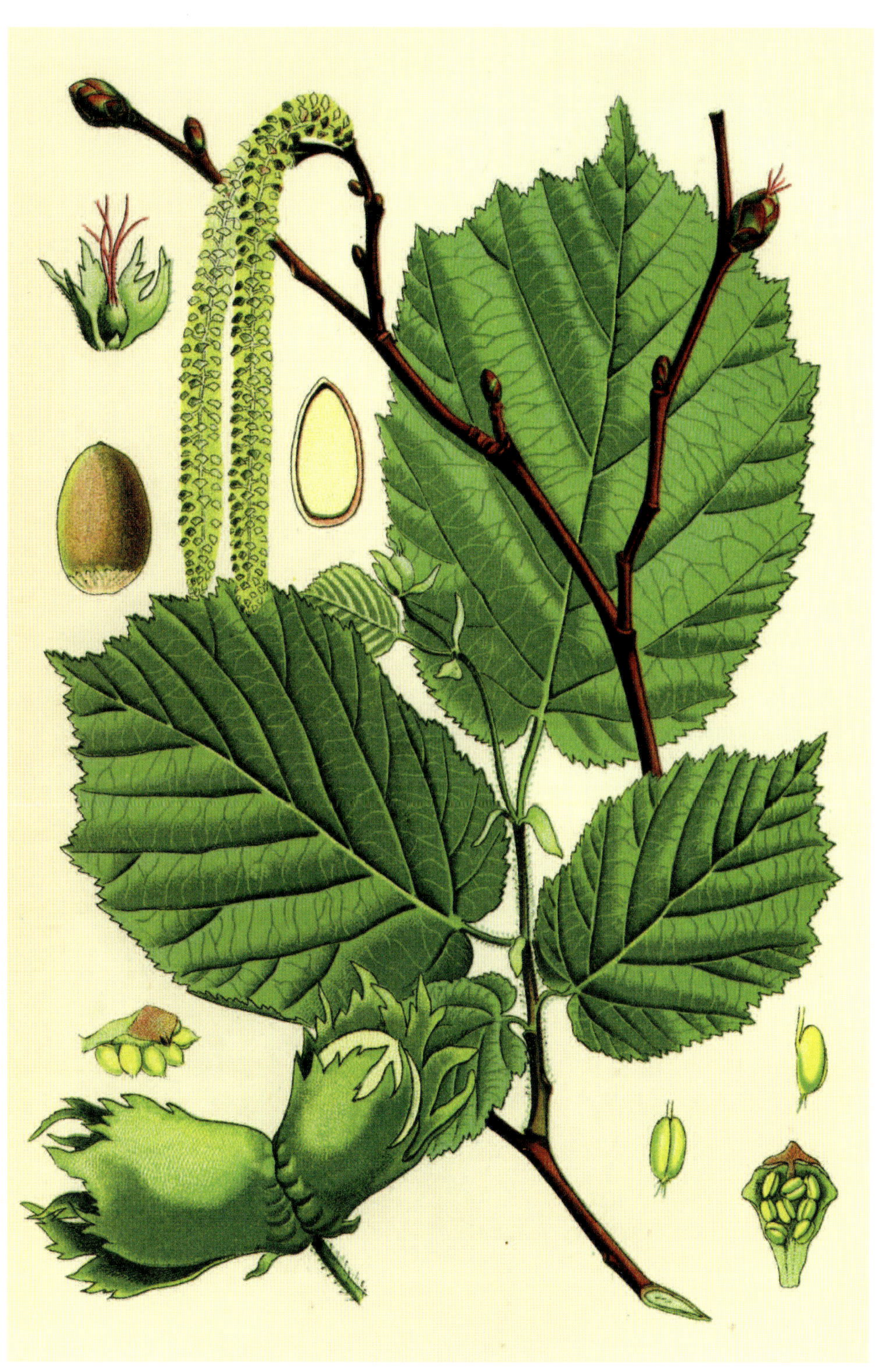

Haselwurz

Asarum europaeum L. * Haselwurz / De Haselwurtz

(Bei H. auch wilde nagelin, asera, baccara, asara bachara)

Weitere Bez. (Auswahl): Brechwurz, Hasenöhrlein, Hasenpappel, Haselblatt, Hasel-Mönch, Hexenrauch, Kampferwurzel, Leberkraut, Mausohren, Natterwurz, Neidkraut, Nierenkraut, Scheibelkraut, Schwarzkraut, Teufelsklaue, Weihrauchkraut, Wilder Nardus

Hildg.: Sehr heiß, hat eine gefährliche Kraft. Dem Kranken, Fiebrigen, Gichtbrüchigen würde sie noch größere Beschwerden bringen. Schwangere würden durch den Genuss sterben oder das Kind verlieren.

Hist. med./Volksmed./Naturheilk.: Die Ärzte der Antike kannten sie als brecherregend, harntreibend, menstruationsfördernd, nutzten sie gegen Hornhautverdickung, Ischias und Wassersucht. Viel gerühmt im Mittelalter auch als Fiebermittel, gehörte sie in diverse Universalheilmittel und wurde für illegale Abtreibungen herangezogen (unter Lebensgefahr für die Mutter). Bis zum 17. Jh. das wichtigste Brechmittel. Lange gegen Stockschnupfen und Kopfschmerz im Einsatz. Noch Anwendung als Niespulver, Brechmittel, für lokale Betäubung sowie bei Katarrhen. Zählt mit der medizinisch genutzten Wurzel zu den giftigen Pflanzen (von Mundbrennen und Übelkeit bis Tod durch zentrale Atemlähmung). Vom Einsatz wird abgeraten! Homöopathische Anwendung

Pharm.-Wirkst.: u. a. ätherische Öle mit dem Giftstoff Asaron, Phenylpropan-Derivate

Hildg.-Heilm.: keine bekannt

Bemerkungen: Die Art soll, so scheint der Name abgeleitet, oft unter Haselsträuchern wachsen.

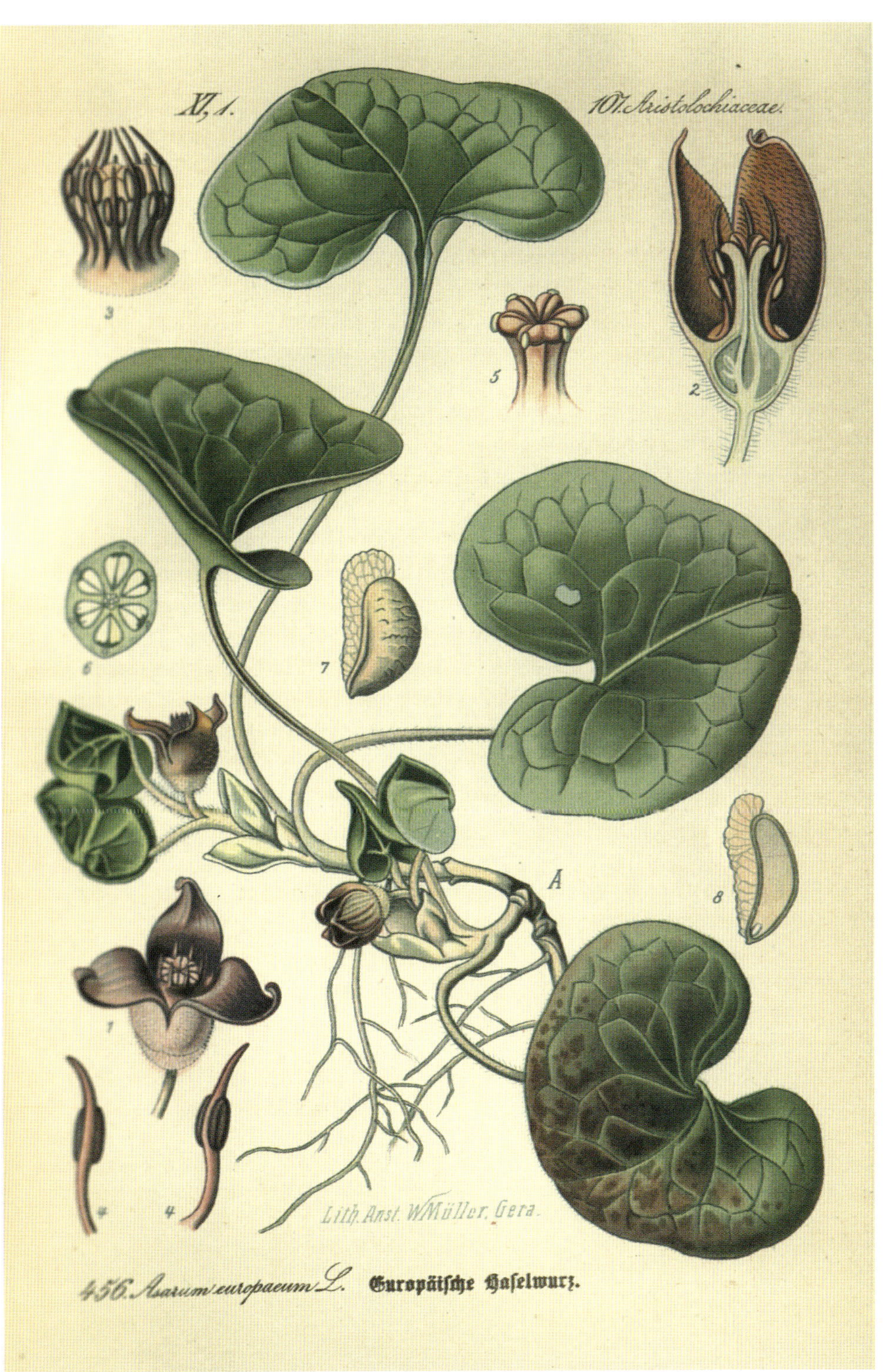
XI, 1.
107. Aristolochiaceae.
3
5
2
6
7
A
8
1
4
4
Lith. Anst. W. Müller, Gera.
456. Asarum europaeum L.
Europäische Haselwurz.

Hauswurz

Sempervivum tectorum L. * Huswurz / De Huszwurtz

(Bei H. auch semperviva, jouis barba)

Weitere Bez. (Auswahl): Alpen-Hauswurz, **Dach-Hauswurz**, Dachkraut, Dachlauch, Dachwurz, Dachzwiebel, Donnerbart, Donnerkopf, Donnerkraut, Donnerwurz, Dunnerknöpf, Echte Hauswurz, Gewitterkrut, Gottesbart, Grindkopf, Hausampfer, Jupiterbart, Mauerkraut, Ohrpeinkraut, Rampfe, Warzenkraut, Wetterwurz, wilder Rhabarber, Zidriwurzn, Zittrichkraut

Hildg.: Kalt. Macht rasend vor Begierde. Teil von Rezepturen für Männer mit fehlender Zeugungskraft (Impotenz) und gegen Taubheit

Hist. med./Volksmed./Naturheilk.: In der Antike schätzte man die austrocknenden, zusammenziehenden und kühlenden Eigenschaften z. B. bei Augenentzündungen, Bandwürmern, Brandwunden, Brustentzündungen, bösartigen Geschwüren, Ohrenschmerzen oder Schlangenbissen (Saft aus frischen Blättern). Das Mittelalter übernahm diese Indikationen und hielt die Wurzel für ein Aphrodisiakum. Frischer Blättersaft gegen Insektenbisse, Durchfälle, als wurmtreibendes Mittel. Saftumschläge bei blutenden Wunden, Salbe für Brand- sowie Ätzwunden. Äußerlich bei Augengeschwüren, Hühneraugen, Ohrenfluss, Ohrenschmerzen, Sommersprossen. In Klistieren gegen Fieber. Auch als Gurgelwasser (in Honigwasser) bei Mund- und Halsleiden. Anwendungen in der Homöopathie

Pharm.-Wirkst.: u. a. ätherische Öle, Kaliummalat, Ameisen- und Apfelsäure, Tannin, Harz

Hildg.-Heilm.: keine bekannt

Bemerkungen: Uralte Zauberpflanze, u. a. Bestandteil einer „Flugsalbe" für Hexen. Im Mittelalter wurde sie wegen des angeblichen Blitzschlag-Schutzes auf Dächer gepflanzt.

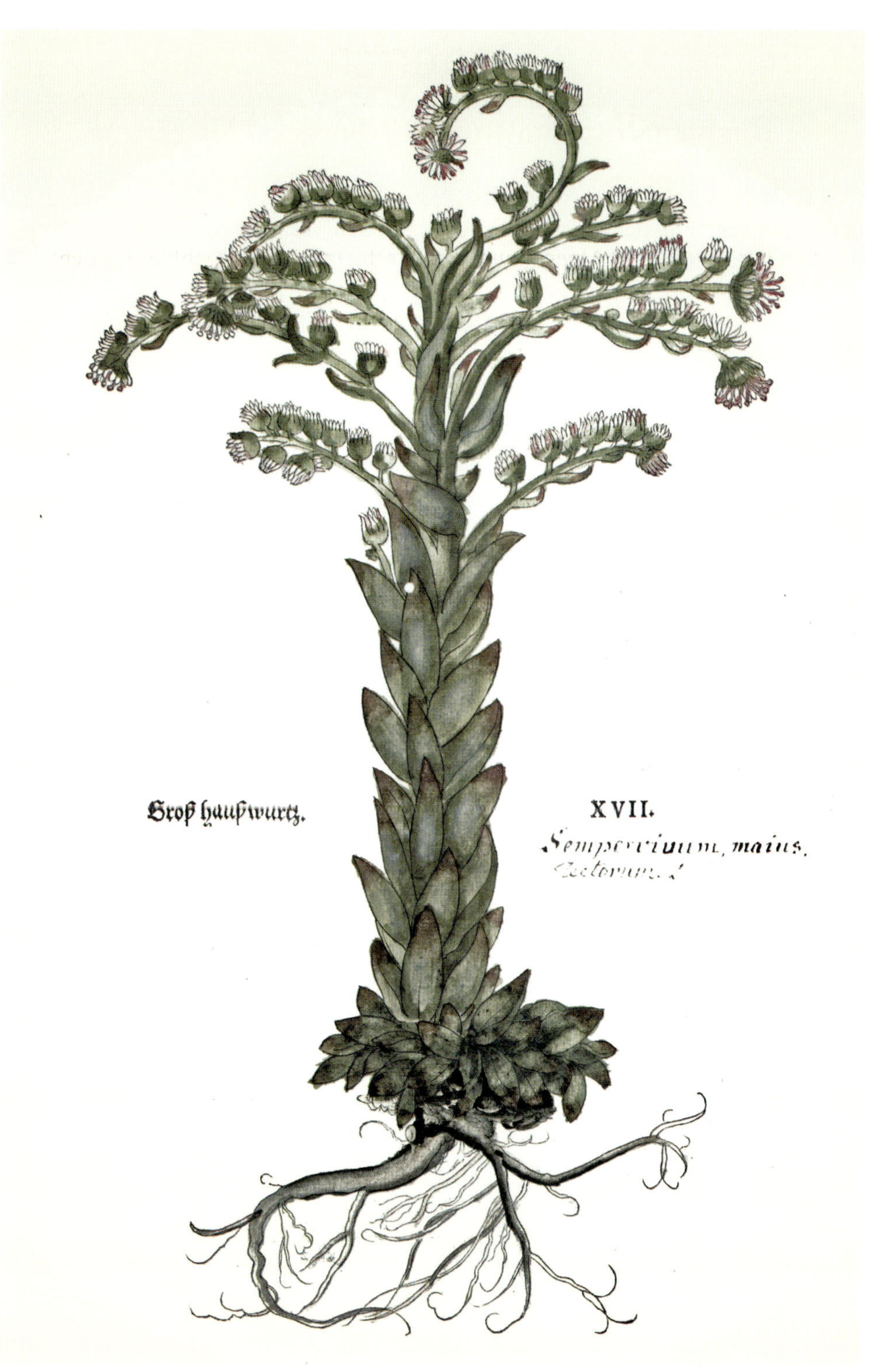
Groß haußwurtz.
XVII.
Sempervivum, maius.

Hederich

Raphanus raphanistrum L. * Senape / De Sinape

(Bei H. auch senape, sinapis agrestis. Portmann deutet die Pflanze allerdings als Schwarzer Senf, Brassica nigra W.D.J. Koch. Birkhan zieht die Senfrauke, Eruca vesicaria Cav., in Erwägung.)

Weitere Bez. (Auswahl): **Acker-Rettich**, Düln, gelbes Eisenkraut, Kök, Raukensenf, Wegsenf, Wilder Rettich

Hildg.: Sehr heiß. Gegessen macht er die Augen klar. Allerdings bereite er Verdauungsprobleme, soll nur in Maßen verzehrt werden und schädige Kranke.

Hist. med./Volksmed./Naturheilk.: Das Kraut verwendete man als Skorbutmittel. Der Teeaufguss kam bei leichtem Bronchialkatarrh, Heiserkeit und Husten zum Einsatz. Latwerge aus zerstoßenem Samen mit Honig befreie die Brust von Schleim, beseitige Atemnot und Hüftschmerzen. Zerstoßener Samen in Wermutwein wurde gegen beginnende Gelbsucht empfohlen. In Weißwein helfe er beim Harnen. Die Blätter sollen eine stimmungsaufhellende Wirkung haben, bei Diabetes helfen.

Pharm.-Wirkst.: keine Studien (Samen sehr ölreich)

Hildg.-Heilm.: keine bekannt

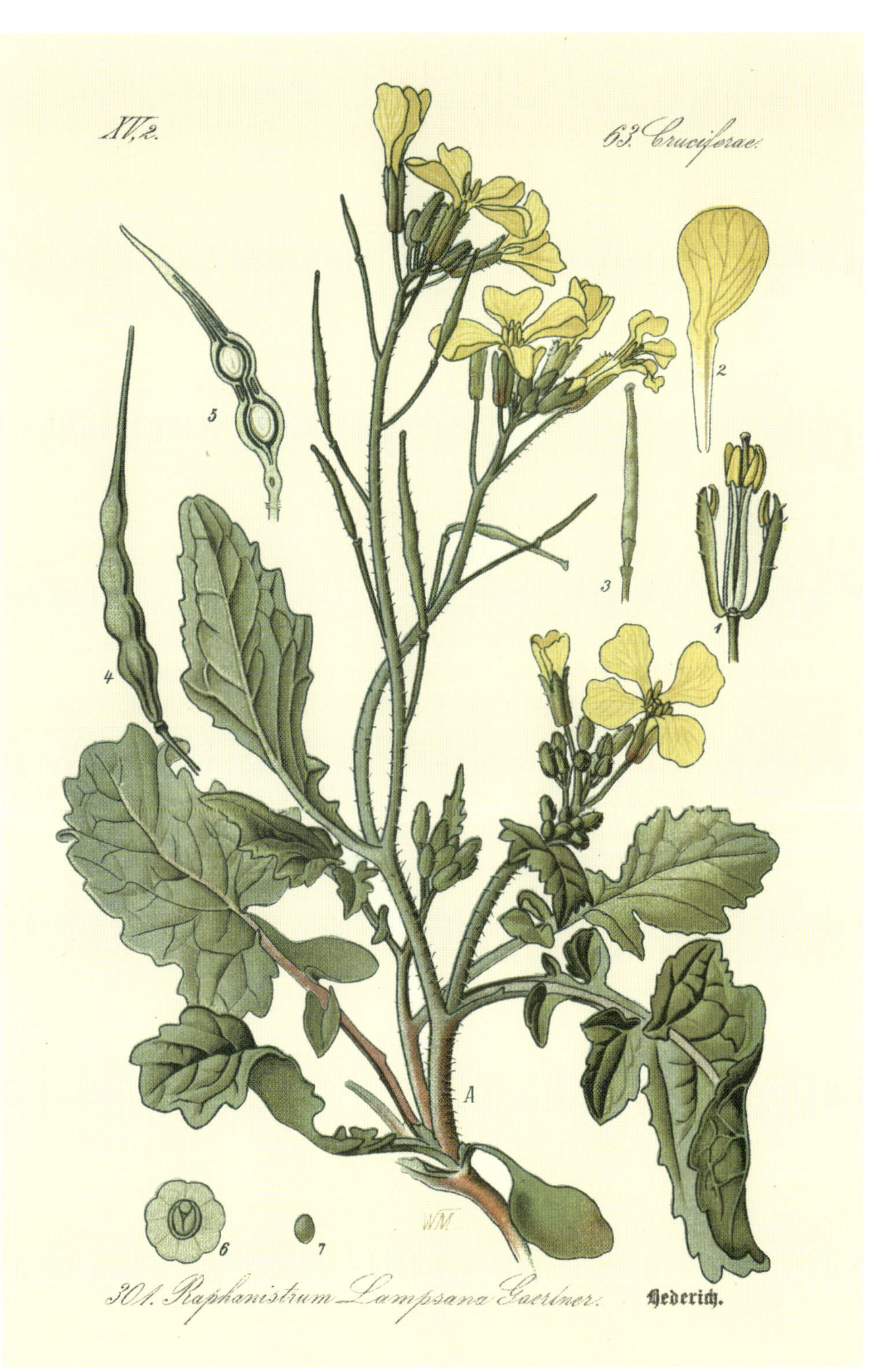
XV, 2.
63. Cruciferae.
301. Raphanistrum Lampsana Gaertner.
Hederich.

Heidelbeere

Vaccinium myrtillus L. * Waltber / De Walt beris

(Bei H. auch waltbere, heydelbere)

Weitere Bez. (Auswahl): Äugerln, Bickbeere, Blaubeere, Bruchbeere, Griffelbeere, Heilebeere, Heubeere, Krähenaugen, Mollbeere, Moosbeere, Sentbeere, Schwarzbeere, Wald-Heidelbeere, Wolbeere, Worbeln, Zeckbeere, Zeitbeere

Hildg.: Kraut enthält die größte Kälte, taugt nicht für Arzneien. Frucht schadet dem, der sie isst, denn sie ruft „Gicht" hervor. In „Causae et Curae" jedoch Teil einer Medizin bei Menstruationsstörungen

Hist. med./Volksmed./Naturheilk.: Früchte, Blätter und Wurzeln für Heilzwecke genutzt. Gepulverte Wurzel äußerlich zum Abheilen von Wunden. Beeren mit antioxidativer und entzündungshemmender Wirkung. Getrocknete Beeren gegen Durchfall. Der durch Abkochen entstandene Auszug bei Erkrankungen der Mundschleimhaut, gegen Ekzem und Verbrennungen. Rohsaft eins der besten Spül- und Gurgelmittel. Beerenwein gegen alle Magen- und Darmerkrankungen, Verdauungsstörungen, Appetitlosigkeit, Schwächezustände. Die Blätter in Tees gelten als blutzuckersenkend (Blätter müssen jedoch vor der Fruchtreife gesammelt werden), sollen bei Harnröhrenkatarrh, Blasenschlaffheit und durch Einreibung sogar bei Haarausfall nützen.

Schönheitspflege: Die Wirkung der Beeren wird zur Behandlung empfindlicher Haut eingesetzt, soll Falten vorbeugen.

Pharm.-Wirkst.: u. a. Gerbstoffe, Anthocyane, Catechingerbstoffe, Flavonoide, Caffeoylsäuren (in den Früchten). Gerbstoffe, Iridoide, Phenolcarbonsäuren, Chrom, Mangan

Hildg.-Heilm.: keine bekannt

Bemerkungen: Alle o. g. Eigenschaften treffen auf die in Europa heimische Waldheidelbeere zu. Die seit 1900 aus der Amerikanischen Heidelbeere, Caccinium corymbosum L., gezüchtete Kulturheidelbeere ist damit nicht eingeschlossen. Es ist nicht auszuschließen, dass bei der Medizin gegen Menstruationsstörungen die Preiselbeere, Vaccinium vitis-idaea L., gemeint ist.

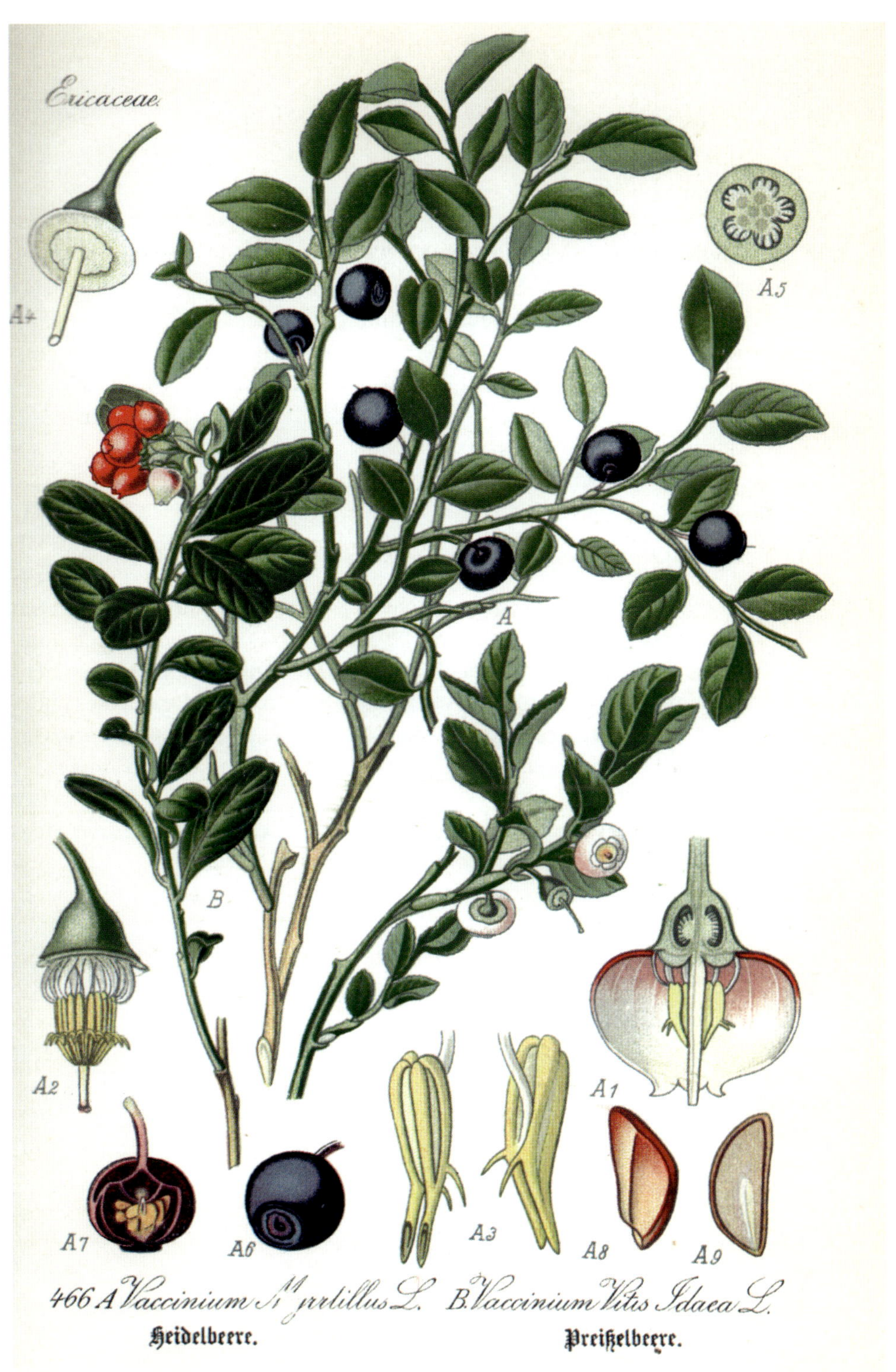
Ericaceae.
A4
A5
A
B
A2
A1
A7
A6
A3
A8
A9
466 A Vaccinium Myrtillus L. B. Vaccinium Vitis Idaea L.
Heidelbeere.
Preißelbeere.

Herbstzeitlose

Colchicum autumnale L. * Heilhoybet / De Heylheubt

(Bei H. auch heilhobet, heilhoybet, hermodactilus)

Weitere Bez. (Auswahl): Butterwecken, Giftblume, Giftkrokus, Hahnenklöten, Hennengift, Herbstrose, Hundsblume, Hundshoden, Käsestäuber, Kokokköl, Kuckucksweck, Kuhditzen, Läuseblume, Leichenblume, Michelsblume, Michelwurz, Mönchskappen, Nacktarsch, Nackte Jungfer, Ochsenpinsel, Spindelblume, Spinnblume, Teufelsbrot, Teufelswurz, Wiesenlilie, Wiesensafran, Wilde Zwiebel, Winterhaube, Winterhauch, Zeitlose, Zosen

Hildg.: Kalt und trocken. Warnung, da für Menschen tödlich!

Hist. med./Volksmed./Naturheilk.: Samen und Knollen genutzt. Seit dem Mittelalter große Wirksamkeit bei Gicht wie auch Giftwirkung bekannt. Herbstzeitlose-Pulver gegen Hauttumore. Knollen nicht nur Schmerzstiller bei Podagra, auch gegen verhärtete Geschwüre, Ausschläge. Seit dem 18. Jh. gegen Wassersucht, auch anregend auf Leber- und Nierentätigkeit. Als Extrakt und Tinktur innerlich gegen Gicht (hier schmerzstillend). Homöopathische Anwendungen. Wirkstoff Demecolcin heute in der Krebstherapie eingesetzt. Größte Gefahr für Kinder in der Natur, auch Vergiftungen durch Milch von Schafen und Ziegen, welche die Pflanze zuvor fraßen.

Pharm.-Wirkst.: Alle Teile enthalten das stark giftige Alkaloid Colchicin (erst Brennen im Mund, zuletzt Tod durch Atemlähmung), weiterhin Demecolcin, Colchicosid, Inulin, Asparagin

Hildg.-Heilm.: keine bekannt

Bemerkungen: Gattungsname Colchicum leitet sich von der Landschaft Kolchis am Schwarzen Meer (heute Georgien) ab, wo die sagenhafte Giftmischerin und Zauberin Medea beheimatet gewesen sein soll.

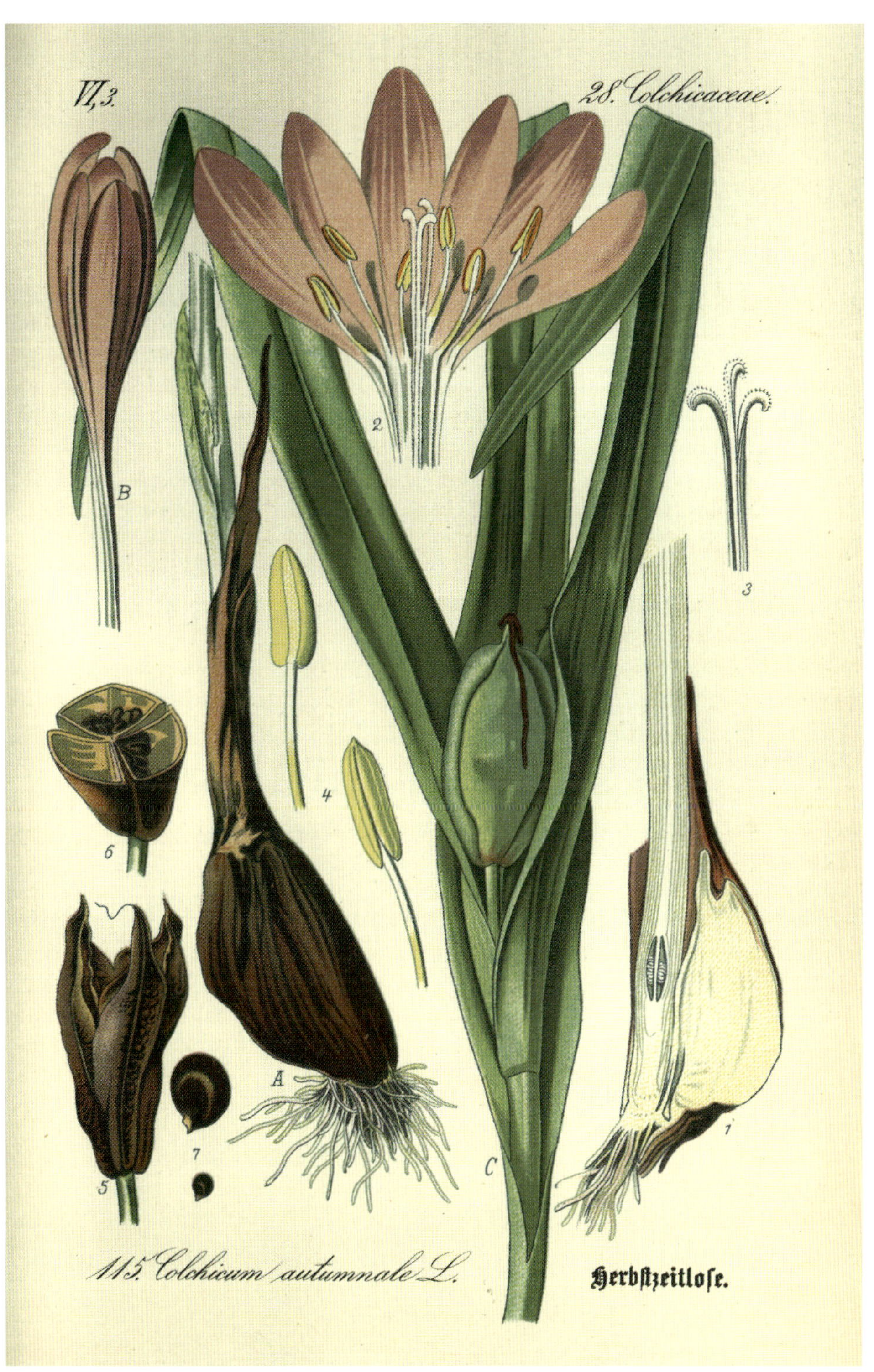
VI, 3.
28. Colchicaceae.
2
B
3
4
6
A
5
7
C
1
115. Colchicum autumnale L.
Herbstzeitlose.

Hirschzunge

Asplenium scolopendrium L. * Hirzeszunge / De Hirtzunge

(Bei H. auch scolopendria. Synonyme Bezeichnung Scolopendrium vulgare SMITH)

Weitere Bez. (Auswahl): **Hirschzungenfarn**

Hildg.: Warm und feucht. Läutertrank aus der in Wein gekochten Pflanze mit Honig, langem Pfeffer, der doppelten Menge Zimt, nützt Leber, reinigt Lunge, heilt schmerzende Eingeweide. Getrocknete, pulverisierte Pflanze nüchtern und nach dem Essen lecken, gegen Schmerzen in Kopf und Brust. Dieses Pulver im warmen Wein getrunken, gegen Ohnmacht.

Hist. med./Volksmed./Naturheilk.: Diese Farnart bereits in der Antike eingesetzt u. a. gegen Schlangenbisse und Durchfall. Im Mittelalter Erweiterung auf Blasen- und Nierensteine, Gelbsucht, Milz-Probleme, Schluckauf, schlecht heilende Wunden, zur Empfängnisverhütung. Die Volksmedizin nutzte sie lange gegen Lungentuberkulose, Leber- und Milzleiden. Heute beinahe bedeutungslos.

Pharm.-Wirkst.: kaum erforscht, u. a. Gerbstoff, Schleimstoffe, Leucodelphinidin

Hildg.-Heilm.: u. a. Hirschzungenelixier aus Blättern vom Hirschzungenfarn, Zimtrinde, Früchten des langen Pfeffers bei verschleimten Bronchien, Bronchitis, Lungenemphysem, Husten, Hustenreiz. Hirschzungenfarnpulver bei Schmerzen unterschiedlichster Art

Bemerkungen: Während die Antike noch Hirschzunge und Milzfarn, Asplenium ceterach L., unterschied, vermischte das Mittelalter beide. So kam es zur Überschneidung der Indikationen.

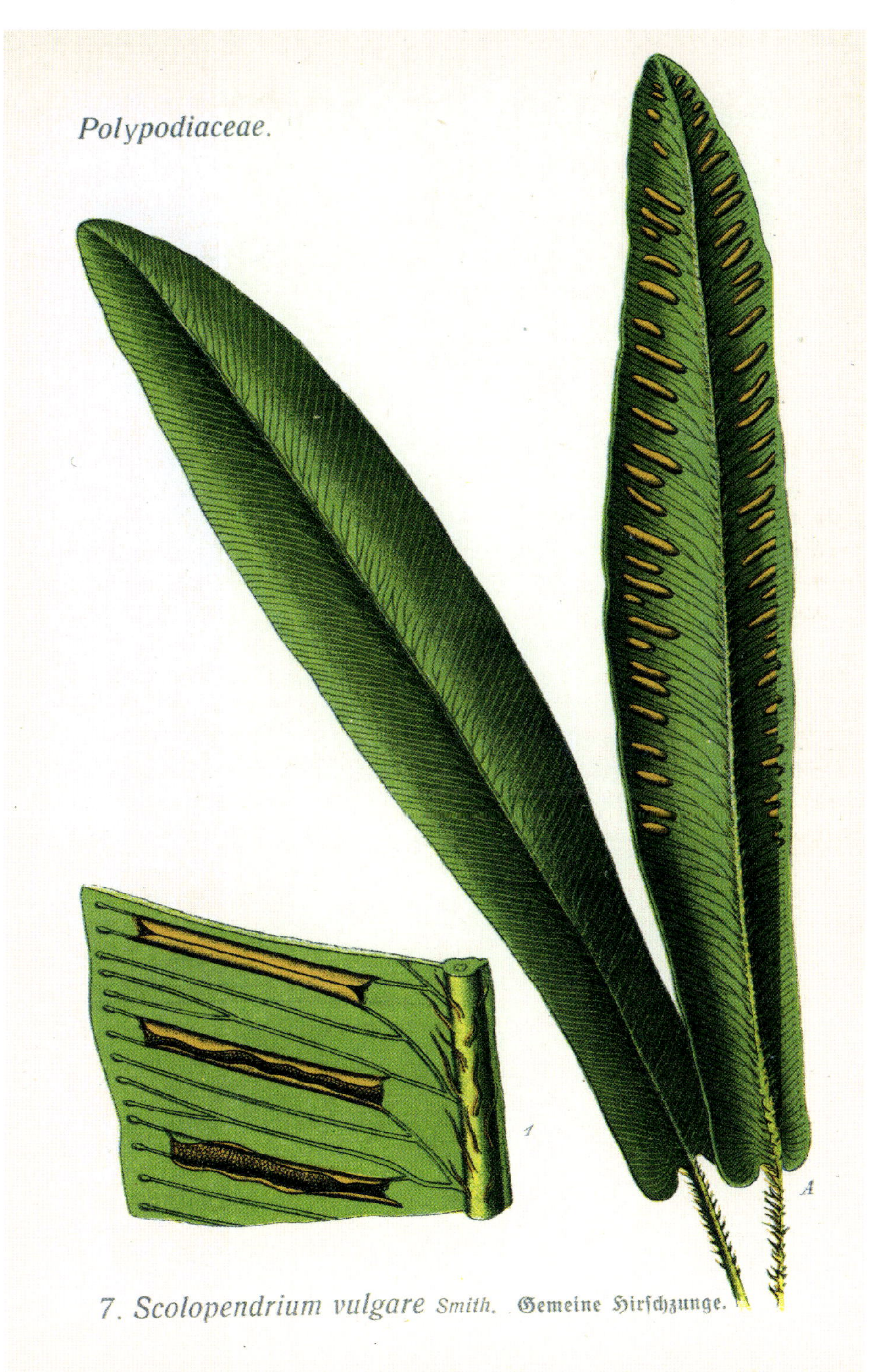

7. *Scolopendrium vulgare* Smith. Gemeine Hirschzunge.

Hirse

Panicum miliaceum L. * Hirse / De Hirs

(Bei H. auch milium)

Weitere Bez. (Auswahl): Baraga, Echte Hirse, Gemeine Hirse, Prosohirse, **Rispenhirse**

Hildg.: Kalt und mäßig warm. Taugt nicht als Speise. Erwärmen, pulverisieren mit der doppelten Menge Hirschzungen-Pulver essen, gegen Beschwerden der Lunge.

Hist. med./Volksmed./Naturheilk.: Hirsekorn seit der mittleren Bronzezeit eines der ältesten Naturheilmittel. Der Brei galt im Mittelalter als Hilfe bei Wassersucht, harn- und schweißtreibend, den Darm reinigend, kurierte Fieber und Schwäche. Im 20. Jh. zur Blutreinigung und als Heildiät, gegen gichtische sowie rheumatische Ablagerungen genutzt.

Pharm.-Wirkst.: kaum untersucht

Hildg.-Heilm.: keine bekannt

Bemerkungen: Diese uralte Getreidepflanze wurde in Europa zuerst von Gerste und Hafer, dann von Kartoffel und Mais verdrängt.

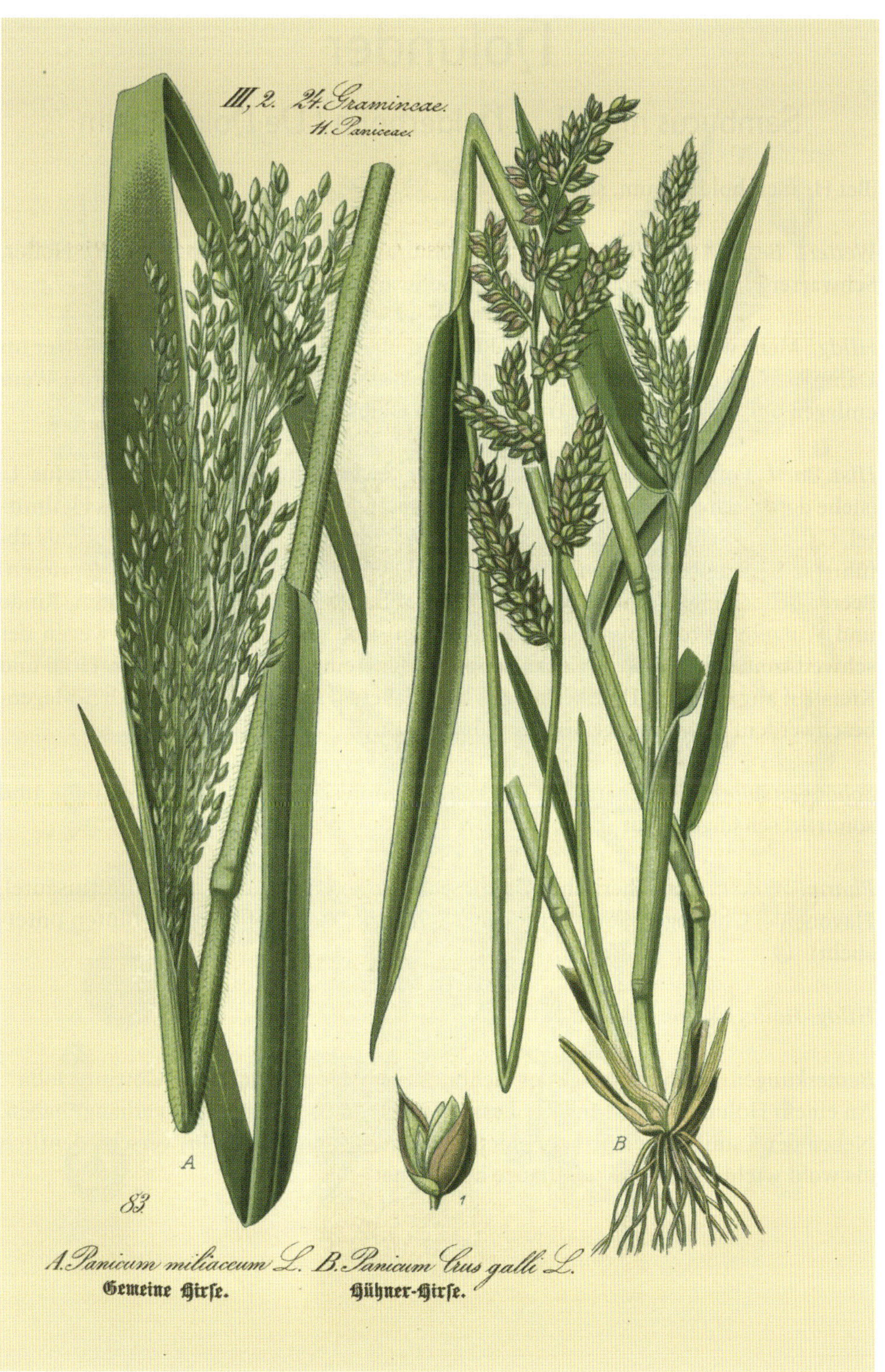
III, 2. 24. Gramineae.
11. Paniceae.
A
B
1
83
A. Panicum miliaceum L. B. Panicum Crus galli L.
Gemeine Hirse. Hühner-Hirse.

Hundsrose

Rosa canina L. * Hifa / De Hyffa

(Bei H. auch tribulus, rubus)

Weitere Bez. (Auswahl): Arschkitzler, Buttelrose, Dornröschen, Frauenrose, **Hagebutte**, Hagrose, Heckenrose, Heiderose, Hiefen, Hundsdorn, Judenhorn, Rosendorn, Schlafdorn, Wipken

Hildg.: Sehr heiß. Läutertrank aus zerstoßenen Rosen mit Blättern und ungekochtem Honig, gegen Lungenbeschwerden. Mit Aschenlauge aus der verbrannten Pflanze Kopf waschen, kräftigt oder bewirkt Gesundung. Gekochte Hagebutten essen, reinigt den Magen (mildes Abführmittel).

Hist. med./Volksmed./Naturheilk.: Ärzte der Antike nutzten die Früchte gegen Durchfall, Blähungen, Brustfellentzündung, Darm- und Milzleiden. Das Mittelalter schätzte die Hagebutten gegen Gebärmutterleiden, Hals- und Rachenentzündungen, Mundgeschwüre, Zahnfleischentzündungen. Rosenschwamm (Wucherungen durch den Stich der Rosengallwespe ausgelöst) als Tinktur gegen Harnverhaltung, harntreibend und stuhlfördernd. Tee aus Hagebuttenkernen gegen Gries- und Steinbildung, bei Blasen- und Nierenerkrankungen, Wassersucht. Anwendungen in der Homöopathie

Pharm.-Wirkst.: L-Ascorbinsäure, L-Dehydroascorbinsäure, Vitamin C, Pektine, Gerbstoffe, Zucker, Fruchtsäuren (Früchte), fettes Öl, ätherisches Öl, Vitamin C (Samen)

Hildg.-Heilm.: keine bekannt

Bemerkungen: In alter Zeit auch als Heilmittel gegen die „Hundswut" genannte Tollwut angegeben

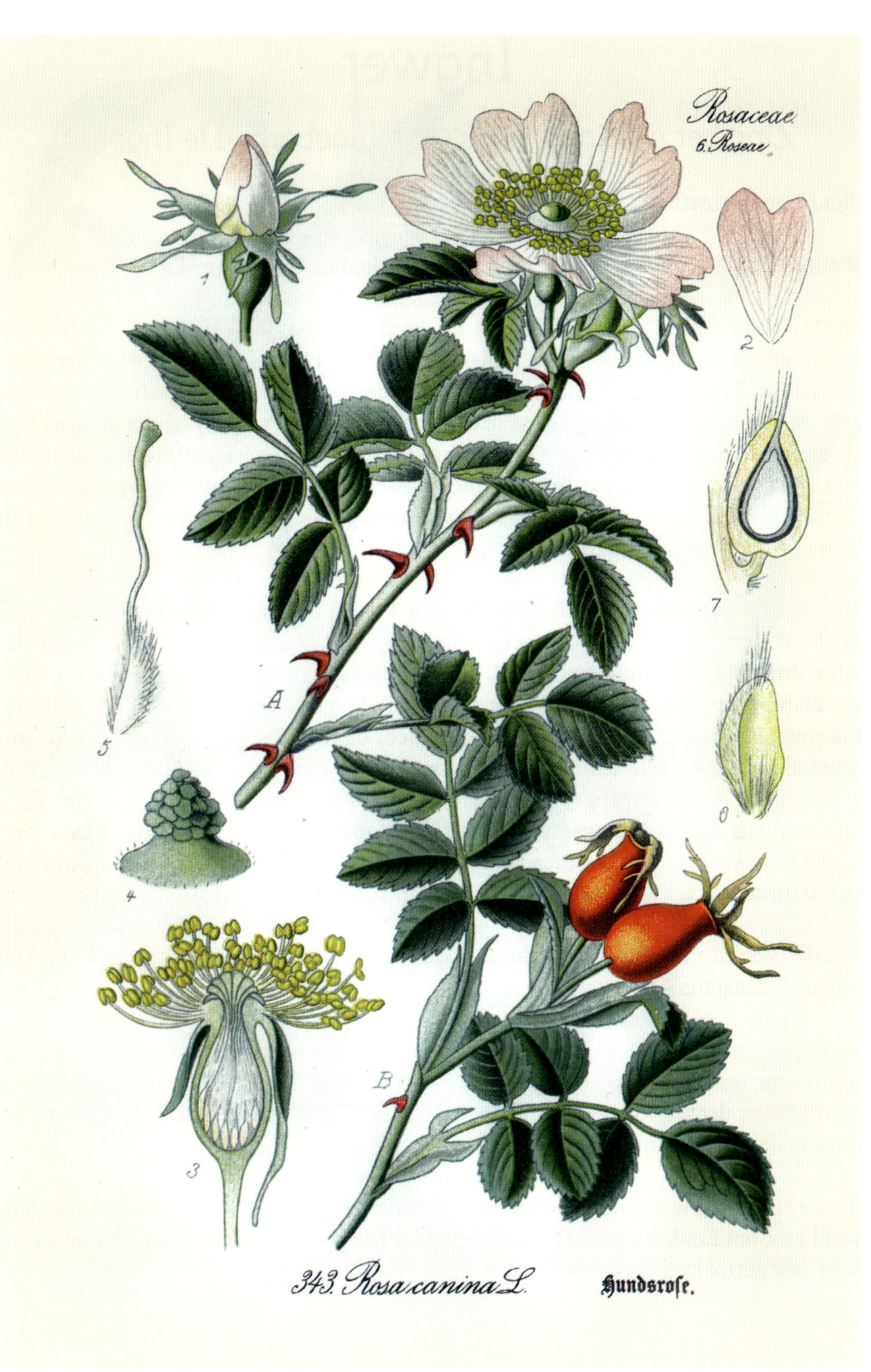
Rosaceae.
6. Roseae.
343. Rosa canina L.
Hundsrose.

Johanniskraut

Hypericum perforatum L. * Hartouwe / De Hartenauwe

(Die Zuordnung scheint Riha umstritten, Birkhan nennt sie zweifelhaft, Müller hat die Pflanze nicht berücksichtigt.)

Weitere Bez. (Auswahl): Alfblut, Blutkraut, Christi Kreuzblut, **Echtes Johanniskraut**, Feldhopfenkraut, Frauenkraut, Durchlöchertes Johanniskraut, Gewöhnliches Johanniskraut, Hartheu, Herrgottsblut, Hexenkraut, Jageteufel, Johanneskraut, Johanniswurz, Mannskraft, Sonnenwendkraut, Teufelsflucht, Tüpfel-Hartheu, Wilde Gartheil

Hildg.: Mehr kalt als warm. Als Arznei nicht sehr geeignet.

Hist. med./Volksmed./Naturheilk.: Seit dem Altertum als Heilpflanze sehr beliebt. Außerordentlich vielseitig: Wundkraut mit entzündungshemmenden, schmerzstillenden und zusammenziehenden Eigenschaften, ein wirksames Nervenmittel (Einschlafstörungen, innere Unruhe, depressive Verstimmungen), krampf- und schleimlösend. Johanniskrautöl (Rotöl) bei Hexenschuss, Gicht, Rheuma, zur Schmerzlinderung nach Verrenkungen und Verstauchungen, zur Wundheilung, bei Blutergüssen, Gürtelrose, Narbenschmerzen, Sonnenbrand, Verbrennungen. Der Teeaufguss u. a. bei Bettnässen, Blutarmut, geistiger Überanstrengung, Gelbsucht, Kopfschmerzen, Lungenverschleimung, Nervenschwäche, nervösem Herzleiden, Schlaflosigkeit, Trigeminusneuralgie. Auch gern eingesetztes Frauenmittel bei allen Beschwerden des Unterleibs. Tinktur (in Branntwein) als Einreibung gegen Gliederzittern und Rheumatismus. Anwendungen in der Homöopathie

Schönheitspflege: Absud von Blütenspitzen wird in der Kosmetik gegen fettige Haut eingesetzt, bekämpft das Entstehen von Hautfältchen.

Pharm.-Wirkst.: u. a. Hypericin, ätherisches Öl, Flavonoide, Gerbstoffe, antibiotisch wirksame Stoffe (Imanin, Novoimanin)

Hildg.-Heilm.: keine bekannt

Bemerkungen: Auch als „Dämonenvertreiber“ bekannt, wurde es am Johannistag (24. Juni) gesammelt und magisch genutzt.

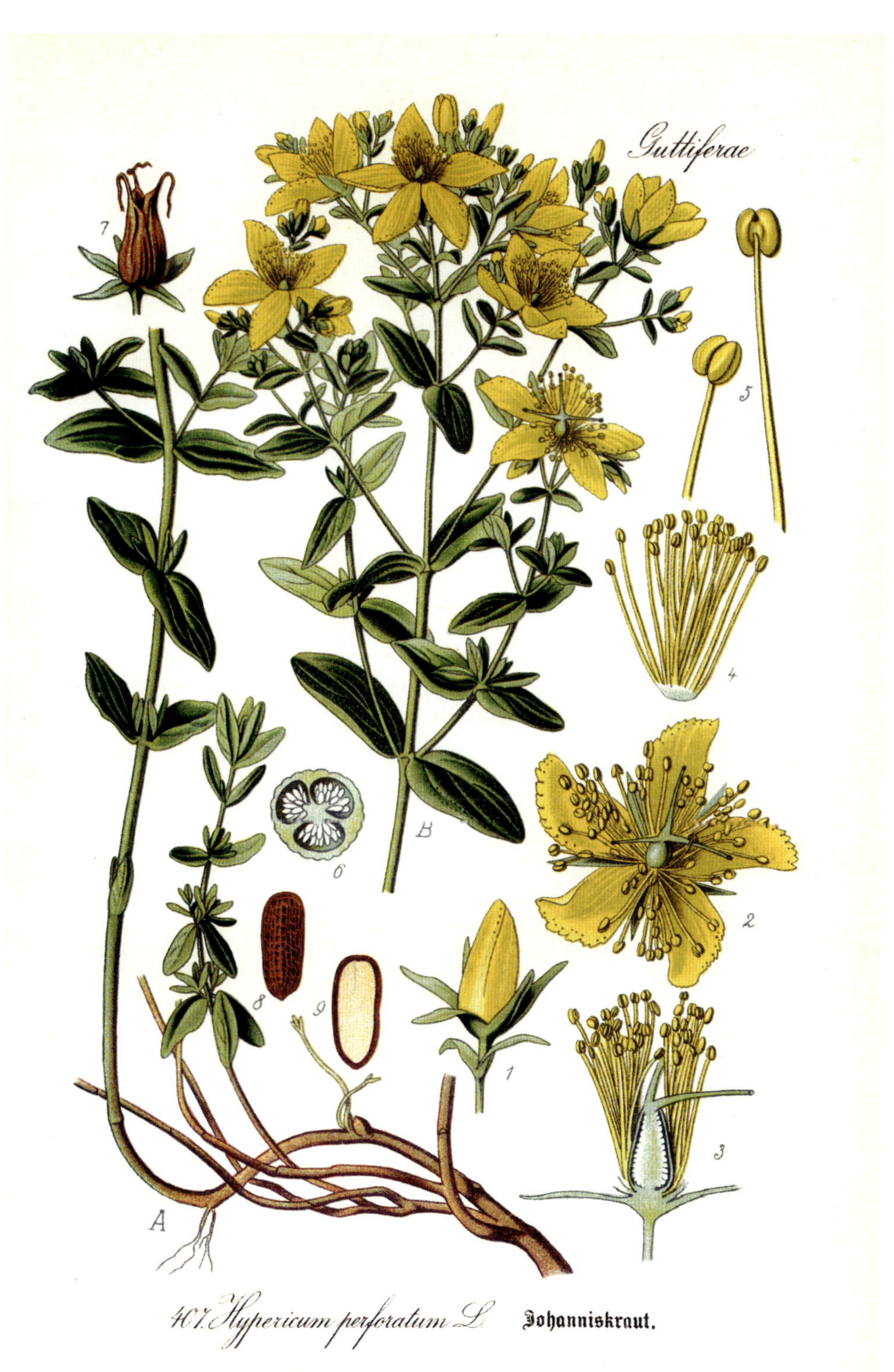
Guttiferae
7
5
4
6
B
2
8
9
1
3
A
407. Hypericum perforatum L.
Johanniskraut.

Kampferbaum

Cinnamomum camphora J. Presl. * Ganphora / De Ganphora

(In der „Physica“ taucht er unter Pflanzen im ersten Kapitel auf. Müller merkt an, dass Harz von dem in China und Taiwan wachsenden Cinnamomum camphora J. Presl. eine Seltenheit gewesen sein muss. Bis zum 16. Jahrhundert kannte man eher das von arabischen Kaufleuten aus Borneo und Sumatra importierte vom Dryobalanops aromatica Gaertn.)

Weitere Bez. (Auswahl): Kampferlorbeer

Hildg.: Blanke Kälte. Harz, das aus Bäumen austritt. Holz, Blätter, Harz wirken gegen magische Künste und Trugbilder der Luftgeister. Nur zusammen mit anderen Kräutern zu essen. Mit Aloe, Myrrhe, Lattich und Semmelmehl Küchlein geformt, getrocknet, zerrieben. Das Pulver in warmer Honigwürze genommen, zur Stärkung. In „Causae et Curae“ noch Teil eines Rezeptes gegen Fieber

Hist. med./Volksmed./Naturheilk.: Das Mittelalter schrieb dem in kristalliner Form gehandelten Baumharz seit dem 9. Jh. magische Kräfte (vor allem die Keuschheit kontrollierende sowie beeinflussende) sowie Heilwirkungen (Atem und Kreislauf betreffend) zu. Therapeutische Nutzung (Einreibungen z. B. in Spiritus oder mit Öl als Kampferöl, zum Einnehmen – allerdings mit der Gefahr von Vergiftungen – in Baldrian-Tinktur oder Hoffmannstropfen) bis ins 20. Jh.: u. a. bei Fieberkrankheiten, Rheumatismus, narkotischen Vergiftungen, Nerven- und Zahnschmerzen, Quetschungen, Verrenkungen, Krankheiten des Darmes und des Herzens, bei Lungenentzündung. Heute äußerliche Anwendung z. B. bei Frostbeulen, Muskelzerrung, Neuralgien, Rheumaschmerz. Nutzung z. B. der antiseptischen, betäubenden, juckreiz- und schmerzlindernden Wirkungen

Pharm.-Wirkst.: u. a. ätherisches Öl, keine Studien bekannt

Hildg.-Heilm.: Aloe-Myrrhe-Kampfer-Lattich-Pulver (Lattich-Mischpulver) für Kreislaufbeschwerden, bei Ohnmachtsneigung, Schwächezuständen, zur Stärkung

Bemerkungen: Esoterische Kreise verwenden ihn in Räuchermischungen für Weissagungen. Er soll die Hellsichtigkeit fördern, das Bewusstsein stärken.

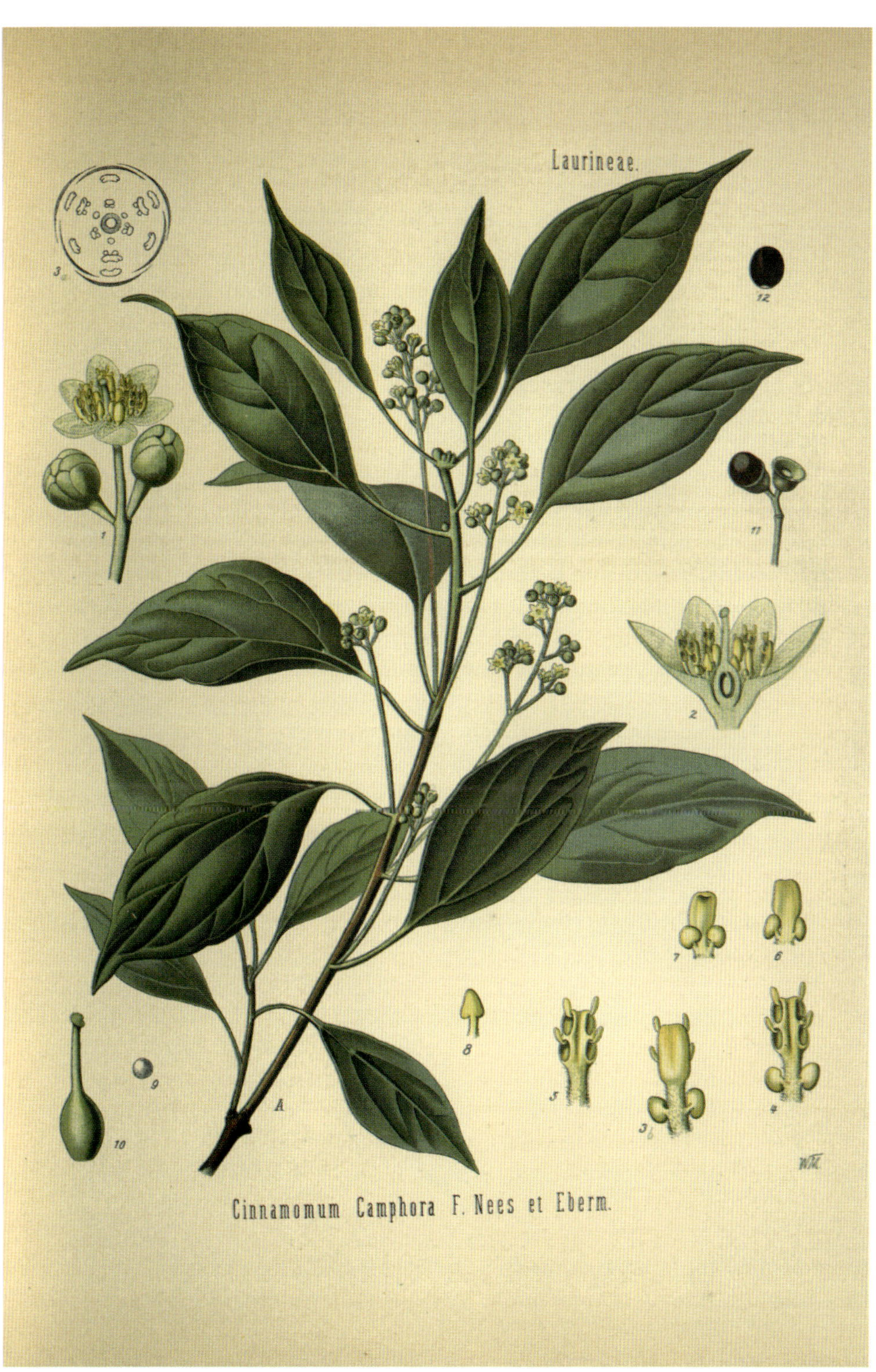
Laurineae.
Cinnamomum Camphora F. Nees et Eberm.

Kastanienbaum (Edelk.)

Castanea sativa MILL. * De Kestentenboim / De Kestenbaum

(Bei H. auch kestenboum, castanea. Werke wie Willfort führen mitunter nur die im 16. Jh. zu uns gelangte Rosskastanie, Aesculus hippocastabeum L., als Heilung bringenden Baum auf.)

Weitere Bez. (Auswahl): Castane, **Edelkastanie**, Esskastanie, Kestenbaum, Kesteza, Köstenbaum, Marren, Marronen, Macronen, Maronen, Marrons, Questenboum

Hildg.: Sehr heiß. Dampfbad mit Blättern und Hülsen der Frucht, gegen „Gicht". Gehstock aus dem Holz, zur Stärkung. Gekochte Früchte (Samen) nüchtern essen, gegen Gemütsleiden (auch Kopfschmerz). Rohe Früchte bei Herzbeschwerden verzehren. Pulverisierte Früchte in Honig bei Leberleiden. Am Feuer geröstete Früchte bei Milzproblemen. Mus aus zerkleinerten gekochten Früchten, die mit Mehl, Süßholzpulver und Engelsüßwurzel nochmals aufgekocht wurden, gegen Magenschmerzen. Vet.-Med. Ratschläge mit Rindenwasser und Blättern

Hist. med./Volksmed./Naturheilk.: Die in der Antike geschätzte austrocknende, blutstillende, Durchfall verringernde und entzündungshemmende Wirkung der frischen Früchte, die jedoch mit Blähungen verbunden sein kann, nutzte man auch im Mittelalter. Bis heute vor allem gegen Bronchitis, Keuchhusten, selten gegen Durchfall

Pharm.-Wirkst.: Gerbstoffe, Gallussäure, Ellagsäure, Flavonoide (in den Blättern), keine weiteren Studien

Hildg.-Heilm.: Extrakt aus frischen Blättern und Früchten im Edelkastanienbad für Bäder bei rheumatischen Erkrankungen, Gelenksentzündungen. Pulverisierte Früchte und Honig im Edelkastanienhonig bei Leberschmerzen und diversen Lebererkrankungen, auch Leberzirrhose. Das Mehl der Früchte bei Leberleiden und Magenschmerzen. Die Rosskastanie wird für Rosskastanienbad, Rosskastaniensalbe und Rosskastanientropfen verwendet (u. a. gegen Juckreiz, Krampfadern, nächtliche Wadenkrämpfe, Ödeme, Unterschenkelgeschwür).

Bemerkungen: Im 11. und 12. Jahrhundert nutzte man Kastanien als Getreideersatz. Das Mehl wurde durch Trocknen und Räuchern konserviert, war bis zu zwei Jahre haltbar.

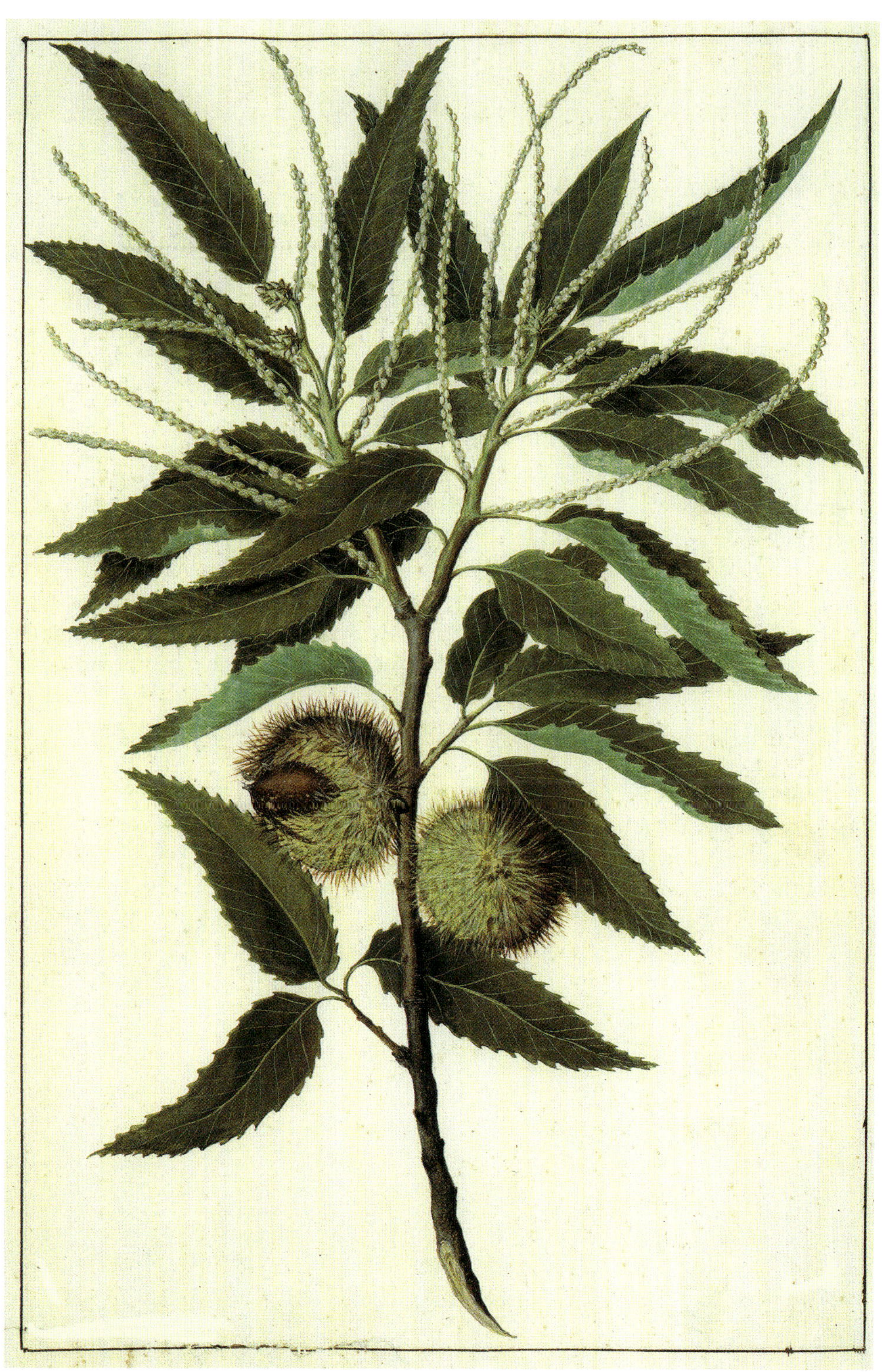

Kerbel

Anthriscus cerefolium Hoffm. * Kerbele / De Kirbele

(Bei H. auch cerifolium)

Weitere Bez. (Auswahl): Chörblichrut, **Echter Kerbel**, Gartenkerbel, Karweil, Kerbelkraut, Kirbele, Kirfel, Körbelkraut, Körblinkraut, Suppenkräutel

Hildg.: Trocken, mehr warm als kalt. Saft in Wein heilt Eingeweidewunden. Mit Dill und Essig auf Weizenbrot gegessen, gegen ernährungsbedingte Milzschmerzen. Teil einer Salbe gegen Geschwüre und Krätze

Hist. med./Volksmed./Naturheilk.: Blühendes Kraut und Samen als Heilmittel der Römer gegen Krebs und andere Geschwüre, als harntreibende, menstruationsfördernde, schleimlösende, Magenschmerzen und Seitenstechen beseitigende Medizin angewandt. Im Mittelalter als blutstillend und Leibschmerzen mildernd in Klostergärten angebaut, galt sein Einsatz bei Entzündungen, eitrigen Geschwüren, Magenschmerzen, Milz-, Leber- und Verdauungsproblemen als geboten. Saft als Teil von Kräutersaftkuren gegen beginnende Lungenschwindsucht, Wassersucht, Unterleibsstockungen der Frau. Weiterhin gegen Skrofulose, Ekzeme, Abszesse, Milch- und Gichtknoten. Auch als Kerbeltee aus frischer bzw. getrockneter Pflanze oder dem Samen

Pharm.-Wirkst.: u. a. ätherisches Öl (z. B. Estragol, Dimethoxyallylbenzen), Bitterstoffe, Glykoside, Carotin, Eisen und Magnesium

Hildg.-Heilm.: keine bekannt

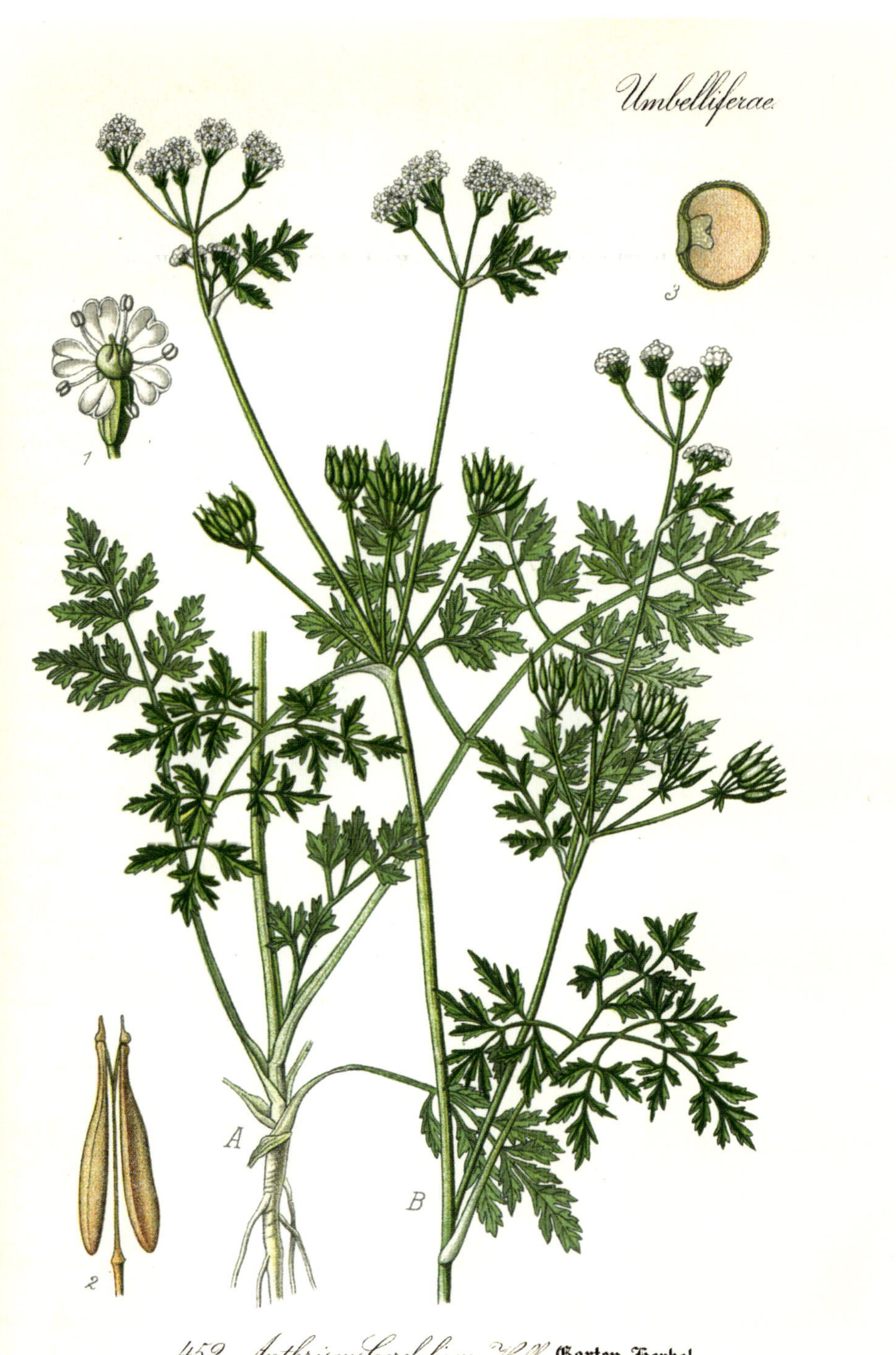

452. Anthriscus Cerefolium. Hoffm. Garten-Kerbel.

Kiefer

Pinus sylvestris L. * Fornha / De Fornhaff

(Bei H. auch Föhre, vora, picea, pinus.)

Weitere Bez. (Auswahl): Forche, Gemeine Kiefer, Gewöhnliche Kiefer, Rotföhre, **Wald-Kiefer**, Weißkiefer

Hildg.: Mehr warm als kalt und feucht. Ihr Saft taugt sehr zu Salben und Augenmitteln (aber nur mit anderen Drogen vermischt). Vet.-Med. Anwendung: Der Duft frischer Zweige soll bei einer gewissen Viehseuche helfen.

Hist. med./Volksmed./Naturheilk.: Als heilkräftig betrachtet man die jungen Knospen, das Harz, die Rinde, die ausgewachsenen Nadeln und Zapfen. Das aus frischen Nadeln und Zweigspitzen destillierte Kiefernnadelöl gilt als schleimlösend bei Bronchitis, für Inhalationen bei entzündlichen Erkrankungen der Luftwege geeignet, verbessert die Krankenstubenluft, kommt als Zusatz in Bäder. Das antiseptische und hautreizende Terpentinöl als Einreibung bei rheumatischen Erkrankungen (kann zu Entzündungen, Geschwüren, Gewebszerstörungen führen). Gegen Arthritis soll Kiefernrindenextrakt helfen. Als Kräftigungsmittel gilt Kiefernhonig aus Ausscheidungen der Schild- und Rindenläuse. Kiefernadelbäder sollen ebenfalls der Stärkung dienen. Aus den kleinen grünen Zapfen stellte man einen Absud zur Blutreinigung her.

Pharm.-Wirkst.: Studien fehlen, wohl ätherisches Öl (u. a. mit Phelandren, Cadinen, Pinen), Vitamin C

Hildg.-Heilm.: keine bekannt

Bemerkungen: Kräuterbücher vermerken, dass weitere Kiefernarten wie die Schwarzkiefer, Pinus nigricans Host., auch solche Anwendungen ermöglichen. Allerdings sei die Bergkiefer, Pinus montana Mill., besonders kräftig in der Wirkung.

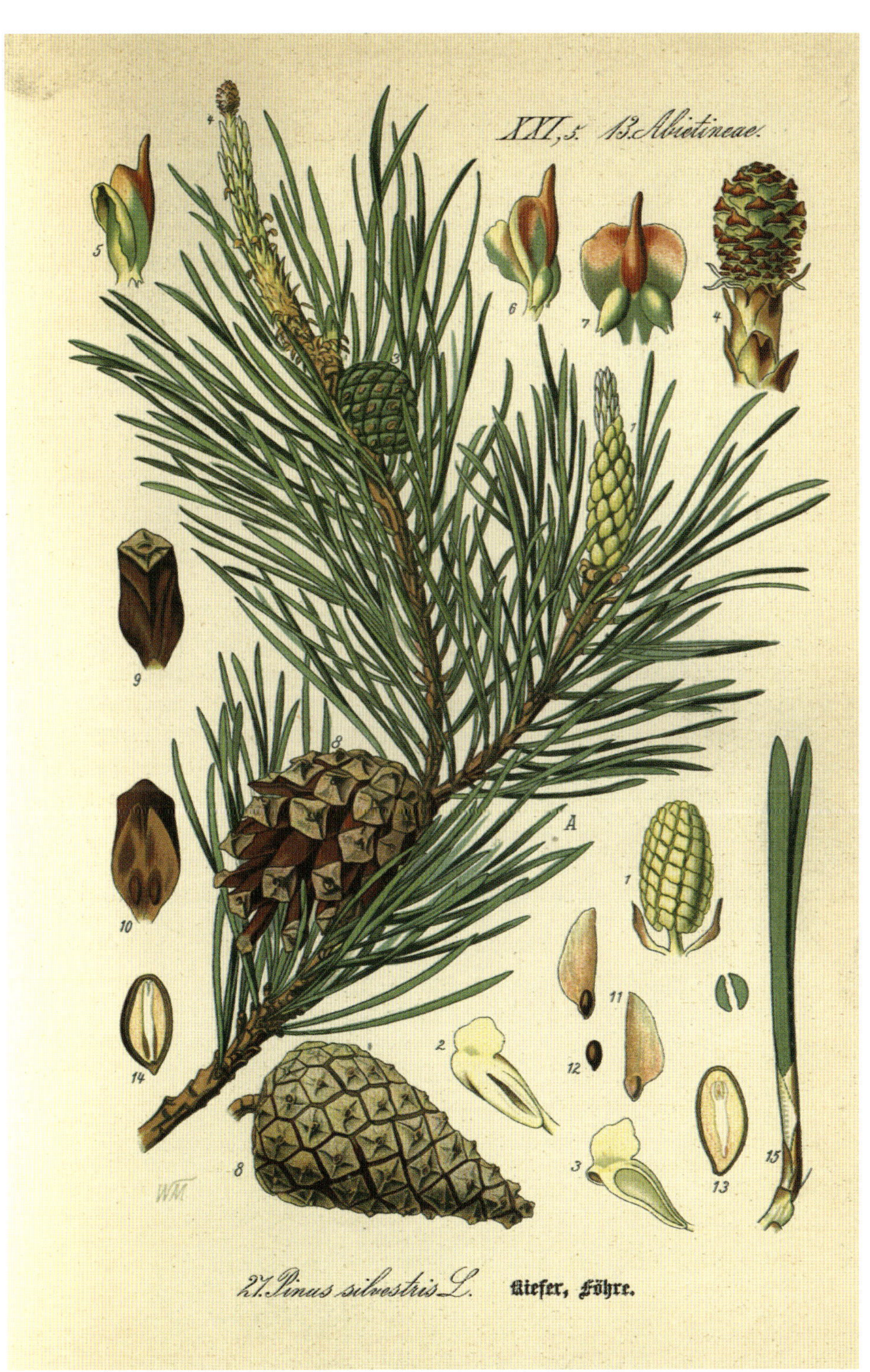
XXI, 5. 13. Abietineae.
27. Pinus silvestris L. Kiefer, Föhre.

Kirschbaum

Prunus cerasus L. * Cerasus / De Ceraso

(Synonym z. B. Cerasus vulgaris Miller)

Weitere Bez. (Auswahl): Amarellen, Morellen, Sauerkirsche, Weichsel, Weichselkirsche

Hildg.: Mehr warm als kalt. Saft und Blätter taugen medizinisch nicht viel. Die zerstoßenen Kerne roher Früchte sowie zerlassenes Bärenfett bilden eine Salbe gegen Geschwüre. Rohe Kerne gegen Bauchschmerzen essen. Diese in Essig eingelegten Kerne gegen Würmer (u. a. wohl Bandwurm) verzehren. Roggenbrot-Bröckchen mit zerlassenem Kirschharz nachts über die Augen gelegt, gegen geschwürige Augen. Das gleiche Medikament in die Ohröffnungen gelegt, gegen Ohrgeräusche und beginnende Taubheit.

Hist. med./Volksmed./Naturheilk.: Früchte seit dem Altertum bei Darmfunktionsstörungen genutzt. Als heilwirkend werden Früchte, Kerne, Stiele und Harz der Rinde betrachtet. Saft kühlend bei hitzigen Fiebern, auch harntreibend. Gedörrte Kirschen gegen Durchfall und Ruhr. Aufgeschlagene, vom harten Gehäuse befreite Kerne gegen Stein. Daneben wurmtötend, hustenstillend und harntreibend. Gut getrocknete Kirschstiele als schleimlösender Brusttee sowie gegen Bleichsucht. Neuere Untersuchungen lassen die Vermutung zu, dass die Kirschen den Harnsäurewert senken, entzündungshemmend bei Arthritis und in der Gichttherapie eingesetzt werden können. Sie können eine Quelle von natürlichem Melatonin sein und Schlafstörungen entgegenwirken. Womöglich gibt es auch hinsichtlich Alzheimer-Demenz positive Wirkungen.

Pharm.-Wirkst.: Folsäure, Kalium, Vitamine A, B1, B2, C, E, Anthozyane 1 und 2

Hildg.-Heilm.: keine bekannt

Bemerkungen: Im Mittelalter glaubte man, Kirschen ohne Kern züchten zu können. Dafür sollte der Stamm durchbohrt und ein Weidenast eingesetzt werden.

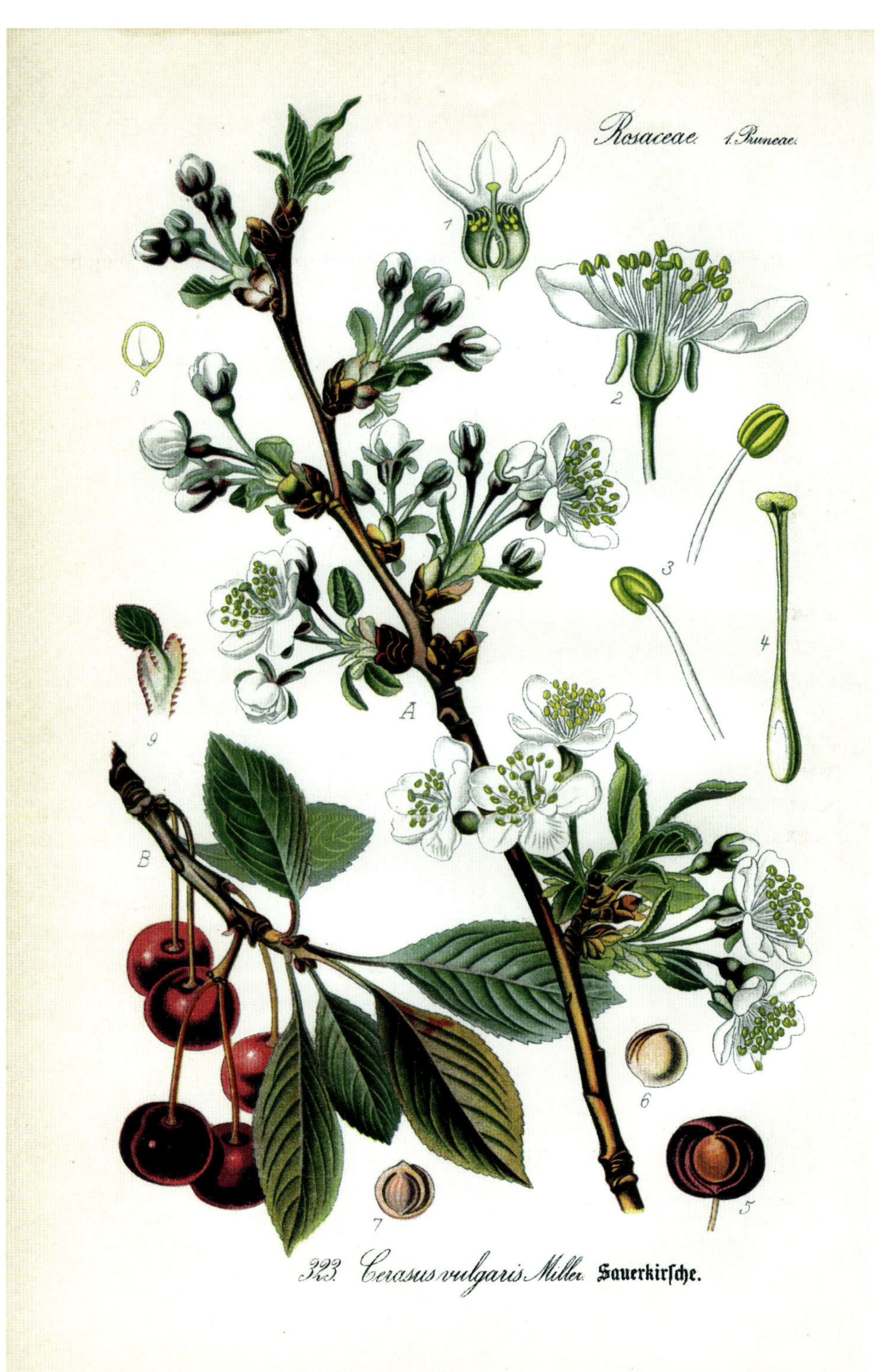
Rosaceae. 1. Pruneae.
1
2
3
4
5
6
7
8
9
A
B
323. Cerasus vulgaris Miller. Sauerkirsche.

Klee

Trifolium pratense L. * Cle / De Cle

(Bei H. auch cithysus, satisum, sitisura. Birkhan hingegen vermutet die Gattung Geißklee, Cytisus L., hält z. B. auch Besenginster, Cytisus scoparius LINK, für möglich. Auch den Fieberklee, Menyanthes trifoliata L. könnte man in Erwägung ziehen.)

Weitere Bez. (Auswahl): Ackerklee, Honigblume, Mattenklee, **Rotklee, Wiesenklee**

Hildg.: Mehr warm als kalt, trocken. Blüten in Olivenöl legen und zerreiben, dann um Lider und Augen legen, gegen Verdunklung der Augen.

Hist. med./Volksmed./Naturheilk.: Blütenzubereitungen sollen als eine Art natürliche Hormonersatztherapie Wechseljahrbeschwerden der Frau mindern. Mögliche vorbeugende Wirkung bei Osteoporose, kardiovaskulären Erkrankungen, Krebs- sowie Demenzerkrankungen

Pharm.-Wirkst.: Isoflavone (u. a. Formononetin, Bioachanin A)

Hildg.-Heilm.: keine bekannt

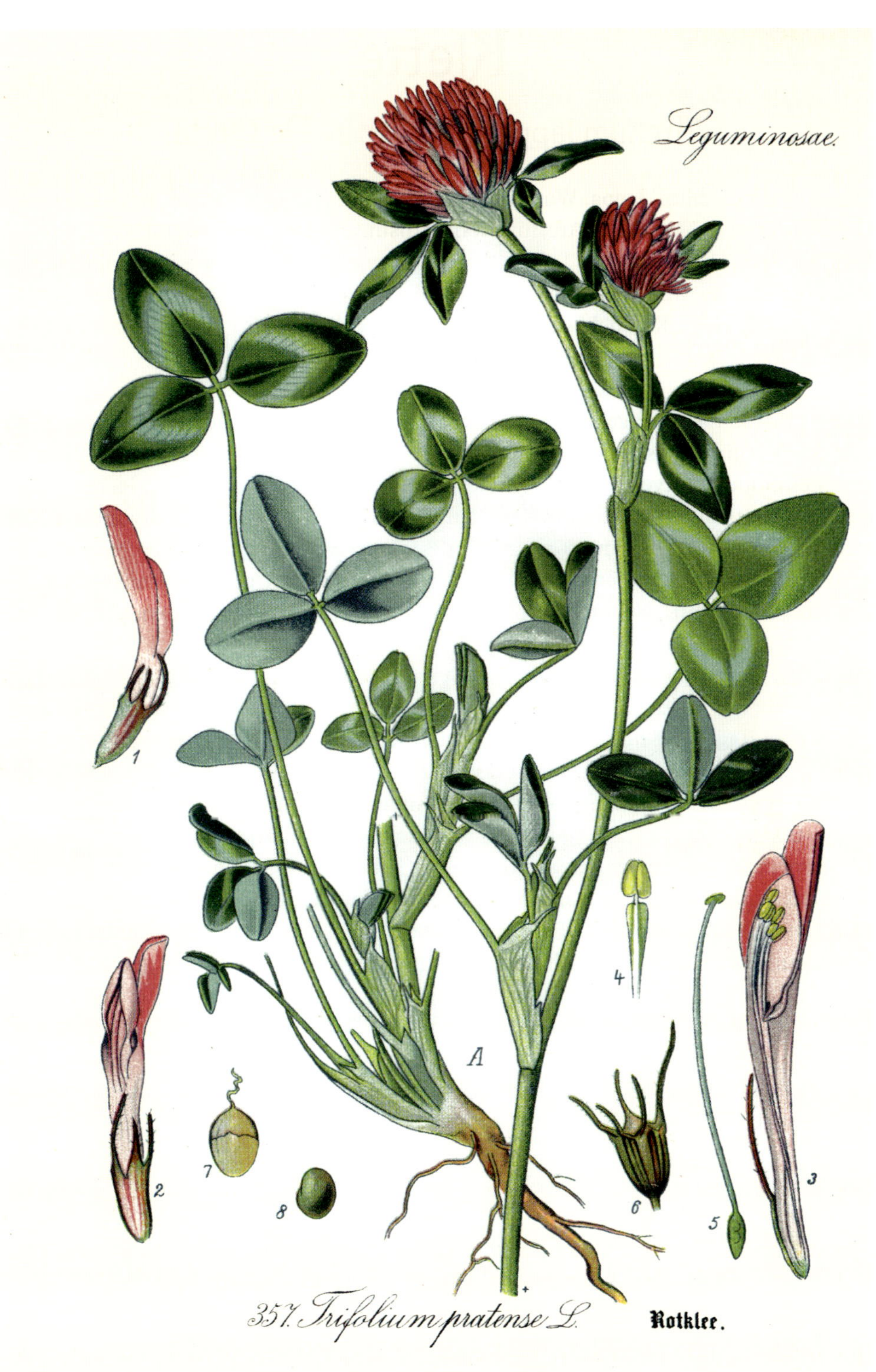
Leguminosae.
1
A
2
3
4
5
6
7
8
357. Trifolium pratense L.
Rotklee.

Knoblauch

Allium sativum L. * Allium / De Allio

Weitere Bez. (Auswahl): Chnobeloch, Chnobleich (althochdeutsch), Gruserich (Nordfranken), Klobelouch (mittelhochdeutsch), Knobel (Schwaben), Knoblech (Kanton Aargau, Kanton Graubünden), Knoblecht (St. Gallen), Knoflak (Göttingen), Knuewelek (Luxemburgisch), Knuflak (Göttingen), Knuflock (Pommern, Mecklenburg, Bremen), Look (Altmark)

Hildg.: Hat rechte Wärme. Er muss roh gegessen werden. Für Arzneien nicht sehr nützlich.

Hist. med./Volksmed./Naturheilk.: Seit Jahrtausenden werden diese „Wunderzwiebeln" als bekannte Mittel zur Beseitigung von Darmfäulniszuständen, als Reinigungs-, Entschlackungs- und Entgiftungsmittel gepriesen. Im Mittelalter z. B. gegen Bisswunden von Hunden und Schlangen, Haarausfall, Hautausschläge, Lungenleiden, Menstruationsstörungen, Zahnschmerzen. Saft z. B. zur Abheilung von Dick- und Dünndarmkatarrhen, Ruhr, Cholera, Typhus eingesetzt. Indem er die Durchblutung verbessert und die Herztätigkeit normalisiert, lässt er viele damit zusammenhängende Leiden bis hin zu Schlaflosigkeit, Übermüdung, Kopfschmerzen, Schwindel oder seelische Depressionen verschwinden. Der reine Saft, aber auch in Wein oder Sirup, soll u. a. gegen alle Erkrankungen der Atmungsorgane helfen. Er wirkt nach modernen Erkenntnissen antibakteriell und antithrombotisch, senkt die Blutfettwerte, beugt Arteriosklerose vor. Auch eine Vorbeugung gegen Darmkrebs bzw. dessen Linderung ist naheliegend.

Pharm.-Wirkst.: Speicherkohlenhydrate (u. a. Fructane), Flavonoide, schwefelhaltige Verbindungen (u. a. Alliin, Allicin)

Hildg.-Heilm.: Frische Zwiebeln und Knoblauchpulver zur unterstützenden Diät bei erhöhten Blutfettwerten, zur Vorbeugung altersbedingter Gefäßverengungen. Prophylaxe von Arteriosklerose, Bluthochdruck, arteriellen Durchblutungsstörungen, auch zur Krebsvorbeugung

Bemerkungen: Pharao Cheops (Regierungszeit ca. 2620 – 2580 v. Chr.) ließ in die höchste der Pyramiden bei Gizeh eine Knoblauchzehe einmeißeln. Die beim Bau beschäftigten Arbeiter mussten sie zur Krankheitsvorbeugung täglich essen. Auch galt diese Pflanze seit der Antike als Unheil abwendend, weshalb Kinder zur Dämonenabwehr Knoblauchzehen um den Hals trugen.

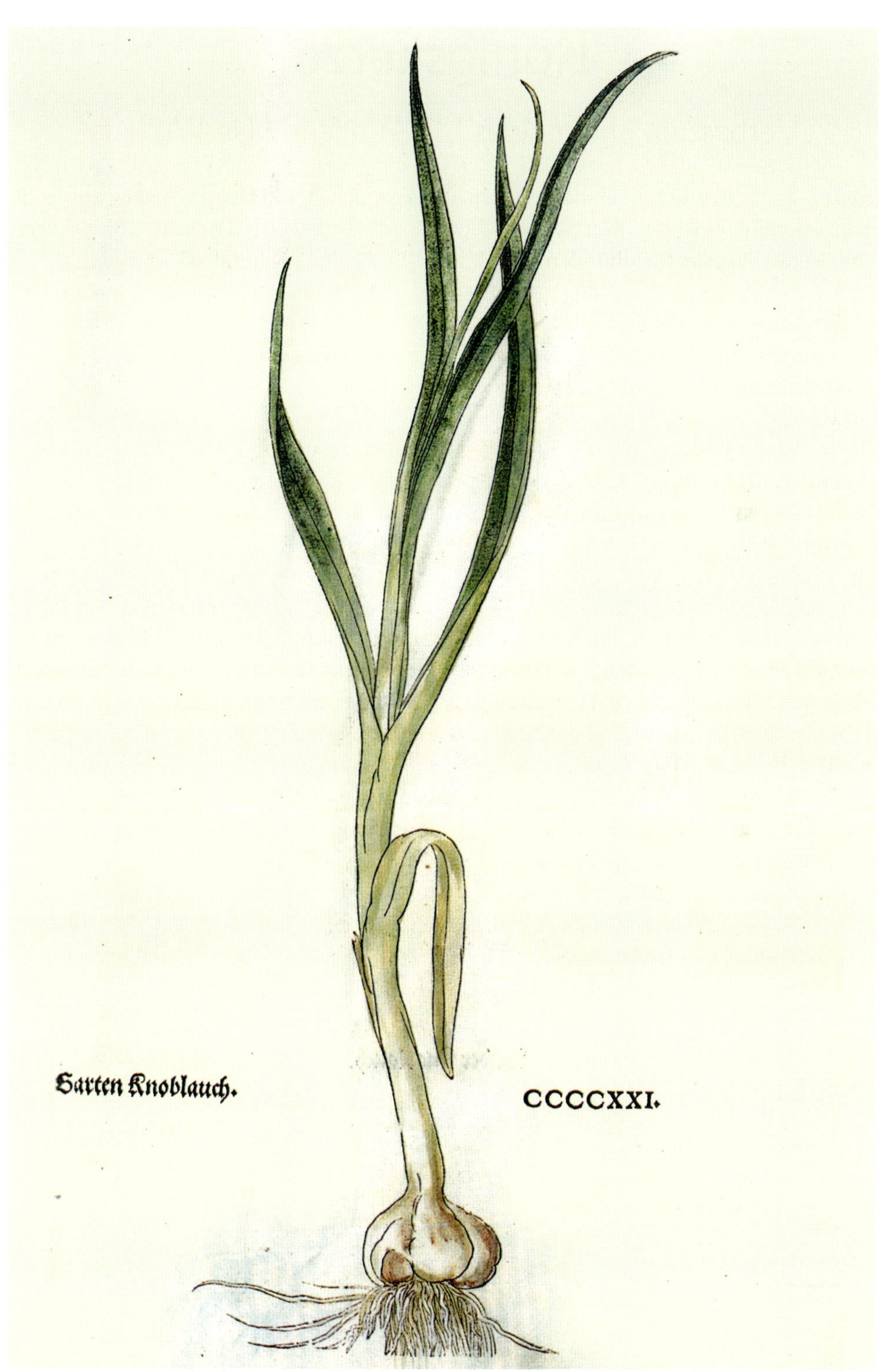
Garten Knoblauch.
CCCCXXI.

Königskerze

Verbascum phlomoides L. * Wollene / De Wullena

(Bei H. auch Wollkraut, blandonia, tapsus. Von den heilkräftigen Arten sind z. B. noch zu nennen: Kleine Königskerze, Verbascum thapsus L., Gemeine Königskerze, Verbascum thapsiforme SCHR.)

Weitere Bez. (Auswahl): Gewöhnlich-Königskerze, Himmelbrandstee, Hustenblume, Kunkelblume, Lungenstengel, **Windblumen-Königskerze**, Windlicht-Königskerze, **Wollblume**, Wollkraut

Hildg.: Warm und trocken. Oft essen bei schwachem und traurigem Herz. Mit Fenchel in Wein gekocht gegen Heiserkeit und Brustbeschwerden. In „Causae et Curae" Teil von Rezepten gegen Lungenleiden, Menstruationsbeschwerden, Parasiten, Würmer im Bauch

Hist. med./Volksmed./Naturheilk.: Griechische Ärzte verwendeten alle drei Arten z. B. gegen chronischen Husten, Durchfall, bei inneren Gefäßdurchbrüchen, Zahnschmerzen. Darüber hinaus äußerlich bei Augenentzündungen, eitrigen Wunden, Oedemen, Quetschungen, Verbrennungen. Bis heute als schleimlösend und reizlindernd in Tees (Brusttees) bei Erkältungskrankheiten und Husten. Sogar als harntreibende und gegen Rheuma wirkende Droge genutzt.

Schönheitspflege: In Milch gekochte frische Blätter als Gesichtsumschlag bei trockener und spröder Haut

Pharm.-Wirkst.: Flavonoide (u. a. Apigenin, Luteolin), Iridoide, Sterole (u. a. Sitosterol, Stigmasterol), Carotinoide, Phenolische Säuren (Blüten- und Staubblätter untersucht)

Hildg.-Heilm.: Königskerzen-Fenchel-Wein bei Heiserkeit (u. a. für Sänger sehr geeignet)

Bemerkungen: Im Mittelalter Unheil und Blitz abwehrend sowie als Zaubermittel. Schwarzkünstler benutzten diverse Verbascum-Arten als Lampendocht, um Kontakt mit Totengeistern aufzunehmen.

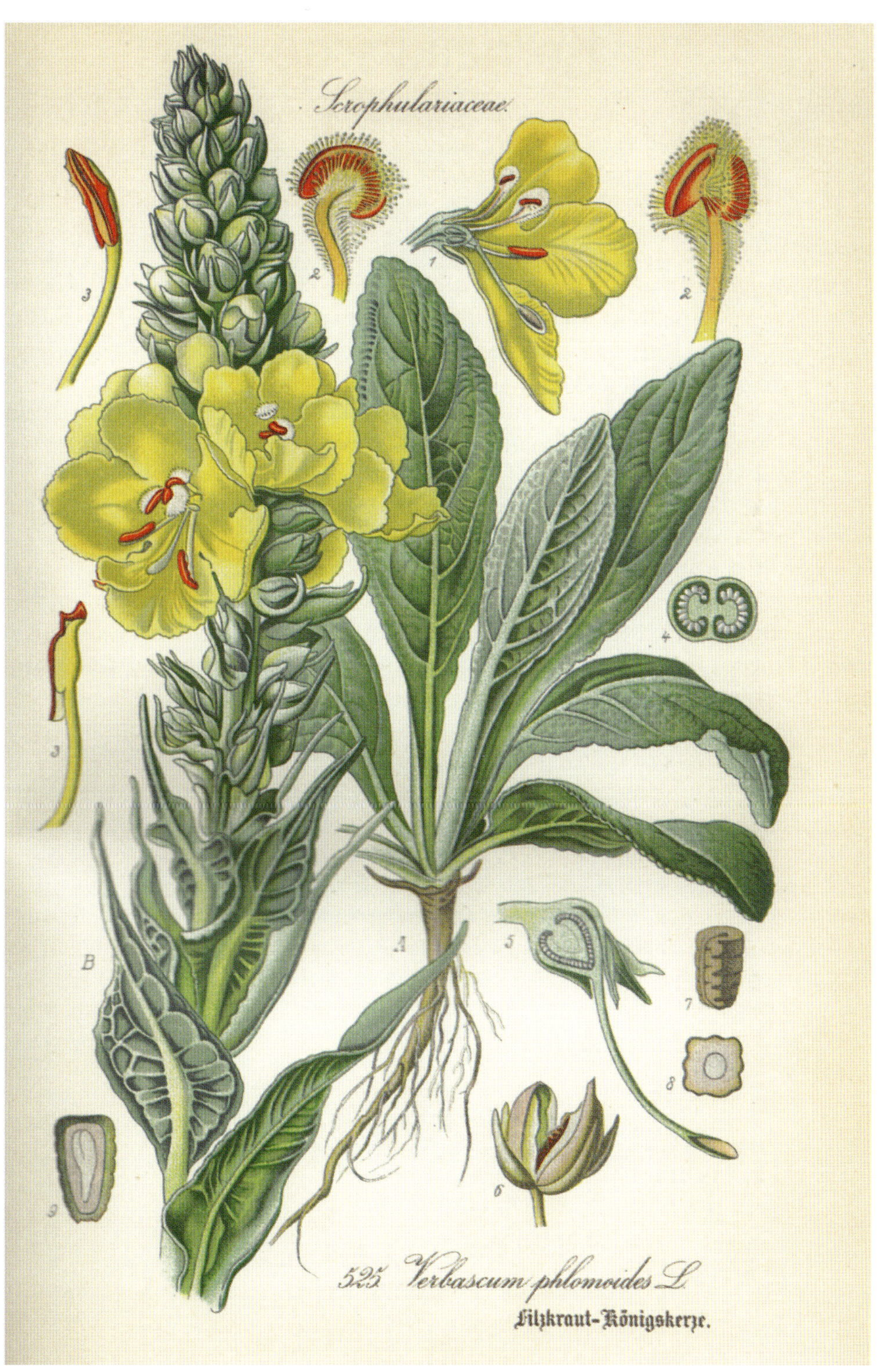
Scrophulariaceae.
1
2
2
3
3
4
5
6
7
8
9
A
B
525. Verbascum phlomoides L.
Filzkraut-Königskerze.

Kornelkirsche

Cornus mas L. * Erlezboim / De Erlizbaum

(Bei H. auch cornus)

Weitere Bez. (Auswahl): Beinholz, Coreliuskirsche, Cornille, Dirlitze, Dirndl, Dirndling, Dirndlstrauch, Dürrlitze, Erlitze, Gelber Hartriegel, **Herlitze**, Hornkirsche, Knüten, Kornelle, Krakebeere, Ruhrbeerstrauch, Tierlibaum, Welsche Kirsche, Ziserle

Hildg.: Mehr warm als kalt. Bad aus gekochter Rinde, Holz und Blättern, gut gegen „Gicht". Frucht stärkt Gesunde und Kranke, verhilft zur Gesundheit.

Hist. med./Volksmed./Naturheilk.: Es scheint, dass Hildegard als eine der Ersten die Kornelkirsche als empfehlenswerte Nahrung und Heilmittel würdigte. Im 18. Jh. gehörte sie zum häuslichen Heilschatz: Früchte, Blüten, Blätter und Holz sollen im Menschen kühlend, stopfend, zusammenziehend wirken, selbst bei Blutspeien, Fieber und Roter Ruhr helfen. Heilsam seien auch Kornel-Wein und getrocknete, pulverisierte Früchte. Das Öl des Holzes vernichte Krebs, in Wein gekochte Beeren vertrieben Nierensteine und die Blätter würden blutende Wunden stillen.

Pharm.-Wirkst.: keine Studien bekannt

Hildg.-Heilm.: Kornelkirschmus aus den reifen Früchten zur Anregung von Magentätigkeit, Magenstärkung

Bemerkungen: Schon in Jungsteinzeit und Bronzezeit, so belegen es Kerne an Pfahlbauten, vom Menschen rege genutzt. Das Trojanische Pferd soll aus dem Baum gezimmert worden sein. Zur Gründung Roms 753 v. Chr. soll Romulus seine Lanze aus Kornelkirschholz als Markierung für das Stadtzentrum in den Boden getrieben haben. Das feste Holz war besonders im 19. Jh. als gedrehter Spazier- und Wanderstock in Mode.

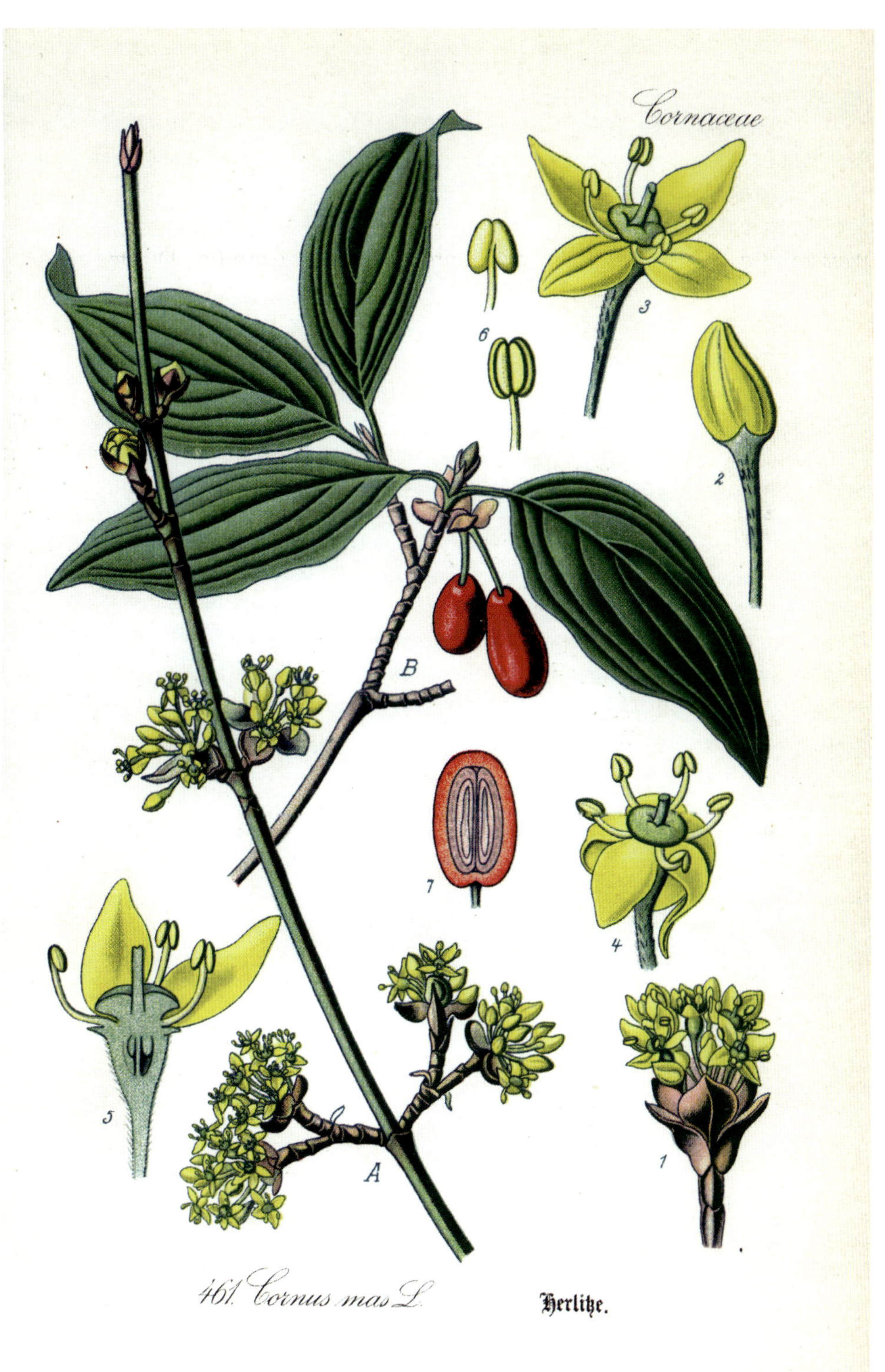
Cornaceae
1
2
3
4
5
6
7
A
B
461. Cornus mas L.
Herlitze.

Kornrade

Agrostemma githago L. * Rade / De Ratde

(Bei H. auch rado, zizania, nigella. Laut Riha können zizania und nigella auch andere Ackerunkräuter beschreiben. Portmann deutete es als Schwarzkümmel, Nigella sativa L.)

Weitere Bez. (Auswahl): Ackerrade, Gewöhnliche Kornrade, Klockenblume, Kornnelke, Kornrose, Pisspöttken, Rade

Hildg.: Heiß und trocken. Pflanze zu Pulver zerreiben, mit ausgelassenem Speck vermischen, gegen Geschwüre am Kopf. Mit Honig vermischt und an die Wand gestrichen, tötet es Mücken.

Hist. med./Volksmed./Naturheilk.: Womöglich schon in der Antike medizinisch verwendet. Erster heilkundlicher Nachweis (äußere Anwendung) im 11. Jahrhundert. Früher z. B. bei Fisteln, Geschwüren, Gastritis, Husten, Lähmung, Migräne und Würmern genutzt. Die gesamte Pflanze, besonders die Samen, sind sehr giftig. Drei bis vier Gramm sollen für den Menschen tödlich sein (Vergiftungen höchst selten, diesbezügliche Nachrichten basieren eher auf historischer Literatur). Getrockneter Samen findet in der Homöopathie Anwendung.

Pharm.-Wirkst.: Steroidglykoside und Saponine (z. B. Githagin, Githagosid), Agrostemmasäure, Agrostine

Hildg.-Heilm.: keine bekannt

Bemerkungen: Die Kornrade als Ackerunkraut scheint durch moderne Saatgutaufbereitung fast ausgerottet.

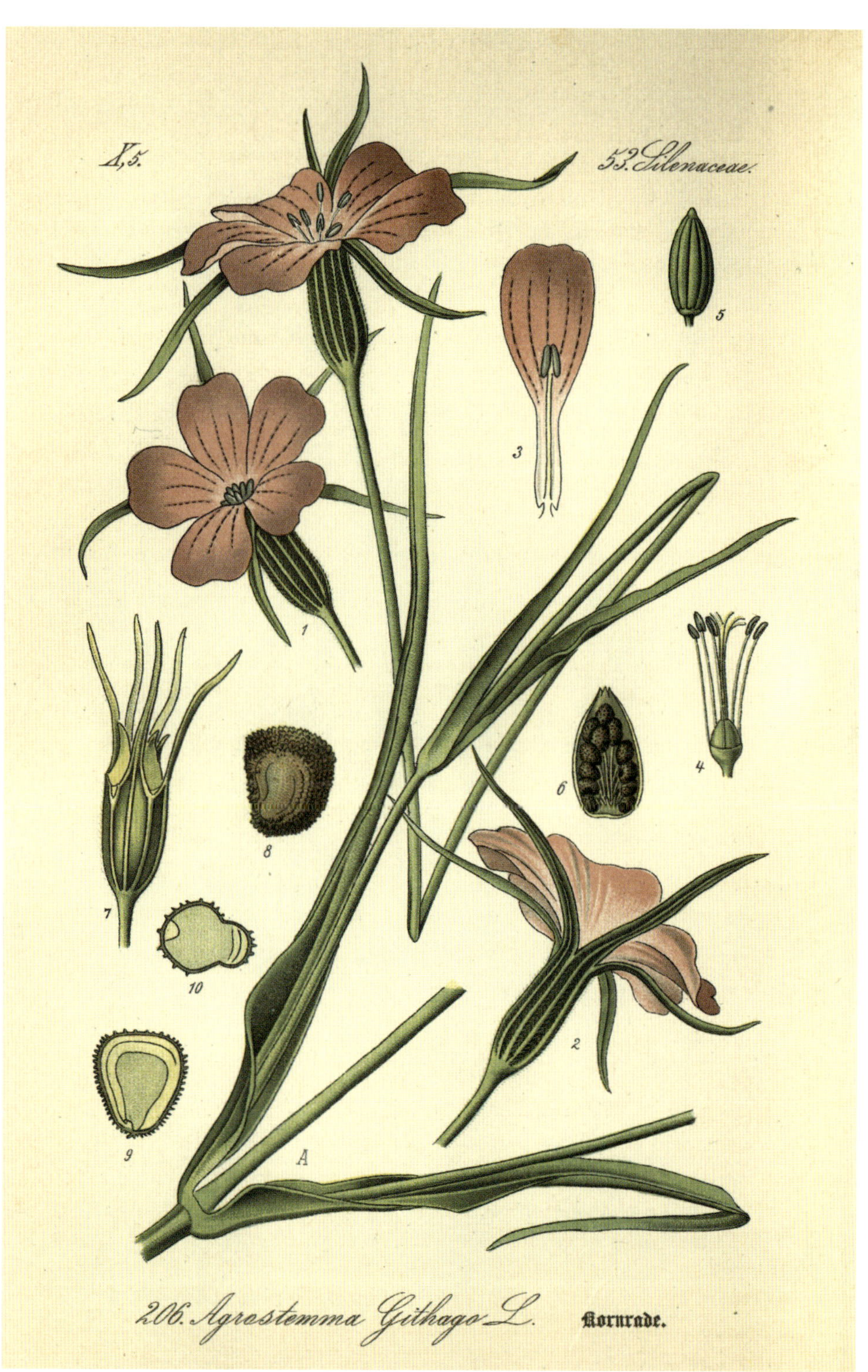
X,5.
53. Silenaceae.
1
2
3
4
5
6
7
8
9
10
A
206. Agrostemma Githago L.
Kornrade.

Krause Minze

Mentha spicata L. * Romesche minza / De Rossemyntza

(Bei H. auch roemische mentha, rossemincza. Oft unter Mentha crispa L. verzeichnet – als Sammelbezeichnung für krausblättrige Mentha-Arten. Synonym u. a. Mentha crispata SCHRADER. Es wird auf die bei der Bachminze erwähnte Minzen-Problematik verwiesen.)

Weitere Bez. (Auswahl): Ährige Minze, Balsamkraut, **Grüne Minze**, Speer-Minze, Wald-Minze

Hildg.: Mäßige und aggressive Wärme. Saft mit Wein vermischt morgens, abends und zur Nacht trinken, gegen „Gicht". Wärmt außerdem den Magen, befördert Verdauung.

Hist. med./Volksmed./Naturheilk.: Minzen waren im Mittelalter ein beliebtes Arzneimittel mit vielseitiger Verwendung (brandige Geschwüre, Nasen- und Mundgeschwüre, Mundgeruch, Verdauungsbeschwerden). Getrocknete Spitzen und Blätter nutzte man bis ins 20. Jh. zu Bädern und Umschlägen bei krampfartigen Zuständen wie Gallenkolik, bei Verdauungsstörungen und Erbrechen sowie träger Nierentätigkeit. Tee im Aufguss bei Kolik, Verdauungsschwäche, zur Beruhigung der Nerven, bei Hypochondrie, Melancholie, Neuralgien, Kopfschmerzen, Magen- und Darmbeschwerden. Minzöl als Einreibung bei Rheuma und Gicht. Heute Minzblätter (Spearmintblätter) als Tee vor allem gegen Blähungen, Öl als Inhalat bei Erkältungen, Bestandteil von Mundspülungen und Zahnpasta. Aktuelle Forschungen lassen auf positive neurologische Effekte, entzündungshemmende, antimikrobielle und beruhigende Wirkungen schließen.

Schönheitspflege: Bei fettiger Haut Lotion aus Blüten und Blättern, schließt die Poren, strafft.

Pharm.-Wirkst.: ätherisches Öl (u. a. mit Carvon, Menthylacetat, Menthon), Dihydrocarveol, Phenylacrylsäure, Flavonoide

Hildg.-Heilm.: Krampflösendes und schmerzlinderndes Krauseminze-Elixier (aus frischen jungen Trieben, Honig, Wein) sowie Krauseminze-Saft (Presssaft mit Alkohol konserviert) bei Muskelrheuma, Weichteilrheuma, Nervenentzündung, Ischias, Gichtschmerzen

Bemerkungen: Die heute hauptsächlich gebrauchte Pfefferminze, Mentha piperita L., dürfte ein Abkömmling aus alten Mentha-Arten sein, war im Mittelalter jedoch unbekannt. In Deutschland verbreitete sie sich erst zur Mitte des 18. Jahrhunderts.

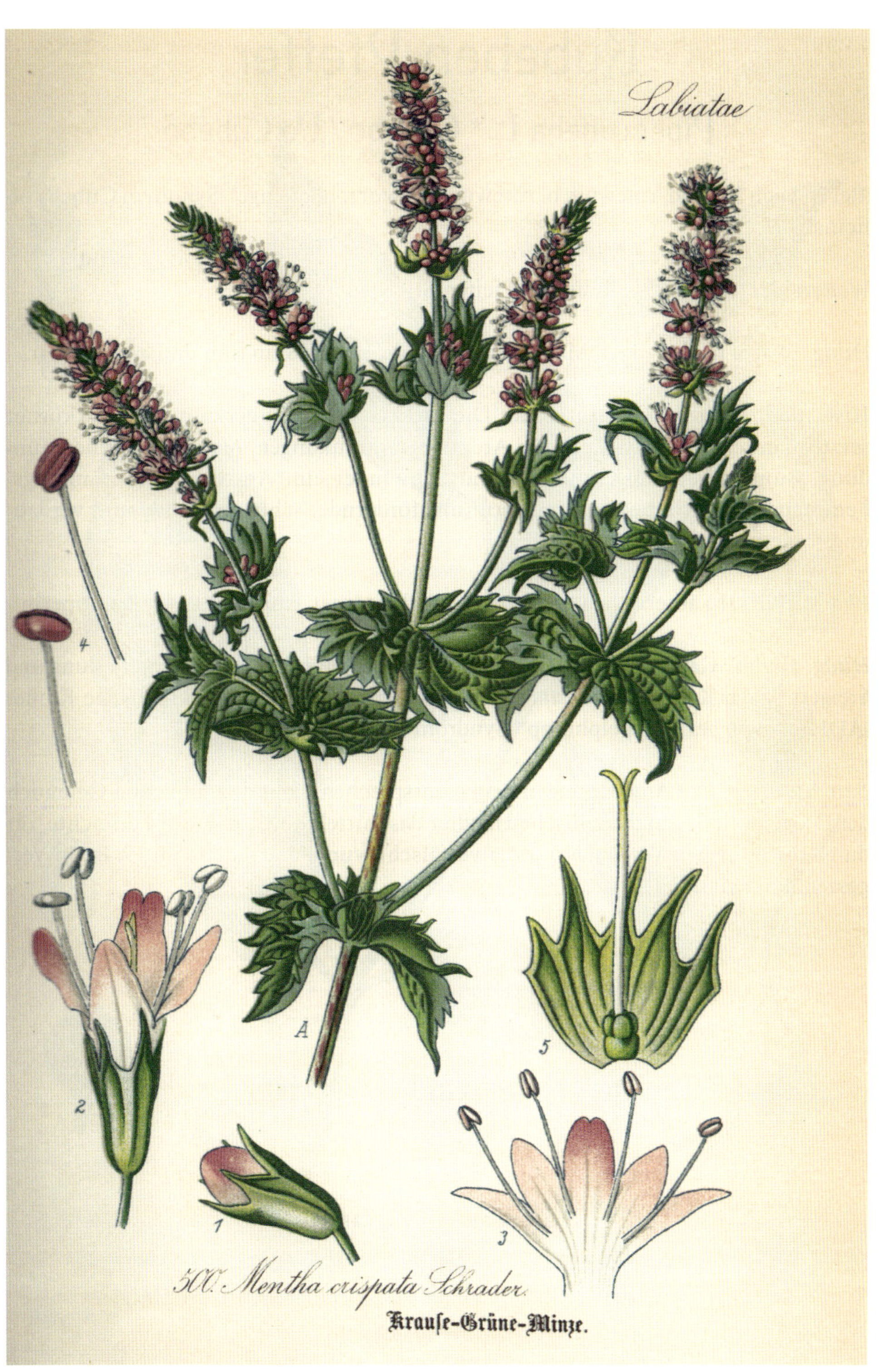
Labiatae
4
A
5
2
1
3
500. Mentha crispata Schrader.
Krause-Grüne-Minze.

Kümmel

Carum carvi L. * Kumel / De Kumel

(Bei H. auch ciminum, cyminum, carvum. Es kann auch der Kreuz- bzw. Mutterkümmel, Cuminum cyminum L., gemeint sein, womöglich beide. Siehe auch dort!)

Weitere Bez. (Auswahl): Brotkümmel, **Echter Kümmel**, Garbe, Gemeiner Kümmel, Gewöhnlicher Kümmel, Karbensamen, Kimm, Kümmich, Mattenkümmel, **Wiesen-Kümmel**

Hildg.: Gemäßigte Wärme und trocken. Nützlich für Patienten mit Atemnot, schädlich für jene mit Herzbeschwerden und Geschwächte (außer bei Lungenproblemen). Dem Gesunden bereitet er einen hellen Verstand. Teil eines Rezeptes gegen Übelkeit. Auch soll man Käse unbedingt mit Kümmel bestreuen. In „Causae et Curae" außerdem Bestandteil von Rezepten für beginnende Herzprobleme bzw. zur Herz-Prophylaxe, gegen Durchfall und Epilepsie

Hist. med./Volksmed./Naturheilk.: Kümmelfrüchte müssen, so zeigen es archäologische Ausgrabungen, schon 3000 v. Chr. in Gebrauch gewesen sein. Die Antike schätzte sie zur Verdauungsförderung, im Mittelalter kam die Kümmellatwerge hinzu. Selten Nutzung der gekochten Wurzel. Anwendungen bei Aufstoßen, Blähungen, Druck- und Völlegefühl, Erbrechen, Kolik, Verstopfung. Später z. B. auch bei Brustleiden, Harnsteinen, Unterleibsschmerz, Hypochondrie, Hysterie, mangelnder Milchsekretion. Äußerliche Anwendung als warme Auflage bei Kopf-, Ohren- und Zahnweh, als Bäder, auch als Klistier. Kümmelöl bei Problemen der Atmungsorgane, bei Rachitis und Hautparasiten. Heute setzt man die getrockneten reifen Früchte (z. B. als Tee) und das als antimikrobiell erkannte Öl zur Linderung von Blähungen, zur Krampflösung sowie in Mundwässern und Zahnpasten ein. Gegen Mundgeruch wird das Kauen der Früchte empfohlen.

Pharm.-Wirkst.: ätherisches Öl (u. a. mit Carvon, Limonen), Fettsäuren, Gerbstoffe, Flavonoide. Das ätherische Öl kann die Haut reizen (allergische Reaktionen möglicherweise auch durch Pestizide). Leberschädigung durch Kümmel-Branntwein

Hildg.-Heilm.: Antimikrobielle, appetitanregende, krampflösende Früchte sowie Magen- und Darm-Tees bei Blähungen, krampfartigen Schmerzen im Magen-Darm-Bereich, Verdauungsbeschwerden und Völlegefühl

Bemerkungen: Im Verlauf des Mittelalters erfolgte die Übertragung des Namens vom ausländischen teuren Kreuz- bzw. Mutterkümmel auf den wirkungsgleichen heimischen Wiesen-Kümmel.

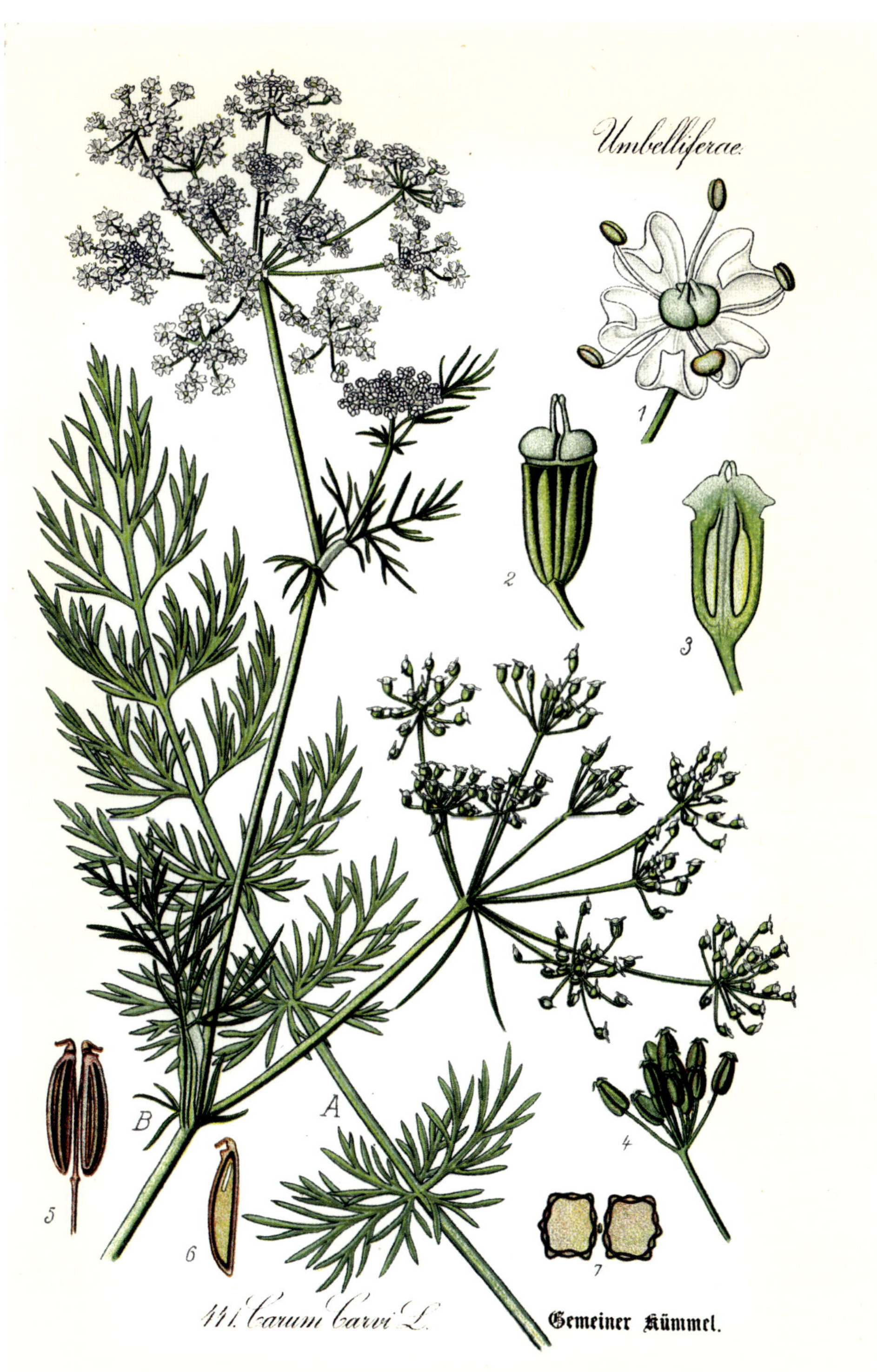
Umbelliferae.
1
2
3
4
5
6
7
A
B
441. Carum Carvi L.
Gemeiner Kümmel.

Kürbis

Cucurbita pepo L. * Kurbeza / De Kurbesa

(Bei H. auch cucurbita. Womöglich unterliegen Autoren wie Mayer-Nicolai bei Cucurbita pepo L. einem Irrtum. Denn dessen Samen sollen erst zum Anfang des 16. Jh. Europa erreicht haben. Birkhan tendiert deshalb zum Flaschenkürbis, Lagenaria siceraria STANDL.)

Weitere Bez. (Auswahl): **Gartenkürbis**, Kerbs, Kerwes, Kürwes, Plumbers, Plutzer

Hildg.: Trocken und kalt. Für Kranke wie Gesunde gut zu essen.

Hist. med./Volksmed./Naturheilk.: Fruchtfleisch als Diät für Magenkranke und Fettleibige, Zucker- und Gichtkranke, Rheumatiker und Herzleidende, Nieren- und Blasenkranke. Kürbiskerne als Wurmmittel. Abkochungen zerstoßener Kerne als Trank bei Prostatabeschwerden. Kürbiskernöl als Wundheilmittel und Einreibung bei aufgesprungenen Händen. Fruchtfleisch auf Furunkel und Abszesse legen. Heute wird bei Harndrang vor allem der Samen des Steirischen Ölkürbis, Cucurbita pepo subsp. pepo var. styriaca GREB., verwendet.

Pharm.-Wirkst.: Öl, Eiweiß, Saccharose, Phytosterole (z. B. Sitosterin), Spurenelemente wie Selen, Mangan, Zink, Kupfer (bezieht sich auf den Kürbissamen)

Hildg.-Heilm.: Kürbissamen bei Blasenschwäche, Harndrang, Harnverhalten, Prostataentzündung, Prostatavergrößerung

Bemerkungen: Der Kürbis ist eine der ältesten Kulturpflanzen der Menschheit. Früheste Samenfunde im südlichen Mexiko datierte man auf 10 000 vor Christi.

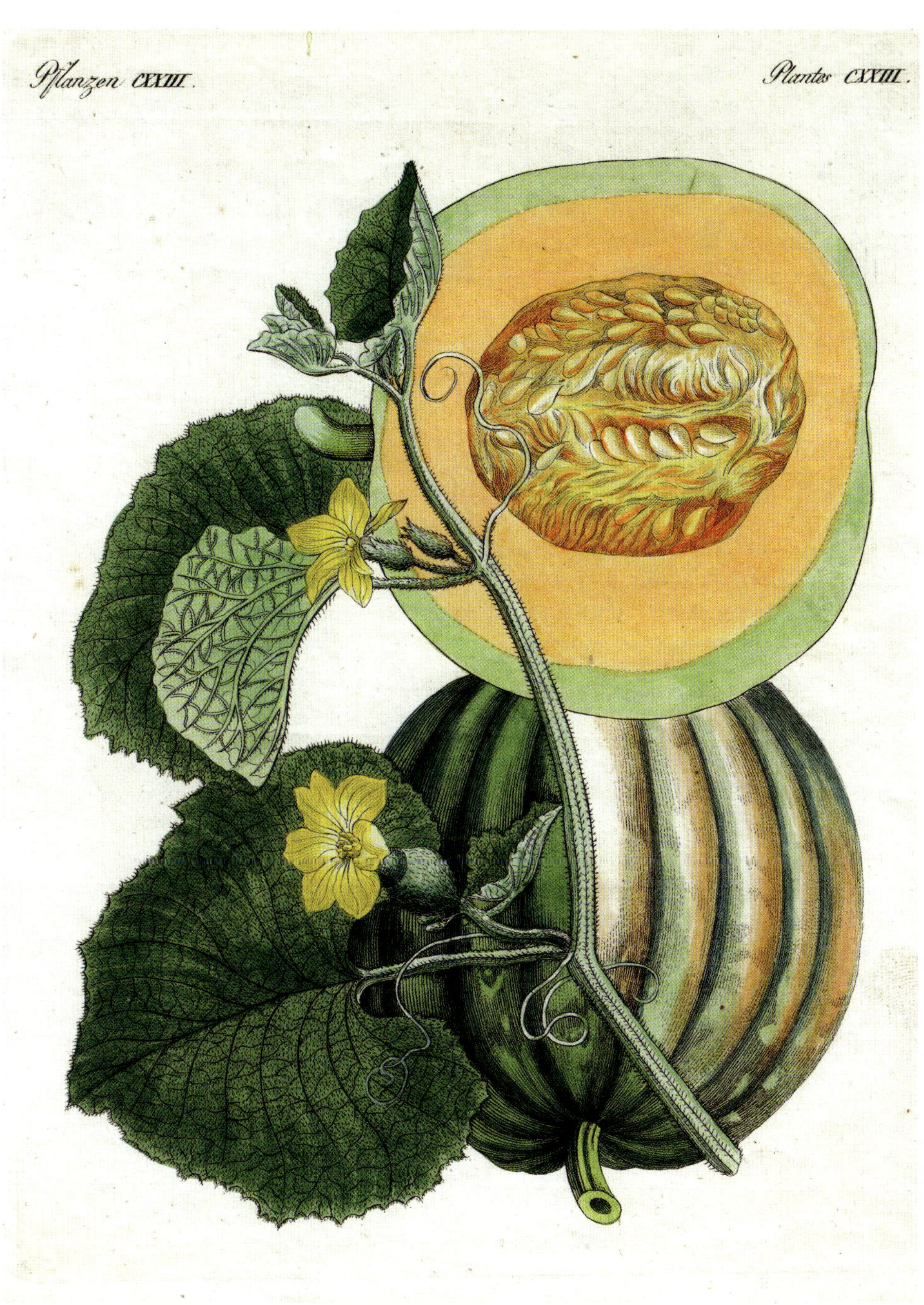
Pflanzen CXXIII.
Plantes CXXIII.

Lauch

Allium porrum L. * Porrum / De Porro

(Bei H. auch Porree. Eine Kulturform des **Ackerlauchs**, Allium ampeloprasum L., welcher wie der Schlangenlauch, Allium scorodoprasum L., für seinen medizinischen Nutzen bekannt ist.)

Weitere Bez. (Auswahl): Ackerknoblauch, Fleischlauch, Gemüse-Lauch, Gemeiner Lauch, Porree, Sommerknoblauch, Suppen-Lauch, Welschzwiebel

Hildg.: Lodernde, schnelle und unnütze Wärme. Roh nur gebeizt in Wein oder Essig unter Zugabe von Salz essbar. Für Kranke nicht empfehlenswert

Hist. med./Volksmed./Naturheilk.: Als Heilpflanze schon bei alten Ägyptern, Griechen und Römern bekannt. Das schwefelhaltige ätherische Öl mit milden Reizen auf Magen- und Darmdrüsen, Leber und Gallenblase hemmt Fäulnis- und Gärungserreger im Darm. Appetitsteigernd, desinfizierend, verdauungsfördernd, bewirkt eine Ausscheidung des Schleims aus Atmungsorganen, soll auch harntreibend sein.

Pharm.-Wirkst.: keine Studien

Hildg.-Heilm.: keine bekannt

Bemerkungen: Porree war das Leibgericht von Kaiser Nero (37 – 68 n. Chr.), der ihn mehrmals täglich roh aß. Denn er glaubte, damit seine schöne Stimme zu erhalten. Der Pflanzensaft soll Insekten und Mäuse vertreiben.

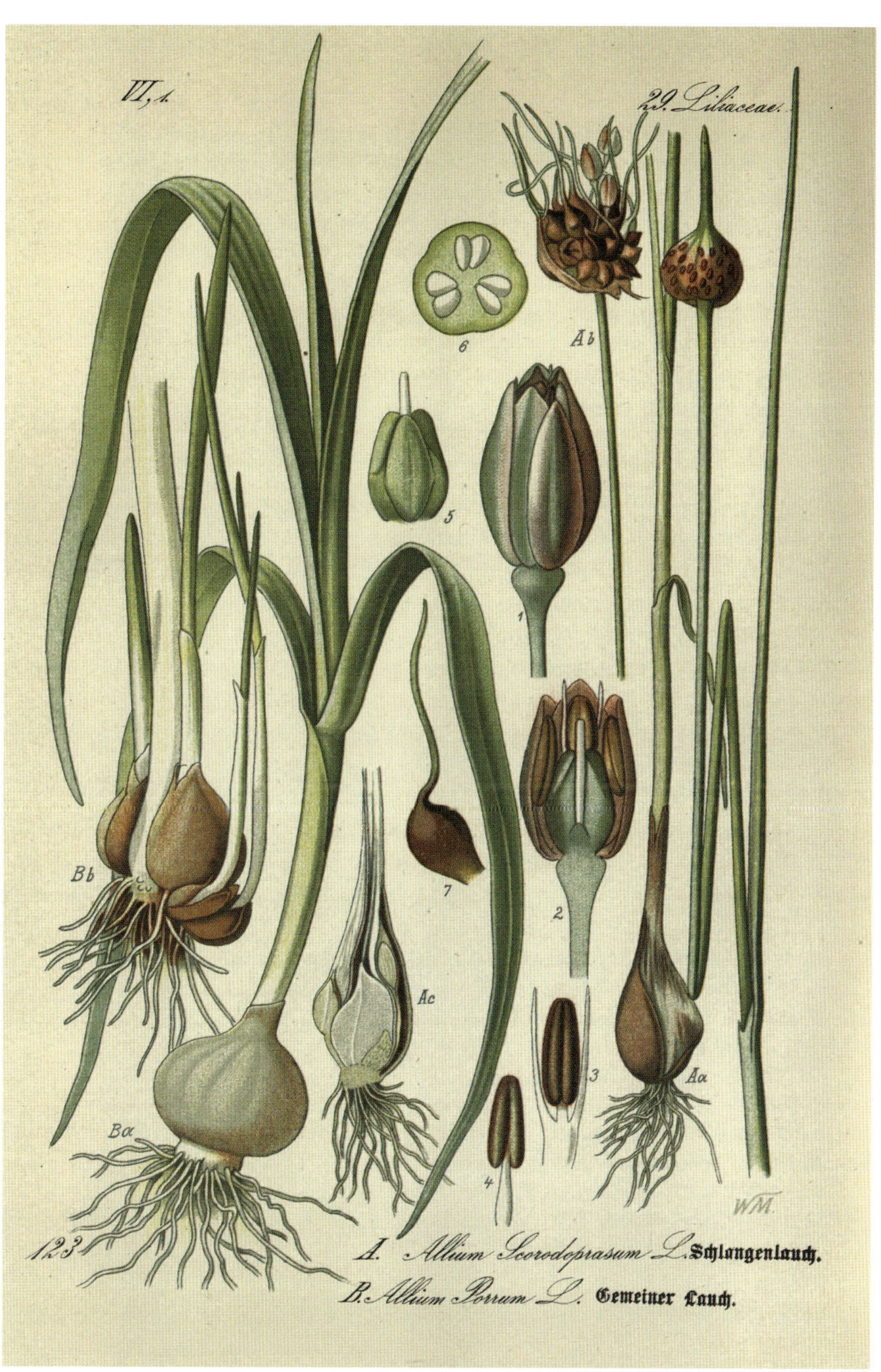
VI, 1.
29. Liliaceae.
Ab
6
5
1
2
7
Ac
Bb
Ba
3
4
Aa
WM.
123
A. Allium Scorodoprasum L. Schlangenlauch.
B. Allium Porrum L. Gemeiner Lauch.

Lavendel

Lavandula angustifolia MILL. * Lauendula / De Lavendula

(Bei H. auch tibra. Synonym Lavandula officinalis CHAIX. Einige Pflanzen vorher beschreibt H. noch eine Spica. Speik bedeutet duftende Pflanze. Es könnte z. B. auch der Breitblättrige Lavendel, Lavandula latifolia MEDIK. gemeint sein.)

Weitere Bez. (Auswahl): Balsam, Balsamblümli, Echte Lavendel, Fander, Gebräuchlicher Lavendel, Hirnkraut, Kleiner Speik, Lavander, Lavender, Nervenkräutl, Schmalblättrige Lavendel, Schwindelkraut, Spiklavendel, Zitterbleaml

Hildg.: Heiß und trocken. Menschen mit Läusen sollen häufig an ihm riechen, dann sterben die Läuse. Duft macht die Augen klar, erschreckt böse Geister.

Hist. med./Volksmed./Naturheilk.: Verwendbar: Blüten, Blätter, ganzes Kraut. Seit dem 9. Jh. vereinzelt in medizinischer Literatur zu finden, zuerst u. a. als Badezusatz bei Gliederschmerzen, später bei Gebärmutterleiden. Im 15. Jh. auch empfohlen bei Fieberkrankheiten, Harnverhaltung, Lendenschmerzen, Magenleiden, Milz- und Leberverhärtung. Im Verlauf der Jahrhunderte verbreiterte sich das Wirkspektrum: krampflösend, leicht reizend, belebend; Einsatz bei Appetitlosigkeit, Blähungen, Gicht, Herzklopfen, hohem Blutdruck, Migräne, nervöser Erschöpfung, Ohnmacht, Rheuma, Schaflosigkeit, Schwindel, Übelkeiten, Unruhe; innerlich als Teeaufguss, äußerlich als Einreibung. Bei Schwerhörigkeit wurde frischer Saft ins Ohr geträufelt. Sogar als Haarwuchsmittel, bei Haarausfall und Schuppen. Im Wäscheschrank sorgt er für frischen Duft, soll Motten vertreiben. Als Kräuterkissen Helfer beim Einschlafen

Schönheitspflege: Einige Tropfen Lavendelessenz, gut eingerieben, helfen bei Schweißabsonderung an Händen und Füßen. Auch verhindern sie das Abschälen durch von Sonne verbrannter Haut, hemmen Entzündungen bei Akne.

Pharm.-Wirkst.: ätherisches Öl (Linalylacetat, Linalool, Cineol, Campher), Gerbstoffe, Cumarinderivate, Flavonoide

Hildg.-Heilm.: Entblähende und beruhigende Blüten bei Appetitlosigkeit, Blähungen, Einschlafstörungen, nervösen Darmbeschwerden, Oberbauchbeschwerden, Unruhezuständen

Bemerkungen: Der Name leitet sich vom lateinischen „lavare" (waschen) her. Die Römerinnen pflegten sich in parfümierten Bädern, in welchen Lavendelbüsche eingeweicht waren. Im Mittelalter als dämonenabwehrend und voll Zauberkraft gegen Krämpfe der Kinder beschrieben. Hildegard gehört zu den ersten Autoren, welche die Pflanze nennen.

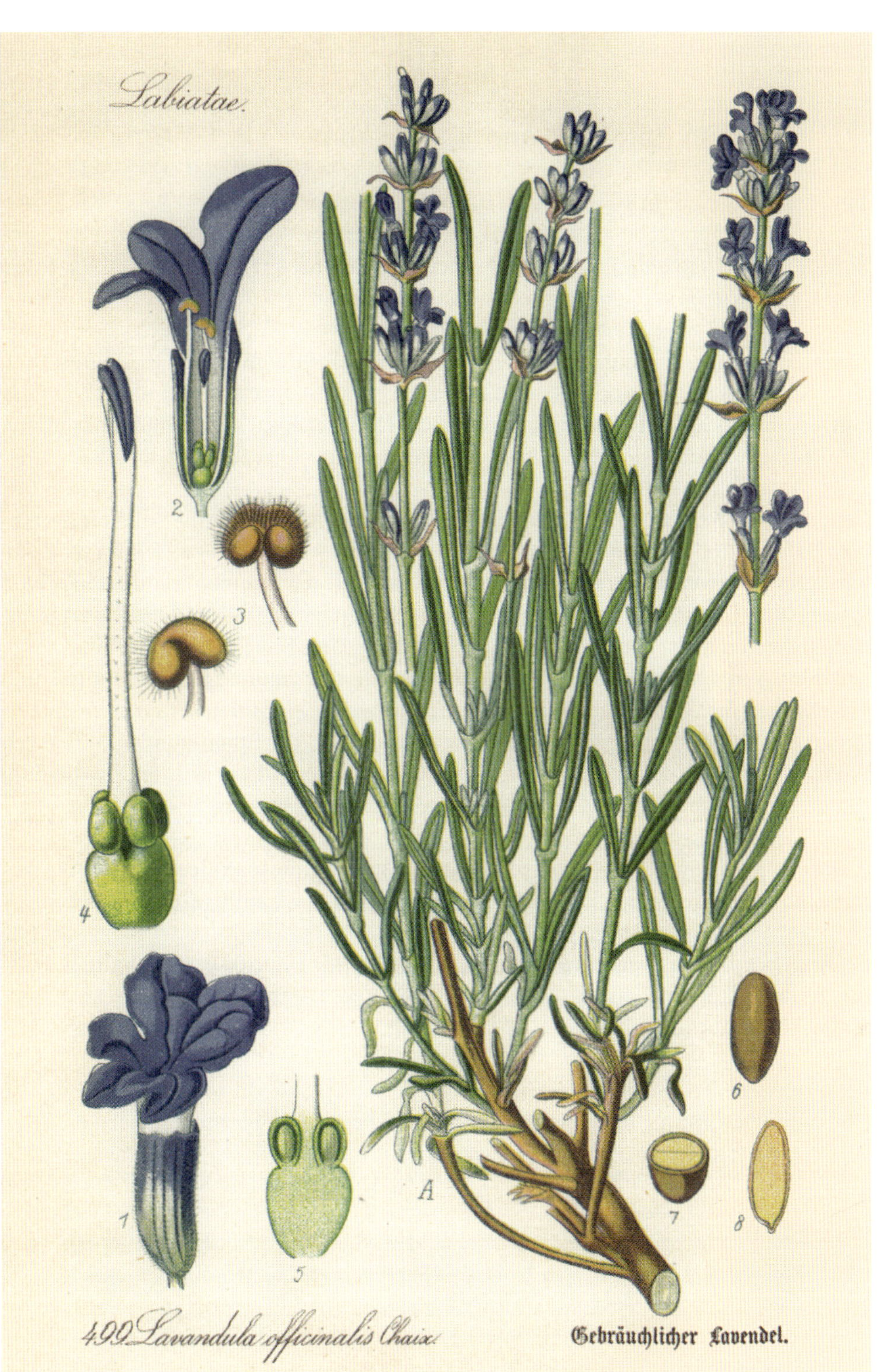
Labiatae.
2
3
4
1
5
A
6
7
8
499 Lavandula officinalis Chaix
Gebräuchlicher Lavendel.

Lein

Linum usitatissimum L. * Linsame / De Linsamo

(Bei H. auch semen lini)

Weitere Bez. (Auswahl): **Flachs**, Flachsbeere, Flachslinsen, Flachssamen, Glix, Haarlinsen, Hornsamen, Leinbleaml, Leinwanzen, Saatlein

Hildg.: Warm, taugt nicht zum Essen. In heißes Leinsamenwasser getauchtes Tuch ohne Samen auf schmerzende Stelle legen, gegen Flankenschmerz und bei Verbrennungen. Bestandteil einer weiteren, komplizierten, Rezeptur gegen Flankenschmerz. In „Causae et Curae" darüber hinaus Bestandteil einer Rezeptur gegen Milzstörung

Hist. med./Volksmed./Naturheilk.: In der Antike bei Augenkatarrh, Brüchen, Durchfall, Halsentzündung, Hodenschmerzen, Leberschmerzen, zur Erweichung von Geschwüren, Latwerge gegen Husten, Umschlag gegen Sonnenbrandflecken und Speicheldrüsenentzündungen, Klistier bei Verstopfung, Sitzbad bei Gebärmutterentzündungen. Im Mittelalter kam noch der lindernde Umschlag bei Eingeweide-Krämpfen, blutigem Husten und Lungenleiden hinzu. Bis heute Leinsamenmehl und Presskuchen für Umschläge, Samen als reizmindernde, einhüllende und erweichende Droge (als Tee lindernd), Salbe schmerzstillend (z. B. bei Brandwunden), Öl gegen Stuhlverhärtung. Täglich ein Esslöffel Öl soll gegen Herzinfarkt wirken. Anwendungen in der Homöopathie

Pharm.-Wirkst.: Schleime (Galactose, Arabinose, Rhamnose, Xylose), fettes Öl, Proteine, Phosphatide, Sterole, Triterpene, Linamarin, Lotaustralin (alles im Samen)

Hildg.-Heilm.: Leinsamen innerlich bei Allergien mit Hautrötung, Bronchitis, Husten, Stuhlverstopfung, äußerlich bei Geschwulsten, Lymphknotenschwellung, Sonnenbrand und zur Nagelpflege

Bemerkungen: Zu den ältesten Kulturpflanzen zählend, wurde er schon etwa 7000 v. Chr. zur Ölgewinnung und spätestens 3500 v. Chr. als Faserspender angebaut.

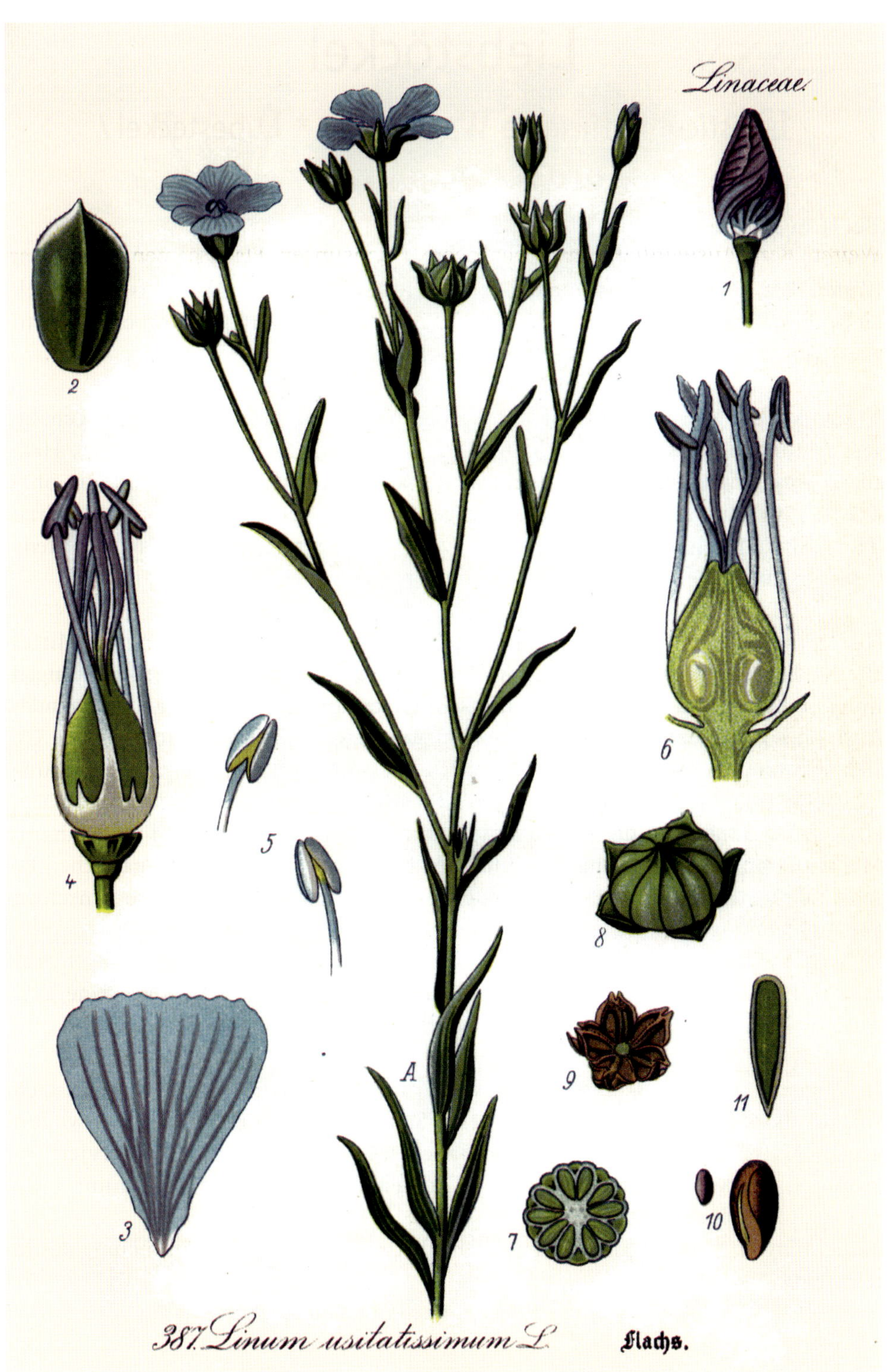
Linaceae.
1
2
3
4
5
6
7
8
9
10
11
A
387. Linum usitatissimum L.
Flachs.

Lilie

Lilium martagon L. * Lilium / De Lilio

(Neben o. g. Lilie, durch deren viele Volksnamen man auf eine frühe weite Verbreitung schließt, kommt z. B. auch die im Mittelalter mit Heiligen verknüpfte Madonnenlilie oder Weißlilie, Abb. unten, Lilium candidum L., infrage.)

Weitere Bez. (Auswahl): Goldapfel, Goldbölla, Goldknopf, Goldwurz, Schmalzwurz, Sillingrute, **Türkenbundlilie**

Hildg.: Mehr kalt als warm. Kopf der Wurzel mit altem Fett auslassen, als Salbe gegen weißen Aussatz. Saft von Stängeln und Blättern mit Fett verrühren, als Einreibung gegen Hautausschlag. Vorher jedoch Ziegenmilch trinken! Duft der Blüten erfreut das Herz. In „Causae et Curae" ist Liliensaft Teil eines Rezeptes gegen eine nicht klar deutbare Hauterkrankung.

Hist. med./Volksmed./Naturheilk.: Heilkundige im antiken Griechenland nutzten Lilien (wohl Blätter, Blüten, Knollen) für schmerzlindernde Salben, sprachen ihnen auch Wirkungen bei Menstruationsbeschwerden, Verbrennungen und Verspannungen zu. Mittelalterliche Autoren empfahlen die Lilie (wohl Madonnenlilie) u. a. gegen Quetschungen, Schlangen- und Skorpiongift, für ein faltenloses Gesicht. Säfte kamen bis ins 20. Jh. bei Abszessen, entzündeter und rissiger Haut, Geschwüren und frischen Wunden zum Einsatz. In Branntwein eingelegte Kronblätter als Helfer zur schnelleren Vernarbung bei Schürf- und Schnittwunden. Die Volksheilkunde nutzte den Türkenbund gegen Hämorrhoiden, ja fast als Universalheilmittel.

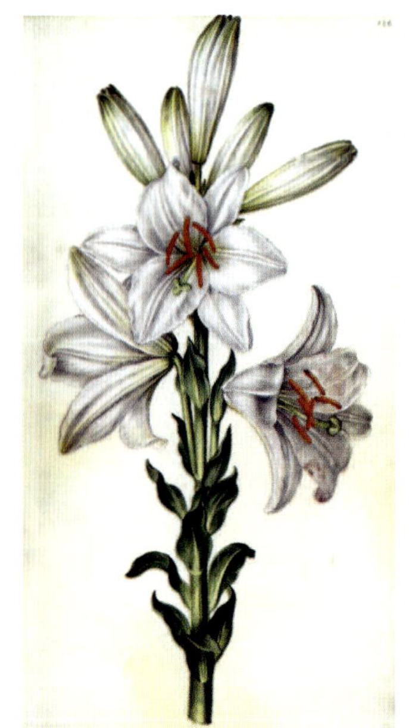

Schönheitspflege: Lilienzwiebeln sollen das Entstehen von Gesichtsfalten verhindern. In alten Schriften wird deren Saft, gemischt mit gleich viel Honig und geschmolzenem weißen Wachs, vor dem Schlafengehen aufgetragen, empfohlen.

Pharm.-Wirkst.: keine Studien, u. a. Anthozyan, Oxydase, Bitterstoff, Stärke und Zuckerarten in der Zwiebel

Hildg.-Heilm.: keine bekannt

Bemerkungen: In der Alchemie glaubte man, mittels Goldwurz unedle Metalle in Gold umwandeln zu können.

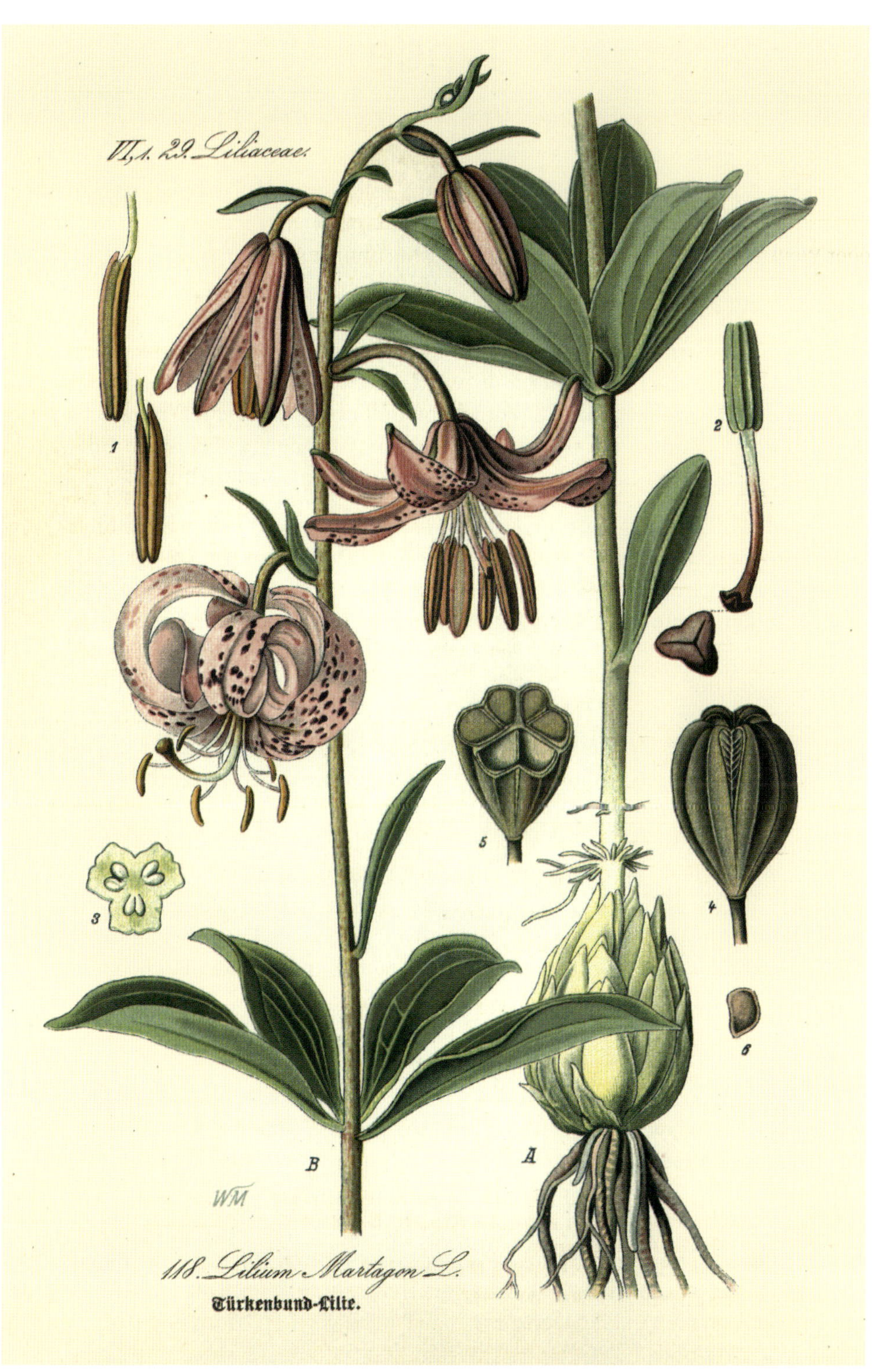
VI,1. 29. Liliaceae.
1
2
3
4
5
6
A
B
WM
118. Lilium Martagon L.
Türkenbund-Lilie.

Linde

Tilia cordata MILL. * Tilia / De Tilia

(Synonym z. B. Tilia parvifolia EHRH. Auch die Sommerlinde, Tilia platyphyllos SCOP., gilt hinsichtlich der Heilwirkung als völlig gleichwertig.)

Weitere Bez. (Auswahl): Augustlinde, Bastbaum, Berglinde, Hartlinde, Herzblattlinde, Spätlinde, Steinlinde, Waldlinde, **Winterlinde**

Hildg.: Große Wärme. Innere Wurzel zu Pulver verrieben mit Brot essen, bei Herzbeschwerden. Frische Lindenblätter über Augen und Gesicht legen, macht Augen klar und rein. Neun Tage lang um die Wurzeln befindliche Erde für ein Dampfbad nutzen, gegen „Gicht". Zudem ein magisches Rezept mit Rinde zur Krankheitsabwehr. In „Causae et Curae" ist Lindenholz Bestandteil eines Universalheilmittels.

Hist. med./Volksmed./Naturheilk.: Blüten seit uralten Tagen als blutreinigend und schweißtreibend bekannt. Frühe Anwendungen bei Bauchgrimmen, Epilepsie, nach Ruhr, Wassersucht. Blättern, vor der Blüte gesammelt, getrocknet, gedörrt, gesotten und getrunken, sagte man eine harnfördernde und die Monatsregel der Frau günstig beeinflussende Kraft nach. Saft frischer Blüten in Weißwein warm einmassiert, soll krampflösend und schmerzstillend wirken. Blätterabsud gegen Mundfäule, getrocknete Früchte gegen Ruhr. Gepulverte Lindenkohle – Giftstoffe aufsaugend – sogar gegen Krebs und als Zahnpulver. Schleimartige Brühe aus Lindenbast gegen Brandwunden. Früher durch Anbohren der Stämme gewonnener Saft zur Blutreinigung. Frisch gebrannte Holzkohle einst bei Leberkrankheiten, gegen Vergiftungen, Verdauungsstörungen, Durchfälle, Erbrechen. Tees aus den Blüten bei Blasen- und Nierenleiden, angereichert durch Honig auch bei Verschleimungen der Lunge und der Luftröhre, als Beruhigungs- und Schlafmittel. Heute werden Lindenblüten (als Tee) vor allem zur Hustenlinderung sowie als schweißtreibende Droge bei fiebrigen Erkältungskrankheiten und Infektionen genutzt. Anwendungen in der Homöopathie

Schönheitspflege: Zur Hautreinigung, erfrischt, belebt, glättet und schützt die Haut. Ob als Gesichtsdampfbad, Kompresse, Lotion oder Vollbad (Absud von 500 Gramm Blättern aus der Nähe der Blüten) – ein reines Wunderkraut!

Pharm.-Wirkst.: Flavonoide (u. a. Quercetinglykoside), Schleim, Gerbstoff, Leukoanthocyanidine, Kaffee-, p-Cumar- und Chlorogensäure, ätherisches Öl (in Lindenblüten)

Hildg.-Heilm.: keine bekannt

Bemerkungen: Die Enarer, ein skytischer Volksstamm, weissagten laut Herodot (490/480 v. Chr. – um 430/420 v. Chr.) bei ihrem Aphrodite-Kult aus dem Bast der Linde. Bei Germanen und Slawen als heilige Bäume verehrt. Baum und Blatt Symbole des sorbischen Volkes

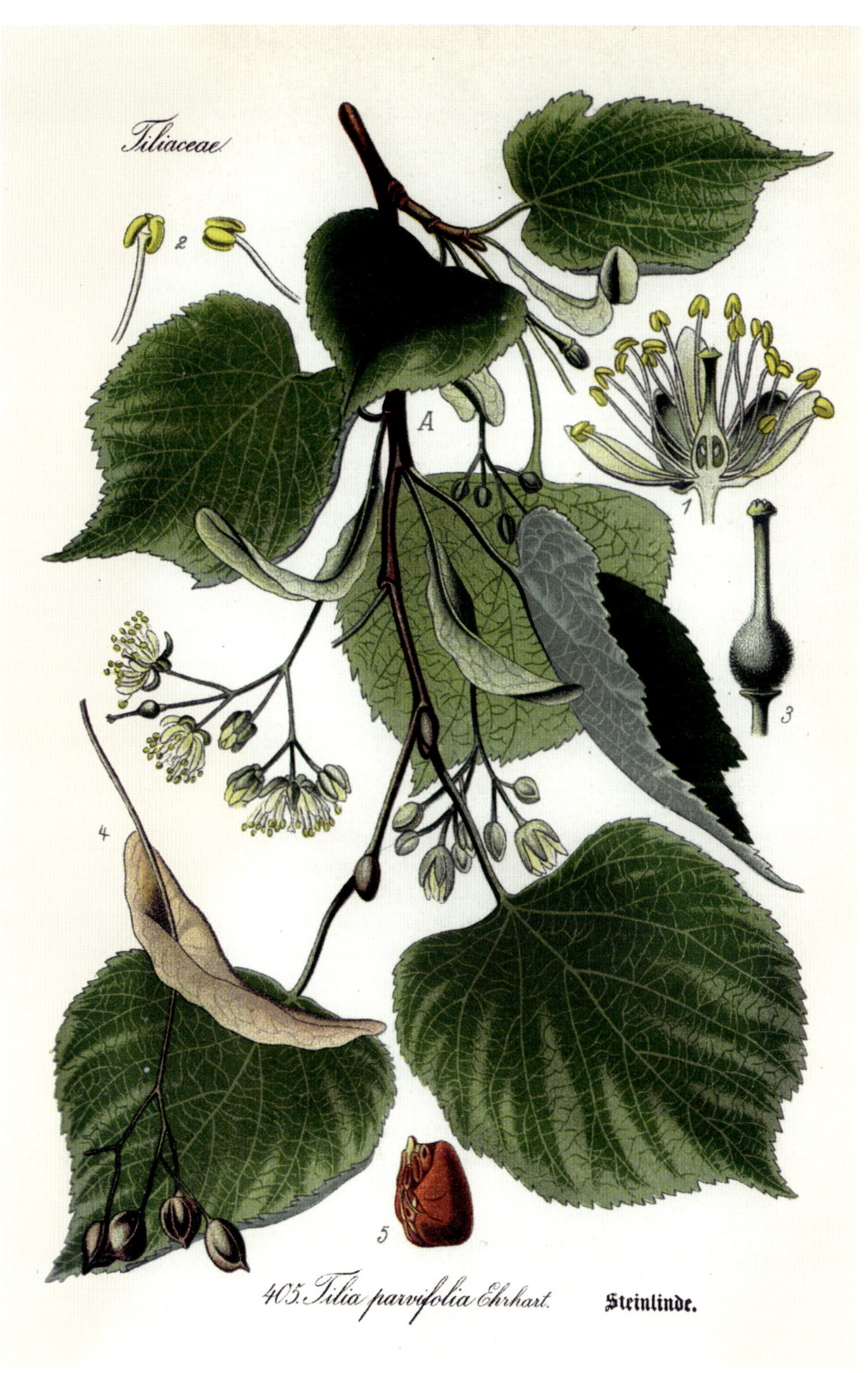
Tiliaceae
2
A
1
3
4
5
405. Tilia parvifolia Ehrhart.
Steinlinde.

Linse

Lens culinaris MEDIK. * Lens / De Lente

(Synonym Lens esculenta MÖNCH. In einem weiteren Kapitel der „Physica" taucht noch eine Uisela oder De Wisela bezeichnete Pflanze auf, die sowohl als Linse als auch als Linsen-Wicke, Vicia ervilia WILLD., gedeutet wird. Letztere stieß bereits in der Antike auf medizinisches Interesse.)

Weitere Bez. (Auswahl): Erve

Hildg.: Kalt. Füllt nur den leeren Bauch. Auf erhitztem Stein Linsen zu Pulver zerstoßen, dazu ein Schneckenhaus samt Schleim pulverisieren und zu gleichen Teilen mischen, gegen Krätze und unreine Haare mit Geschwüren an den Wurzeln. In „Causae et Curae" rät H. vom Linsen-Genuss bei stinkendem Atem und bei Darmblutung ab.

Hist. med./Volksmed./Naturheilk.: Wurden Linsen (nur gekocht verzehrbar) früher keinerlei heilkundliche Wirkungen zugesprochen, betrachtet man heute deren bioaktive Substanzen für antioxidativ, krebs- und entzündungshemmend. Häufiger Linsengenuss könnte günstig für den Blutzuckerspiegel sein. Allgemein soll der Verzehr von Hülsenfrüchten das Darmkrebsrisiko verringern.

Pharm.-Wirkst.: u. a. Saponine, Flavone und Phenolsäuren (keine Studien bekannt)

Hildg.-Heilm.: keine bekannt

Bemerkungen: Bereits im Jungpaläolithikum (vor 45 000 bis 11 700 Jahren) von Jägern und Sammlern als Nahrung genutzt. Die braungrüne Tellerlinse war im Mittelalter eine für die Ernährung sehr wichtige Hülsenfrucht.

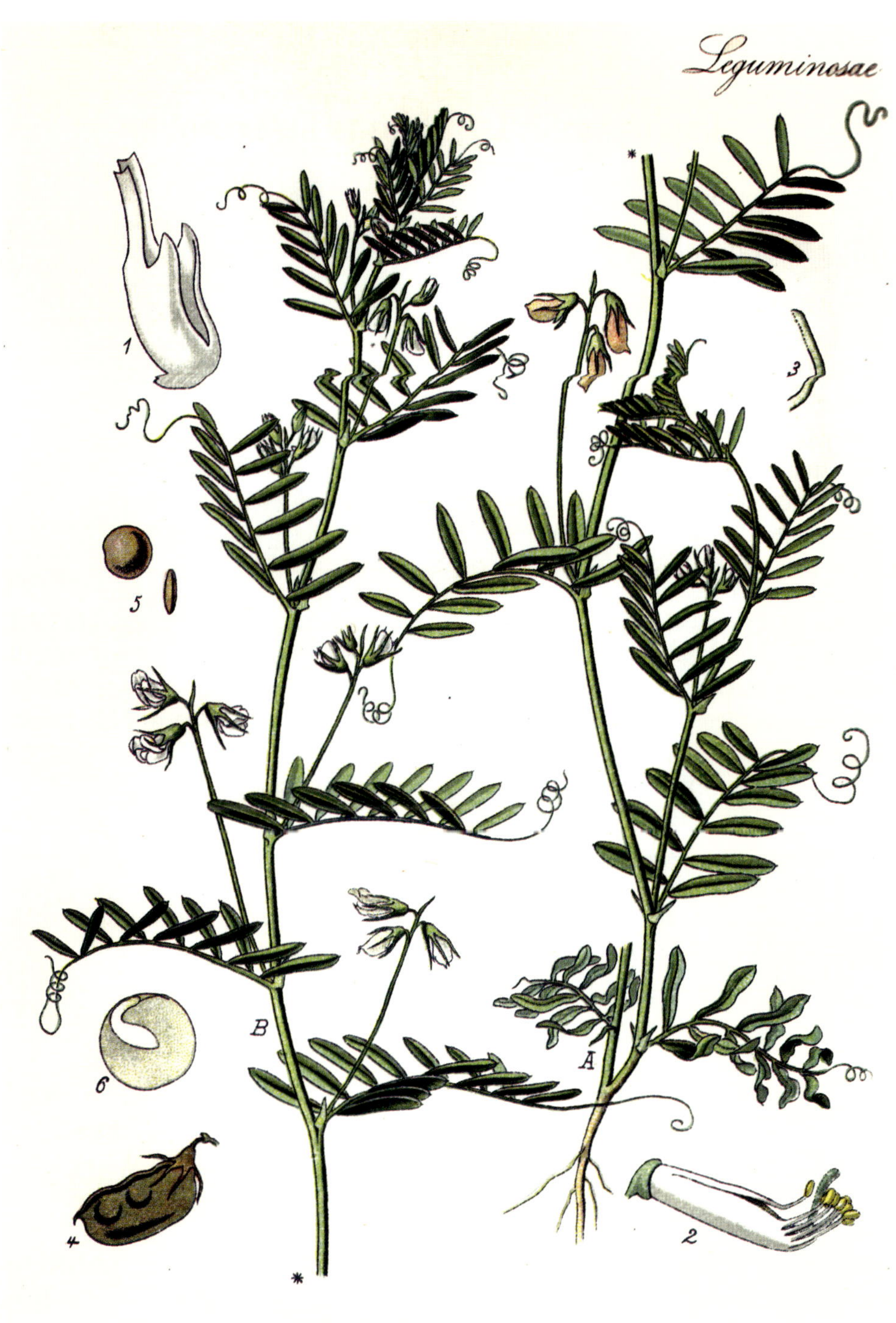

378. *Lens esculenta* Mönch. Linse.

Lungenkraut

Pulmonaria officinalis L. * Luncwrz / De Lunckwurcz

(Bei H. auch lunchrwt, luncvurz, pulmonaria)

Weitere Bez. (Auswahl): Backkraut, Blaue Schlüsselblume, Bockkraut, Brüderchen und Schwesterchen, Echtes Lungenkraut, Fleckenkraut, Frauenmilchkraut, Gebräuchliches Lungenkraut, **Geflecktes Lungenkraut**, Hänsel und Gretel, Himmelschlüssel, Hirschkohl, Hirschmangold, Hosenschiffern, Lungenwurz, Schlotterhose, Schwesternkraut, Schwindsuchttee, Unser lieben Frauen Milchkraut, Waldochsenzunge

Hildg.: Kalt, mäßig warm und trocken. Absud des in Wasser gekochten Krautes eine Woche lang trinken, gegen Lungenschmerzen. In Wein gekochtes Kraut oft nüchtern trinken, bei Husten mit Atemnot (Lungenblähung). In „Causae et Curae" außerdem Bestandteil eines Rezeptes gegen Fleischeslust und Begierde

Hist. med./Volksmed./Naturheilk.: Blätter und Wurzeln tauchen erst im Mittelalter als Lungenheilmittel auf. Gesammelt wurde das blühende Kraut ohne Wurzel. Nutzung bei Bluthusten, chronischer Bronchitis, grippösen Erscheinungen, Halsentzündung, Heiserkeit, Husten, bei allen Katarrhen der Luftwege und bei Lungentuberkulose. Der Tee wurde sogar bei blutigem Urin getrunken. Die frühere Wertschätzung des vom frischen Kraut gepressten Saftes und der Tees (milde lösend) scheint heute verblasst. Anwendungen in der Homöopathie

Pharm.-Wirkst.: Schleime und Kohlenhydrate (u. a. Fructane), Mineralien (u. a. Gesamtkieselsäure), Flavonoide (u. a. Kämpferol, Quercetin), Allantonin

Hildg.-Heilm.: Der aus oberirdischen Teilen des Krautes, Zimtrinde, Honig und Wein kreierte Lungenkrautwein wird bei erschwerter Atmung, geblähter Lunge, Husten und Verschleimung eingesetzt. Lungenkrautblättertee u. a. bei Bronchitis mit Schnupfen oder Nasennebenhöhlen-Entzündung sowie Husten durch Herzschwäche

Bemerkungen: Ist die Zuordnung korrekt, zählt H. zu den frühesten mittelalterlichen Autoren, welche die Heilwirkungen der Pflanze erkannten. In ältesten Kräuterbüchern wird unter „pulmonaria" sonst nur die Lungenflechte, Lobaria pulmonaria Hoffm., beschrieben.

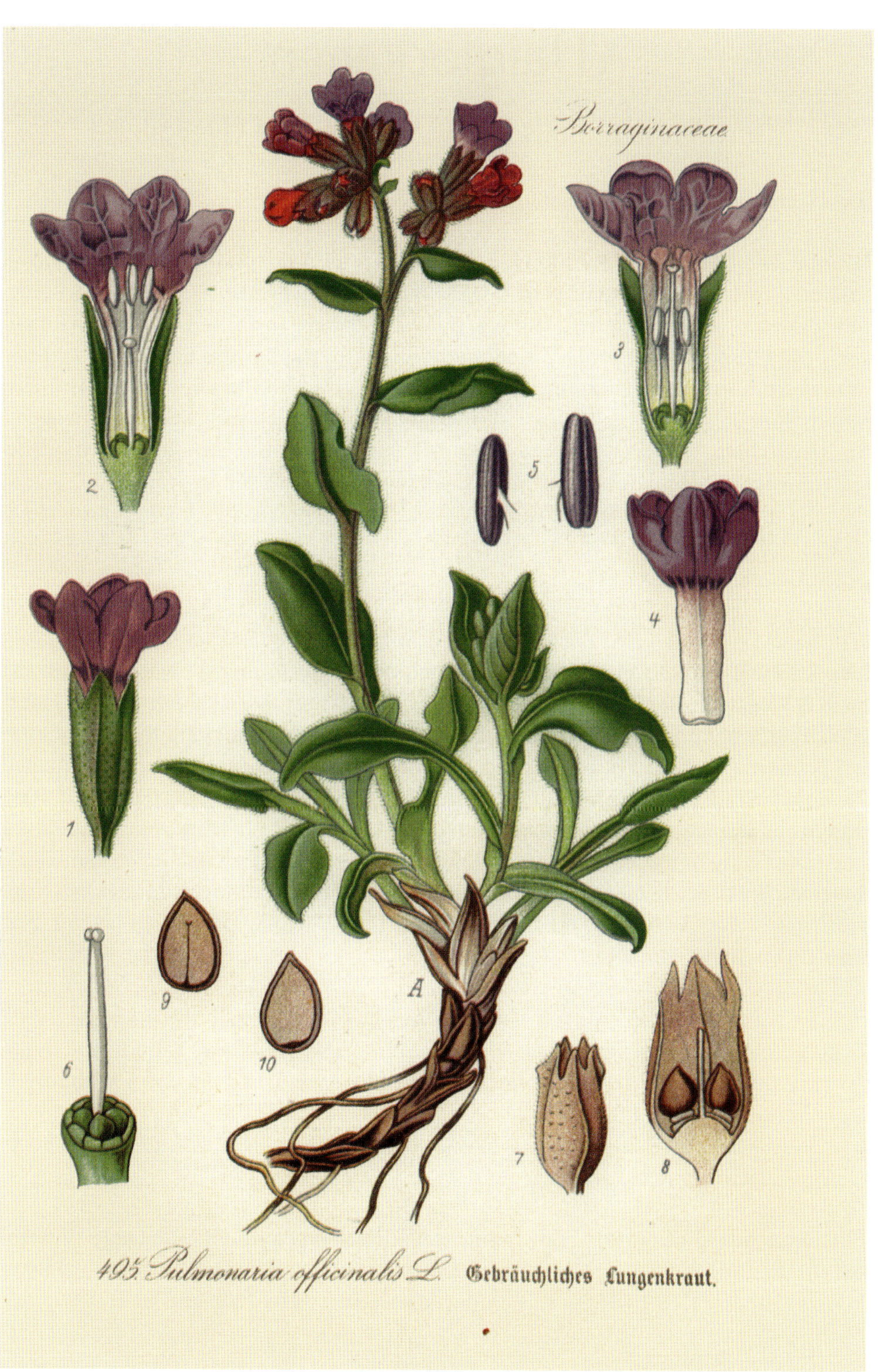
Borraginaceae
1
2
3
4
5
6
7
8
9
10
A
495. Pulmonaria officinalis L. Gebräuchliches Lungenkraut.

Maiglöckchen

Convallaria majalis L. * Meglane / De Meygilana

(Bei H. auch meyglana)

Weitere Bez. (Auswahl): Aprilenglöckle (Schwaben), Augenkraut, Chaldron (Tirol), Faltrian (Österreich), Glasblüamli (St. Gallen), Herrenblümli (Graubünden), Lielje, Lilje (Bremen), Lilenconvallen (Hamburg), Maiarisli (Appenzell), Maiblaume (Göttingen), Maiblömche (Aachen), Maienblömkes, Maiblome (Weser), Maiblume, Maiblümle (Bayern, bei Kirchheim), Maienblümle (Memmingen), Maienblümlein, Maienblumen, Maienrisli (Schweiz), Maiglocken (Unterweser), Maile (Schwaben), Maischällchen (Thüringen), Stuchablümli (Graubünden), Tschauken/Schaukeln (Oberlausitz), Villumfalum (Salzburg), Zaupen (Erzgebirge)

Hildg.: Kalt. Gegen Skrofeln, Ausschlag oder Geschwür, in dem Gift ist. Außerdem gegen Fallsucht

Hist. med./Volksmed./Naturheilk.: Im Spätmittelalter als „Marienblume" beschrieben, die Herz und Organe stärken würde, u. a. auch bei Wehenschwäche, Lähmung nach Schlaganfall, Verlust des Sprechvermögens, Menstruationsbeschwerden, Hauterkrankungen, Lungenemphysem zum Einsatz kam (innere Anwendung). Die äußerliche Verwendung der Pflanze war bei Augenrötung, Entzündungen am männlichen Geschlechtsteil, Erbgrind auf dem Kopf, grauen Haaren und üblen Gerüchen aus Nase und Mund angezeigt. Zubereitungsarten (u. a. Destillate) aus jener Zeit bleiben unklar. Die Giftigkeit wird erstmals im 15. Jh. betont. Durch russische Volksmedizin angeregt, im 19. Jh. bei Herzmuskelschwäche mit Wasserstauung genutzt. Die Droge wird wegen ihrer Giftigkeit weitestgehend als nicht mehr vertretbar eingestuft. Anwendungen in der Homöopathie

Pharm.-Wirkst.: Steroidglycoside (u. a. Convallatoxin, Convallatoxol, Convallosid, Lokundjosid), Steroidsaponine, Flavonoide. Stark giftig, besonders Kinder sind durch Beeren, Blüten und Blätter gefährdet! Verzehr führt von Übelkeit und Durchfall bis zum Herzstillstand!

Hildg.-Heilm.: keine bekannt

Bemerkungen: Die einst als Volksheilmittel gepriesene Pflanze diente lange als Symbol für die Heilkunde. Der Arzt Nicolaus Copernicus (1473 – 1543) wurde z. B. von Tobias Stimmer (1539 – 1584) mit einem Maiglöckchen in der Hand gemalt.

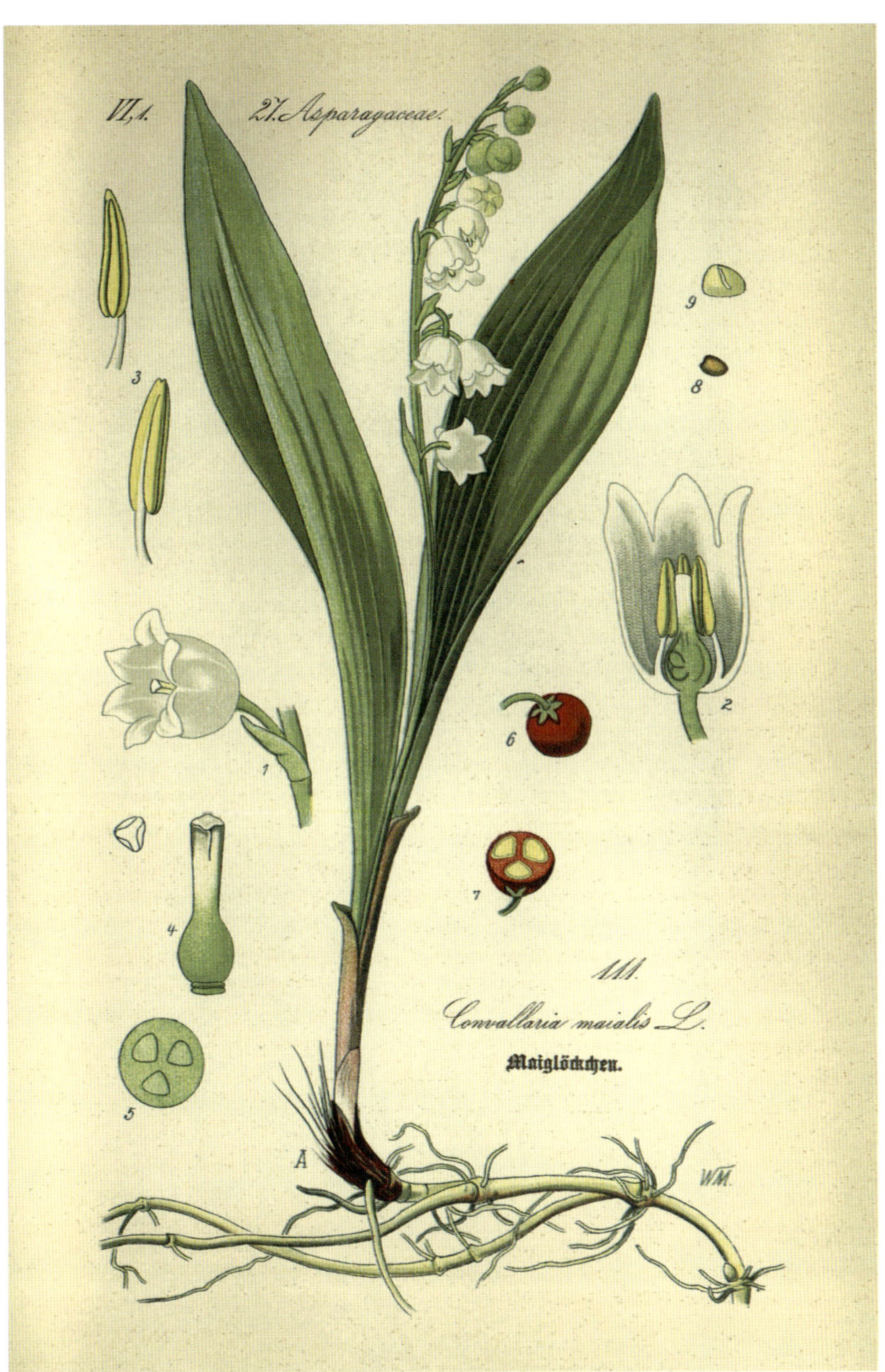
VI,1.
27. Asparagaceae.
111.
Convallaria maialis L.
Maiglöckchen.
WM.

Majoran

Origanum majorana L. * Amaracus

(Nach Riha kann der nur in „Causae et Curae“ genannte Amaracus auch Beifuß, Mutterkraut oder Lavendel bedeuten.)

Weitere Bez. (Auswahl): Badkraut, Bratekräutche, Gartenmajoran, Kuchelkraut, Kuttelkraut, Mairan, Meiran, Mairalkraut, Miran, Mussärol, Wurstkraut

Hildg.: Warm. Zur Beruhigung des durch Zorn erregten Gehirns die Düfte einer Pulvermischung inhalieren bzw. Stirn, Schläfen und Brust mit einer Tinktur einreiben, zu deren Bestandteilen die Pflanze zählt.

Hist. med./Volksmed./Naturheilk.: Frisch gepulvert (das blühende Kraut bzw. Blätter in Blütennähe) sowie aus der Pflanze destilliertes Öl und Salbe haben zahlreiche Anwendungen. Als Niespulver (um zähen Schleim aus der Nase zu leiten), bei Krämpfen (Husten-, Magen-, Muskelkrämpfe) und epileptischen Zuckungen. Nervenbelebend u. a. bei Depressionen, Kopfschmerzen, Migräne, Schwindelanfällen. Majoran-Tee gegen kindliche Darmkolik. Stärkerer Tee für Erwachsene bei Blähungen, Brustverschleimung, Gebärmutterkrämpfen, Gelbsucht, Leberleiden, Magenverstimmung, zur Förderung der Regel. Absud gegen Haarausfall. Öl gegen Krampfadern, als Einreibung bei Brustknoten, Drüsenverhärtung, Gelenksteife, Gicht, Rheuma. Auch in Mundspülung gegen Zahnschmerz, im Vollbad nervenbelebend, stärkend. Salbe zur Beruhigung gereizter Haut, für beanspruchte Lippen.

Pharm.-Wirkst.: ätherisches Öl, Flavonoide, Bitterstoffe, Gerbstoffe, Glykoside, Ascorbinsäure, Rosmarinsäure

Hildg.-Heilm.: keine bekannt

Bemerkungen: Für Liebes- und Schönheitsgöttin Aphrodite ist Majoran ein Symbol der Glückseligkeit.

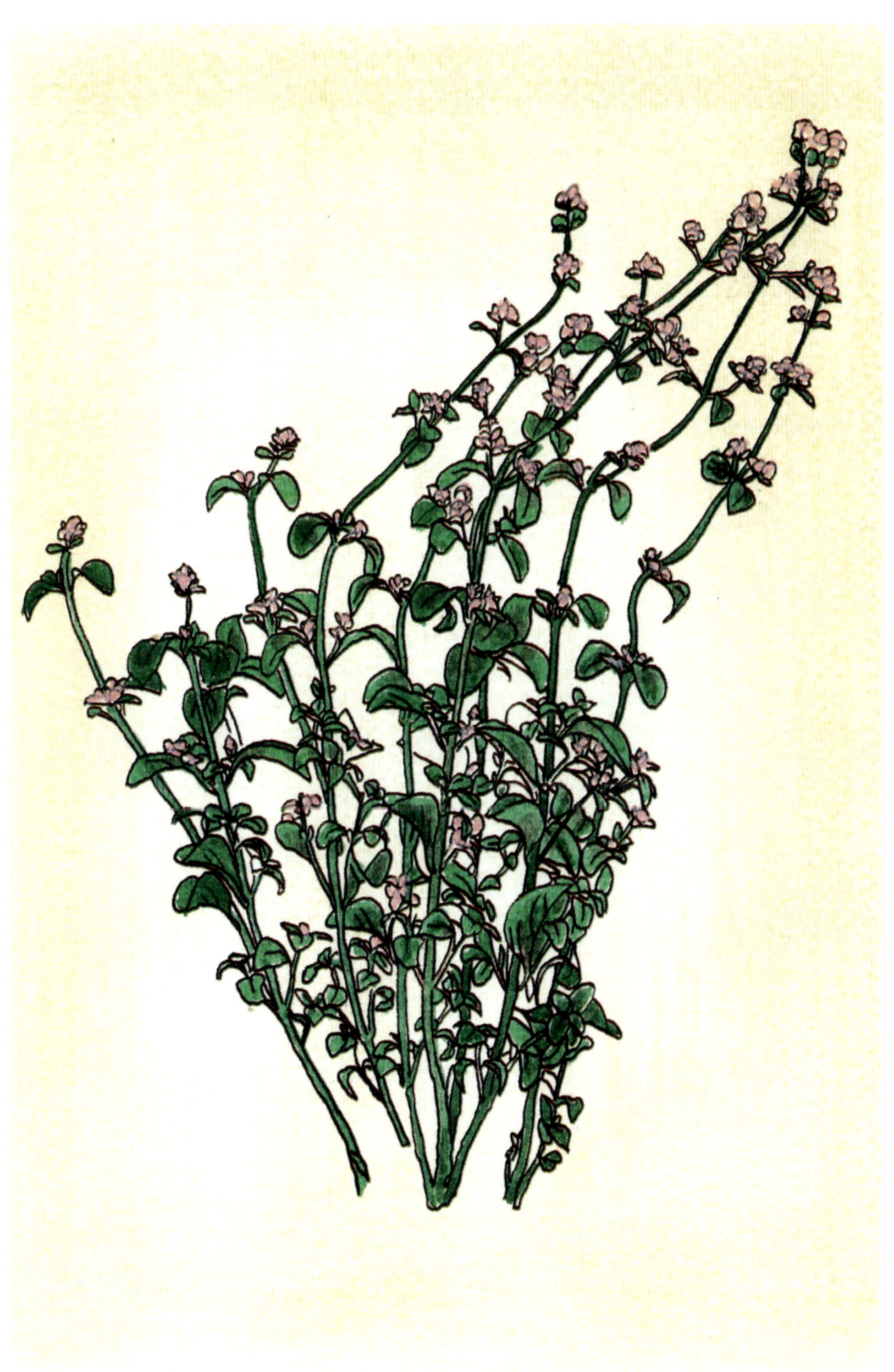

Malve

Malva sylvestris L. * Babbela / De Babela

(Bei H. auch babbela. Neben o. g. Pflanze kommen eventuell noch weitere aus der Familie der Malvengewächse mit bekannter medizinischer Verwendung wie die Stockmalve, Alcea rosea L., infrage. Diese war, schränkt Birkhan ein, jedoch damals noch nicht so verbreitet.)

Weitere Bez. (Auswahl): Feldmalve, Große Käsepappel, Hasepappel, Käsekraut, Käsepappel, Rosspappel, **Wilde Malve**, Pissblume, Schwellkraut, Stockblume

Hildg.: Mäßige Kälte. Pflanzenteile mit der doppelten Menge Salbei und Olivenöl gegen Kopfschmerz. Tau auf Malven sammeln, um Lider und Augen streichen, hilft der Sehkraft. In „Causae et Curae" ein zauberisches Universalmittel mit Malvenwurzel sowie ein ebenfalls auf die Wurzel zurückgreifendes vet.-med. Rezept (Schafe)

Hist. med./Volksmed./Naturheilk.: Seit der Jungsteinzeit den Menschen begleitend, gewann sie in der Antike neben der Ernährung (eine Art Spinat) auch als erweichende Heilpflanze Bedeutung. Gut für Blase und Eingeweide, Umschläge gegen Brandwunden und Geschwüre (Wurzeln und Samen zerstampft), Sitzbäder bei Gebärmutterbeschwerden. Wurzeln, Blüten und Samen u. a. bei Verdauungsstörungen. Man kennt Breiumschläge aus Blättern bei Entzündungen, warme Klistiere (aus Abkochung der Blätter). Teebereitung mit den Blüten nur auf kaltem Wege (weder kochen noch brühen) u. a. bei Angina, Bronchialkatarrh, Heiserkeit, Husten, Lungenblähung, Magen- und Darmentzündung, Kehlkopfentzündung. Auch zum Gurgeln bei Halsgeschwüren, Mund- und Zahngeschwüren. Tee-Kur (Blätter und Wurzeln zu gleichen Teilen) bei Harnverhaltung, Magen- und Darmkoliken, ruhrartigen Erkrankungen. Anwendungen in der Homöopathie

Schönheitspflege: Lotion aus einer Handvoll Blättern, zehn Minuten in kochendem Wasser ziehen gelassen, auf Gesicht und Augenlider aufgetragen – beruhigend und mildernd, frischt unreinen Teint auf, vertreibt Pickel. Absud aus 50 Gramm Blüten oder Wurzeln pro Liter Wasser bei Sonnenbrand auftragen. Haarspülung aus 15 Minuten gekochter Malvenwurzel spart Schaumfestiger. Vollbad in Malvenblättern weckt die Sinne.

Pharm.-Wirkst.: Schleim liefert bei der Hydrolyse Arabinose, Glucose, Rhamnose, Galaktose, Galakturonsäure. Sonst Gerbstoff (für Malvenblätter)

Hildg.-Heilm.: keine bekannt

Bemerkungen: In der Bibel gibt Moses den Fieberkranken Malventee zu trinken.

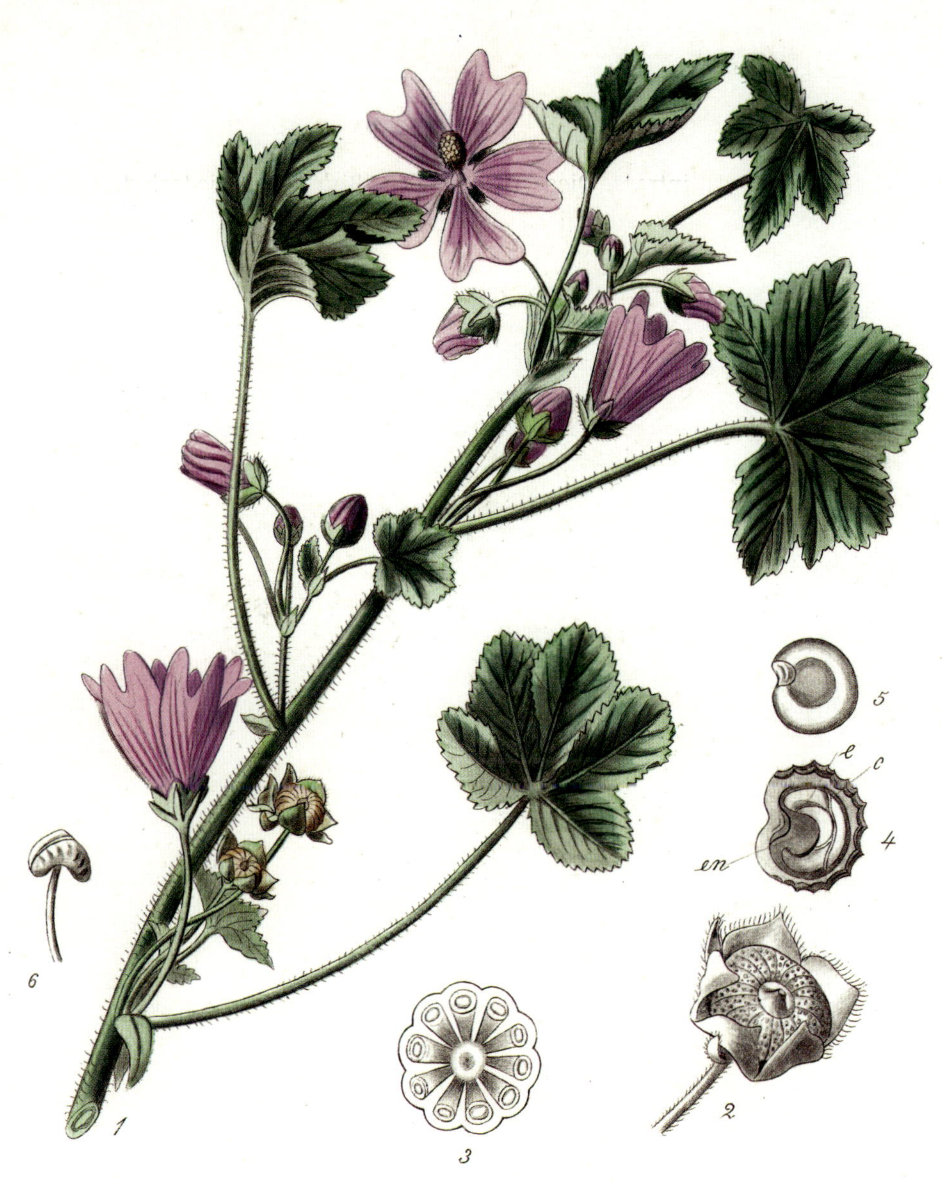

Malva silvestris L.

F.G.Kohl del. J. Wolf s.

Mandelbaum

Prunus dulcis Mill. * Amigdalus / De Amygdalo

(Der wissenschaftliche Name der Mandel ist Amygdalus communis L.)

Hildg.: Sehr heiß, mäßig Feuchtigkeit. Kerne essen bringt Gehirn Gesundheit, Gesicht schöne Farbe. Kerne roh oder gekocht verzehren, bei Leber- und Lungenleiden.

Hist. med./Volksmed./Naturheilk.: Die medizinischen Wirkungen des seit 4000 Jahren kultivierten Mandelbaumes und der lokal betäubende Effekt der Blausäure sind spätestens seit der Antike bekannt. Damals nutzte man die Mandeln u. a. bei Blutsturz, fauligen Geschwüren, Hundebiss, Nieren- und Lebererkrankungen, Sommersprossen, Trunkenheit. Lange wurden blausäurehaltige Präparate wie das Bittermandelwasser als beruhigend und Spannungszustände dämpfend bei Erbrechen, Husten, Magenschmerzen und Übelkeit verschrieben. Täglicher Genuss süßer Mandeln soll Blutdruck sowie den Cholesterinspiegel und die Sterblichkeit bei Herz-Kreislauferkrankungen senken.

Schönheitspflege: Mandelöl ist eine Salbengrundlage für feine Hautcremes.

Pharm.-Wirkst.: fettes Öl, Folsäure, Eiweiß, Schleim, Amygdalin (nur in bitteren Mandeln). Letzteres wird im Körper in Benzaldehyd, Blausäure und Zucker gespalten. Blausäure ist ein schnell wirkendes Gift, kann zu Atemstillstand und Tod führen.

Hildg.-Heilm.: fünf bis sieben süße Mandeln täglich bei Gedächtnis-, Leberstoffwechsel- und Lungenschwäche, Neigung zu Bronchitis und Lungenerkrankungen

Bemerkungen: Achtung! Bittermandeln können schnell tödliche Dosen erreichen (bei Kindern fünf bis zehn, 50 bis 60 bei Erwachsenen).

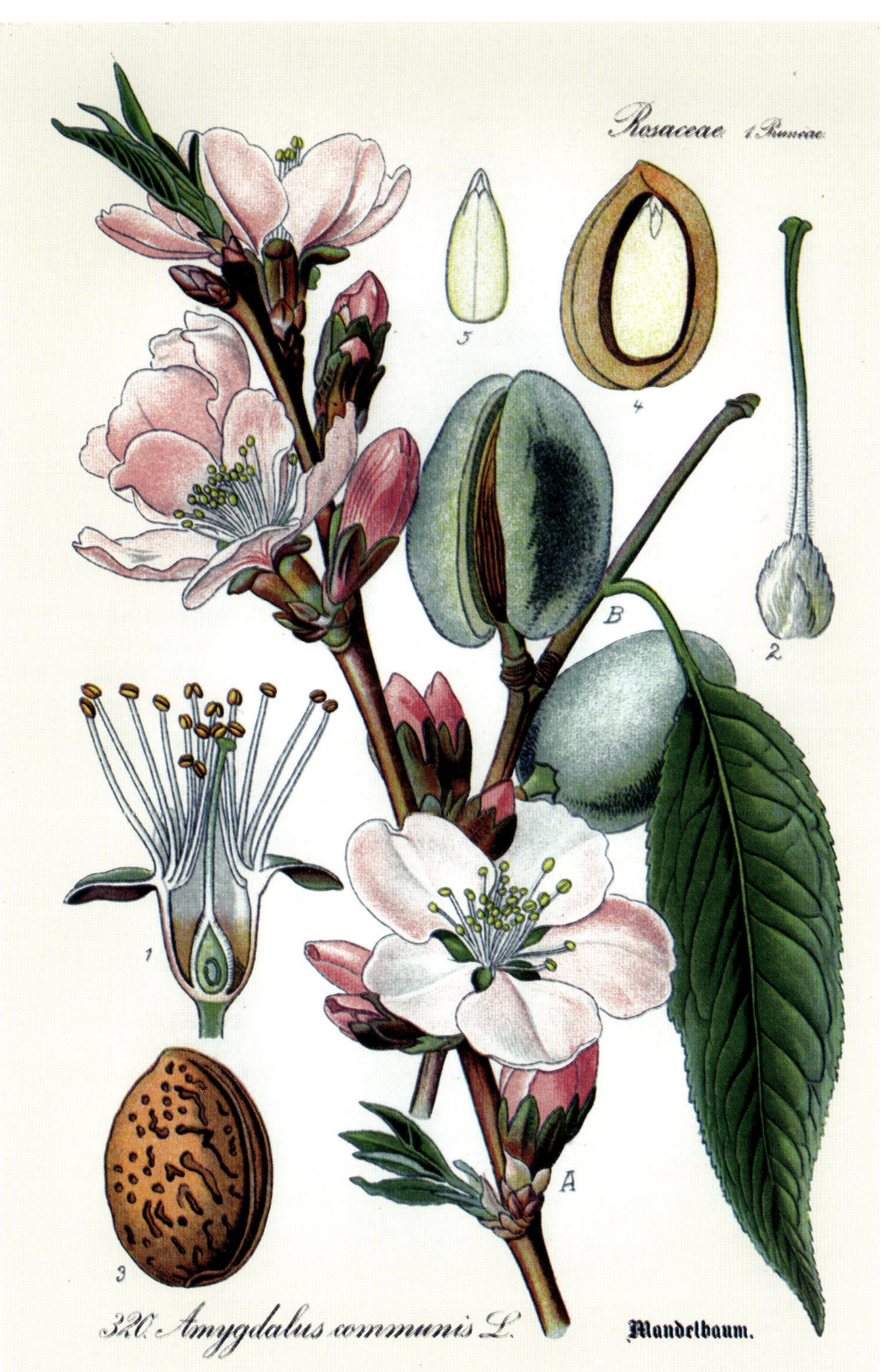
Rosaceae 1. Pruneae
5
4
2
B
1
A
3
320. Amygdalus communis L.
Mandelbaum.

Mariendistel

Silybum marianum GAERTN. * Uehedistil / De Vehedistel

(Bei H. auch cardus, uehedisteles. Neben o. g. Pflanze sind bei der Äbtissin auch eine „weiche" und eine „stachlige Distel" genannt. Birkhan hält es für völlig hoffnungslos, feststellen zu wollen, welche Disteln H. damit gemeint hat.)

Weitere Bez. (Auswahl): Christi Krone, Donnerdistel, Fieberdistel, Fechdistel, Frauendistel, Heilandsdistel

Hildg.: Kalt. Mariendistel und etwas weniger vom langohrigen Salbei in kleinster Menge Wasser zu Saft machen und trinken, hilft gegen Stechen am Herzen oder einem anderen Ort. In „Causae et Curae" noch Teil eines Rezeptes bei Hautkrankheit

Hist. med./Volksmed./Naturheilk.: In der Antike kaum beachtet und lediglich als brecherregend und galletreibend beschrieben, im Mittelalter jedoch über die Alpen gebracht und in Klostergärten kultiviert. Seitdem werden die Samen und seltener das Kraut bei Seitenstechen und Lebererkrankung verabreicht. Die von der Alternativmedizin als entgiftend und leberschützend (u. a. werden damit chronisch-entzündliche Lebererkrankungen, Leberzirrhose und toxische Leberschäden behandelt) beschriebene Wirkung muss wissenschaftlich weiter reproduziert werden.

Pharm.-Wirkst.: Silymarin (mit Silibinin, Isosilybin, Silychristin, Silydianin), Flavonoide, Bitterstoffe, Gerbstoff, ätherische Öle, Harze (in Mariendistelsamen)

Hildg.-Heilm.: Mariendistelsaft aus frischen oberirdischen Teilen mit Alkohol konserviert gegen Besenreißer, Krampfadern, Schwellungen, Venenentzündung und venöse Stauungen in den Beinen. Mariendistel-Teemischung aus gequetschten Früchten und Kraut der Mariendistel sowie Salbeiblättern als Leberschutz bei toxischen Leberschäden, zur unterstützenden Behandlung bei chronischen Lebererkrankungen und Leberzirrhose

Bemerkungen: Der Wirkstoff Silibinin hat Bedeutung als Gegenmittel bei Vergiftung mit dem Grünen Knollenblätterpilz, Amanita phalloides LINK.

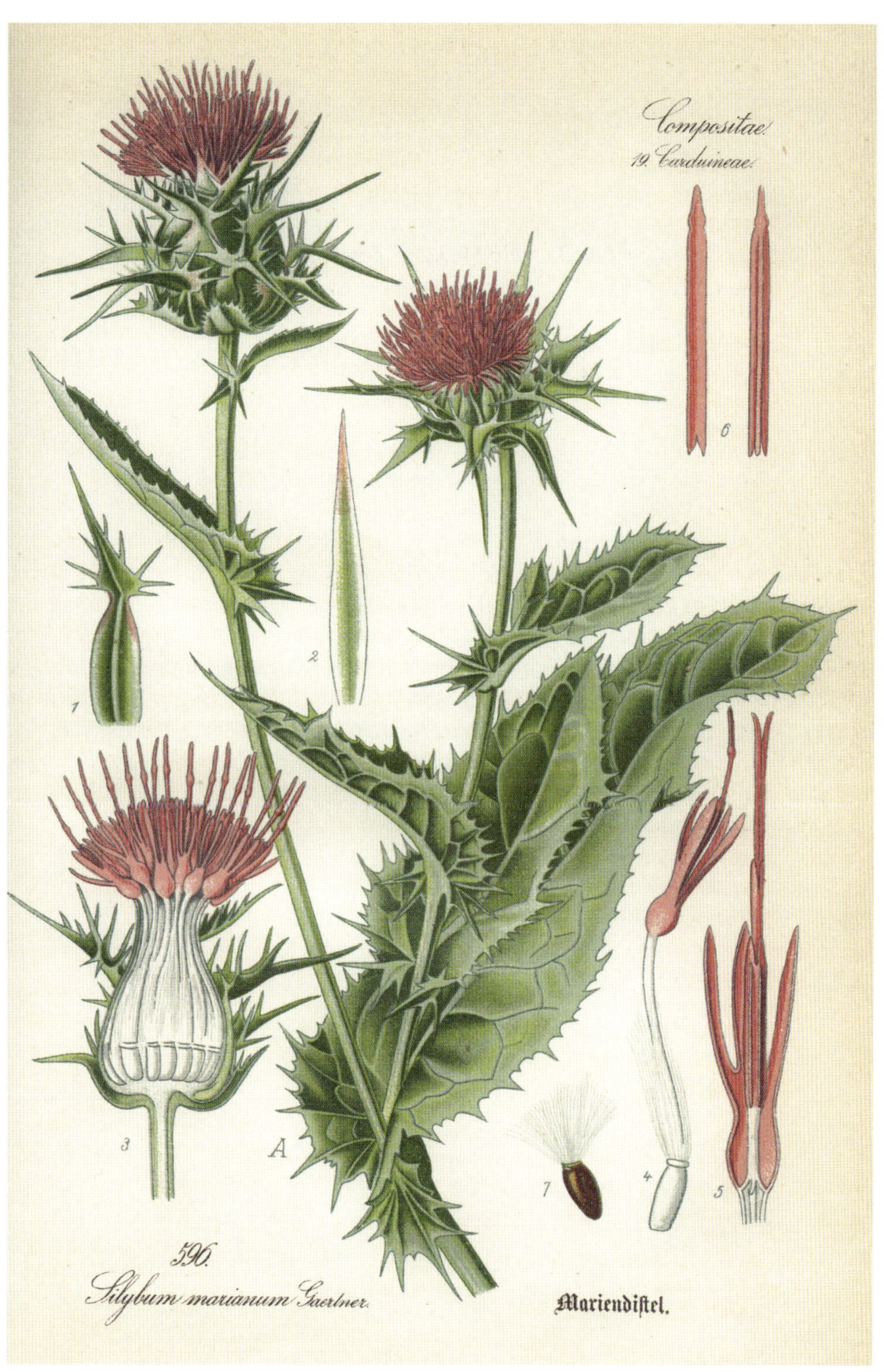
Compositae.
19. Carduineae.
596.
Silybum marianum Gaertner.
Mariendistel.

Mauerpfeffer

Sedum acre L. * Ertpeffer

(Die Zuordnung der in „Causae et Curae" genannten Pflanze gilt als unsicher. Riha versieht sie mit einem Fragezeichen, Birkhan lässt allerdings keine Skepsis erkennen. In der „Physica" tendiert Riha bei der mit mittelalterlichen Begriffen wie sprincwurz, citocatia, semperviva umschriebenen Pflanze zu Springkraut.)

Weitere Bez. (Auswahl): Mauerträubchen, Scharfe Fetthenne, **Scharfer Mauerpfeffer**, Steinpfeffer, Vogelbrot

Hildg.: Kalt. Mit Zimt und Süßholz Teil eines Abführtrankes. In „Causae et Curae" Teil eines Rezeptes gegen Zeugungsunfähigkeit des Mannes

Hist. med./Volksmed./Naturheilk.: Bereits in der Antike nutzte man den ätzenden und reizenden Saft als Heilmittel z. B. gegen Entzündungen, Schwellungen und zum Anregen der Menstruation. In ein schwarzes Tuch unter den Kopf gelegt soll die Pflanze zu gutem Schlaf verhelfen (allerdings nur, wenn der Patient nichts davon weiß). Ärzte des Mittelalters verwendeten das Kraut z. B. gegen hitzige Bauchflüsse, schnelle Fieber, Geschwülste und Gicht. Auch bei Skorbut und gegen Diphterie hat man es getestet. In der Volksmedizin hatte es einen guten Ruf gegen Arteriosklerose, hohen Blutdruck, Fieber, Husten, Ödeme. Äußerlich kam es u. a. bei Afterfissuren, Flechten, Hämorrhoiden, Warzen und Verbrennungsgeschwüren zum Einsatz. Zum Ende des 19. Jh. wurde bekannt, dass die Pflanze ein Gift für das Zentralnervensystem enthält. Anwendungen in der Homöopathie

Pharm.-Wirkst.: Alkaloide (Nikotin, Sedamin), Flavonoide, Gerbstoffe

Hildg.-Heilm.: keine bekannt

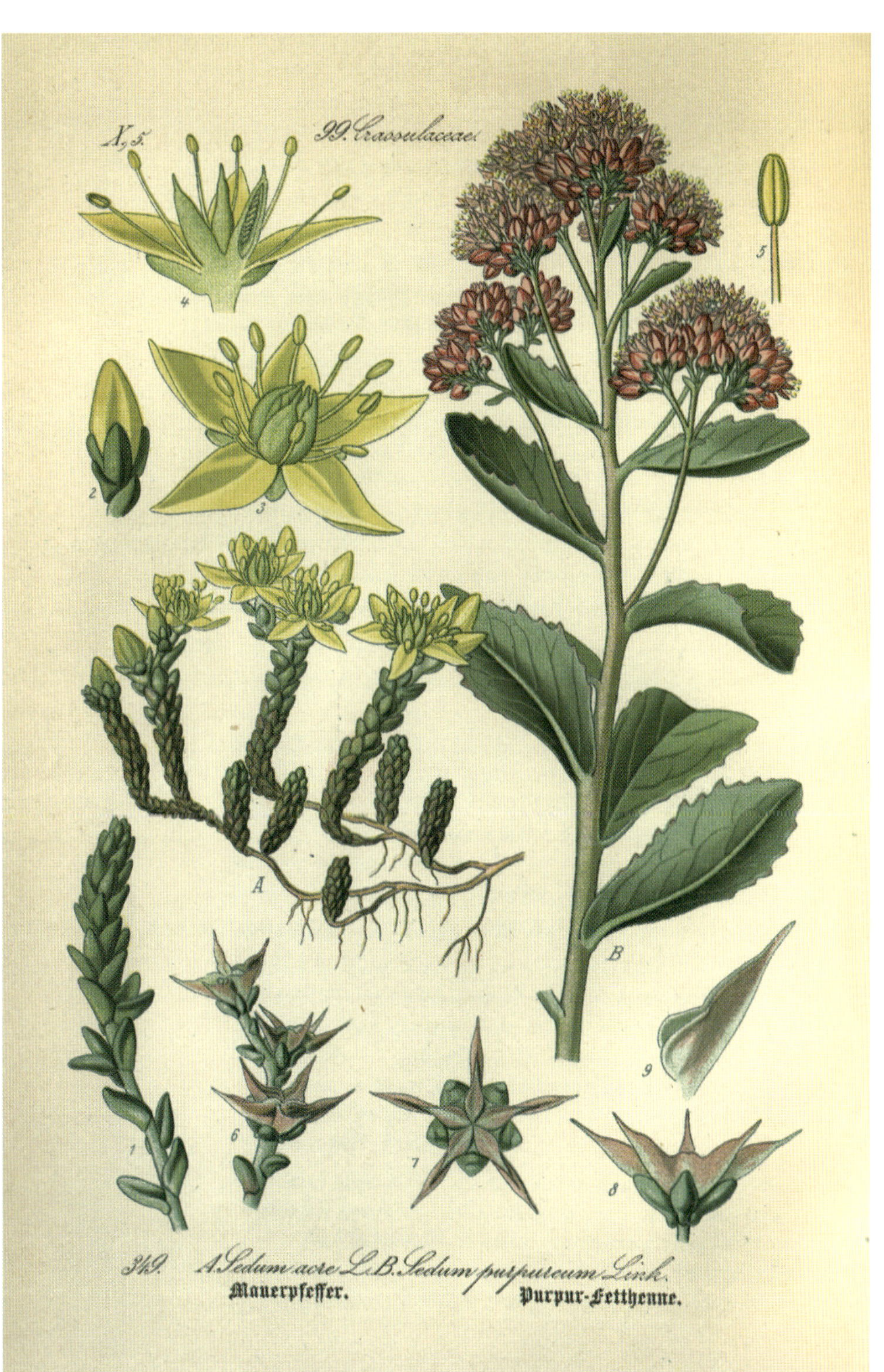
X, 5.
99. Crassulaceae.
349. A. Sedum acre L. B. Sedum purpureum Link.
Mauerpfeffer.
Purpur-Fetthenne.

Maulbeerbaum

Morus nigra L. * Mulboim / De Mulbaum

(Bei H. auch mulberboum, morus. Auch wenn Mayer-Nicolai diese Zuordnung trifft, muss man womöglich auch die Weiße Maulbeere, Morus alba L., in die Betrachtung einbeziehen.)

Weitere Bez. (Auswahl): **Schwarze Maulbeere**

Hildg.: Kalt. Blätter in Wasser kochen, darin baden, gegen Krätze. Saft der Blätter mit weniger Wermutsaft und doppelter Menge Wein aufkochen, gegen Vergiftungen. In „Causae et Curae" wird Maulbeerwein bei Leberleiden empfohlen.

Hist. med./Volksmed./Naturheilk.: Die chinesische Medizin kennt Zubereitungen vom Maulbeerbaum u. a. zur Behandlung von Entzündungen. Deren Blätter gegen Augenrötung, Husten und Schwindel, Rinde gegen Asthma bronchiale und Wasseransammlungen, kleine Äste gegen Schmerz im Schultergelenk und Früchte bei Erschöpfungszuständen

Pharm.-Wirkst.: keine Studien vorliegend

Hildg.-Heilm.: Maulbeer-Wermut-Wein aus Maulbeerblättersaft und Wermutsaft mit Wein aufgekocht gegen „Vergiftungen" durch unbekömmliches Essen und Schadstoffe in Nahrungsmitteln sowie bei Asthma bronchiale. Maulbeerblätter-Bäder gegen Krätze (Skabies)

Bemerkungen: Nach aktuellem Kenntnisstand war die Heimat der Schwarzen Maulbeere Westasien. Erst aus der Zeit um 1500 gibt es verlässliche Nachrichten von Pflanzungen in Südeuropa. In Mitteleuropa ist sie noch heute eine Seltenheit.

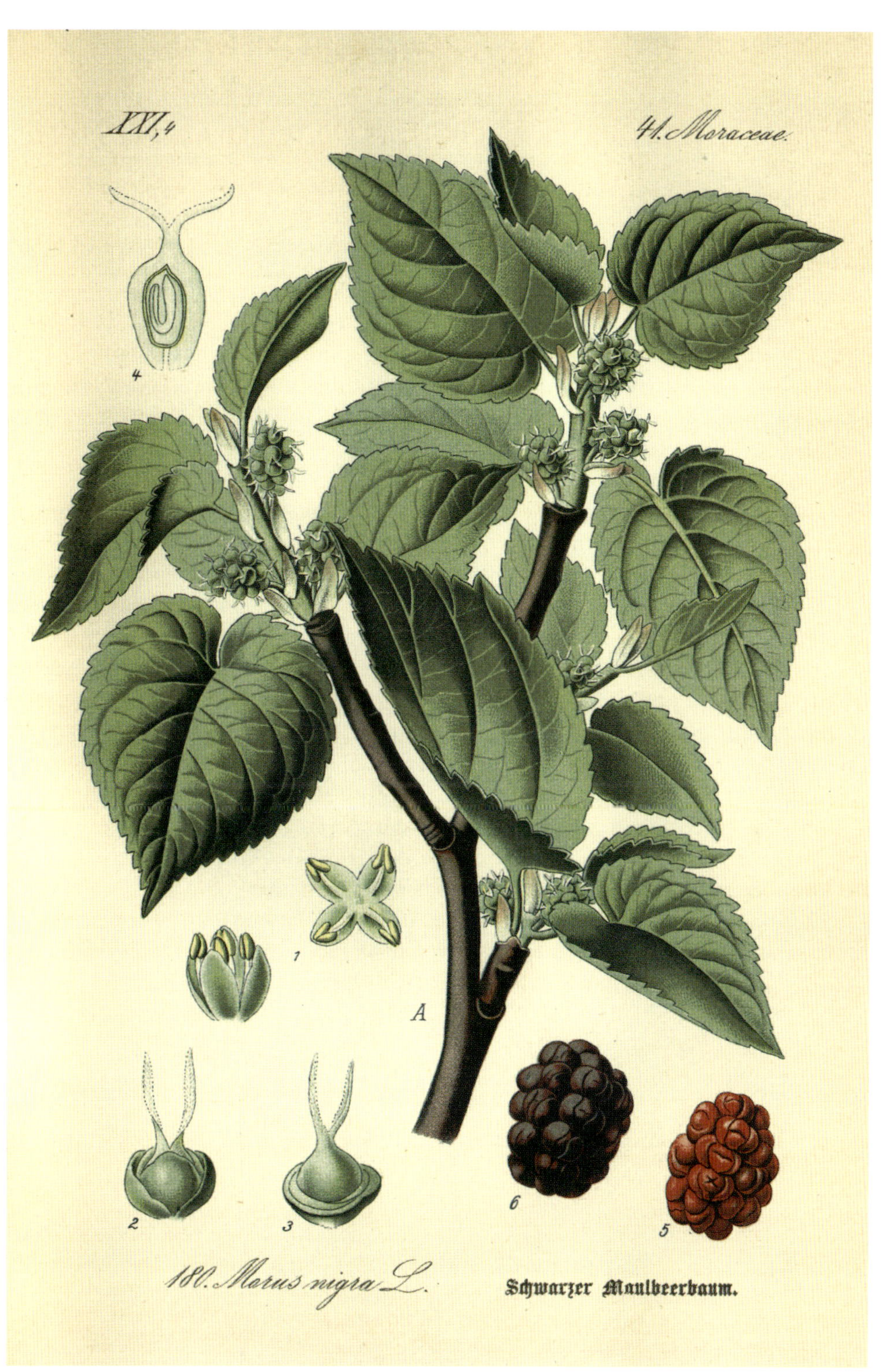
XXI, 4
41. Moraceae.
4
1
A
2
3
6
5
180. Morus nigra L.
Schwarzer Maulbeerbaum.

Meerrettich

Armoracia rusticana G. Gaertn. * Merredich / De Merrich

(Bei H. auch raphanum)

Weitere Bez. (Auswahl): Bauernsenf, Beißwurzel, Fleischkraut, Kren, Mährrettig, Märek, Mirch, Pfefferwurzel, Rachenputzer, Waldrettich

Hildg.: Warm. Getrocknetes Kraut (der im März gesammelten grünen Blätter) pulverisieren und mit der gleichen Menge Galgantpulver mischen, nach dem Essen oder nüchtern mit Brot verzehren, bei Herzbeschwerden. Gleiche Mischung im warmen Wein oder Wasser trinken, bei Lungenleiden

Hist. med./Volksmed./Naturheilk.: Im Mittelalter die geriebene, gepresste Wurzel als Brechmittel bei Vergiftungen sowie bei Ausbleiben der Regelblutung, bei Dreitagefieber, Ohrweh, Skorbut, Wassersucht, Wechselfieber, Verdauungsbeschwerden. Zuckerkranken, Rheumatikern und gichtisch veranlagten Personen wurde er sehr empfohlen. Die Pflanze wird bis heute wegen ihrer Wirkungen geschätzt: Abwehrkräfte stärkend, bakterienhemmend, harntreibend, hustenlösend, krebsvorbeugend, kreislaufanregend und schleimverflüssigend. Frische oder zerkleinerte getrocknete Wurzel wird genutzt bei Katarrhen der Luftwege, Infektionen der Harnwege (z. B. auch Blasenentzündung) und äußerlich bei leichten Muskelschmerzen. Breiauflagen im Nacken helfen gegen Kopfschmerzen, ein mit dem Brei getränktes Tuch auf betreffende Körperregionen gelegt, gegen Nervenschmerzen. Frischer Saft tötet sogar Kolibakterien ab. Bei Magen- und Darmgeschwüren sowie Schilddrüsenfehlfunktion ist die Droge zu meiden. Anwendungen in der Homöopathie

Schönheitspflege: Krenessig (gerieben, in Weinessig acht Tage angesetzt und verdünnt) soll Akne, Leberflecken und Sommersprossen vertreiben.

Pharm.-Wirkst.: u. a. Senfölglykoside (Sinigrin, Gluconasturtiin), Allicin, Flavone, ätherische Öle, Senföle, Vitamine C, B1, B2, B6

Hildg.-Heilm.: Meerrettich-Galgantwurzel-Pulver u. a. bei Herzbeschwerden und das Herz unterstützend bei chronischen Lungenerkrankungen, Bronchitis

Bemerkungen: Es bleibt ein Rätsel, warum H. nur dem Kraut ihre Beachtung schenkt. Der wohl zuerst im Mittelalter in Deutschland angebaute Meerrettich soll zunächst als Heilpflanze, viel später als Gewürz und Gemüse eingesetzt worden sein.

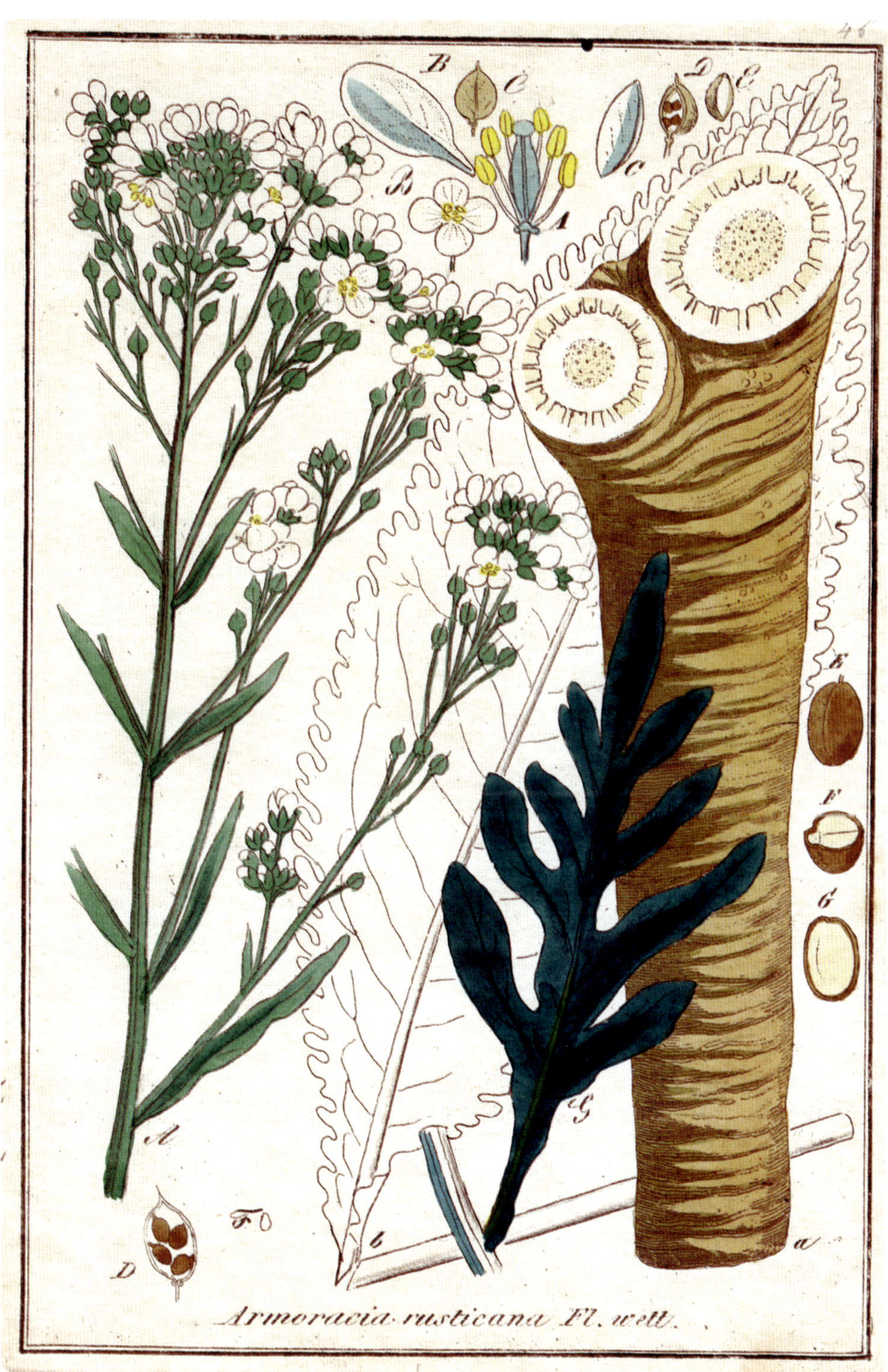
Armoracia rusticana Fl. wett.

Meisterwurz

Peucedanum ostruthium W.D.J. Koch * Astrenza / De Astrencia

(Bei dieser Pflanze scheiden sich die Meinungen. Ein Teil der Forscher tendiert zur ebenfalls heilkräftigen Strenze bzw. Großen Sterndolde, Astrantia major L. Außerdem notierten Schreiber in einigen Handschriften Osterluzei, die für Aristolochia clematitis L. steht.)

Weitere Bez. (Auswahl): Astrenz, Durstwurz, Kaiserwurz, Magisterwurz, Ostranzen, Ostruz, Rauschwurz, Sirenenwurz, Strenzen, Stubwurz, Tropfenwurz, Wurz aller Wurzen

Hildg.: Warm. Zerstoßen oder gerieben (einen halben Becher voll), über Nacht mit Wein übergossen, am Morgen (drei oder fünf Tage lang) nüchtern getrunken, gegen Fieber. Teil eines weiteren Rezeptes gegen Verdauungsprobleme

Hist. med./Volksmed./Naturheilk.: Mittelalterliche Verwendung der Wurzel u. a. als Galle-, Leber-, Magen- und Wundmittel. Lange Zeit galt sie als Universalmedizin, als „göttliches Mittel", sogar Einsatz bei Pest und anderen Seuchen. In der Naturheilkunde (oft als Teeabsud) fand sie ihren Platz als Beruhigungs- und Fiebermittel, eingesetzt auch bei chronischem Alkoholismus, Bauchgrimmen, Gebärmutterkrämpfen, Gicht, katarrhalischen Problemen, Rheuma, Schlaganfall-Neigung, Tumoren an Milz und Leber, Verdauungsstörungen, Verschleimung, Zungenlähmung. Teeumschläge bzw. Umschläge der in Wein eingelegten Wurzel bei Geschwülsten und Geschwüren, eitrigen Wunden und Wucherungen. Bei Erkältung auch als Pulver geschnupft. Anwendungen in der Homöopathie

Pharm.-Wirkst.: ätherische Öle (z. B. Sabinen), Oxypeucedanin, Ostruthin, Ostruthol, Osthol

Hildg.-Heilm.: Meisterwurz-Wein (wie bei H. beschrieben) u. a. gegen Fieber, Infekte der Atemwege, Blasenentzündung, Zahnfleischentzündung

Bemerkungen: Die Bestimmung in mittelalterlichen botanischen Werken ist nicht einfach. Womöglich hat sie H. als früheste Autorin beschrieben. Belegt ist bislang, dass die Meisterwurz im 16. Jahrhundert „Astrenz" genannt wurde (die Große Sterndolde hingegen „Schwartz Astrenz"). Die Meisterwurz war bis ins 19. Jahrhundert in vielen Gärten zu finden. Der Volksaberglaube schrieb ihr auch geheime Kräfte zu. So räucherte man in den Raunächten Wohnungen und Ställe mit getrockneten und entflammten Wurzeln aus.

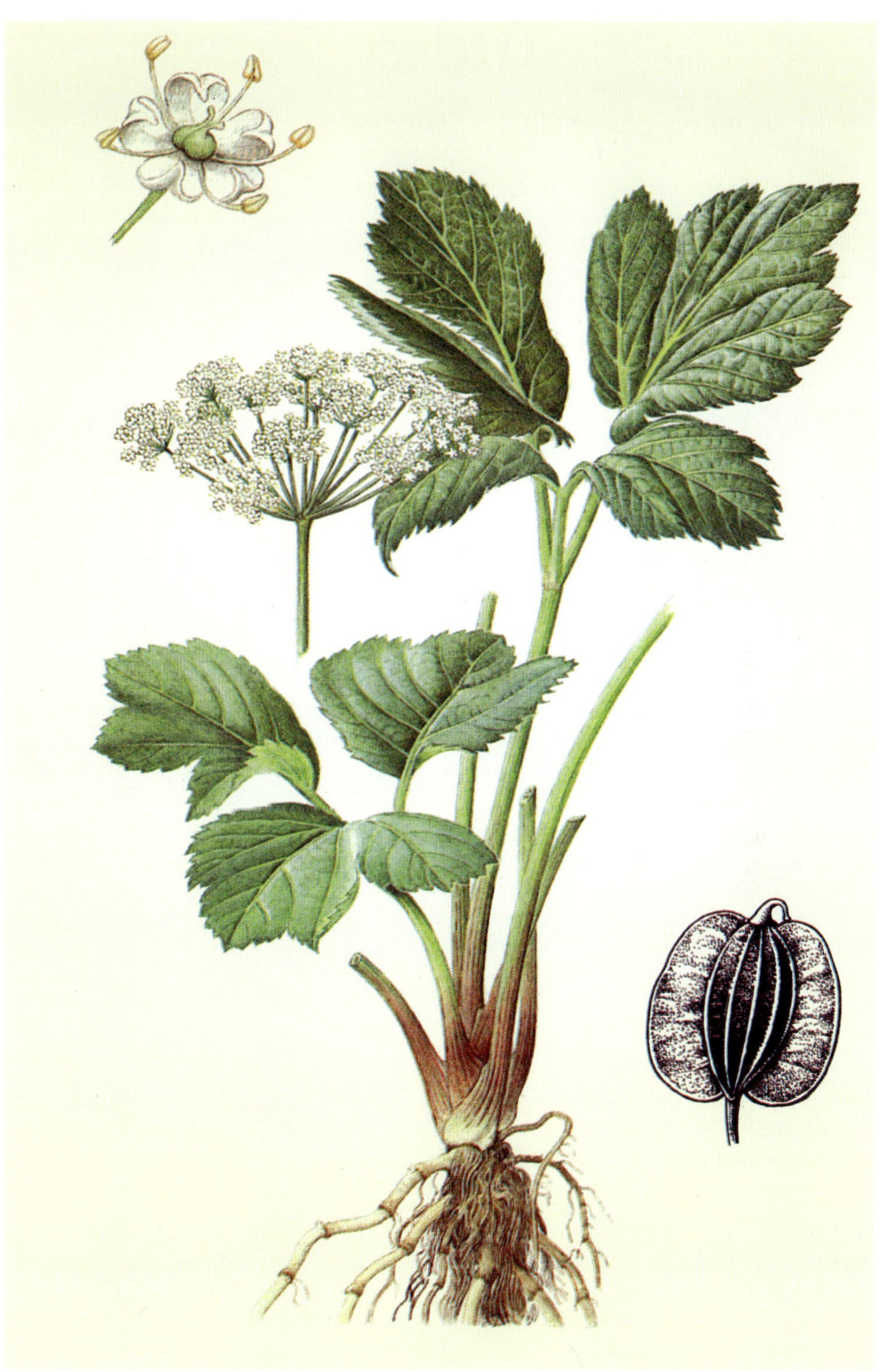

Melisse

Melissa officinalis L. * Binessuga / De Binsuga

(Bei H. auch binesuge, hertzcruit, apiago. Diese bei H. mit Bienensaug umschriebene Pflanze wird von einigen Forschern auch als Weiße Taubnessel, Lamium album L., gedeutet, welche vor allem in der Volksmedizin bekannt war.)

Weitere Bez. (Auswahl): Bienenkraut, Darmgichtkraut, Frauenkraut, Gartenmelisse, Gebräuchliche Melisse, Hasenohr, Herzentrost, Herzkraut, Honigblum, Immenblatt, Limonikraut, Mutterkraut, Mutterwurz, Nervenkräutel, Pfaffenkraut, Riechnessel, Spanischer Salbei, Wanzenkraut, Zahnwehkraut, Zitronenkraut, Zitronelle, **Zitronenmelisse**

Hildg.: Warm, berührt die Milz, erfreut das Herz (wohl auch bei Herzschmerzen). Frisches Kraut über Nacht in Quellwasser legen, vorsichtig erwärmen und heiß über das Auge legen (drei Nächte lang), gegen das Weiße in den Augen.

Hist. med./Volksmed./Naturheilk.: In der Antike gegen giftige Tierbisse, bei Frauenleiden und Zahnschmerzen, als Heil- und Stärkungsmittel für die Augen (wohl Grauer Star), angewandt, wurde die Melisse im Mittelalter Bestandteil der Klostergärten. Zu jener Zeit (auf arabische Ärzte berufend) als Herz-Heilkraut vorwiegend bei Herzkrankheiten, aber auch Herzklopfen, genutzt. Teezubereitungen werden für eine breite Palette von Beschwerden genutzt: Atemnot (Asthma), chronischer Bronchialkatarrh, Depressionen durch Nervenschwäche und Übermüdung, Gallenleiden, Hypochondrie, Hysterie, Kopfschmerzen, Magenbeschwerden, Menstruationsstörungen, Migräne, nervöse Erbrechen, Schlaflosigkeit, Schwindelgefühl schwangerer Frauen, Zahnschmerzen. Eine antibakterielle, beruhigende, krampflösende Wirkung ist wissenschaftlich bewiesen. Der hochprozentige Melissengeist hat neben innerer Verwendung Vorzüge als Einreibungsmittel bei Quetschungen und Rheuma, Umschläge können u. a. bei Beulen, Geschwülsten, Insektenstichen, Nervenentzündungen eine Wohltat sein. Anwendungen in der Homöopathie

Schönheitspflege: Waschungen mit Melissentee entfernen Hautunreinheiten, kosmetische Präparate mit der Droge sind gut gegen fettige oder großporige Haut. Lotion aus Blättern und Knospen bekämpft das Entstehen von Fältchen und das Austrocknen der Haut.

Pharm.-Wirkst.: ätherisches Öl (mit Citronellol, Linalool, Geraniol), Rosmarinsäure, Chlorogen- und Kaffeesäure, Triterpene, Flavonoide

Hildg.-Heilm.: keine bekannt

Bemerkungen: Ihren Siegeszug trat die Melisse durch den sogenannten „Melissengeist" oder „Karmelitergeist" an, der wohl zuerst 1611 vom Pariser Orden der „barfüßigen Karmeliter" als Geheimmittel hergestellt wurde. Den „Klosterfrau Melissengeist" brachte ab 1826 die frühere Nonne Maria Clementine Martin (1775 – 1843) in Umlauf.

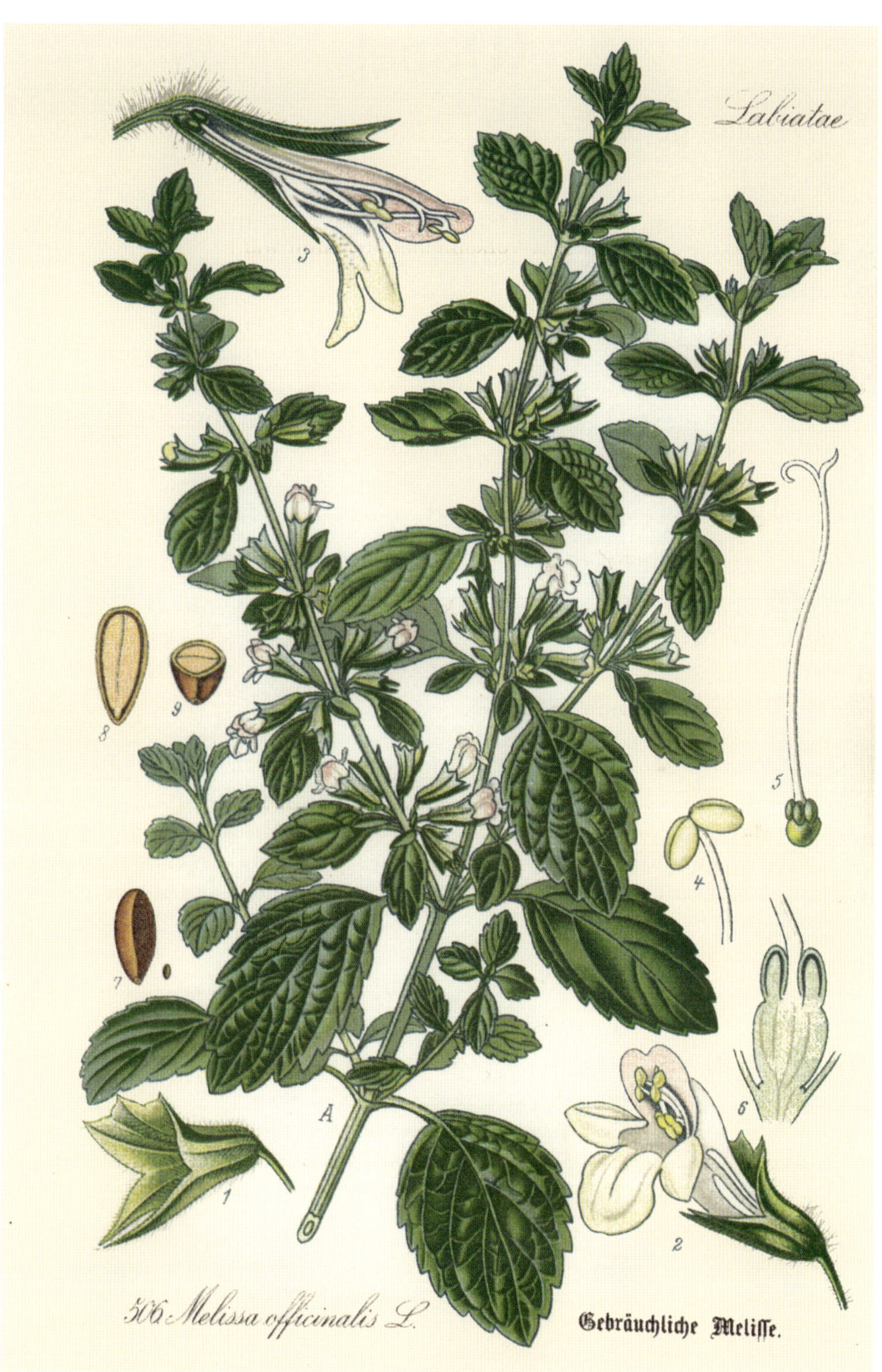
Labiatae
3
8
9
5
4
7
6
A
1
2
506. Melissa officinalis L.
Gebräuchliche Melisse.

Mispel

Mespilus germanica L. * Nespilboim / De Nespelbaum

(Bei H. auch nespelboum, mespilus. In der „Physica" taucht ein weiterer Baum auf, der oft als Silberweide, Salix alba L., interpretiert wird. In den alten Handschriften auch „lentiscus" bezeichnet, kann das neben anderen Zuordnungen ebenfalls Mispel bedeuten.)

Weitere Bez. (Auswahl): Aschperln, Asperle (Bayern, Österreich), Deutsche Mispel, Dörrlitzen, Dürgen, Dürrlitzen, Espelbaum (Österreich), Espele (Bayern), Echte Mispel, Hespel, Hirschbeerle (Österreich), Hundsärsch (Saarland), Mispelche, Nespelbam, Nesperli (Tirol), Wispel (Niederlausitz, Hannover)

Hildg.: Sehr heiß. Pulver der Wurzel im warmen Wein nüchtern trinken, gegen Fieber. Frucht lässt Fleisch wachsen, reinigt das Blut.

Hist. med./Volksmed./Naturheilk.: Die Früchte genossen im Mittelalter mit ihrer harntreibenden Wirkung und als Helfer bei Darmkatarrhen großes Ansehen.

Pharm.-Wirkst.: keine Studien bekannt

Hildg.-Heilm.: Die bis zum Frost am Baum verbleibenden Früchte aufgetaut oder als Mispel-Marmelade zur Blutreinigung und Gesundheitsunterstützung

Bemerkungen: Im Mittelalter als weit verbreitete Obstart und gesundes, wohlerprobtes Naturprodukt in Europa geschätzt, ist dieser Baum heute leider bedeutungslos.

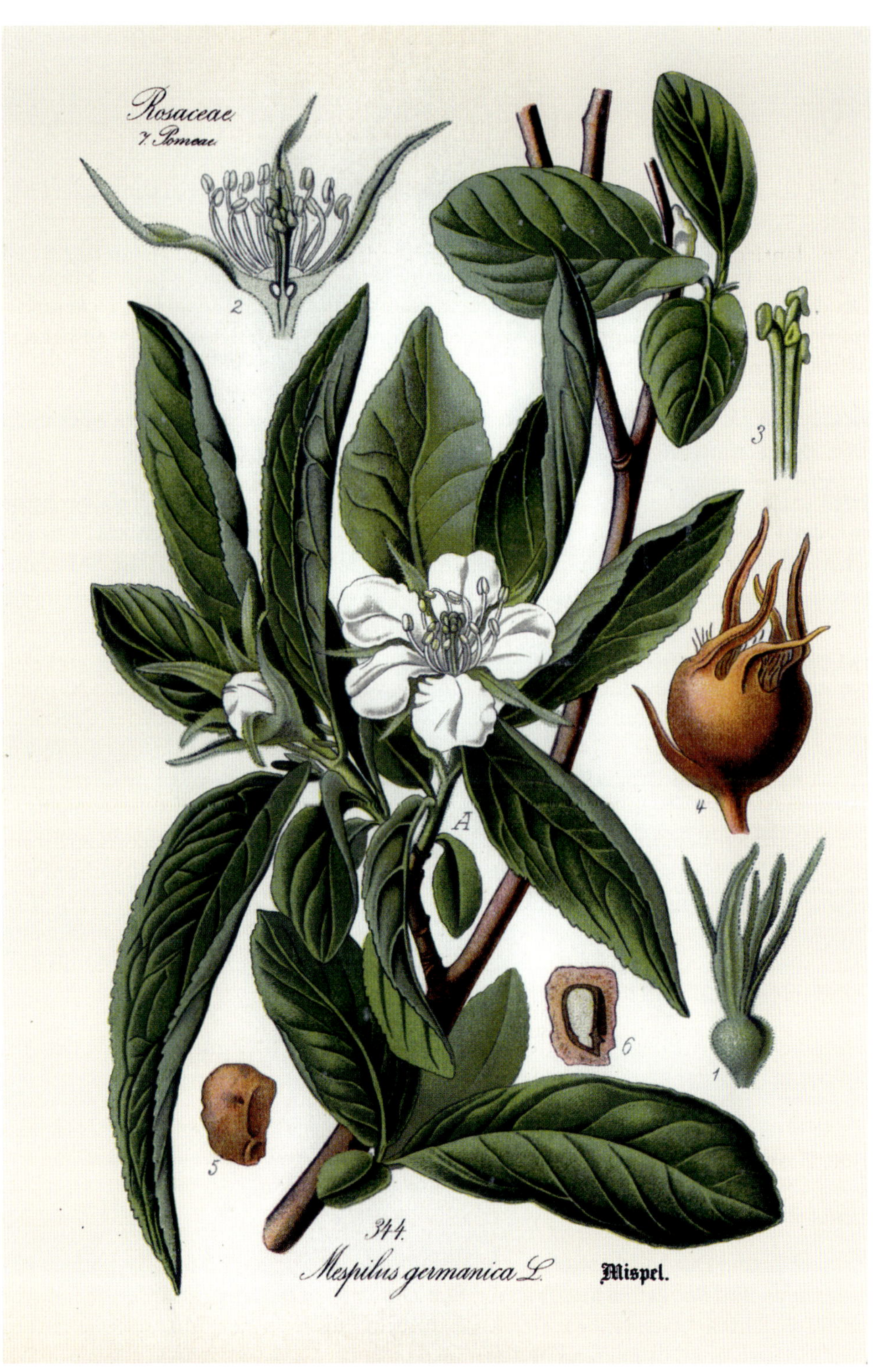
Rosaceae
7. Pomeae
2
3
A
4
1
6
5
344.
Mespilus germanica L.
Mispel.

Mistel

Viscum album L. * Birboims mustel / De Birbaumes mistel

(Bei H. ist ausdrücklich die Birnenmistel, also die auf Birnbäumen parasitisch lebende Mistel, genannt.)

Weitere Bez. (Auswahl): Affalter, Albranken, Birnäspel, Bocksfutter, Donnerbesen, Drudenfuß, Geißkraut, Heil aller Schäden, Heiligkreuzholz, Hexenbesen, Hexennest, Immergrün, Kinster, Klüster, Kreuzholz, Leimmistel, Vogelleimholz, **Weißbeerige Mistel**, Wintergrün

Hildg.: Warm. Mistelpulver mit weniger Pulver vom Süßholz nüchtern oder nach dem Essen einnehmen, gegen Atemnot. Teil einer Rezeptur gegen „Gicht"

Hist. med./Volksmed./Naturheilk.: Sehr alte Arzneipflanze, die durch ihre Symbiose mit der Wirtspflanze seit der Antike das Interesse der Mediziner genießt, 440 vor Christi zuerst gegen Milzsucht empfohlen wurde, jedoch auch zu konträren Meinungen führte. Als heilkräftig galten die kleineren Zweige mit den Blättern, Blüten und die im Winter gesammelten Beeren. Ihre beruhigende, blutstillende und schmerzlindernde Wirkung wurde und wird in Form von Mistelfrischsaft, Misteltees und Präparaten mit Extrakten z. B. zur Kreislaufunterstützung und bei Hypertonie-Neigung verordnet. Die Bandbreite beschriebener Anwendungen reicht von Arterienverkalkung und Asthma über Gebärmutterstörungen, Gelenkserkrankungen, Epilepsie, Heuschnupfen und Kinderkrämpfe bis zu Teeumschlägen gegen Krampfadern. Jene meist für die äußerliche Anwendung genutzten Früchte sind giftig! Seit 1920 gibt es ein außerordentlich umfangreiches, immer wieder Hoffnungen schürendes Schrifttum über mögliche Hemmungen des Tumorwachstums oder günstige Beeinflussungen von Krebspatienten (vor allem mit isolierten Stoffen in Injektionspräparaten, Tees wird hier keine Wirksamkeit zugesprochen). Die Aussagekraft dieser Studien, auch wenn Patienten positive Effekte auf ihr Krankheitsgeschehen beschreiben, bleibt unklar. Anwendungen in der Homöopathie

Schönheitspflege: Pflegeprodukte nutzen Mistelextrakte u. a. zur Erhöhung des Abwehrpotentials der Haut.

Pharm.-Wirkst.: Peptide, Glykopeptide, Viscotoxine, Lectine, Triterpene, Polysaccharide, Flavonoide, biogene Amine

Hildg.-Heilm.: keine bekannt

Bemerkungen: Der Mistelzweig hatte symbolische Bedeutung in der Mythologie des Altertums und der gallischen Priester, den Druiden. Für Kelten und Germanen war er ein Fruchtbarkeitssymbol. Der Kuss unterm aufgehängten Mistelzweig ist ein Weihnachtsbrauch in England und den USA.

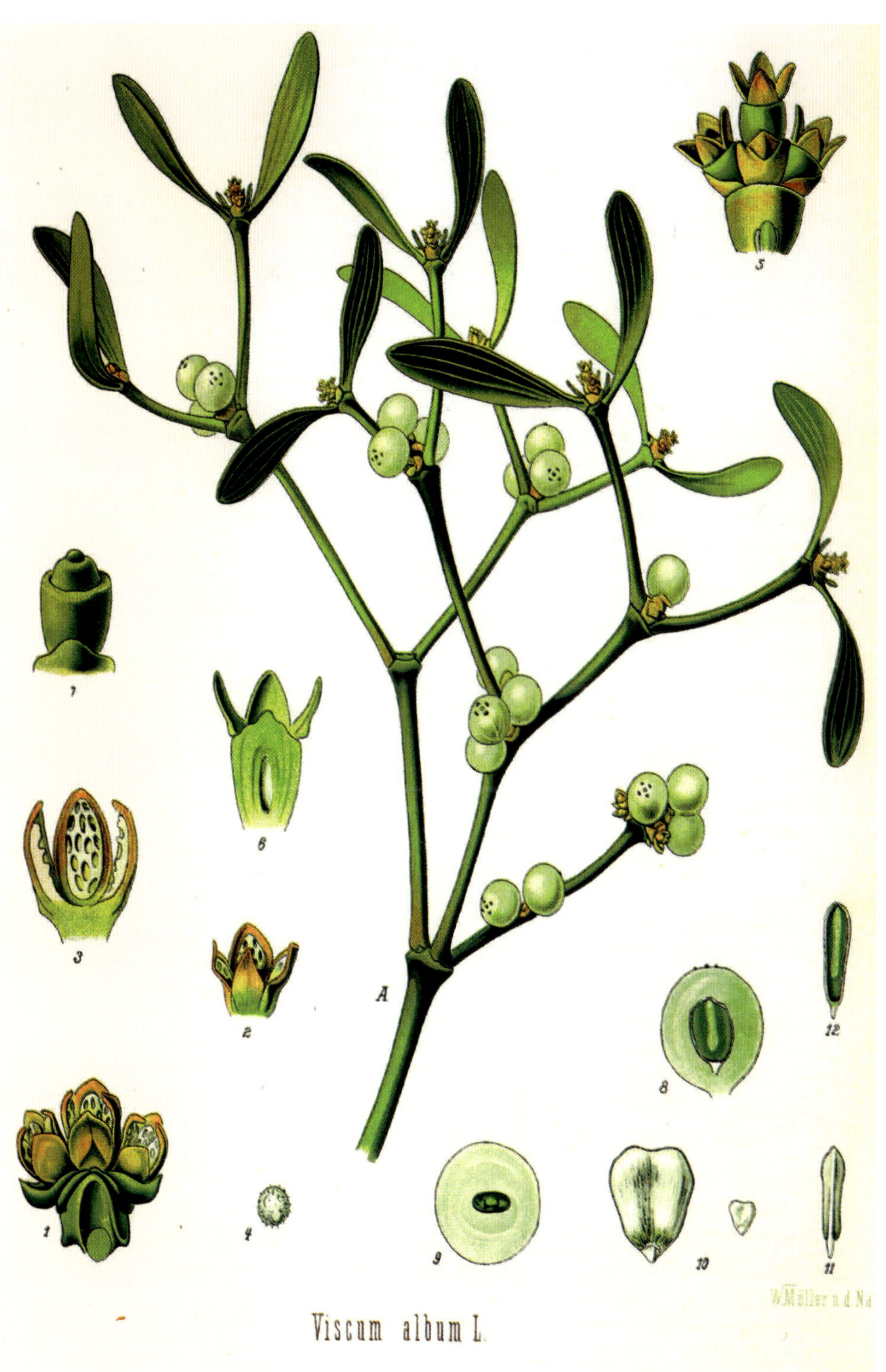
Viscum album L.

Mohn

Papaver somniferum L. * Papauer / De Papavere

(Neben o. g. alter Kulturpflanze kommt auch der Klatschmohn oder Wilde Mohn, Papaver rhoeas L., infrage. Birkhan vermutet, dass beide Mohnarten z. B. in St. Gallen angepflanzt wurden.)

Weitere Bez. (Auswahl): Gartenmohn, Magsaat, Saatmohn, **Schlafmohn**

Hildg.: Kalt und mäßig feucht. Samenkörner – am besten roh gegessen – bringen Schlaf, lindern Juckreiz, helfen allgemein gegen Läuse, speziell gegen Kopfläuse. In „Causae et Curae" ist Mohnöl Teil eines Migräne-Rezeptes.

Hist. med./Volksmed./Naturheilk.: Blätter, Kapseln und Samen seit dem Altertum zur Schmerzlinderung und als Schlafmittel genutzt. Im Mittelalter wurde das aus Mohn gewonnene Opium in Schlafschwämmen als Narkosemittel bei Operationen eingesetzt. Aus dem eingetrockneten Saft der unreifen Kapseln wurde das Opium bzw. Morphium gewonnen. In der Hand des Arztes zur Bekämpfung starker Schmerzen ein Segen, ist er in der Hand des süchtigen Laien eins der verheerendsten Rauschgifte, die das Leben zerstören! Bei Überdosierung Tod! Lange als schmerzstillend, dämpfend, krampflösend, hustenreizstillend in naturheilkundlichen Präparaten, Medikamenten und Injektionen verankert. Darunter in Augentropfen, Einreibungen, Klistieren, Salben, Umschlägen. Vor dem „Mohnsirup" als hustenlinderndes Mittel und dem Mohnsaft als Volksheilmittel wurde bereits seit dem 19. Jh. gewarnt. Opium und Opioide unterliegen heute dem Betäubungsmittelgesetz. Auch der Mohnanbau unterliegt dem Betäubungsmittelrecht und ist, selbst als Zierpflanze, in Deutschland genehmigungspflichtig (andere Regelungen in Österreich und Schweiz). Anwendungen in der Homöopathie

Schönheitspflege: Salben gegen Unreinheiten bei fettiger Haut (allerdings auf Klatschmohn-Basis)

Pharm.-Wirkst.: Sehr giftige Alkaloide u. a. Morphin, Codein, Thebain, Papaverin, Narkotin, Narcotolin, Laudanosin

Hildg.-Heilm.: Mohnsamen (roh gegessen) bei Schlafstörungen, Juckreiz, Allergien, Nahrungsmittel-Unverträglichkeiten

Bemerkungen: Zu den ältesten Kulturpflanzen Mitteleuropas zählend, ist die Verwendung seit der Bandkeramischen Kultur (ältere Jungsteinzeit) ab 5200 vor Christi nachgewiesen. Bei den alten Griechen war die Mohnkapsel das Symbol für Schlafgott Hypnos, Traum-Gott Morpheus, Nacht-Göttin Nyx und Todes-Gott Thanatos.

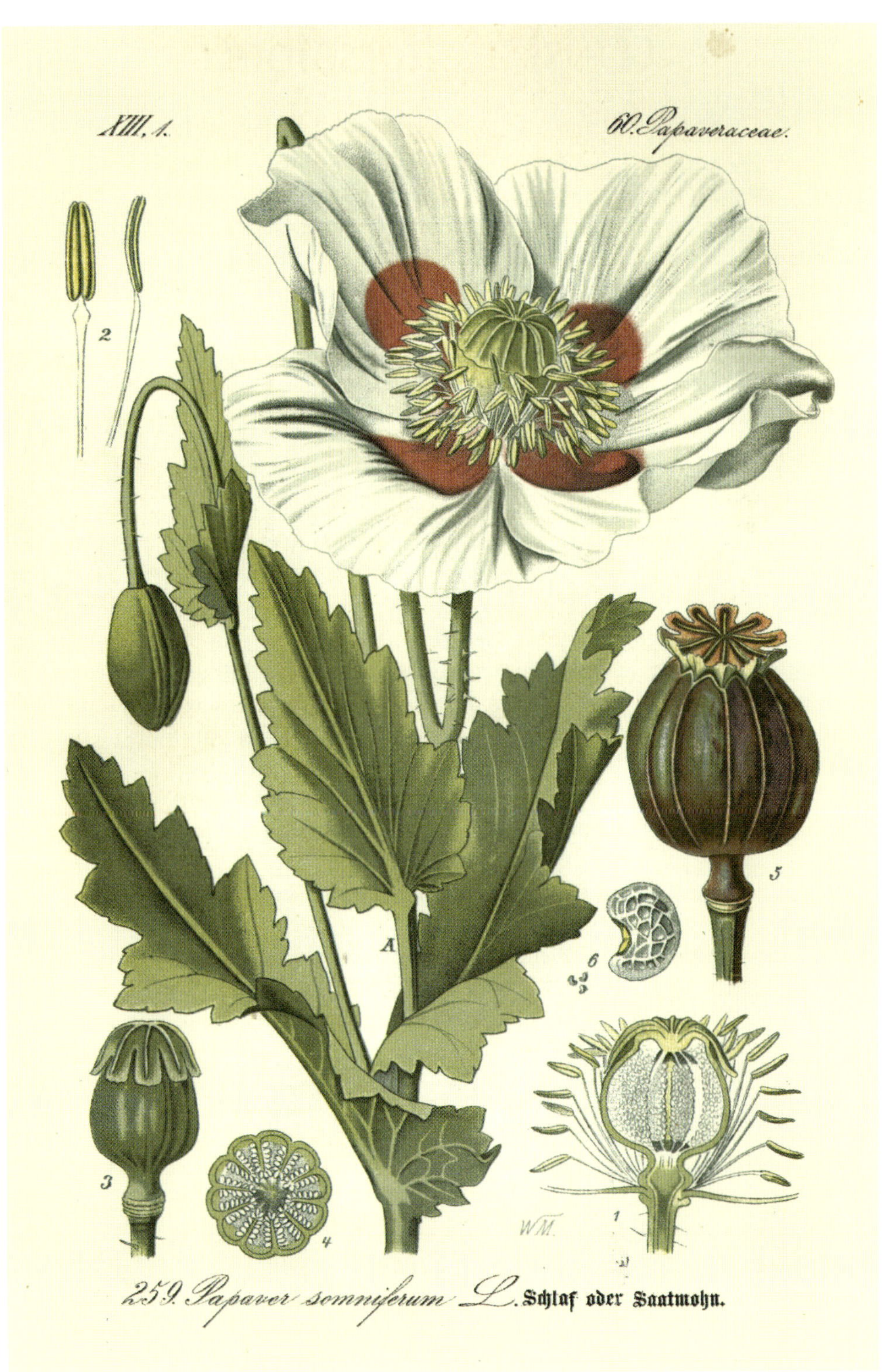
XIII, 1.
60. Papaveraceae.
2
5
A
6
3
4
W.M.
1
259. Papaver somniferum L. Schlaf oder Saatmohn.

Muskatellersalbei

Salvia sclarea L. * Scarleya / De Scharleya

(Bei H. auch scarleya, patris saluia, cicula. Es gilt zu beachten, dass mit „Scharlei" in mittelalterlichen Handschriften auch Borretsch gemeint sein kann.)

Weitere Bez. (Auswahl): Muskatsalbei, Römischer Salbei, Scharlauch, Scharlei

Hildg.: Mehr warm als kalt, wirkt gegen Gifte. Mit Honig in Wein kochen, Raute und Purgierwinde hinzufügen, Gift wird durch Erbrechen und Stuhlgang beseitigt (außer tödliche Gifte). Die Pflanze ist Teil weiterer Rezepte gegen Kopfschmerzen und Verdauungsbeschwerden.

Hist. med./Volksmed./Naturheilk.: Meist werden Blätter und Blüten sowie durch Wasserdampfdestillation gewonnenes Öl genutzt. Schon Ärzte der griechischen und römischen Antike verabreichten Muskatellersalbei bei Kopfschmerzen. Abwehrstärkende, antiseptische, blutdrucksenkende, euphorisierende, menstruationsfördernde, krampflösende, schweißhemmende, verdauungsfördernde Eigenschaften. Einsatz bei Asthma, Bronchialkatarrh, Halsentzündung, Keuchhusten, Koliken, Menstruationsbeschwerden, Tuberkulose, Verdauungsbeschwerden, Zahnfleischentzündung. Muskatellersalbeiöl wird als Stimmungsaufheller genutzt, hat eine antidepressive Wirkung.

Schönheitspflege: Als Haarspülung bei fettigem, schuppigem Haar

Pharm.-Wirkst.: u. a. Linalylacetat, Linalool, Sclareol, Gerbstoff, Ursolsäure

Hildg.-Heilm.: Muskatellersalbeielixier (Magenelixier) aus Blättern und Blüten des Muskatellersalbeis und der Poleyminze sowie aus Fenchelfrüchten mit Honig und Wein bei Appetitlosigkeit und Magenschwäche, zur Anregung der Magentätigkeit, leicht krampflösende Wirkung

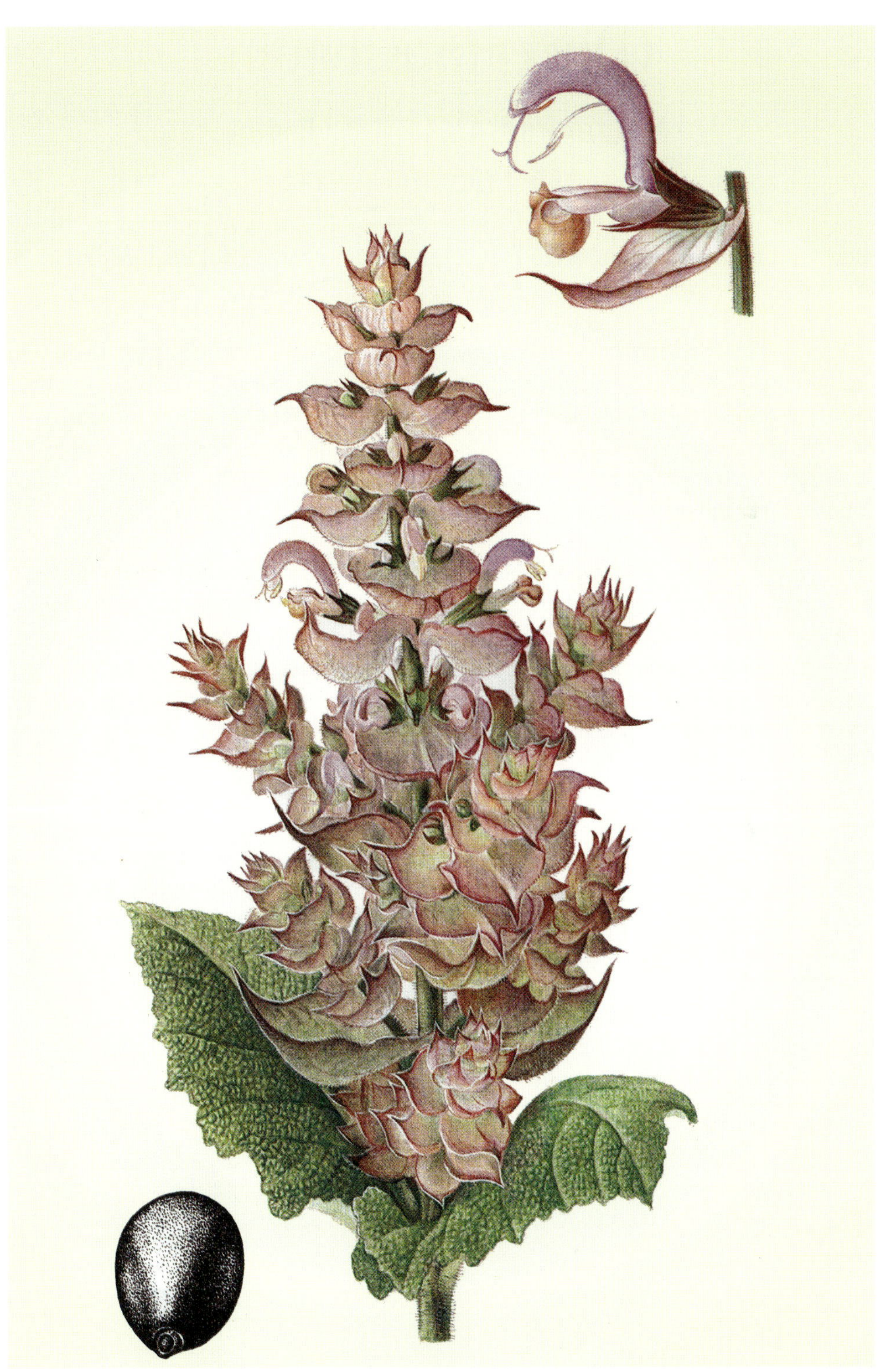

Muskatnussbaum

Myristica fragrans Houtt. * Nux muscata / De Nuce muscata

(Bei H. auch nux moschata, ist die Frucht des Baumes zudem im Buch der Pflanzen erwähnt.)

Hildg.: Große Wärme. Mit gleicher Menge Zimt und etwas Nelken pulverisieren, mit Semmelmehl und Wasser zu Küchlein formen und essen, beruhigt das Gemüt, öffnet Herz und Sinne, macht Verstand froh, vermindert schädliche Säfte, macht stark. Weitere Rezepte gegen „Gicht", unmäßiges Lachen. In „Causae et Curae" zudem Bestandteil weiterer Rezepte gegen stinkenden Atem, Bewusstseinsstörung, Mundgeruch und für ein Universalheilmittel

Hist. med./Volksmed./Naturheilk.: Durch arabische Ärzte bekannt gemacht, vermutlich mit den Kreuzfahrern nach Europa gelangt und im Mittelalter gegen Herz-, Leber- und Magenleiden geschätzt. Antiseptisch und desinfizierend. Im 19. Jh. zeitweilig als Abtreibungsmittel geltend

Pharm.-Wirkst.: Myristicin, Safrol, Eugenol

Hildg.-Heilm.: Muskatpulvermischung aus Samen des Muskatnussbaumes, Rinde des Zimtstrauches und Blüten des Gewürznelkenbaumes mit Mehl und weiteren Backzutaten zu Energiekeksen verbacken. Die anregenden, antidepressiven, konzentrationsfördernden, krampflösenden und stimmungsaufhellenden Wirkungen hilfreich u. a. bei Erschöpfung, Gedächtnisstörungen, Konzentrationsschwäche, psychischer Verstimmung

Bemerkungen: Eine Rauschwirkung wurde erstmals 1829 beschrieben. Ratten, die man mehr als zwei Jahre lang mit dem ätherischen Öl Safrol fütterte, litten unter vergrößerter Leber und wiesen mehr Lebertumore als Artgenossen auf.

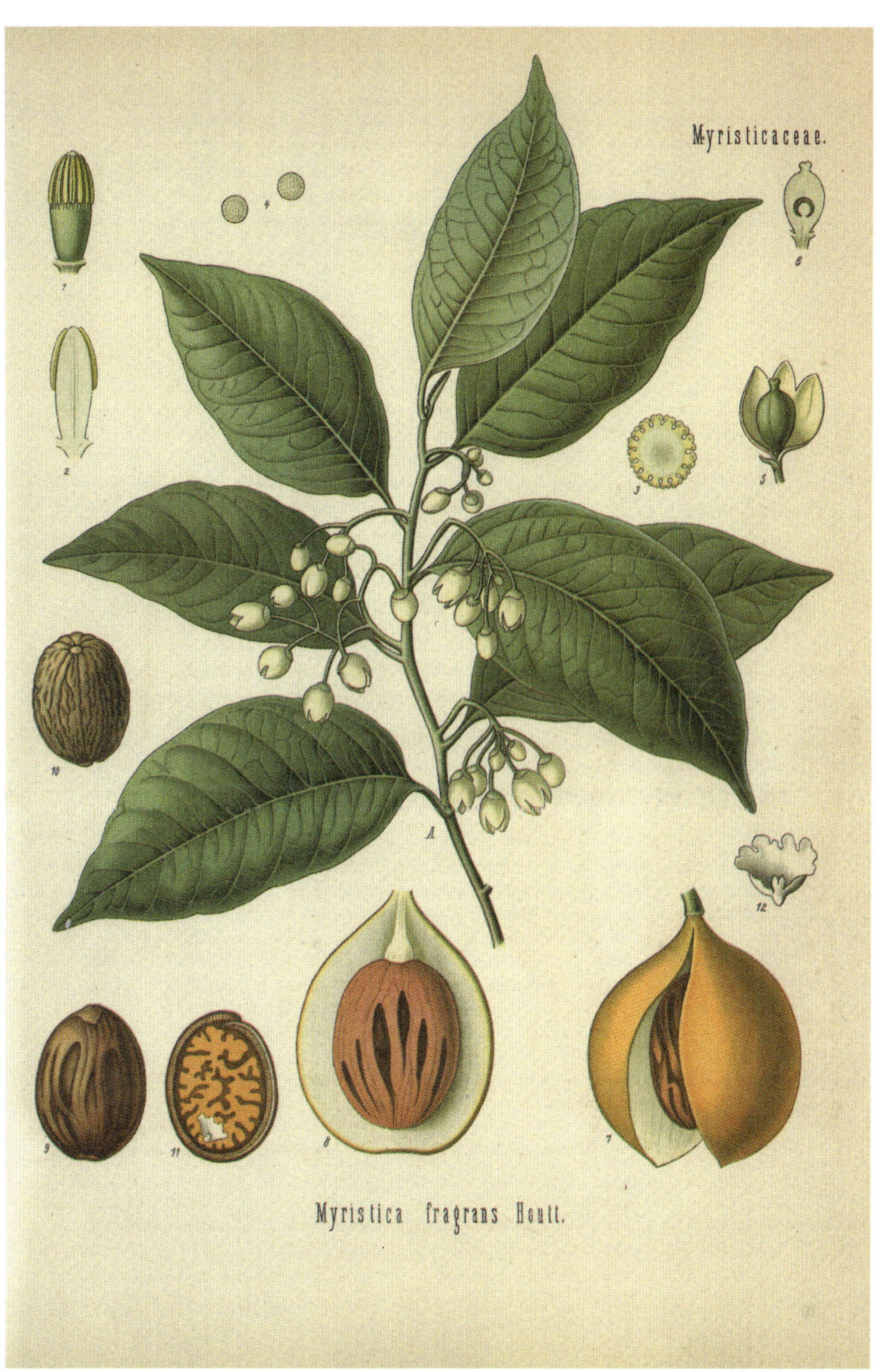
Myristicaceae.
Myristica fragrans Houtt.

Mutterkraut

Tanacetum parthenium L. * Metra / De Metra

(Bei H. auch febrifuga. Synonym z. B. Chrysanthemum parthenium PERS. Es gilt zu beachten, dass Mutterkraut eine regionale Bezeichnung für völlig andere Heilkräuter wie Alpen-Mutterwurz, Mutellina adonidifolia GUTERMANN, sein kann.)

Weitere Bez. (Auswahl): Bocksblum, Breselkraut (Österreich/Linz), Falsche Kamille, Fieberkraut, Jungfernkraut (Schwaben), Meidblumen, Meter, Metern, Metra, Metter, Metterich (Thüringen), Mütrich, Muattachrut (St. Gallen), Muterkrut, Sonnenauge, Zierkamille

Hildg.: Warm. Suppe mit Wasser, Fett oder Öl kochen, Semmelmehl hinzufügen, gegessen gegen Beschwerden an den Eingeweiden. Diese Speise wird Frauen auch zur Monatsblutung empfohlen. Pflanzensaft mit Kuhbutter vermischt als Einreibung gegen schmerzhaftes Stechen. In „Causae et Curae" Teil weiterer Rezepturen gegen Menstruationsstörungen und Darmblutungen

Hist. med./Volksmed./Naturheilk.: Im ersten Jahrhundert bereits zur inneren Einnahme gegen Asthma, Gebärmutter- und Steinleiden sowie als Umschlag bei Geschwüren und Entzündungen der Haut beschrieben. Das Mittelalter erweiterte die Anwendungen auf Fieber und Kopfschmerzen. Die prophylaktische Einnahme soll Migräneanfälle mindern (nicht bei Schwangerschaft und Stillzeit verwenden). Auch ist eine entzündungshemmende, beruhigende und verdauungsfördernde Wirkung möglich. Umschläge bei Quetschungen und Schwellungen. Bei Kontakt mit oberirdischen Pflanzenteilen sind bei dafür sensitiven Patienten u. a. allergische Hautreaktionen möglich. Anwendungen in der Homöopathie

Pharm.-Wirkst.: ätherisches Öl (mit L-Campher, L-Borneol), Sesquiterpenlactone (z. B. Parthenolid), Flavonoide, Sterole

Hildg.-Heilm.: Mutterkraut-Suppe, unter Zuhilfenahme von Mutterkraut-Tinktur, z. B. bei Regelstörungen in der Pubertät (sofern keine Schwangerschaft vorliegt), Bauch- und Darmbeschwerden

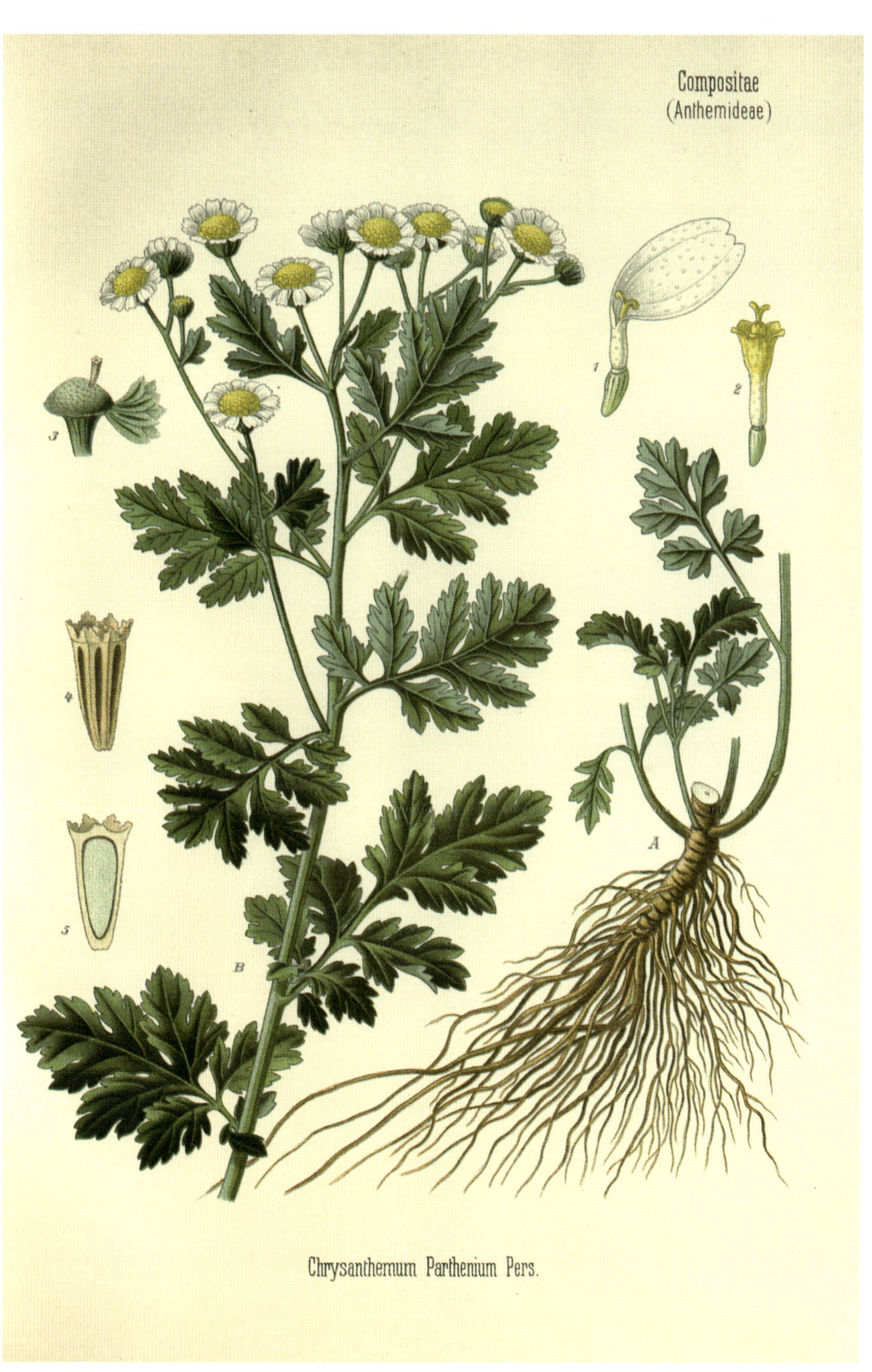
Compositae
(Anthemideae)
1
2
3
4
5
A
B
Chrysanthemum Parthenium Pers.

Mutterkümmel

Cuminum cyminum L. * Kumel / De Kumel

(Bei H. auch ciminum, cyminum, carvum. Siehe auch Kümmel)

Weitere Bez. (Auswahl): Camijn (Köln), Gardkarvel, Gardkome, Gardkomen, Haberkümel, Kämen (Niedersachsen), **Kreuzkümmel**, Römischer Kümmel, Krämerlaus, Kramkümmel, Kümel, Kümich (Köln), Kümm (Österreich), Pfefferkummel, Venedischer Kümmel, Weißer Kümmel, Welscher Kümmel

Hildg.: wie Kümmel

Hist. med./Volksmed./Naturheilk.: Archäologen wiesen ihn in ca. 4000 Jahre alten Küchenresten Syriens nach. Im Römischen Reich als Heilpflanze bekannt. Auch das europäische Mittelalter nutzte die Droge: z. B. bei Atem- und Oberbauchbeschwerden, Nasenbluten oder Scheidenentzündung. Kauen einiger Samen hilft schon oft bei Bauchkrämpfen, Blähungen, Völlegefühl, soll auch den Bluthochdruck reduzieren, Libido anregen, gegen Husten und Verstopfung wirken. Weitere Wirkungen werden ihm bei täglichem Genuss u. a. beim Senken des Krebsrisikos (Gebärmutterhalskrebs und Magenkrebs erwähnt) sowie als Hilfe beim Abnehmen nachgesagt.

Pharm.-Wirkst.: Flavonoide (Apigenin, Luteolin), Cuminol, Eugenol, a-, ß-Pinen, Phellandren, p-Cymol, Terpineol, Gerbstoff

Hildg.-Heilm.: Mutterkümmelmischpulver aus Früchten des Mutterkümmels, des weißen Pfeffers und Wurzel der Bibernelle u. a. gegen Erbrechen div. Ursachen (in Form von Keksen, gebacken mit Dinkelmehl, Eidotter und Wasser), bei Magenschwäche, Verdauungsstörungen

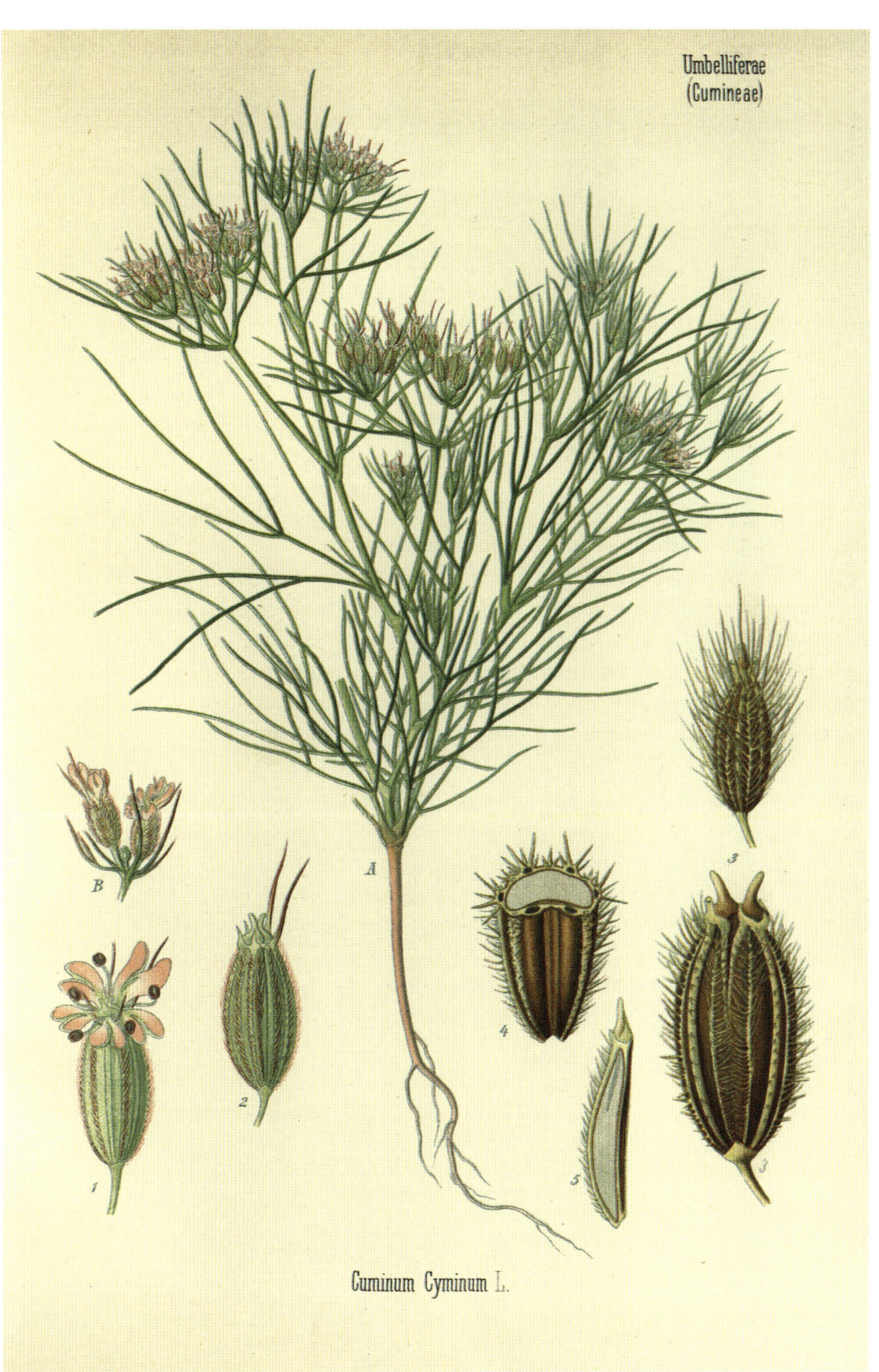
Umbelliferae
(Cumineae)
A
B
1
2
3
4
5
3
Cuminum Cyminum L.

Myrrhenstrauch

Commiphora myrrha ENGL. * Mirra / De Myrrha

(Synonym Balsamodendron Myrrha NEES V. ES. Das Harz findet sich bereits im Pflanzenbuch der „Physica".)

Hildg.: Heiß und trocken. Die Myrrhe hält Trugbilder, Zauberei, Dämonen, selbst den Teufel fern. Rinde in Wein oder Wasser gelegt trinken, gegen Gelbsucht und „Gicht". Allein der Duft, zudem Brust und Bauch mit ihr bestrichen, gegen Begierde. Teil eines Pflasters gegen Magenschmerzen. Im warmen Wein gegen Fieber. Vet.-med. Rezept (Rinder). In „Causae et Curae" zudem Teil von Rezepten gegen Migräne, Zahnschmerzen, Parasiten

Hist. med./Volksmed./Naturheilk.: In der Antike galt Myrrhe als austrocknend, adstringierend, betäubend, menstruationsfördernd, kam u. a. bei Augengeschwüren, Brust- und Seitenschmerz, Gebärmutterleiden, Haarausfall, Heiserkeit, Husten, Nierenproblemen und Zahnfäule zum Einsatz. Das Mittelalter übernahm das Therapiespektrum, erweiterte es auf Asthma, Eingeweidebrüche, die Behandlung von Geisteskrankheiten, eiternde Wunden, schlecht heilende Geschwüre (z. B. an Genitalien des Mannes und der Frau, Mund, Nase), Kopfschmerzen, Verdauungsbeschwerden. In der Neuzeit fokussierten sich die Anwendungen auf alkoholische Tinkturen zu Hautpinselungen und Spülungen des Mund- und Rachenraumes – also die desinfizierenden, zusammenziehenden, Narbenheilung fördernden und blutstillenden Eigenschaften. Auch wird sie krampflösend bei Darmerkrankungen eingesetzt. Anwendungen in der Homöopathie

Pharm.-Wirkst.: Harz (u. a. Triterpensäuren), ätherisches Öl (Sesquiterpene)

Hildg.-Heilm.: Lattich-Mischpulver (aus Aloe, Myrrhe, Kampfer, Lattich) u.a. bei Kreislaufbeschwerden, Ohnmachtsneigung, Schwächezuständen

Bemerkungen: Das an mehreren Stellen der Bibel (u. a. bei den drei Weisen aus dem Morgenland) erwähnte Gummiharz war Räuchermittel, wurde zum Einbalsamieren, bei Opferbräuchen und Zusatz in Salböl genutzt.

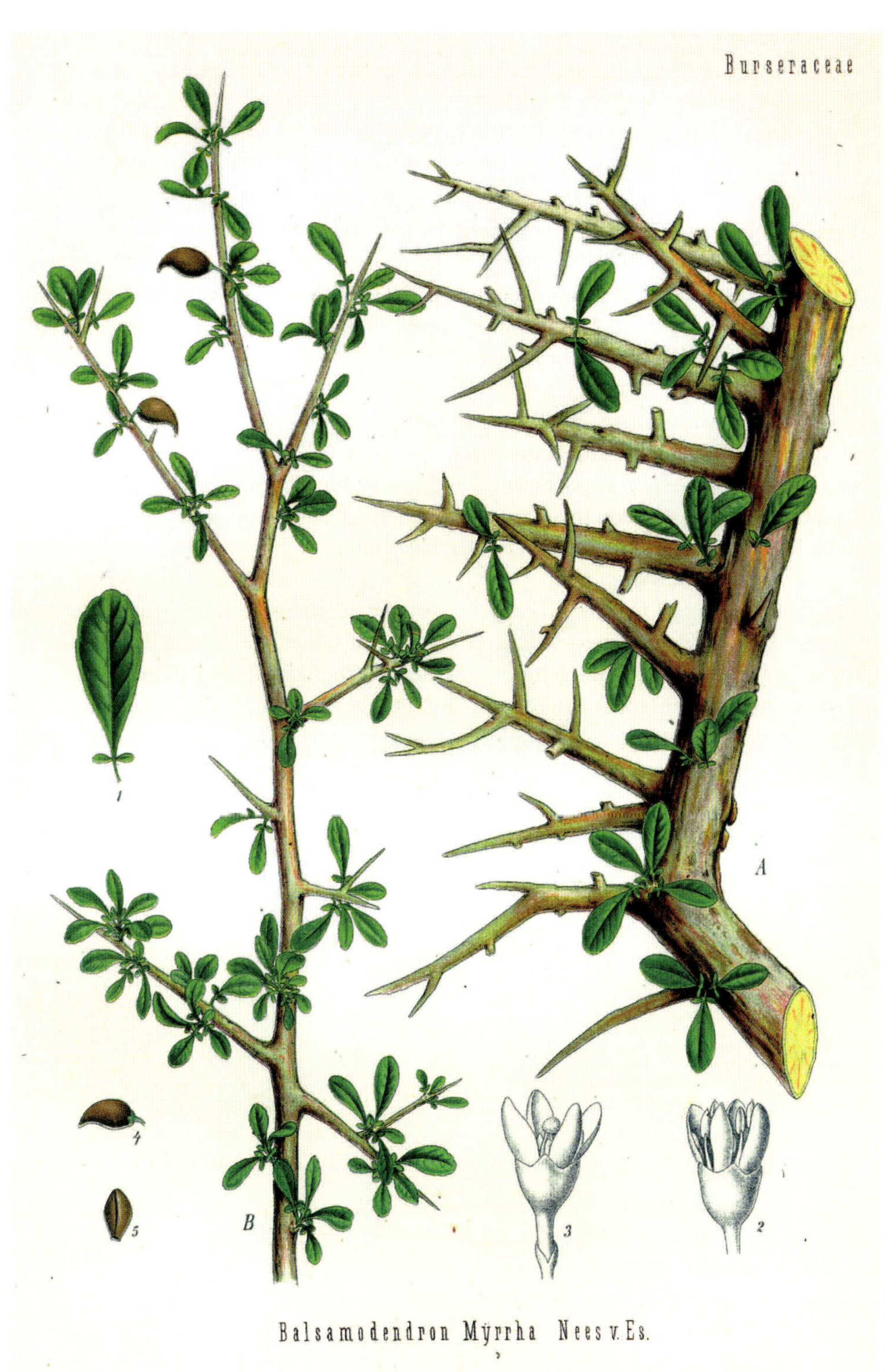
Burseraceae
1
A
4
5
B
3
2
Balsamodendron Myrrha Nees v. Es.

Nelkenwurz

Geum urbanum L. * Benedicta / De Benedicta

(Wegen dem ähnlichen volkstümlichen Namen und der langen Heilpflanzen-Tradition als Alternative zum Benediktenkraut z. B. bei Birkhan genannt. Als Abbildung der nahezu gleich aussehende und als Droge mit identischen Eigenschaften bekannte Bachbenedikt bzw. Bach-Nelkenwurz, Geum rivale L.)

Weitere Bez. (Auswahl): Benediktenkraut, **Benediktinerkraut**, **Echte Nelkenwurz**

Hildg.: wie Benediktenkraut

Hist. med./Volksmed./Naturheilk.: In der Antike fanden ihre Wurzeln Einsatz gegen Brustbeschwerden. Das Mittelalter empfahl sie bei Gelbsucht, Unterleibskoliken und Wassersucht. Im 20. Jh. noch bei Blasenschwäche, Gehirnhautentzündung und Zahnschmerzen genutzt, verzichtet die heutige Pflanzenheilkunde weitgehend auf sie. In Magen-Darm-Tees, gegen Durchfall, als Gurgelmittel bei Entzündungen in Mund und Rachen, Badezusatz bei Frostbeulen, Hämorrhoiden, als Umschlag oder Waschung bei Hauterkrankungen. Anwendungen in der Homöopathie

Pharm.-Wirkst.: Gallotannine, Phenolcarbonsäuren, Eugenol

Hildg.-Heilm.: Nelkenwurztrank aus Nelkenwurzkraut und Wein u. a. als Ausleitungsmittel

Bemerkungen: Pulverisierte Nelkenwurz kam einst ins „Malefizpulver", dem Abwehrmittel gegen bösen Zauber und Krankheiten. Wer die Wurzel unter sein Kopfkissen legt, dem verrät sie im Traum, wer ihren Besitzer in Zukunft berauben könnte.

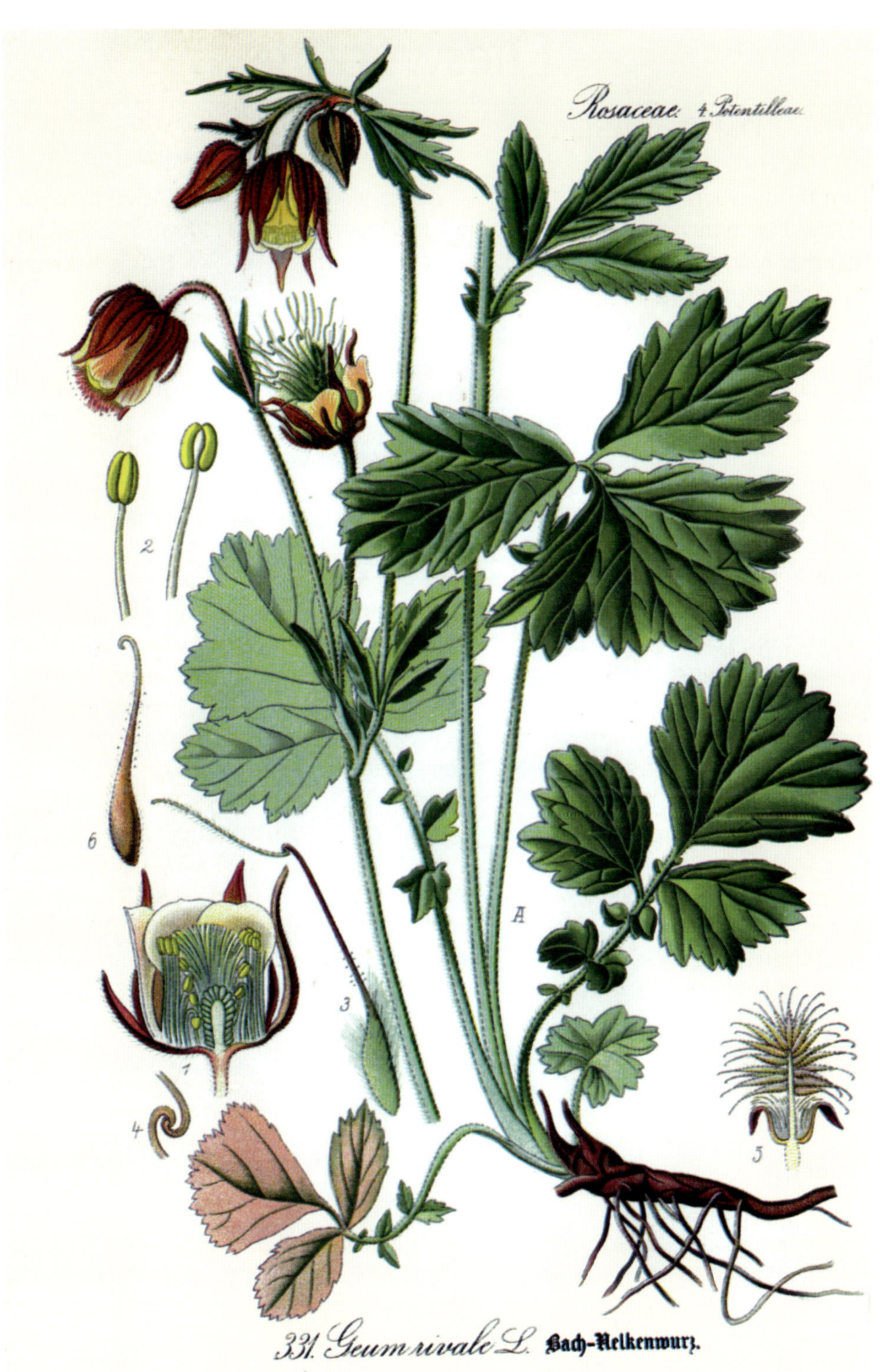
Rosaceae. 4 Potentilleae.
A
2
3
4
5
6
7
331. Geum rivale L. Bach-Nelkenwurz.

Nieswurz

Helleborus niger L. * Cristiana / De Christiana

(Laut Birkhan herrscht bei der Christrose oder auch Nieswurz „größte Verwirrung". Diverse Experten verknüpfen sie mit drei verschiedenen in der „Physica" genannten Pflanzen. Auch mit jenen, die in den alten Handschriften als nieszwurz, sichterwurtz nigra, citterwurz, eleborus – 2. Pflanze – bzw. nessewrz, nyesewurtz, gelisia, capillus Veneris – 3. Pflanze – bezeichnet werden.)

Weitere Bez. (Auswahl): Alröschen, **Christrose,** Hainwurz, **Schneerose, Schwarze Nieswurz**, Weihnachtsrose, Winterrosen, Wrangenkraut

Hildg.: 1. Pflanze: Feurige Hitze. Essen gegen die (nicht identifizierbare) Krankheit „freis", gegen Viertagefieber, gegen „Gicht". Außerdem in Wein bei Magenproblemen. 2. Pflanze: Mehr warm als kalt. Pflanze mit weniger Quendel und Fenchel zerstoßen, in altem Schmalz schwitzen und fünf Tage lang über Kopf und Hals auftragen, mit Tuch verhüllen, gegen Wahnsinn. 3. Pflanze: Mehr warm als kalt, trocken und etwas feucht. Eine gewisse Grünkraft. Saft in Wein nach dem Essen getrunken, gegen „Gicht" und Gelbsucht. Gleiche Mixtur, durch Honig ergänzt, zur Magenreinigung

Hist. med./Volksmed./Naturheilk.: Das Altertum schätzte die Nieswurz (vor allem den Wurzelabsud in Wein) u. a. gegen Wahnsinn und Epilepsie. Seit dem 15. Jh. wurde endgültig die Wurzel der Schwarzen Nieswurz als Droge festgelegt. Ab 18. Jahrhundert identifiziert man allein die Christrose bzw. Schneerose mit der Nieswurz, kam diese bei Herzproblemen und als harntreibendes Mittel zum Einsatz. Vor deren Giftigkeit warnten seit dem 16. Jh. Kräuterbücher mit Hinweisen wie „Drei Tropfen machen rot, zehn Tropfen machen tot." In der Volksmedizin lange als Brech- und Abführmittel, bei Wassersucht und Harnverhaltung eingesetzt. Die anthroposophische Medizin brachte den Gedanken ein, die Pflanze wäre ein mögliches Krebsmittel für Männer. Heute wird die in allen Teilen sehr giftige Nieswurz, außer in der Homöopathie, nicht mehr phytotherapeutisch verwendet.

Pharm.-Wirkst.: u. a. Saponine, Protoanemonin

Hildg.-Heilm.: keine bekannt

Bemerkungen: Die Verwirrung wird nicht kleiner, wenn man weiß, dass im Altertum auch der Weiße Germer, Veatrum album L., siehe Germer, als „(h)elleborus" bezeichnet wurde.

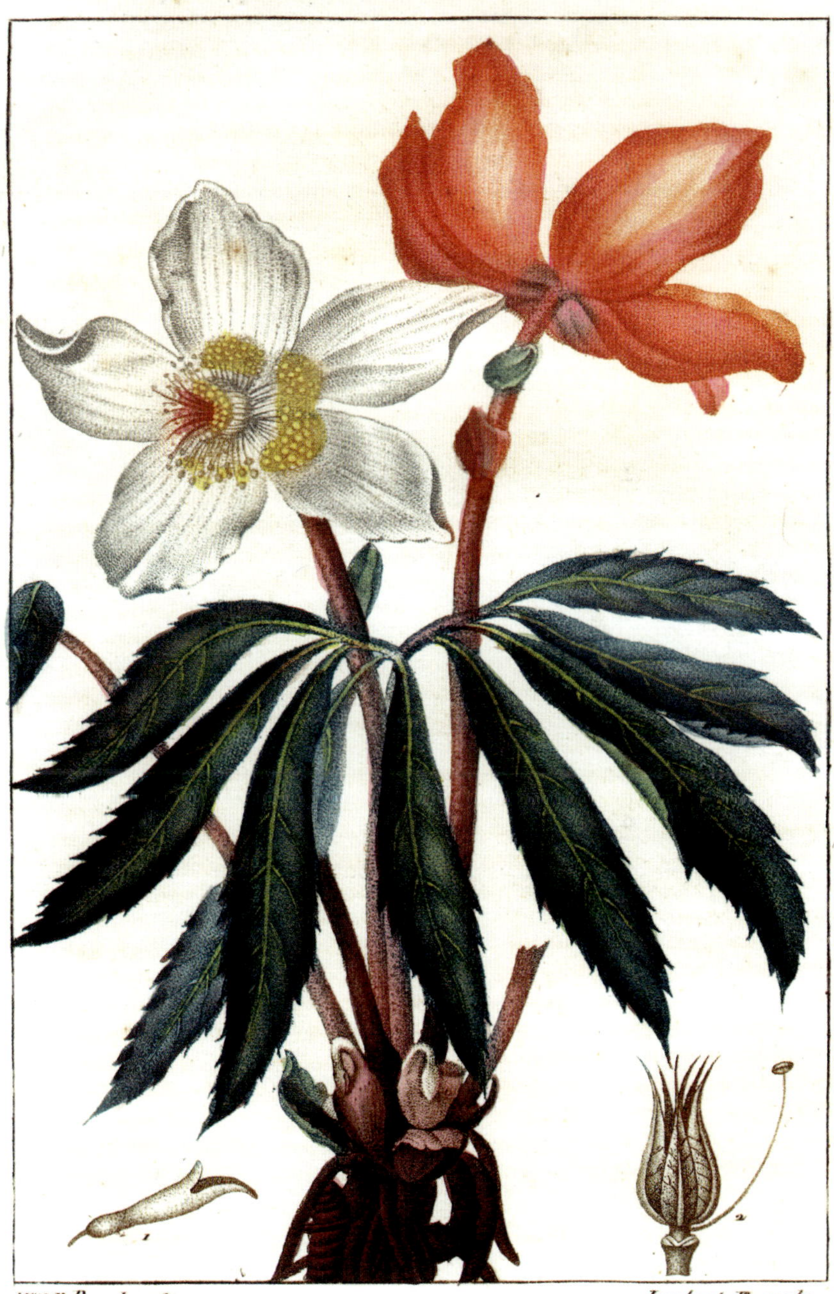

Mme E Panckoucke. Lambert J^e sculp.

ELLÉBORE.

a. l. l.

Nussbaum

Juglans regia L. * Nucus / De Nuszbaum

Weitere Bez. (Auswahl): Baumnuss, **Echte Walnuss**, **Walnussbaum**, Welschnuss

Hildg.: Warm. Saft junger Blätter gegen Würmer und Maden (auch andere Parasiten im Körper). Salbe aus Blättersaft und altem Schmalz, gegen Aussatz. Dampfbad mit Erde, nahe der Wurzeln entnommen, gegen „Gicht". Ausschwitzungen des Baumes von dort, wo Äste abgeschnitten wurden (z. B. ein Pilz), gekocht in Wein mit etwas Fenchel und Pfefferkraut, trinken, gegen Verschleimung. Saft reifer Nussschalen gegen Kopfgrind. Der Genuss zu vieler Nüsse würde Fieber erregen. In „Causae et Curae" wird abgeraten, bei Lungenleiden Nüsse zu essen. Weitere Rezepte unter Zuhilfenahme von Blättern und Rinde gegen Parasiten sowie Würmer im Bauch

Hist. med./Volksmed./Naturheilk.: Die Antike sprach Nüssen verschiedene Heilwirkungen zu. Im Mittelalter galten Blätter (später auch getrocknete grüne Nussschalen) und Nüsse als Gegenmittel für Vergiftungen, wurden als Brechmittel, bei Durchfall, Blutungen, Entzündungen von Mund und Rachen empfohlen. Daneben setzte man Salben und Umschläge bei Hautausschlag, Abszessen, Geschwüren und Entzündungen ein. Blätter als Teeaufguss sollen schwache Nerven stärken, gegen Zuckerkrankheit und Gelbsucht, als Blutreinigungs- und Wurmmittel, bei Magen- und Darmkatarrhen helfen. Nussblätter-Absud gegen Haarausfall und Frostbeulen. Heute Blätter vor allem zur äußeren Anwendung (Bäder, Spülungen, Umschläge) bei Hautmanifestationen wie Akne, Ekzeme, Geschwüre, eiternde Finger- und Zehennägel. Tee bei Durchfall und zur therapeutischen Verstärkung bei Hauterkrankungen. Ein isolierter Inhaltsstoff zeigte an Mäusen eine tumorhemmende Wirkung. Regelmäßiger Nussgenuss scheint vor Diabetes zu schützen, Herz-Kreislauf-Erkrankungen entgegenzuwirken, Demenz, Parkinson und Prostatakrebs zu bremsen. Anwendungen in der Homöopathie

Schönheitspflege: Die Naturkosmetik nutzt entzündungshemmende Effekte bei Akne, Ekzemen, Verbrennungen (Sud aus getrockneten Blättern auftragen). Walnussblätter-Bäder sollen störende Hauterscheinungen vertreiben. Grüne Nussschalen färben Haare dunkel.

Pharm.-Wirkst.: Gerbstoffe (Ellagitannine), Juglon, Flavonoide (u. a. Quercetin) Kämpferol, Gallussäure, ätherisches Öl (betrifft Walnussblätter)

Hildg.-Heilm.: keine bekannt

Bemerkungen: Römer brachten wohl die ersten Walnussbäume nach Deutschland.

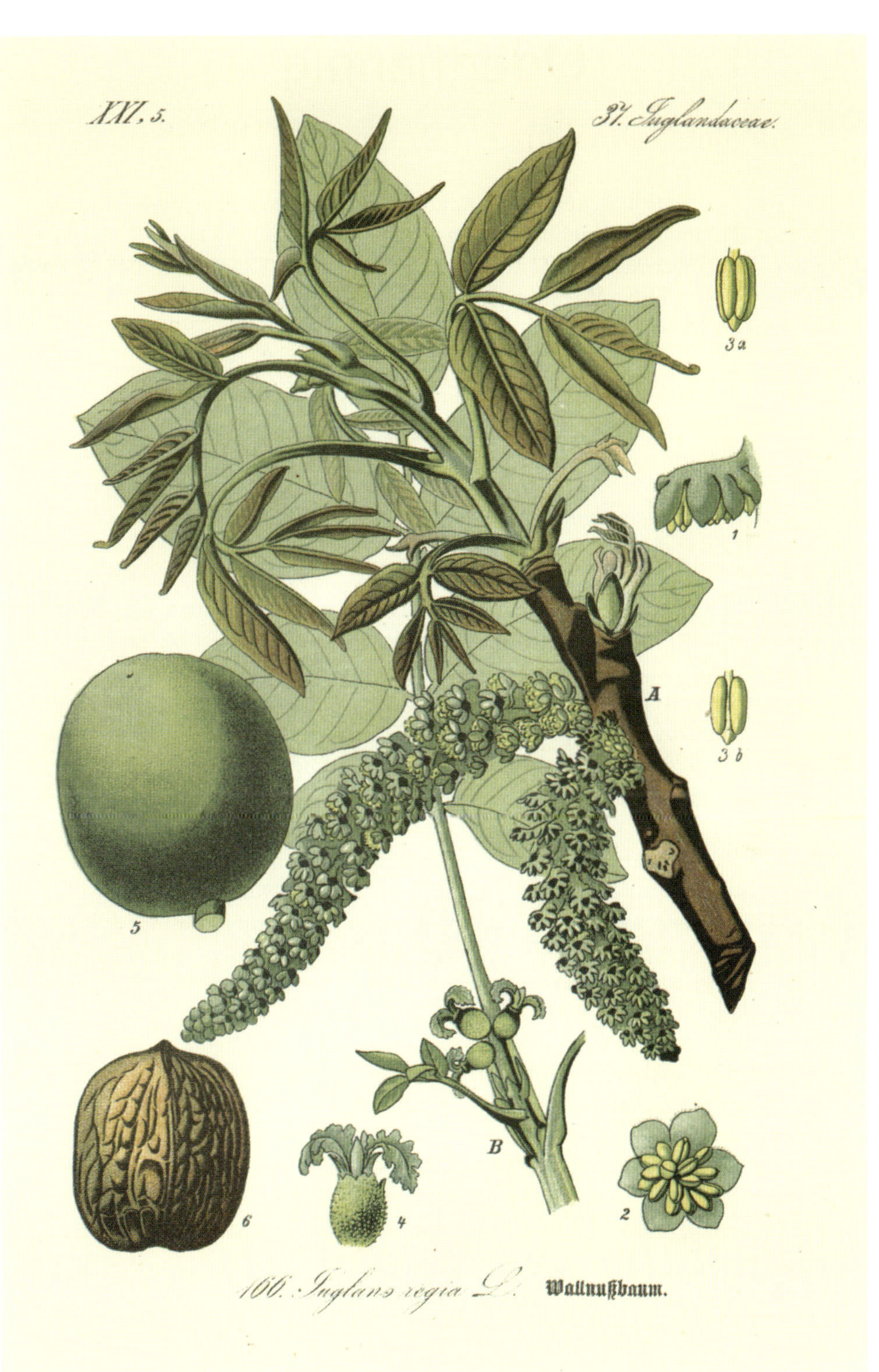
XXI, 5.
37. Juglandaceae.
3a
1
A
3b
5
B
6
4
2
166. Juglans regia L.
Wallnußbaum.

Odermennig

Agrimonia eupatoria L. * Agrimonia / De Agrimonia

Weitere Bez. (Auswahl): Ackerblume, Ackerkraut, Beerkraut, Bruchwurz, Brustwurz, Franzkraut, Fünfblatt, **Gemeiner Odermennig**, Gewöhnlicher Odermennig, Hagenmöndli, Kleiner Odermennig, Klettenkraut, Königskraut, Lebenskraut, Leberklee, Leberkletten, Leberkraut, Magenkraut, Menig, Milzblüh, Schafklette, Steinkraut, Wundodermennig, Zöpfchen

Hildg.: Warm. Pflanze kochen, mit dem noch warmen Wasser den kahlen Kopf waschen, Kraut in Tuch warm über Herz, auf Stirn und Schläfen legen, gegen Verwirrung. In Wein eingelegt vor dem Essen trinken, gegen Verschleimung. Im Mörser zerrieben nachts über die Augen gelegt, gegen Verdunkelung der Augen. Teil von Rezepten zur Reinigung u. a. von Lunge, Nase und Stirnnebenhöhlen sowie gegen Aussatz. In „Causae et Curae" noch Teil eines Rezeptes gegen akutes Fieber

Hist. med./Volksmed./Naturheilk.: Das Altertum kannte die Pflanze für die äußerliche Anwendung bei schlecht heilenden Geschwüren, innerlich bei Darmentzündung, gegen Ruhr und Schlangenbisse. Das Mittelalter hob die Unterstützung der Wundheilung (auch bei Hieb- und Stichverletzungen) hervor, therapierte mit der Droge Fieber, Leberverhärtung, Magenprobleme, Milzleiden. Im 20. Jh. noch als vorzügliches Wundkraut, als eine der besten Nieren-, Leber- und Milzheilpflanzen gepriesen, hob man die Kraft bei Gallensteinerkrankung, Gelbsucht und im Kampf gegen Harnsäureablagerungen hervor. Auch bei nervöser Übererregbarkeit empfohlen. Teeaufguss als Gurgelmittel bei Angina, Kehlkopfentzündung, Mandelentzündung, Mundausschlag, Rachenschleimhautentzündung. Tee bei leichtem Durchfall, Gliederschmerz, Hexenschuss, Neigung zu Nierensteinen, Rheuma, Verdauungsstörungen

Schönheitspflege: Hilft in Gesichtscremes gegen unreine Haut. Das Kraut hemmt Juckreiz, bringt Linderung bei allergischen Hautausschlägen.

Pharm.-Wirkst.: Catechingerbstoffe, Triterpene (u. a. Ursolsäure), Kieselsäure, ätherisches Öl (betrifft Kraut)

Hildg.-Heilm.: Ein Teelöffel Odermennig 30 Minuten in $^1/_2$ Glas Wein einlegen. Vor den Mahlzeiten einen Teelöffel z. B. gegen Schnupfen, Entzündungen mit Schleimabsonderung, Magen-Darm-Funktionsstörungen, Husten, Bronchitis einnehmen.

Bemerkungen: Eine uralte Heilpflanze und einst der Göttin Pallas Athene geweiht, wurde Odermennig das Wundermittel der Redner und Sänger.

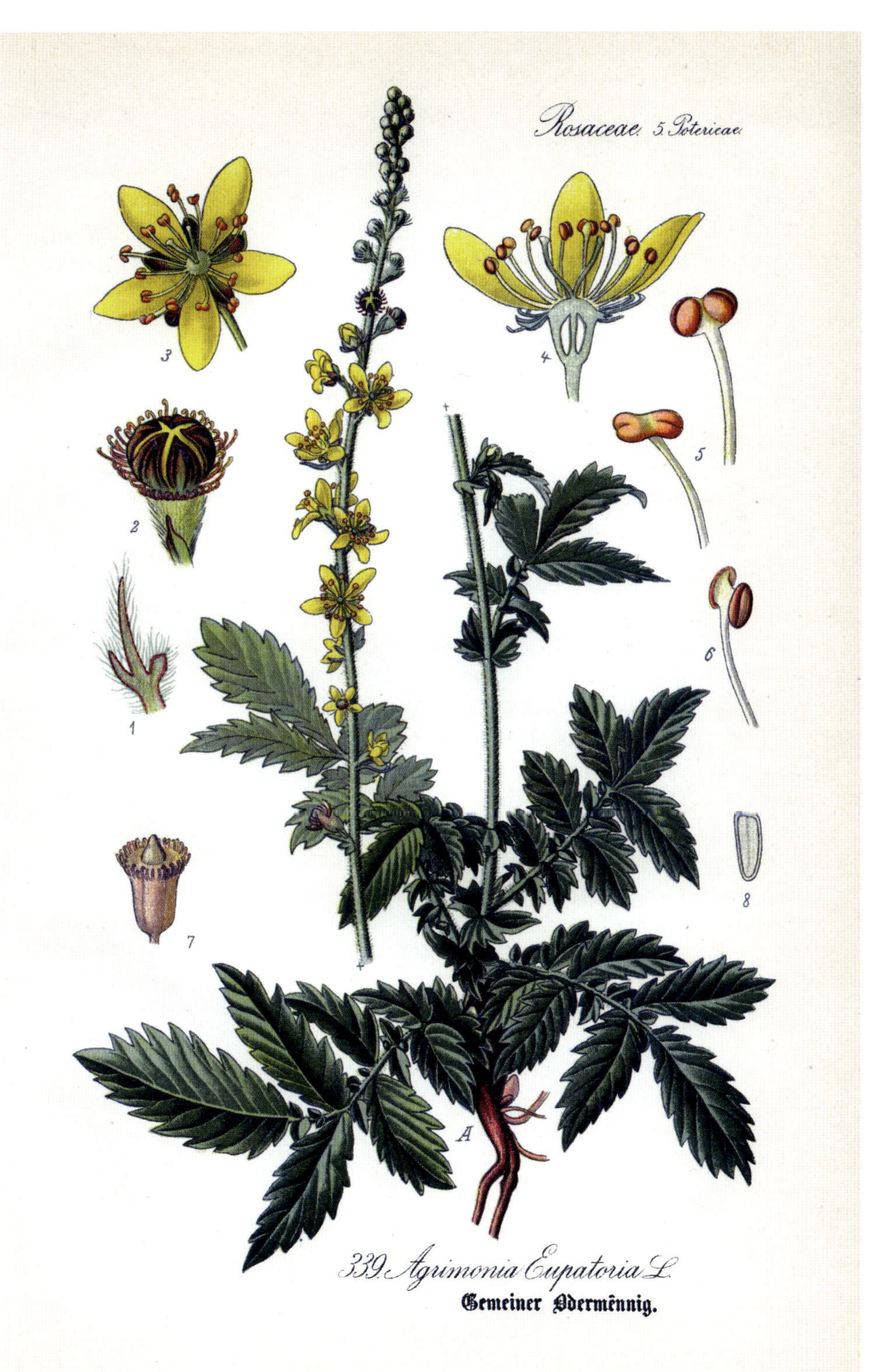
Rosaceae. 5. Potericae.
3
4
5
2
6
1
7
8
A
339. Agrimonia Eupatoria L.
Gemeiner Odermennig.

Olivenbaum

Olea europaea L. * Oleiboim / De Oleybaum

(Bei H. auch oliva)

Weitere Bez. (Auswahl): **Echter Ölbaum**, Ölbaum

Hildg.: Mehr warm als kalt und trocken. Rinde und Blätter in Wasser kochen, mit altem Fett eine Salbe machen, gegen Beschwerden am Herz, am Rücken, den Seiten, den Nieren, gegen „Gicht" einreiben. Rinde und Blätter Teil eines Rezeptes für ein Pflaster gegen Magenprobleme. Öl mit Rosen und Veilchen gekocht, gegen Fieber. Öl Teil eines Rezeptes gegen Kopfschmerzen. Tuch mit Öl und Wachs gegen schmerzendes Geschwür. Öl einreiben, gegen Krämpfe. Öl, in welchem Rosen eingelegt sind, als Einreibung gegen „Gicht" am Kopf, an den Augen und Lendenschmerz. In „Causae et Curae" Olivenöl zudem Teil von Rezepten gegen Kopfschmerzen, Maßlosigkeit, Vergesslichkeit, blutiges Erbrechen, gegen Geschwüre und Krebs, „Gicht", Gedächtnisverlust

Hist. med./Volksmed./Naturheilk.: Öl ist – soweit uns Nachrichten hinterlassen wurden – wohl zuerst als Luxusgut zum Salben des Körpers und als Opfergabe, später auch zu Speise- und Brennzwecken verwendet worden. Auf jeden Fall nutzte es die Antike zur Beschleunigung der Wundheilung und zur Entspannung bei Muskelschmerzen. Im Mittelalter allein und als Bestandteil zahlreicher Rezepturen verschrieben. Die fiebertreibenden, blutzuckersenkenden, harntreibenden, stärkenden und zusammenziehenden Wirkungen begünstigen den Einsatz bei hohem Blutdruck, Diabetes, Entzündungen, Gallensteinen, Gicht, Rheuma, Verstopfung und Wunden. Ärzte der französischen Armee verwendeten Blätter und Rinde zur Malariabekämpfung. Auch bei Nierenkoliken und chronischer Verstopfung empfohlen.

Schönheitspflege: Vor dem Sonnenbad mit Olivenöl einreiben, soll die Bräunung der Haut beschleunigen. Allerdings ist es kein besonders gutes Sonnenschutzmittel.

Pharm.-Wirkst.: fettes Öl aus Triglyceriden (u. a. Palmitinsäure, Linolsäure, Stearinsäure, Palmitoleinsäure), wertvolle Vitamine, Phenole, Polyphenole, Secoiridoide, Phytosterole

Hildg.-Heilm.: z. B. in Apfelblütenöl (siehe dort), Brennnesselöl (siehe dort), Veilchenöl (siehe dort)

Bemerkungen: Älteste Reste wilder Oliven fanden sich in 54 000 Jahre alten vulkanischen Ascheablagerungen. Die menschliche Nutzung der Früchte reicht – so zeigen es archäologische Funde von Olivenkernen – mindestens 9000 Jahre zurück. Eine Kultivierung mag um 4000 vor Christi erfolgt sein.

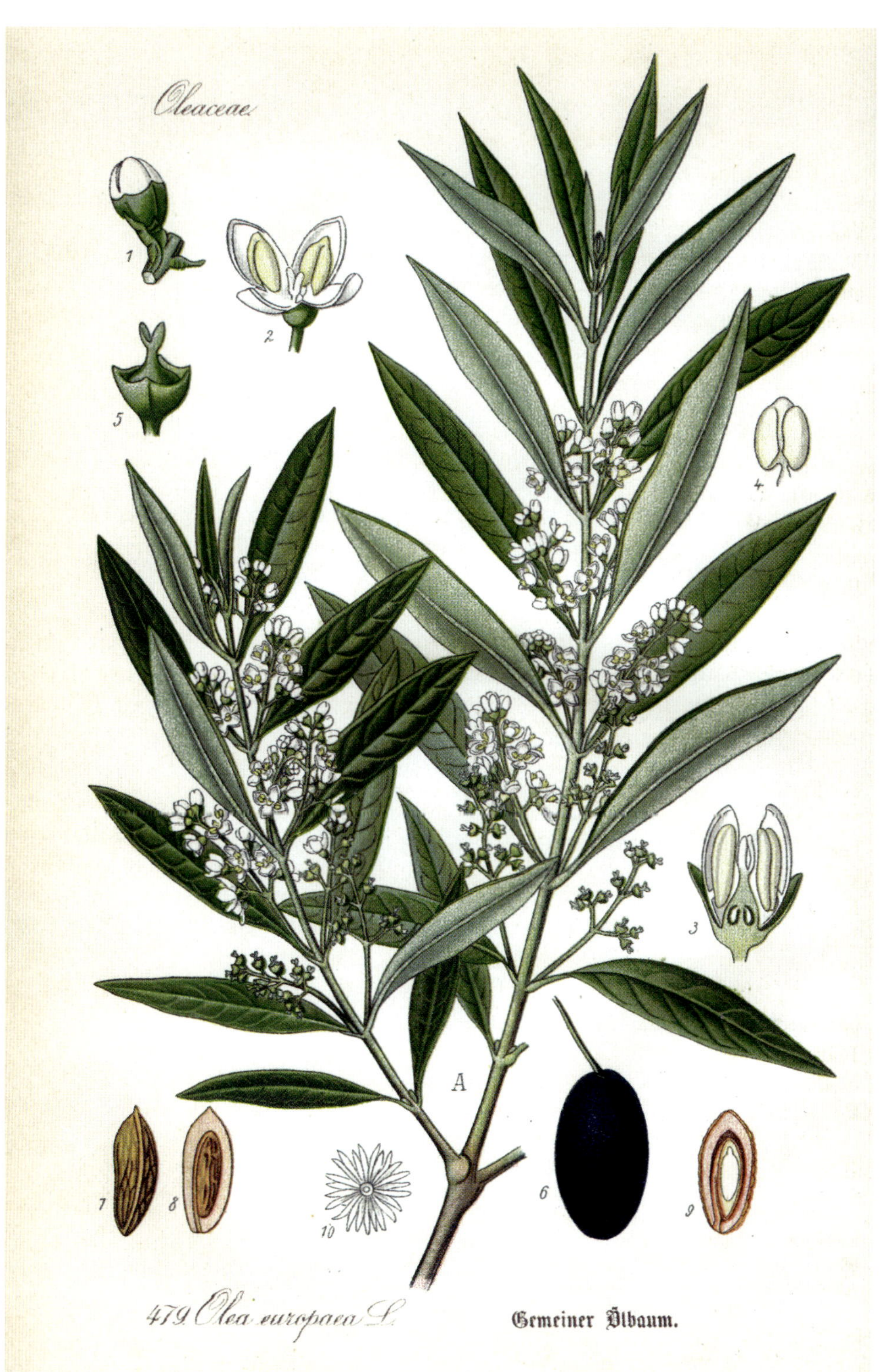
Oleaceae
1
2
5
4
3
A
7
8
10
6
9
479. Olea europaea L.
Gemeiner Ölbaum.

Osterluzei

Aristolochia clematitis L. * Biuerwurz / De Byverwurtz

(Bei H. auch biverwurz, rustica, astrolocia. Zum Stand des wissenschaftlichen Disputs vergleiche Eberwurz)

Weitere Bez. (Auswahl): Astrenza, Aufrechte Osterluzei, Biberkraut, Bruchwurzel, **Gewöhnliche Osterluzei,** Hynschkraut, Löffelchrut (St. Gallen), Rebling, Saracenkraut, Wildweinranken, Wolfskraut, Zäunling

Hildg.: Warm. Zerkleinerte Wurzel und Blätter mit der Hälfte Bertram und davon der Hälfte Zimtpulver vermischt täglich mit Brot bzw. in Suppe gegessen oder in Wein getrunken, verhindert schwere Krankheiten bis zum Tod, lässt Kranke genesen. Dieses Pulver behält seine Kraft, wenn es in einem irdenen Gefäß und in der Erde vergraben aufbewahrt wird. In „Causae et Curae" noch Teil von Rezepten gegen Verdauungsprobleme und Menstruationsstörungen

Hist. med./Volksmed./Naturheilk.: Im Altertum zur Wundbehandlung und gegen Schlangenbisse genutzt, wurden Aristolochiaarten im Mittelalter als Universalheilmittel gepriesen, z. B. als Asthma, Bluthusten, Brust- und Lungenerkrankungen, chronische Geschwüre, eitrige Wunden, Epilepsie, Gicht- und Steinleiden sowie Zahnfleischerkrankungen bekämpfende, Fieber senkende, Gifte neutralisierende, die Menstruation fördernde, Dornen und Splitter ausziehende sowie die Nachgeburt austreibende Drogen eingesetzt. Bis ins 17. Jahrhundert stand die Wurzel so in hoher Gunst. Doch kam es bei Abtreibungen auch immer wieder zu Vergiftungen. Wegen der Giftigkeit sind Arzneimittel mit der Pflanze seit langem nicht mehr verkehrsfähig. Das betrifft auch Anwendungen in der Homöopathie bis zur Potenzstufe D10.

Pharm.-Wirkst.: giftige Aristolochiasäuren, die nierenschädigend und krebserzeugend sind, ätherische Öle, Gerbstoffe, Clematinin

Hildg.-Heilm.: keine bekannt

Bemerkungen: Die Osterluzei gehört in manchen katholischen Gegenden in jene Pflanzengebinde, mit denen zu Mariä Himmelfahrt seit dem 9. Jahrhundert die Kräuterweihe gefeiert wird.

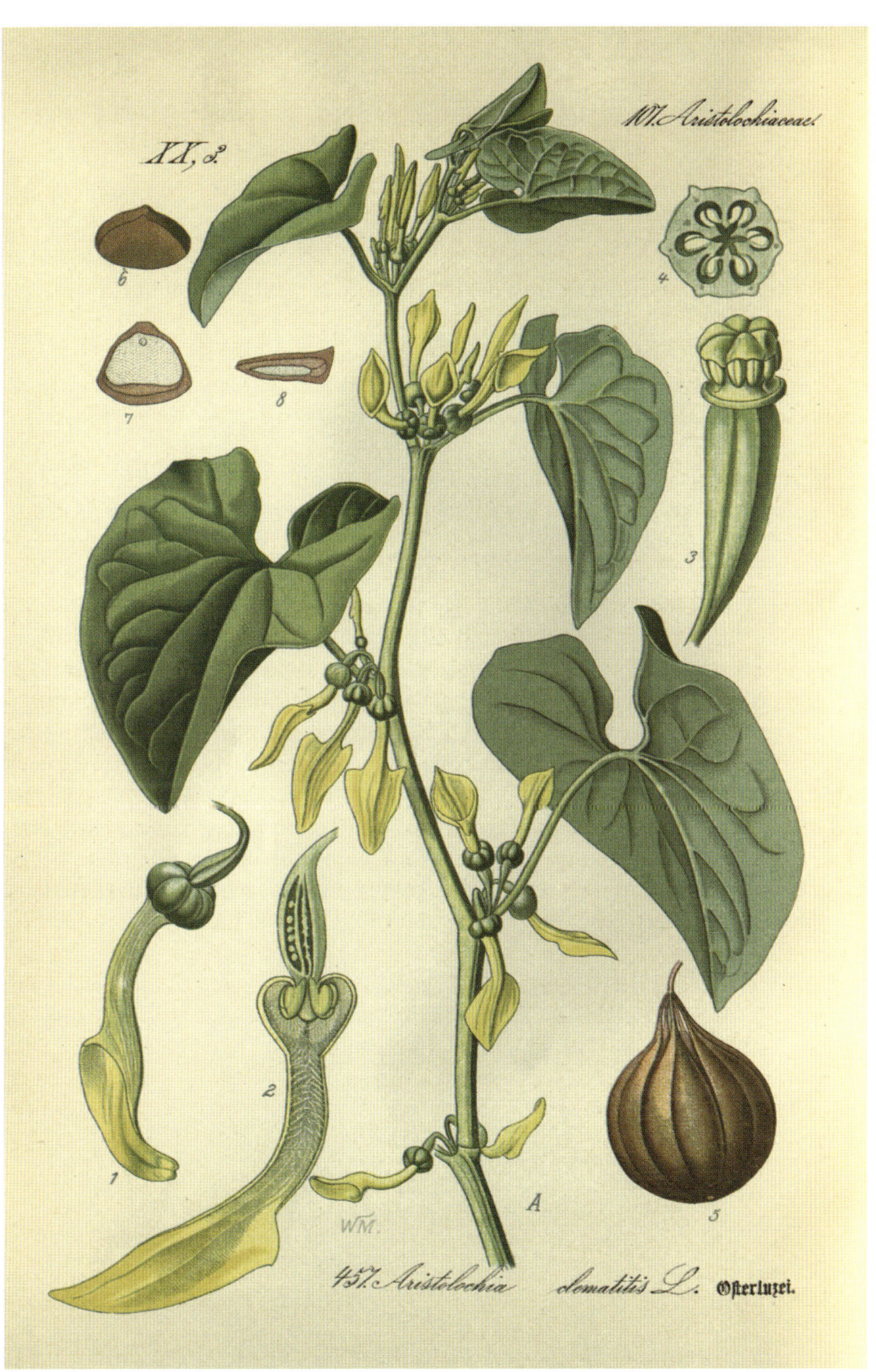
XX, 2.
107. Aristolochiaceae.
6
4
7
8
3
1
2
A
5
457. Aristolochia clematitis L. Osterluzei.

Pestwurz

Petasites hybridus GAERTN. * Maior huflaticha / De Hufflatta majori

(Synonym u. a. Petasites officinalis MOENCH. Wird nach Müller oft mit dem Huflattich verwechselt! Birkhan hält auch die Weiße Pestwurz, Petasites albus GAERTN., für denkbar.)

Weitere Bez. (Auswahl): Bach-Pestwurz, Falscher Huflattich, **Gewöhnliche Pestwurz**, Großblättriger Huflattich, Rote Pestwurz

Hildg.: Kalt und feucht. Blätter vom Stengel abreißen, mit Honig bestreichen, als Umschlag für drei Tage und Nächte gegen noch nicht aufgebrochene Skrofeln (Halsdrüsengeschwülste). Zur weiteren Behandlung gibt es auch Therapieempfehlungen.

Hist. med./Volksmed./Naturheilk.: Diese im Mittelalter höchst beliebte Heilpflanze (speziell die Blätter) kam wegen ihrer kühlenden, leicht betäubenden, trocknenden, wundheilenden Eigenschaften bei bösartigen, krebsartigen Geschwüren zum Einsatz. Später wurden ihr giftbeseitigende, pestabwehrende, schweißtreibende Wirkungen nachgesagt. Später mehr als schleimlösendes Hustenmittel, bei Erkrankung der Atmungsorgane und äußerlich zur Wundbehandlung genutzt. Heute werden nur noch Extrakte der Pflanze u. a. als krampflösend z. B. im Leber-Magen-Darm-Bereich, bei Bronchialasthma, zur Migräneprophylaxe und bei Regelblutungsschmerz eingesetzt. Diese Pflanzen baut man kontrolliert an. Vor einer selbstständigen Teezubereitung der in freier Natur gesammelten Blätter oder Wurzeln wird wegen negativer Wirkungen (eventuell krebserregend, möglicherweise giftig) z. B. auf die Leber gewarnt!

Pharm.-Wirkst.: Ester der Sesquiterpenalkohole (Petasol, Neopetasol, Isopetasol), Fukinon, Bakkenolid, ätherisches Öl, Flavonoide, Isoquercitrin, Astragalin, Quercetin, Schleimstoffe, Gerbstoffe (Pestwurzblätter untersucht)

Hildg.-Heilm.: keine bekannt

Bemerkungen: Nach Erlöschen der Zulassung für das Präparat „Petadolex" im Jahre 2009 ist in Deutschland kein direktes Pestwurz-Präparat mehr handelbar.

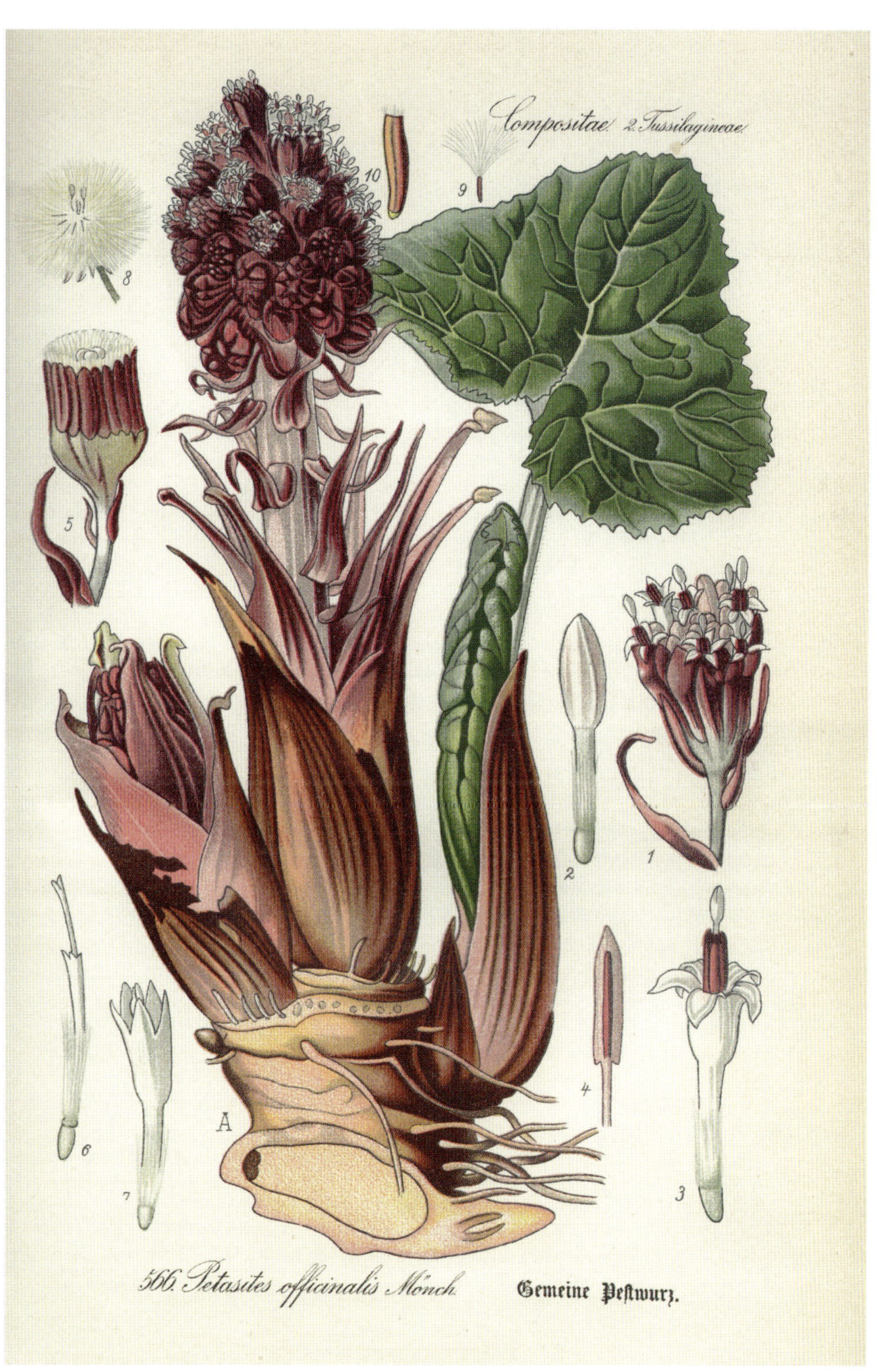
Compositae. 2. Tussilagineae.
10
9
8
5
1
2
4
3
6
7
A
566. Petasites officinalis Mönch.
Gemeine Pestwurz.

Petersilie

Petroselinum crispum FUSS * Petrosilinum / De Petroselino

(Synonym u. a. Petroselinum sativum HOFFMANN)

Weitere Bez. (Auswahl): Beterli, Bittersilche, Felswurz, Krautpetersilie, Kräutel (Tirol), Krullpetersilie, Paiterling (Bayern), Pautersillle (Eichsfeld), Petergrün, Peterle, Peterli (Graubünden, Bern, Zürich, St. Gallen), Peterlin, Krause Petersilie, Petersilienwurzel, Silk (Bremen), Wurzelpetersilie

Hildg.: Wärme und Kälte. Roh gegessen, gegen Fieber. Pflanze, gleiche Menge Königskerze und doppelte Menge Fenchel zu Brei verarbeiten, Butter oder Rinderfett und Salz hinzufügen. Gekocht essen, gegen Magenprobleme. Zur äußerlichen Anwendung Teil eines Rezeptes gegen „Gicht". Petersilie in Wein kochen, Essig und Honig hinzufügen, trinken gegen Schmerzen z. B. am Herz und der Milz. Petersilie nebst einem Drittel Steinbrech in Wein kochen, im Dampfbad trinken, gegen Steinleiden. In „Causae et Curae" Teil eines Rezeptes gegen Fallsucht (Epilepsie) und eine variierte „Gicht"-Medizin.

Hist. med./Volksmed./Naturheilk.: In der Antike fast nur zu Heilzwecken (blähungstreibend, harn- und menstruationsfördernd, gegen Blasen- und Nierenschmerz, Seitenstechen) genutzt, gehörte das Kraut im Mittelalter zu den wichtigen Kulturen der Klostergärten. In jener Zeit erweiterte sich die Anwendungspalette auch auf Blasen- und Nierensteine sowie Nervenschmerzen. Als heilkräftig gelten sowohl die Wurzeln als auch das Kraut und die Samen. Sie regen die Verdauung an, sollen Wasseransammlungen der Beine, in Brust- und Bauchhöhle sowie des Herzbeutels ableiten, bei der monatlichen Regel helfen. Frisch zerquetscht kauen bzw. in die Ohren stecken (bei Ohren- und Zahnschmerzen), in der Suppe oder als Tee zum Eigengebrauch. Umschläge mit zerhackten Blättern auf Quetschungen, schmerzende Stellen, Insektenstiche legen. Blätteraufguss-Kompressen bei Bindehautentzündung bzw. Entzündung der Augenlider. Petersilienöl, welches sogar Rauschzustände auslösen, Magen-Darm-Trakt und Nieren reizen und zu weiteren Schäden führen kann, sollte zur inneren Anwendung nur nach ärztlicher Konsultation benutzt werden (äußerlich als Schutz gegen Mückenstiche und zur Kopflaus-Bekämpfung). Öl, zerstoßener Samen und Sud wurden als verbotene Abtreibungsmittel genommen, führten zu Todesfällen. Anwendungen in der Homöopathie

Schönheitspflege: Absud von Samen und Wurzel gilt als Haarwuchsmittel, Lotion zur Abschwächung der Schwangerschaftspigmentierung

Pharm.-Wirkst.: ätherisches Öl (u. a. mit Apiol, Myristicin, Terpene), fettes Öl, Flavonoide (u. a. Apiin), Furanocumarine (für die Petersiliensamen)

Hildg.-Heilm.: Petersilien-Honigwein aus frischem Kraut, Honig, Essig und Wein als Kräftigungs- und Stärkungsmittel, gegen Herzschmerzen, Herzschwäche, leicht erhöhten Blutdruck

Bemerkungen: Im alten Griechenland sogar eine heilige Pflanze

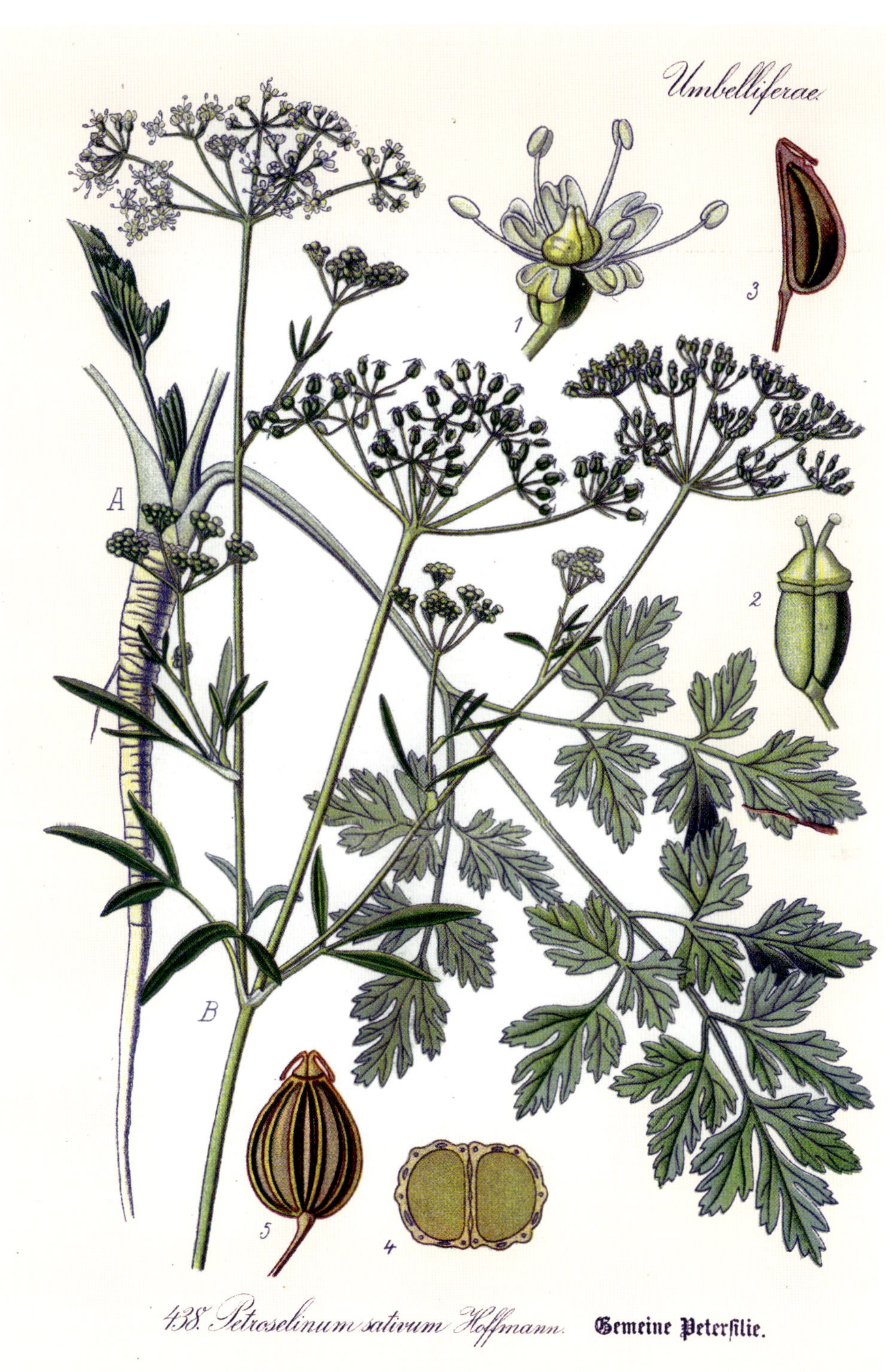

438. Petroselinum sativum Hoffmann. Gemeine Petersilie.

Pfeffer

Piper nigrum L. * Piper / De Piper

(Es kommt auch der Lange Pfeffer bzw. Stangenpfeffer, Piper longum L., infrage. Nicht zu verwechseln jedoch mit dem Mauerpfeffer, Sedum acre L., den H. ertpeffer nennt.)

Weitere Bez. (Auswahl): Echter Pfeffer, Schwarzer Pfeffer

Hildg.: Sehr heiß und trocken. Verzehr schadet. Jedoch Pfeffer in jeder beliebigen Speise gut für Milzkranke und gegen Appetitlosigkeit. In „Causae et Curae" ist die Droge Teil von Rezepten gegen Herzbeschwerden (hier weißer Pfeffer), Magenschmerzen, Podagra, Menstruationsstörungen (weißer Pfeffer), Verdauungsprobleme, Durchfall und jene bislang nicht enträtselte Krankheit, die H. „vich" nennt.

Hist. med./Volksmed./Naturheilk.: Vielfältige Verwendung im Altertum: gegen Bisse giftiger Tiere, Sehschwäche, Schmerzen, Wechselfieber, als Appetitanreger, Hustenlöser, harntreibendes und die Verdauung förderndes Mittel. Das Mittelalter pries Pfeffer bei Blasen-, Brust-, Leber- und Lungenleiden, Halsentzündungen, Magen- und Darmkoliken, für alle Schmerzen und Verdauungsprobleme. Heute wird der Speichel- und Magensaftsekretion und damit die Verdauung (äußerlich auch die Durchblutung) anregende Pfeffer kaum noch in Arzneimitteln verwendet.

Pharm.-Wirkst.: Piperin und dessen Derivate z. B. Piperettin, Chavicin, ätherisches Öl (u. a. Limonen, Sabinen, Caryophyllen, Safrol)

Hildg.-Heilm.: keine bekannt

Bemerkungen: Mehr als 1000 Jahre das handelspolitisch wichtigste Gewürz, zuerst aus Südwest-Indien nach Europa importiert. Piper nigrum L. wird in verschiedenen Farben gehandelt: grün (unreife, früh geerntete Früchte, meist frisch in Salzwasser eingelegt), schwarz (unreif, aber durch Trocknen runzelig und schwarz geworden), weiß (Steinkern des vollreifen Pfeffers), rot (reife, ungeschälte Früchte, in salzige oder saure Laken eingelegt).

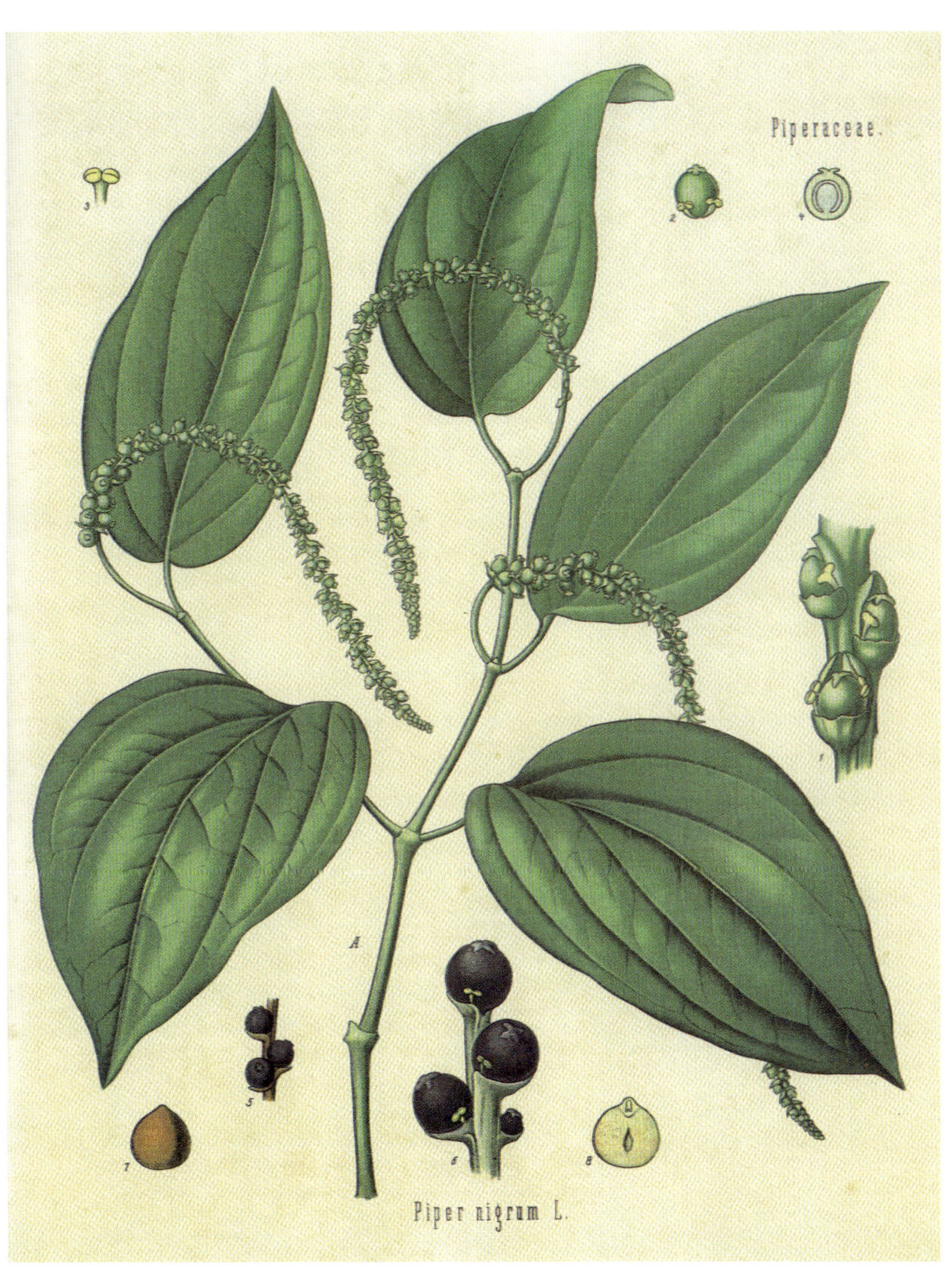
Piperaceae.
Piper nigrum L.

Pfefferkraut

Lepidium latifolium L. * Peffercruit / De Pefferkrut

(Nicht zu verwechseln mit dem Bohnenkraut, Satureja hortensis L., dessen Trivialname auch Pfefferkraut ist.)

Weitere Bez. (Auswahl): **Breitblättrige Kresse**, Senfkresse, Strand-Karse

Hildg.: Warm und feucht. Roh essen bei schwachem Herz, krankem Magen, traurigem Gemüt, klärt auch die Augen. In „Causae et Curae" Teil eines komplizierten Rezeptes gegen Herzbeschwerden, schlechte Säfte in den Eingeweiden und der Milz

Hist. med./Volksmed./Naturheilk.: Früher bei Skorbut und zur Steigerung der Harnabsonderung genutzt.

Pharm.-Wirkst.: ätherisches Öl, Flavonoide (u. a. Rutin, Kämpferolglykoside)

Hildg.-Heilm.: keine bekannt

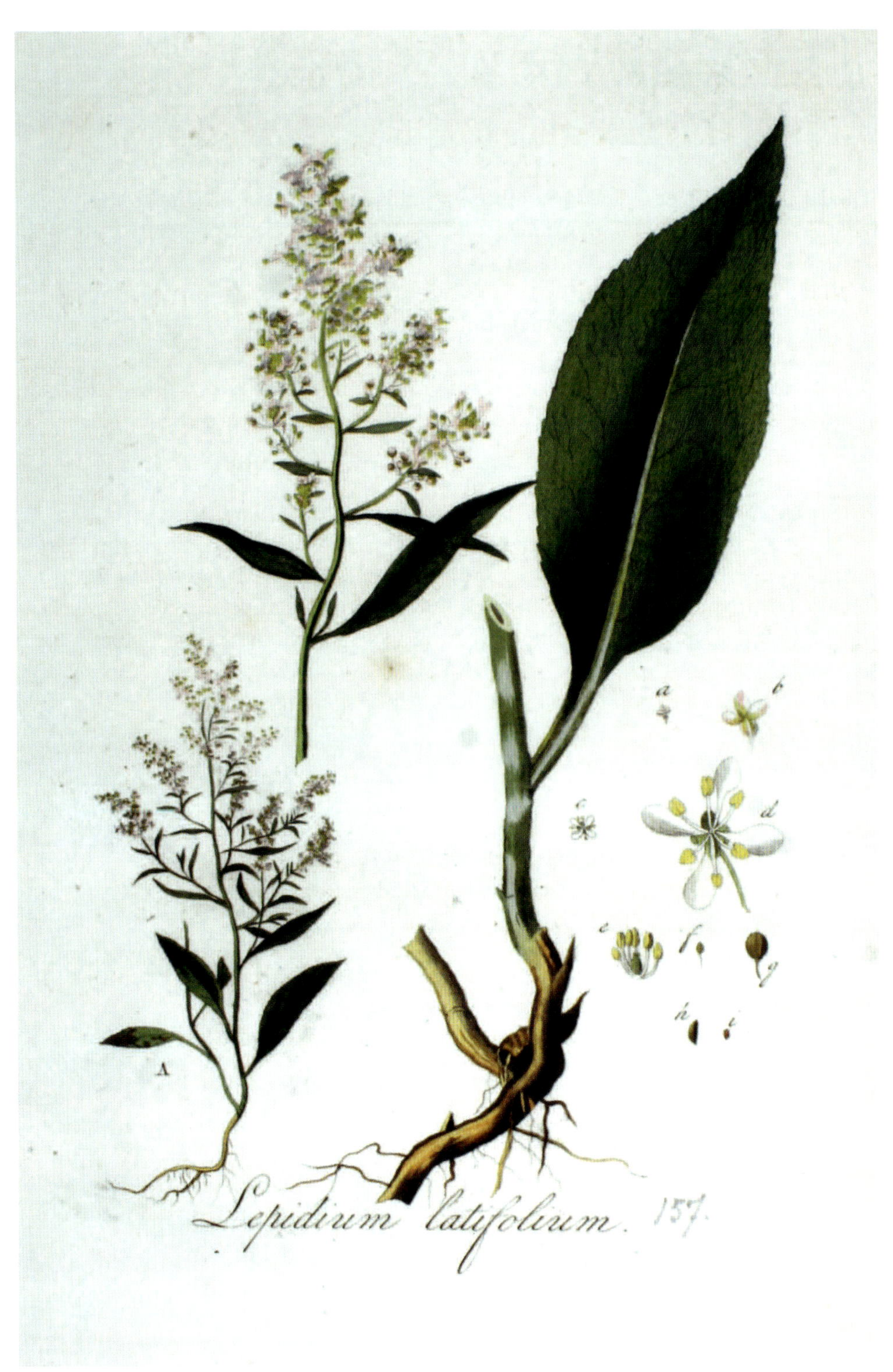
Lepidium latifolium. 157

Pfennigkraut

Lysimachia nummularia L. * Nimmolus

(Ob das in „Causae et Curae“ genannte nimmolus wegen seiner Nähe zu nummus – Münze – als Pfennigkraut interpretiert werden darf, so Rihas Vorschlag, bleibt umstritten.)

Weitere Bez. (Auswahl): Engelkrut, Münzkraut, Pfennig-Gilbweiderich

Hildg.: In Wein eingelegt mit Eisenkraut und Steinbrech in unterschiedlichen Gewichtsanteilen, trinken gegen Gelbsucht. Auch Bestandteil des Rezeptes gegen das mysteriöse Leiden namens „vich“

Hist. med./Volksmed./Naturheilk.: Spätmittelalter und Renaissance nutzten die Droge als Wundheilmittel und gegen blutigen Durchfall, später bei Lungenkrankheiten. Lange Zeit auch bei Hauterkrankungen empfohlen. Während es in Osteuropa noch bei Blutungen, Durchfall, Rheuma und Schwindsucht eine gewisse Anerkennung genießt, ist es in Mitteleuropa auf anthroposophische Arzneimittel begrenzt.

Pharm.-Wirkst.: Gerbstoffe, Saponine (keine Untersuchungen bekannt)

Hildg.-Heilm.: keine bekannt

Bemerkungen: Der lateinische Name leitet sich vom antiken Feldherren Lysimachos (361/360 v. Chr. – 281 v. Chr.) her, der für Alexander den Großen (356 v. Chr. – 323 v. Chr.) in den Kampf zog und diese Pflanzengattung entdeckt haben soll.

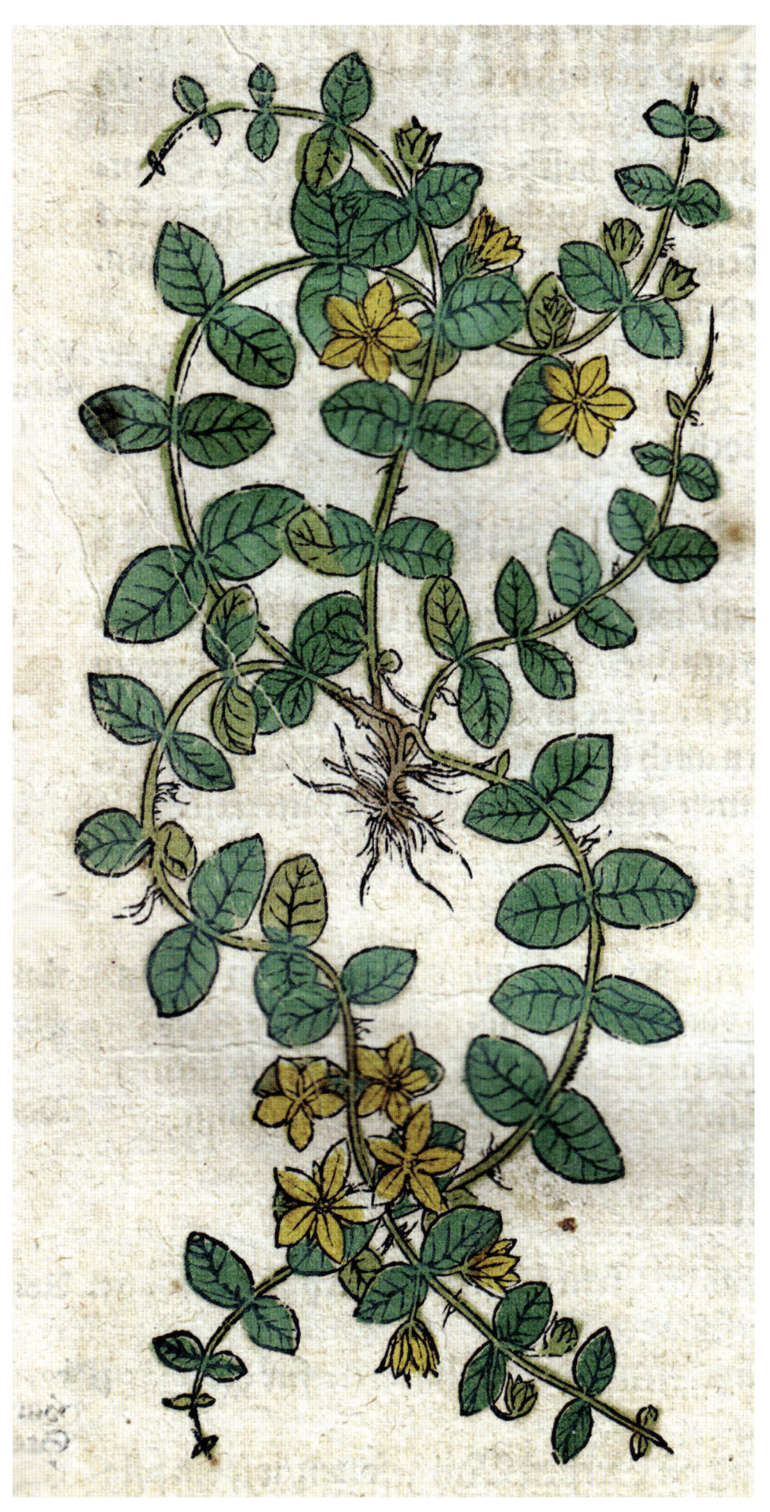

Pfingstrose

Paeonia officinalis L. * Beonia / De Beonia

(Bei H. auch päonie, dactilosa, dactylosa. Verschiedentlich wird zudem die in der „Physica" genannte Pflanze namens plionia mit der Pfingstrose in Verbindung gebracht.)

Weitere Bez. (Auswahl): Antonirose, Ballerose, Bauernrose, Benediktinerrose, Brandrose, **Echte Pfingstrose**, Garten-Pfingstrose, Gemeine Pfingstrose, Gichtrose, Kirchenblume, Kirchenrose, Knopfrose, Pumpelrose

Hildg.: Feurig. Zerdrückte Wurzel in Wein eingelegt trinken, vertreibt Drei- und Viertagefieber. Samen in Honig auf die Zunge gelegt, gegen Ohnmacht. In dünne Scheiben geschnittene Wurzel und Samen in Wein kochen, warm trinken, gegen Verschleimung und stinkenden Atem. Teil weiterer Rezepte gegen Epilepsie, Haarmilben, Magenschmerzen wegen unverdauter Speisen. In „Causae et Curae" außerdem in einer Mixtur gegen Milzstörung

Hist. med./Volksmed./Naturheilk.: Die antike medizinische Verwendung der meist in Wein gesottenen Wurzel war auf Blasen-, Gebärmutter- und Nierenleiden, Durchfall, Gelbsucht und Magenschmerzen fokussiert. Das Mittelalter nutzte sie z. B. gegen Epilepsie, Gelbsucht, Harnzwang, Leberverstopfung, Magenkrämpfe, Paralyse (Lähmung ganzer Muskelgruppen, Körperregionen), Podagra und als blutstillende Droge. Räucherungen aus Samen sollten Besessenheit heilen. Vom Standort der Pflanze abhängig, wurden Giftwirkungen unterschiedlicher Intensität registriert. Das führte ab 1860 zur Streichung aus den Arzneibüchern. Tee aus Blüten soll u. a. Magen-, Darmbeschwerden und Nierenkoliken hervorrufen, kann bei Kindern zum Tode führen. Anwendungen in der Homöopathie

Pharm.-Wirkst.: Antocyane (u.a. Paeonin), Flavonoide, Gerbstoffe

Hildg.-Heilm.: keine bekannt

Bemerkungen: In Antike und Mittelalter als dämonenabwehrende, geheimnisvolle Zauberpflanze bekannt. Beim Ausgraben war manches zu beachten. Dies sollte z. B. nur nachts geschehen, um z. B. nicht mit Mastdarmvorfall oder Sehstörung gestraft zu werden.

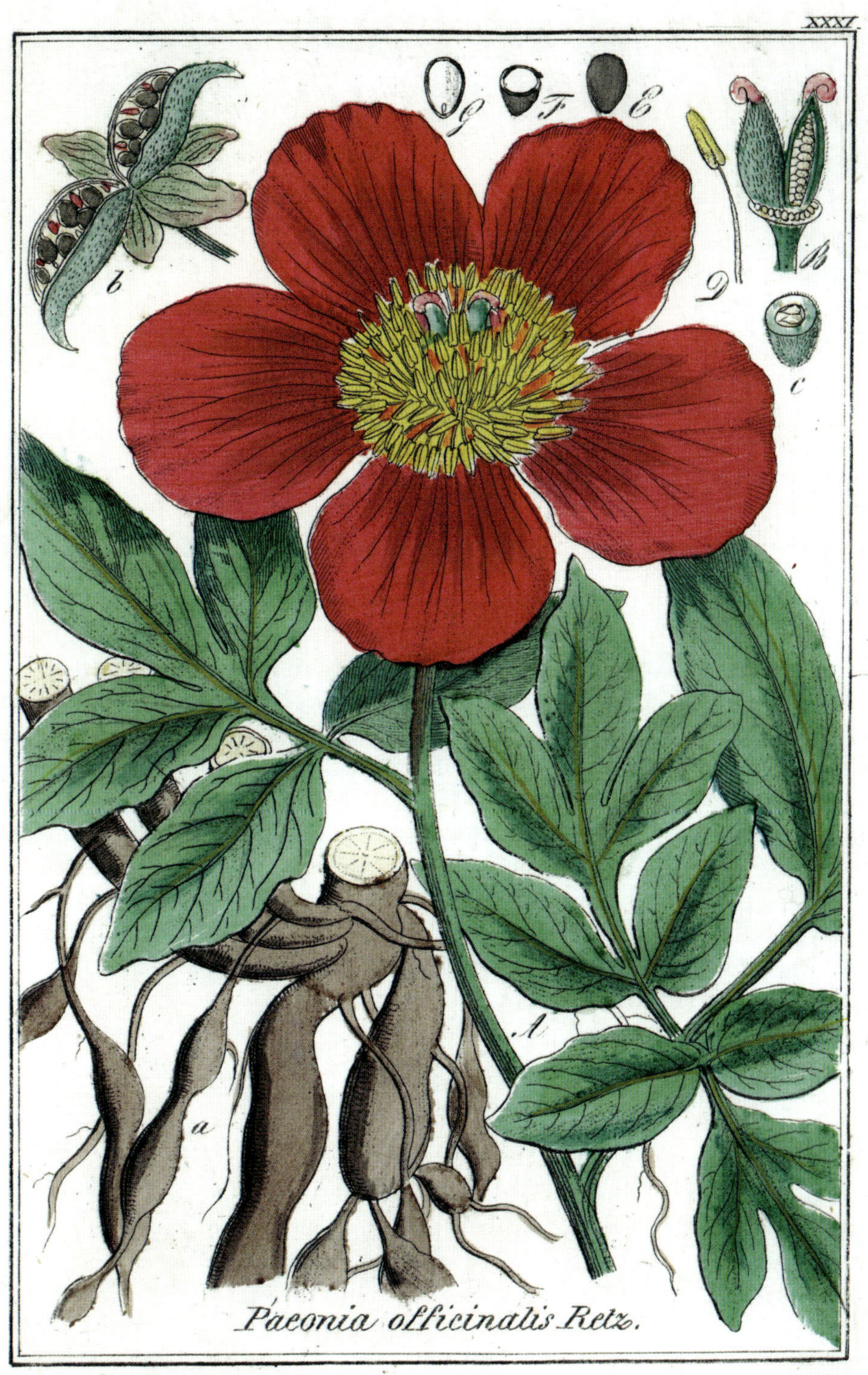
XXXI
Paeonia officinalis Retz.

Pfirsichbaum

Prunus persica Batsch * Pirsichboim / De Persichbaum

(Bei H. auch persicus)

Hildg.: Mehr warm als kalt. Saft der Rinde, vor der Fruchtreife entnommen, mit Essig und Honig (so viel wie Rinde und Essig zusammen) vermischt, im Tongefäß aufbewahrt, auf die Haut streichen, lässt Hautflecken verschwinden. Lautertrank aus zerstoßenen Blättern, einer Handvoll Süßholz, etwas Pfeffer, reichlich Honig, alles in Wein gekocht, gegen Mundgeruch. Teil weiterer Rezepturen (z. B. Pfirsichkerne, Pfirsichharz) gegen Parasiten, Schmerzen (Flanken, Brust) und „Gicht", zur inneren Reinigung, bei Hals- und Kopfschmerzen, tränenden Augen. In „Causae et Curae" kommt das Harz noch in eine Schmerzsalbe.

Hist. med./Volksmed./Naturheilk.: Das Mittelalter setzte Blätter, Rinde und Kerne als beruhigend, fieber-, harn- und wurmtreibend ein. Später stand der Baum nicht mehr so im Vordergrund eines heilkundigen Interesses. Das ausgepresste Kernöl soll Ohrensausen vertreiben, die abführend wirkenden Blätter und Blüten umsichtig verwendet werden. Sie fanden in der Volksheilkunde als Absud bei Asthma, Harnwegsleiden (Blasenentzündungen, Nierenkoliken, Steine) und Keuchhusten Verwendung. Auch die äußerliche Anwendung, in vor allem ländlichen Gegenden, war im 20. Jahrhundert noch nicht vergessen. So legte man zerhackte Blätter und zerstoßene Kerne auf Brandwunden, Entzündungen und Flechten.

Schönheitspflege: Für einen samtigen Teint solle man das zerdrückte Fruchtfleisch von zwei Pfirsichen in entspannter Liegeposition 20 Minuten auf dem Gesicht einwirken lassen (danach am besten mit Regenwasser abwaschen).

Pharm.-Wirkst.: keine Untersuchungen bekannt

Hildg.-Heilm.: Pfirsichelixier aus vor der Fruchtreife geernteten Blättern zusammen mit Süßholzwurzel, Pfefferfrüchten, Honig und Wein gegen schlechten Atem, Mundgeruch

Bemerkungen: Pfirsiche werden seit mindestens 4000 Jahren in China kultiviert, gelangten über Persien nach Griechenland und kamen durch die Römer nach Mitteleuropa. Es verwundert heute, dass die schmackhafte Frucht zeitweilig in keinem guten Ruf stand, nur zusammen mit Wein verzehrt werden sollte.

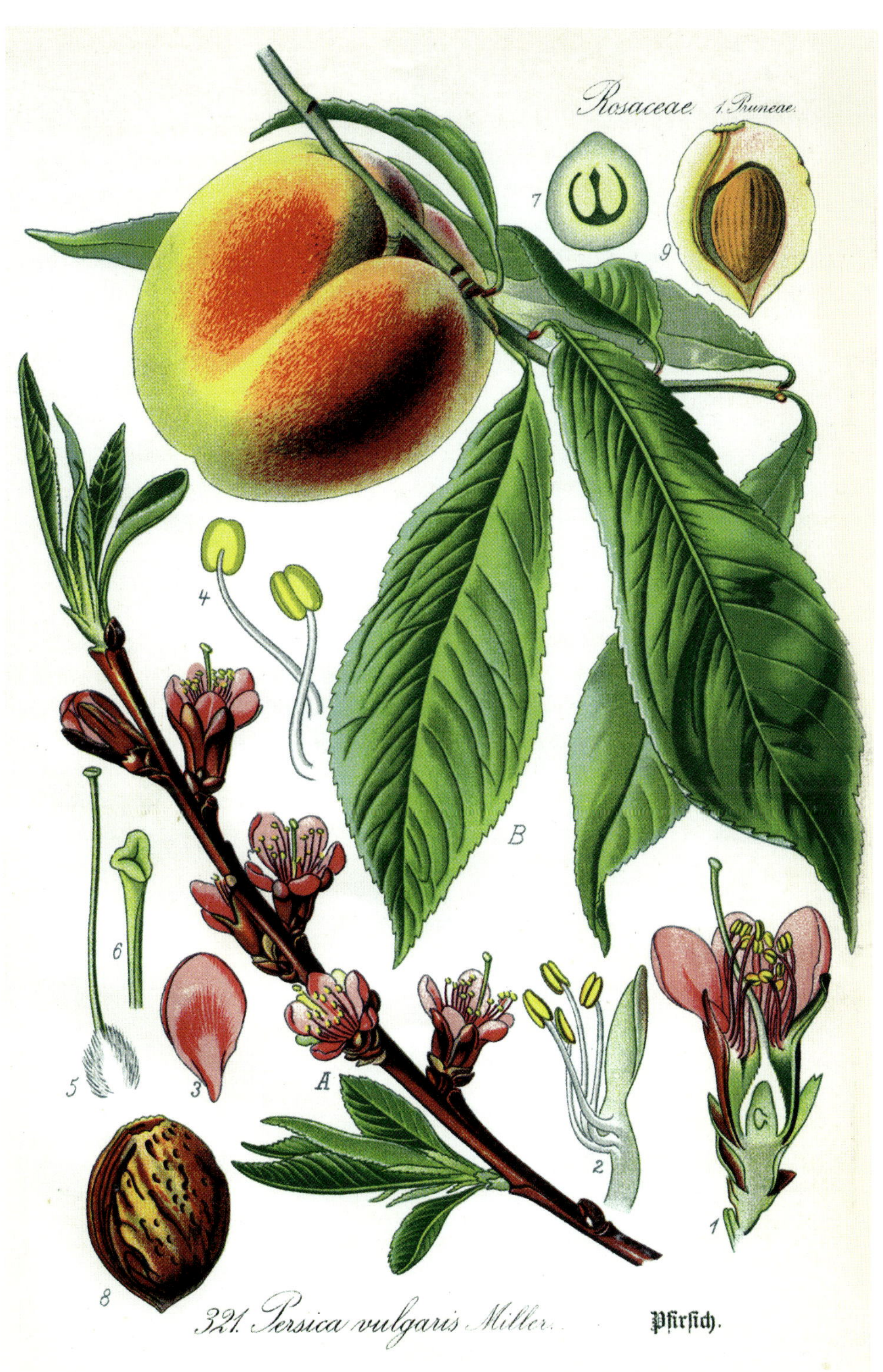
Rosaceae. 1. Pruneae.
7
9
4
B
6
5
3
A
2
1
8
321. Persica vulgaris Miller.
Pfirsich.

Pflaumenbaum

Prunus domestica L. * Pruomboim / De Prunibaum

(Bei H. auch prumboum, prunus, prunellus)

Weitere Bez. (Auswahl): Braume, Fludern, Kultur-Pflaume, Pfram, Plummen, Prammenbaum, Quetschkenbaum, Spenling, Zwespenbaum, Zwetschkenbaum

Hildg.: Mehr warm. Obere Rinde und Blätter trocknen und zerstoßen, Pulver auf die Hautstelle gegen Parasiten (Würmer, das Rezept ist noch etwas komplizierter). Lauge aus Asche von Rinde und Blättern, gegen schuppige Kopfhaut. Erde von den Wurzeln Teil eines Rezeptes gegen Zauberei. Leicht erwärmtes Harz mit Tuch auf Lippen binden, gegen geschwollene Lippen. Gleiches Mittel auf die Hand binden, gegen „Gicht" bzw. zitternde Hand. Innere Kerne, in Wein eingelegt, essen oder aus dem Wein ein Süppchen bereiten und verzehren, gegen Husten.

Hist. med./Volksmed./Naturheilk.: Als mildes Abführmittel waren Pflaumen schon im alten Rom in Gebrauch. Heute gelten vor allem die Trockenfrüchte (für 12 bis 24 Stunden in kaltes Wasser eingeweicht und verzehrt) als ein altbewährtes Hausmittel bei Verstopfung. Die Volksmedizin empfiehlt Pflaumen zudem als Diät bei Gicht, Leberleiden, Nierenerkrankungen und Rheumatismus. Die frisch gepflückten Blätter, in Wein gesotten, sollen bei Halsschmerzen und geschwollenen Mandeln wirken, Mundspülungen mit dieser Abkochung das Zahnfleisch stärken. Das Harz in Wein soll gegen Steine helfen. Harz und frisches Laub in Weinessig eingelegt, als Badezusatz gegen Grind

Pharm.-Wirkst.: keine Studien vorliegend

Hildg.-Heilm.: Pflaumenaschenhaarwasser aus veraschter Rinde und jungen Zweigen (pH-Wert 12) gegen Haarausfall, dünnes und mattes Haar, Kopfhaut-Erkrankungen, Schuppen

Bemerkungen: Hildegard betont, dass jede Pflaumenart die von ihr erwähnten Heilkräfte besitzt. Den Genuss der Früchte dieser Bäume lehnte sie jedoch ab.

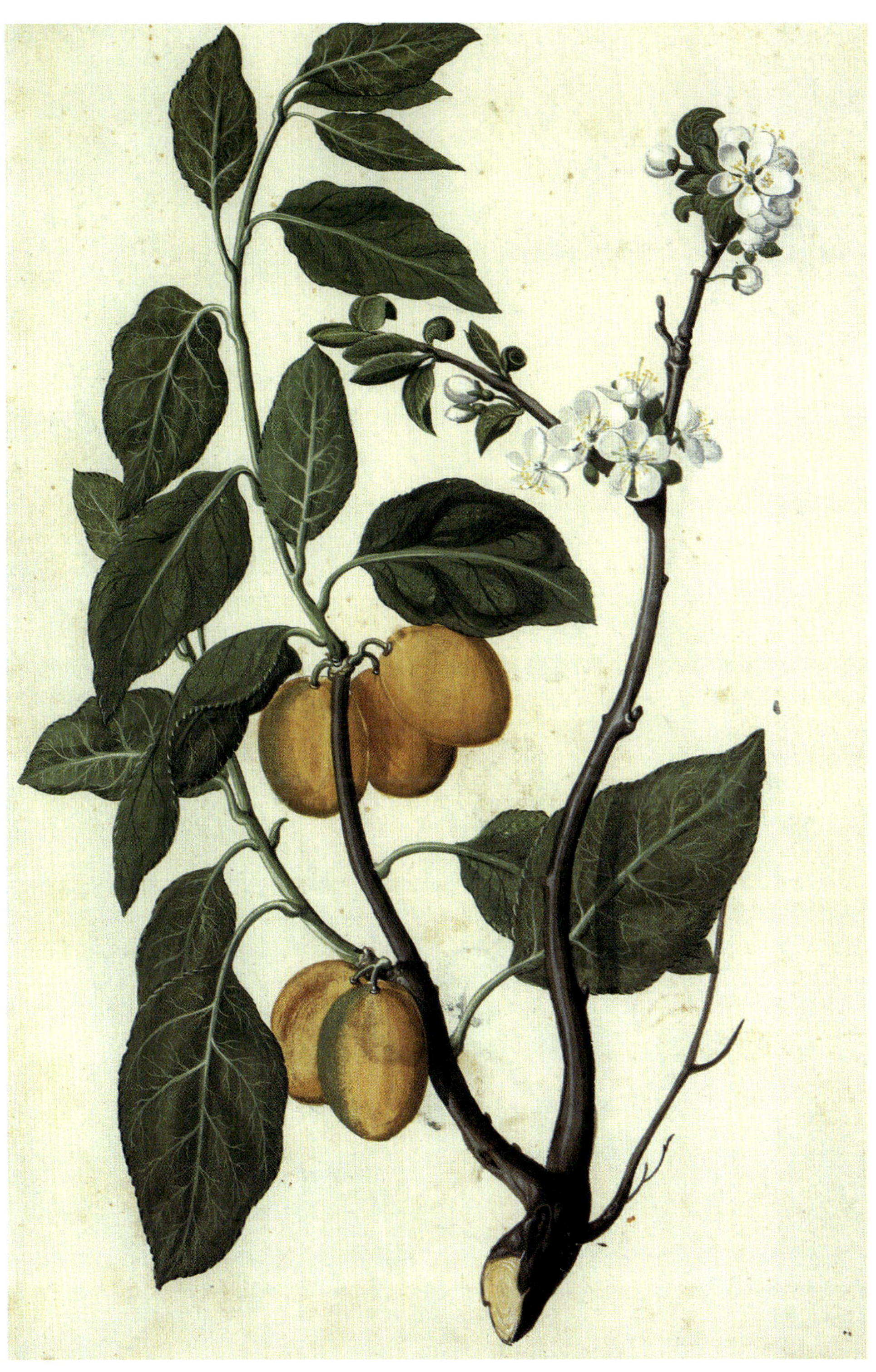

Poleiminze

Mentha pulegium L. * Poleya / De Poleya

(Bei H. auch poleium)

Weitere Bez. (Auswahl): Flohkraut, Hirschminze, Polei

Hildg.: Sanfte Wärme und feucht. Fiebermittel mit der Kraft von 15 Kräutern. In Wein gekocht, warm auf den Kopf gelegt und mit Tuch abgedeckt, gegen Wahnsinn. Saft um Auge und Lider gerieben, bei Verdunkelung der Augen (zudem ein komplizierteres Komplexheilmittel gegen Augen-Not). Pulverisierte Blätter mit Essig und Honig getrunken sowie Blätter roh mit Salz gegessen bzw. Fleisch gekocht, gegen Magenleiden

Hist. med./Volksmed./Naturheilk.: Trotz bekannter Giftigkeit in der Antike als Allheilmittel geschätzt, nutzte man die Pflanze auch als Aphrodisiakum, als Riechkraut, gegen Bisse giftiger Tiere, Ohnmacht, zum Vertreiben der Flöhe (daher auch der Name, pulex = Floh) und Insekten. Das Mittelalter teilte diese Anwendungen, fügte Angina, Brust- und Lungenleiden, Fieber, Herzschmerz, Husten, Galle-, Magen- und Leberbeschwerden hinzu. Seit dem 5. Jh. ein bekanntes Abtreibungsmittel. Im 20. Jh. sogar noch als sexuell stimulierende Droge gehandelt. Umschläge mit Teeaufgüssen sollen bei Hautleiden wirken. Die Ganzheitsmedizin erkennt ihr einen Platz bei Atemwegsinfektionen, Fieber, Kopfschmerzen, Menstruations- und Verdauungsbeschwerden, rheumatischen Erkrankungen (nur als Fertigarznei einnehmen) sowie als Gurgelwasser zu. Als einzige Minze soll das Kraut der Polei wegen der Toxizität nicht als Tee für die innere Anwendung (vor allem nicht von Schwangeren) verwendet werden. Unbedenklich ist hingegen getrocknetes Kraut als Gewürz in Speisen, welches u. a. der Fettverdauung hilft, Magenübersäuerung und damit Sodbrennen vorbeugt. Anwendungen in der Homöopathie

Pharm.-Wirkst.: ätherisches Öl (mit dem leberschädigenden Pulegon), Diosmin, Flavonglykoside, Gerbstoffe, Hesperidin, Isomenthon, Menthol, Piperiton

Hildg.-Heilm.: Poleiessighonig (auch Poleyessighonig) aus dem Presssaft der frischen Minze, mit Alkohol konserviert sowie Essig und Honig bei Augentrübung, Linsentrübung und Nachlassen des Sehvermögens. Poleiminzensaft (auch Poleyminzensaft) mit gleicher Indikation

Bemerkungen: Es besteht eine gewisse Verwechslungsgefahr dieser stark aromatischen und in gewissem Maße giftigen Pflanze mit den anderen, völlig ungiftigen, Mentha-Arten.

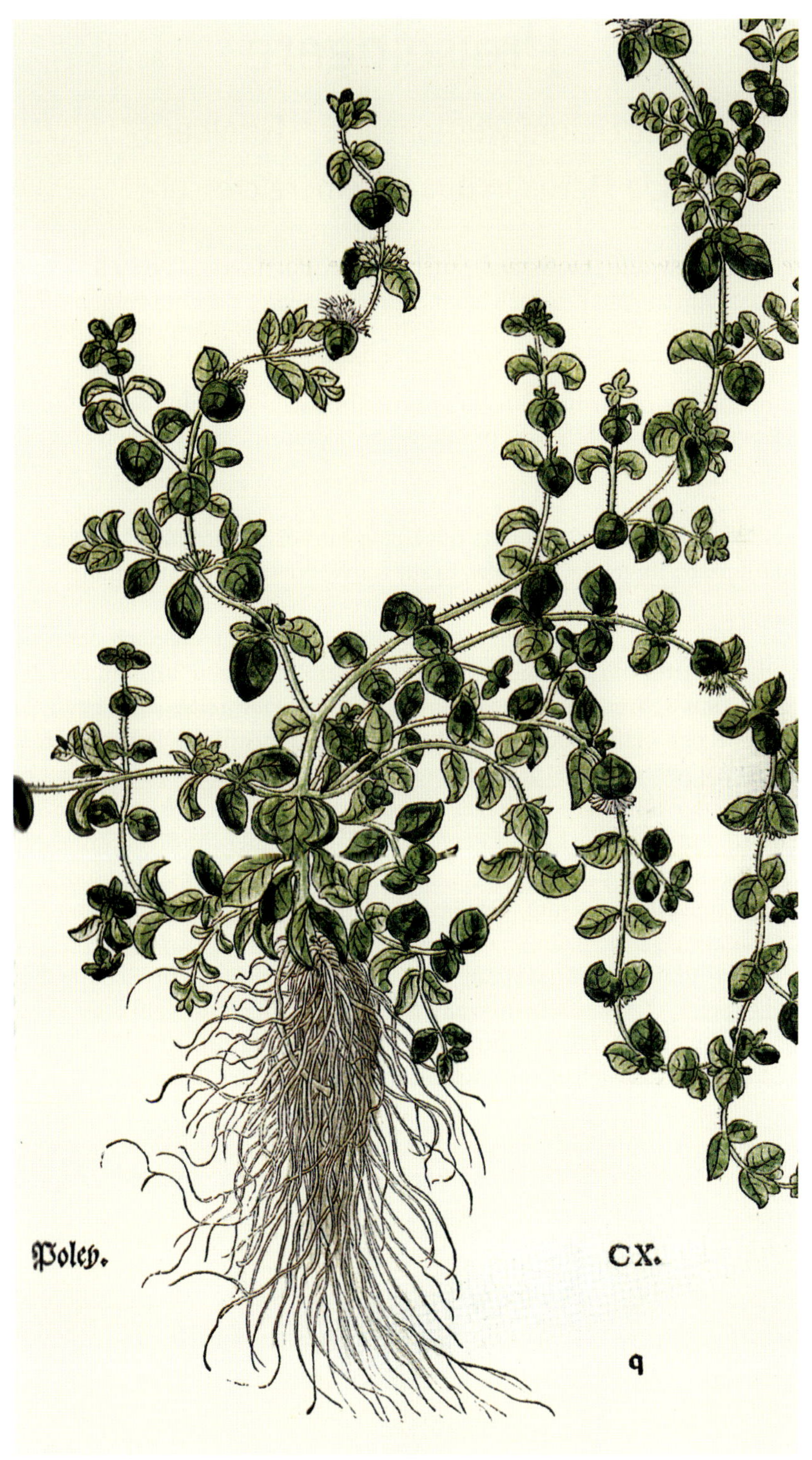
Poley.
CX.
q

Preiselbeere

Vaccinium vitis-idaea L. * Rifelbere / De Herba in qua Rifelbere crescunt

(Das Kraut, an dem die Rifelbeeren wachsen, deutet Riha als Preiselbeere. Birkhan schließt das nicht aus, hält jedoch auch die Heidelbeere, Vaccinium myrtillus L., für möglich, siehe dort.)

Weitere Bez. (Auswahl): Bickelbeere, Duttenbeere, Gichtbeinchen, Grandelbeere, Gruse, Kastenbeere, Mehlbeere, Prasselbeere, Prauselbeere, Preißelbeere, Preuselbeere, Riffelbeere, Steinbeere

Hildg.: Frucht ist kalt, ruft Monatsblutungen hervor. Neben ihrer Empfehlung bei Menstruationsstörungen hält sie das Kraut für wenig tauglich als Arznei.

Hist. med./Volksmed./Naturheilk.: Die Volksmedizin nutzt die nach der Fruchtreife gesammelten Blätter (für Tee, auch aus Blüten) bei Bettnässen, Infektionen der Harnblase und Nieren, schmerzhafter Harnentleerung und Harnleiterschmerzen. Auch bei Gicht, Grippe (schweißtreibender Effekt) und Rheuma soll die Preiselbeere wirken. Die mit Zucker gekochten Früchte haben auch o. g. Wirkungen, nehmen Appetitlosigkeit, sollen den Cholesterinspiegel senken, gegen Durchfall helfen. Ihr Saft wirkt harntreibend. Pulver getrockneter Beeren als Durstlöscher für Fieberkranke.

Pharm.-Wirkst.: Ascorbinsäure, Benzoe- und Salicylsäure, zahlreiche Vitamine

Hildg.-Heilm.: Preiselbeerelixier aus frischen Beeren, Kraut von Schafgarbe, Weinraute und Diptam, Gewürznelken, weißem Pfeffer, Honig und Wein u. a. gegen Menstruationsbeschwerden, Regelblutungsschmerzen, damit zusammenhängende Depressionen und Kopfschmerzen, Spannungsgefühl in der Brust

Bemerkungen: Die unter dem Phantasienamen „Kulturpreiselbeere" auf den Markt gekommene amerikanische Großfrüchtige Moosbeere oder Cranberry, Caccinium macrocarpon Aiton, hat mit der Preiselbeere wenig zu tun.

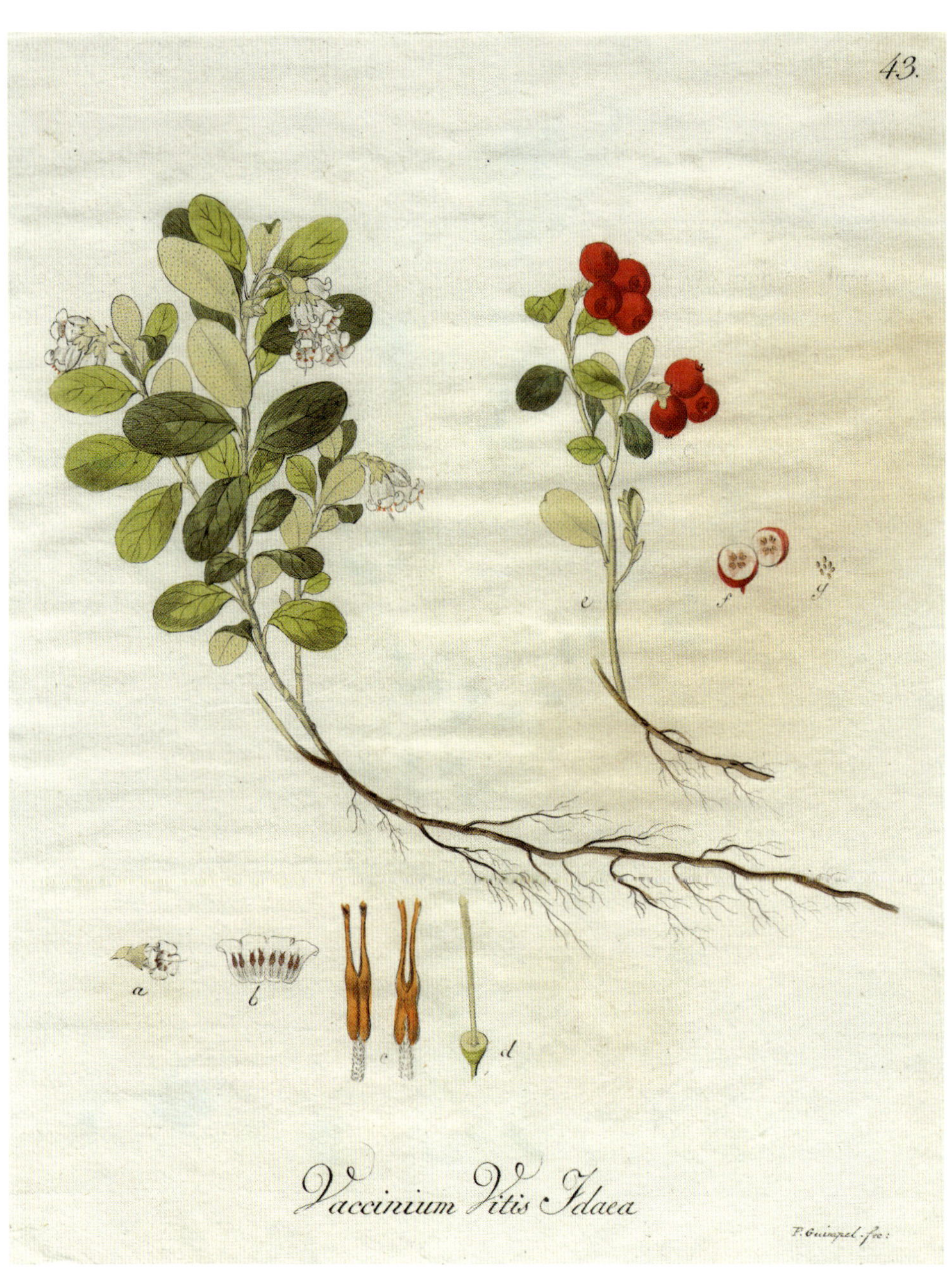
43.
a
b
c
d
e
f
g
Vaccinium Vitis Idaea
P. Guimpel. fec:

Purgierwinde

Convolvulus scammonia L. * Scamponia / De Scampina

(Mayer-Nicolai, Portmann und Riha plädieren für diese Zuschreibung, Birkhan ist sehr skeptisch.)

Weitere Bez. (Auswahl): Orientalische Purgierwinde

Hildg.: Scharfe, herbe, nichtsnutzige Kälte. Für Abführmittel. Sehr gefährlich, zerstört den Körper.

Hist. med./Volksmed./Naturheilk.: Der getrocknete Milchsaft der Wurzel wurde womöglich schon seit der Antike als drastisch wirkendes Abführmittel genutzt. Die starken Nebenwirkungen (Darmschleimhautentzündung, Kolikschmerzen, blutige Magen-Darm-Erkrankungen) verbieten seit Anfang des 20. Jh. die Nutzung der giftigen Droge.

Pharm.-Wirkst.: u. a. harzartige Glykoside (Scammonin I, Purginosid I und II, Purgin I)

Hildg.-Heilm.: keine bekannt

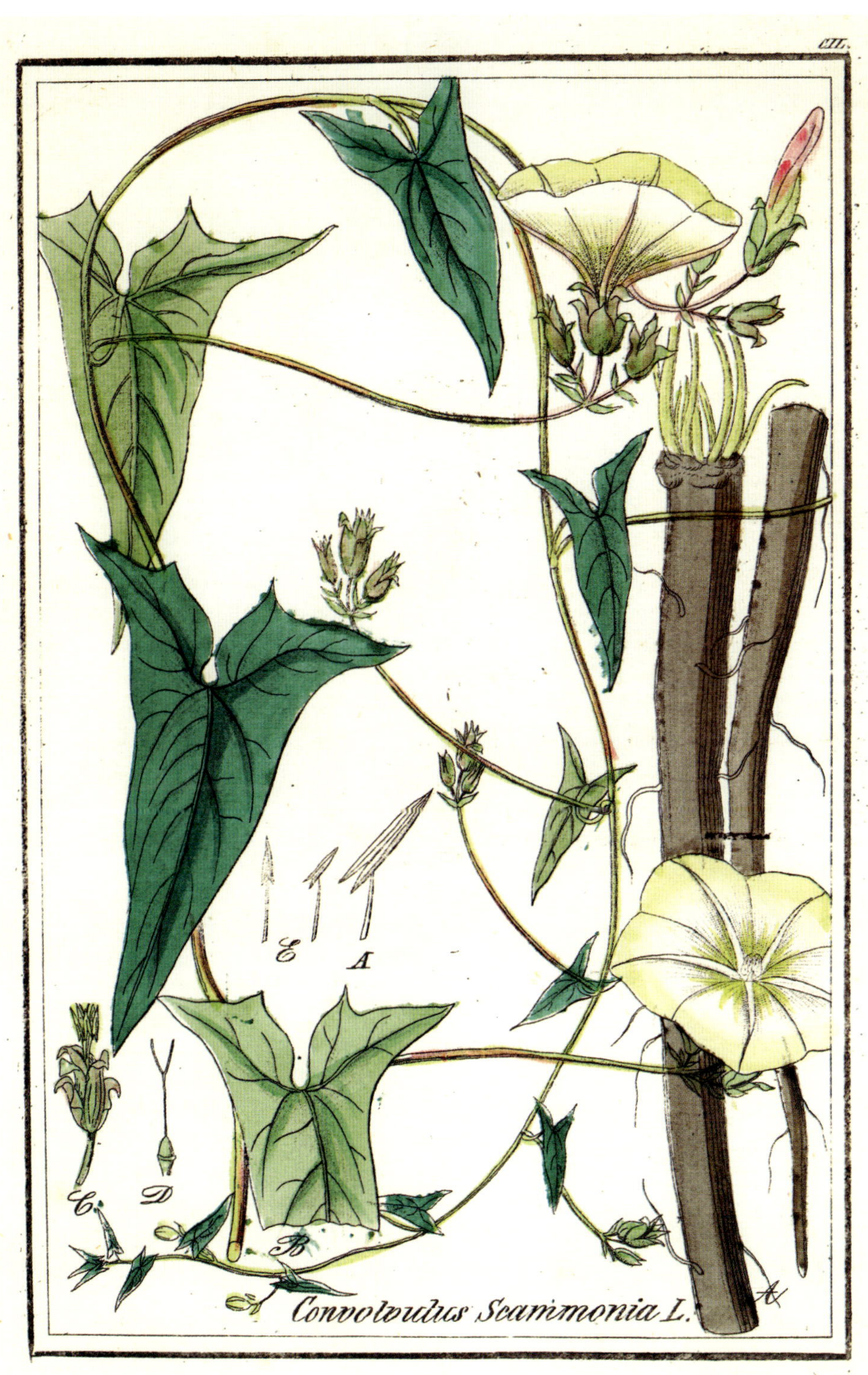
CIII.
E
A
C
D
B
Convolvulus Scammonia L.

Quendel

Thymus serpyllum L. * Quenela / De Quenula

(Bei H. auch cunella, fetwrz, kleyn dost, pestkole, serpillum. Laut Birkhan kommt der Echte Thymian, Thymus vulgaris L., ebenfalls in die engere Wahl.)

Weitere Bez. (Auswahl): Feldkümmel, Feldpoley, Feld-Thymian, Geismajoran, Geschwulstkraut, Kinderkraut, Kückenkümmel, Kuttelkraut, Liebfrauenbettstroh, Rainkümmel, Rauschkraut, **Sand-Thymian**, Wilder Thymian

Hildg.: Warm und gemäßigt. Pflanze in Fleisch oder einem Mus gekocht verspeisen, gegen eine Art Auszehrung, vielleicht auch Hautausschlag (Krätze). Salbe aus dem Kraut und frischem Fett, gegen juckenden Hautausschlag (kleine Räude, Schorf). Küchlein aus Quendelpulver, Semmelmehl und Wasser, gegen Leere im Gehirn (auch Gehirnschwäche)

Hist. med./Volksmed./Naturheilk.: Als Droge wird gern das blühende Kraut, dessen Wirkkraft desinfizierend, krampflösend, schleimlösend und schleimausführend ist, genutzt: bei Bronchialkatarrh, Blasen- und Nierenerkrankungen, Husten, Keuchhusten, Lungenverschleimung. Als Heiltrank bei Darm- und Magenerkrankungen, Schlaflosigkeit bewährt. Weingeist aus Quendelblüten als schmerz- und krampflösende Einreibung laut Volksmedizin u. a. bei Beulen, Geschwülsten, Gicht, Quetschungen, Verstauchungen. Quendeltee als Aufguss z. B. gegen Bleichsucht, Blutarmut, Katarrhe, Keuchhusten, Kopfschmerzen, zur Nervenstärkung und bei Schlaflosigkeit. Selbst bei Trunksucht soll Quendel eine Therapiemöglichkeit bieten. Quendelbäder befreiten manch Kind von Grind und Hautausschlag.

Pharm.-Wirkst.: ätherisches Öl (u. a. Thymol, Carvacrol, Linalool, Cineol, Terpeneol), Gerbstoffe, Bitterstoffe, Flavonoide (betrifft getrocknetes Kraut, zur Blütezeit gesammelt)

Hildg.-Heilm.: Quendelgewürz aus dem pulverisierten Kraut gegen Hautunreinheiten, Ausschläge, Ekzeme, Katarrhe der oberen Luftwege (in Essen oder Soßen), gegen Konzentrationsschwäche, Vergesslichkeit (in Keksen verbacken). Quendelsaft aus frischem Kraut, mit Alkohol konserviert gegen Hautunreinheiten, leichte entzündliche Hauterkrankungen (mit dem Saft betupfen). Quendelsalbe aus frischem Kraut und Fett gegen Hautunreinheiten, schuppende Ausschläge, trockene Ekzeme, Grind

Bemerkungen: Die ältesten Erwähnungen von Thymianen sind fast 2000 Jahre alt. Als Heil- und Zauberpflanze sollen sie Bestandteil des legendären Theriaks (Heiltrank) von König Antiochos III., des Großen, von Syrien (242 v. Chr. – 187 v. Chr.) gewesen sein.

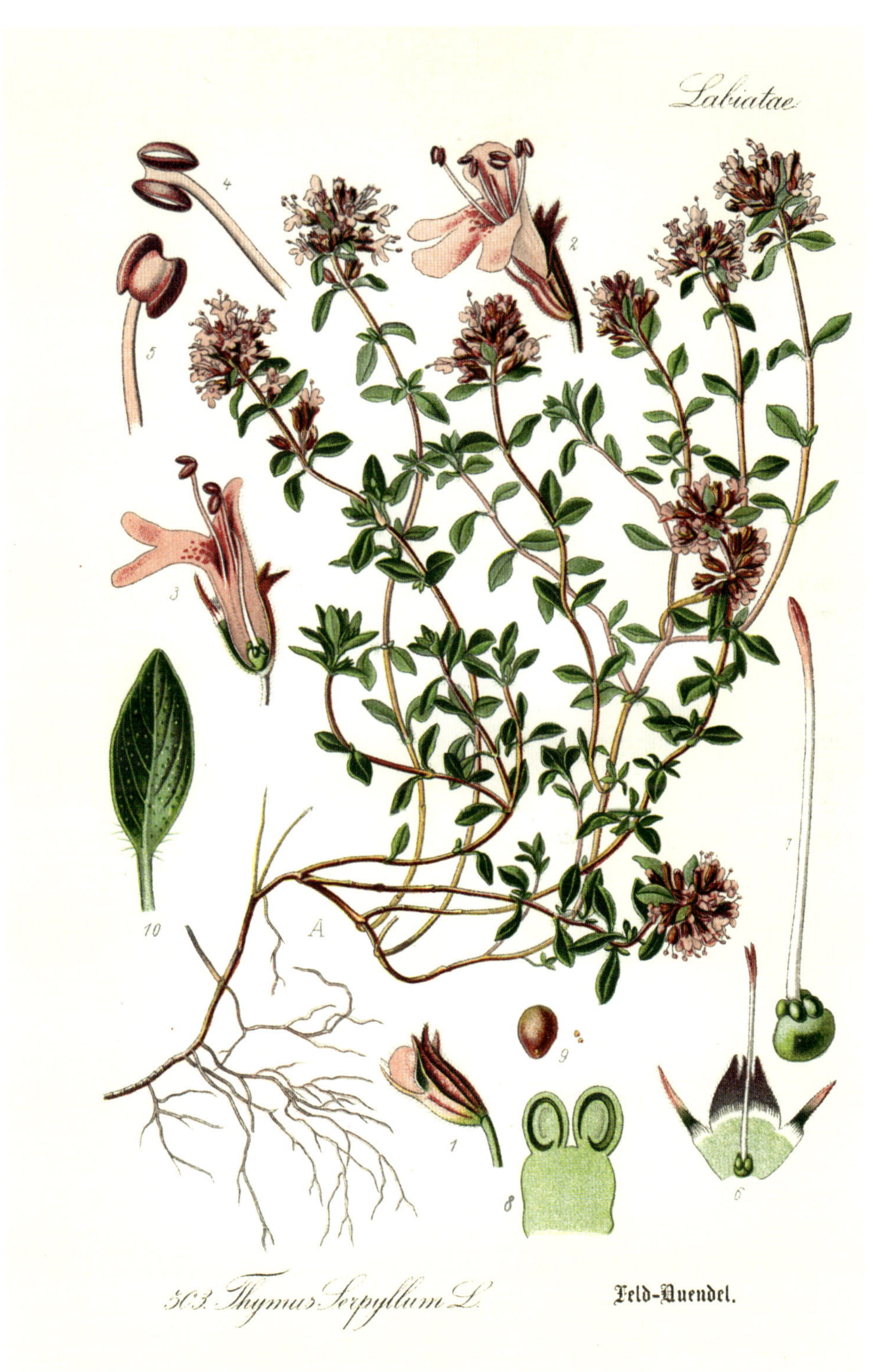
Labiatae
1
2
3
4
5
6
7
8
9
10
A
363. Thymus Serpyllum L.
Feld-Quendel.

Quittenbaum

Cydonia oblonga MILL. * Quettenboim / De Quittenbaum

(Bei H. auch cottanus, quotanus. Synonym Cydonia vulgaris PERSOON)

Weitere Bez. (Auswahl): Kittenbaum, Köttenbaum, Küttenbaum, Schmeckbirne

Hildg.: Mehr kalt als warm. Frucht häufig gekocht oder gebraten essen, hält „Gicht" im Zaum, bändigt zu starken Speichelfluss. Frucht gekocht oder geröstet, mit einem Drittel pulverisierter Schafgarbe und – von dieser gemessen – einem Drittel pulverisierter Malve, auf Geschwüre legen, befördert den Heilungsprozess.

Hist. med./Volksmed./Naturheilk.: Benutzt wurden seit dem Mittelalter Früchte, Laub und Samen. Mit der Asche verfaulter Quitten glaubte man, Krebs und Feigwarzen heilen zu können. Quitteneisentinktur vom Saft der frischen Früchte half gegen Bleichsucht. Quittenkernschleim (Quittenkerne in Wasser angesetzt) äußerlich gegen Wundliegen der Kranken und Brandwunden, als Umschlag bei entzündeten Augen, gegen aufgesprungene, rissige Haut und Frostbeulen (Cremes und Salben). Quittenkernwasser zum Gurgeln bei Halsgeschwüren. Die gekochte Frucht wirkt bei Entzündungen von Luftwegen, Mandeln, Rachen, Schleimhäuten sowie der Magen- und Darmschleimhaut. Ihre zusammenziehende Eigenschaft kann auch Durchfall lindern. Die Haut der Früchte stille blutende Wunden. Dampfbäder aus Quittenlaub gut bei Mastdarm- und Gebärmuttervorfall. Saft ganzer Früchte bei leichten Entzündungen in Mund und Rachen sowie bei Darmstörungen. Mit Zucker eingekochter Quittensaft gegen Brust- und Halsleiden

Schönheitspflege: Scheiben frischer, gewaschener Quitten auf Augenlider und müde Augen legen, erfrischt und erquickt. Quittenschalen-Lotion (Schalen dafür zwei Wochen lang in mit Alkohol versetztem Wasser weichen lassen) gegen Hautfältchen

Pharm.-Wirkst.: Schleimstoffe (Pentosane), Amygdalin, fettes Öl – im Samen

Hildg.-Heilm.: Aus der ganzen Frucht hergestellte Quittenmarmelade bei Gicht und Rheuma

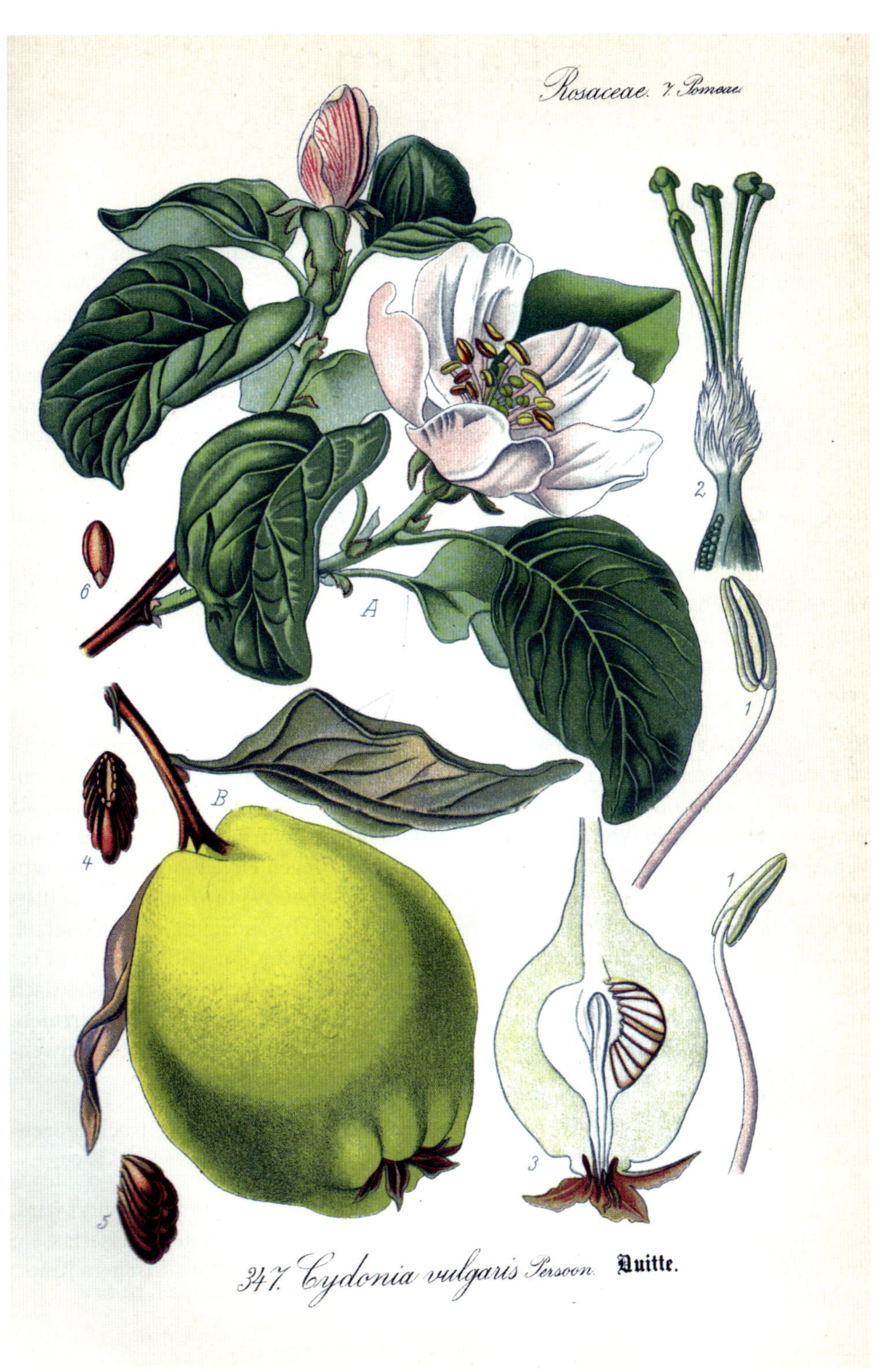
Rosaceae. 7. Pomeae
A
B
1
1
2
3
4
5
6
347. Cydonia vulgaris Persoon. Quitte.

Raute

Ruta graveolens L. * Rutha / De Rutha

(Bei H. auch ruta)

Weitere Bez. (Auswahl): Gartenraute, **Weinraute**

Hildg.: Etwas Kälte, mehr Wärme. Roh besser als zerstoßen. Nach den anderen Speisen gegessen, gegen Melancholie. Saft der Pflanze mit jenem von der doppelten Menge Salbei und der vierfachen vom Andorn mit Eiweiß mischen, nachts auf die Stirn legen, gegen triefende Augen. Mit Rautensaft, doppelter Menge ungeläutertem Honig und ein wenig Wein eine Scheibe Weißbrot einweichen, nachts im Tuch über die Augen legen, gegen trübe Augen. Schmerzende Flanken mit Salbe aus Raute, Wermut, Bärenfett einreiben. Teil von Rezepten gegen Ejakulationsstörungen und Verdauungsbeschwerden. In „Causae et Curae" zudem Teil von Rezepten gegen Eingeweideschmerz, Menstruationsstörungen und „Gicht"

Hist. med./Volksmed./Naturheilk.: In Altertum und Mittelalter zu den berühmtesten Heilpflanzen zählend, wurden die Rautenblätter (Absud, Öl, Tee, Tinktur) gegen Gifte, Harnleiden, Menstruationsprobleme sowie eine Vielzahl weiterer Beschwerden verschrieben: u. a. gegen Atemnot, Bandwürmer, Blähungen, Brust-, Gelenk-, Ohr-, Kopf- und Seitenschmerzen, Durchfall, Feigwarzen, Fieber, Gebärmutterkrämpfe, Geschwüre, Grind, Hautausschlag, Hodenentzündung, Husten, Ischias, Kurzsichtigkeit, Leibschmerzen, Nasenbluten, Sehschwäche, Verdauungsbeschwerden. Dass der Kontakt mit der sogar gegen die Pest eingesetzten Raute bei Sonneneinstrahlung u. a. zu Blasenbildung auf der Haut führte, war auch bekannt. Im 20. Jh. noch verschiedentlich bei Hämorrhoiden, Varizen oder Venenerkrankungen eingesetzt. Wegen vieler unerwünschter Nebenwirkungen (von Leber- und Nierenschäden bis zu Schlafstörungen und Krämpfen) wird die Anwendung heute negativ bewertet.

Pharm.-Wirkst.: ätherisches Öl, Furanocumarine, Chinolinalkaloide, Flavonoide

Hildg.-Heilm.: Raute-Granulat aus den oberirdischen Teilen der Weinraute bei Wechseljahrbeschwerden, Hitzewallungen, depressiven Verstimmungen. Raute-Fenchel-Granulat (plus Granulat der Fenchelfrüchte) zudem gegen Blähungen, Magenverstimmung, Sodbrennen. Rautensalbe aus Presssaft von Weinraute und Wermut sowie Bärenfett bei Schmerzen in der Lenden- und Nierengegend

Bemerkungen: Nach dem Aberglauben gegen „Bösen Blick", alle Gifte, Geister und Teufel helfend, wurde der Samen nur unter Flüchen und Verwünschungen ausgestreut.

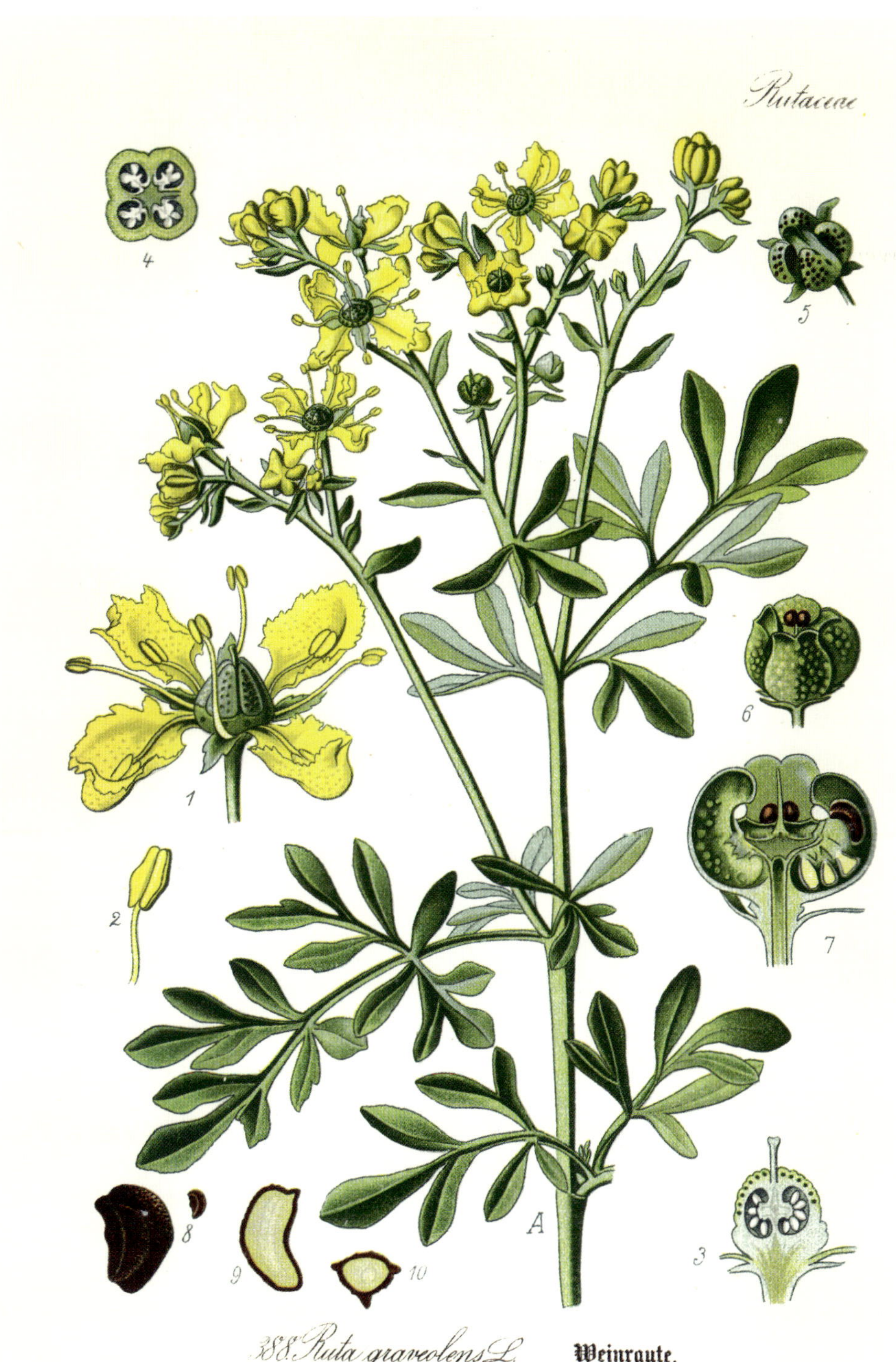
Rutaceae
4
5
1
6
7
2
8
9
10
A
3
388. Ruta graveolens L.
Weinraute.

Rettich

Raphanus sativus L. * Redich / De Retich

(Bei H. auch radix, raffanus)

Weitere Bez. (Auswahl): Bierrettich, Bierwurz, Furzwurzel, **Garten-Rettich**, Radi, Retwurzel

Hildg.: Mehr warm als kalt. Ausgegraben zwei oder drei Tage in die Erde legen. Als Speise reinigt er durch seinen heilsamen Saft z. B. das Gehirn. Hilft dem kräftigen Menschen, kranken und am Körper dürren Personen nicht zu empfehlen (höchstens als Pulver mit Salz und Fenchelsamen). Honig mit Wein kochen, Rettich-Pulver hinzufügen, gegen Verschleimung. Galgant hilft gegen den Geruch nach dem Verzehr des Rettichs. In „Causae et Curae" Teil eines Rezepts gegen das Dreitagefieber.

Hist. med./Volksmed./Naturheilk.: Auch wenn man beim Rettich nicht unbedingt zuerst an eine Heilpflanze denkt, kann er antibiotisch wirken, bei Erkrankungen der Gallenwege und bei Gallensteinen helfen. Der Frischsaft (Wurzel reiben und die Masse auspressen) fördert die Gallen- und Magensaftbildung, soll bei Entzündungen der Gallenblase wirken. Den auch schleim- und hustenkrampflösenden Saft (mit Zucker und Honig) empfiehlt die Volksheilkunde bei Bronchialkatarrh und Keuchhusten. Anwendungen in der Homöopathie

Pharm.-Wirkst.: schwefelhaltiges Öl (Raphanol), Senfölglykoside, Bitterstoffe

Hildg.-Heilm.: Rettich-Pulver im Wein mit Honig u. a. bei Bronchitis, Husten, Schnupfen, Verschleimung der Nasennebenhöhlen

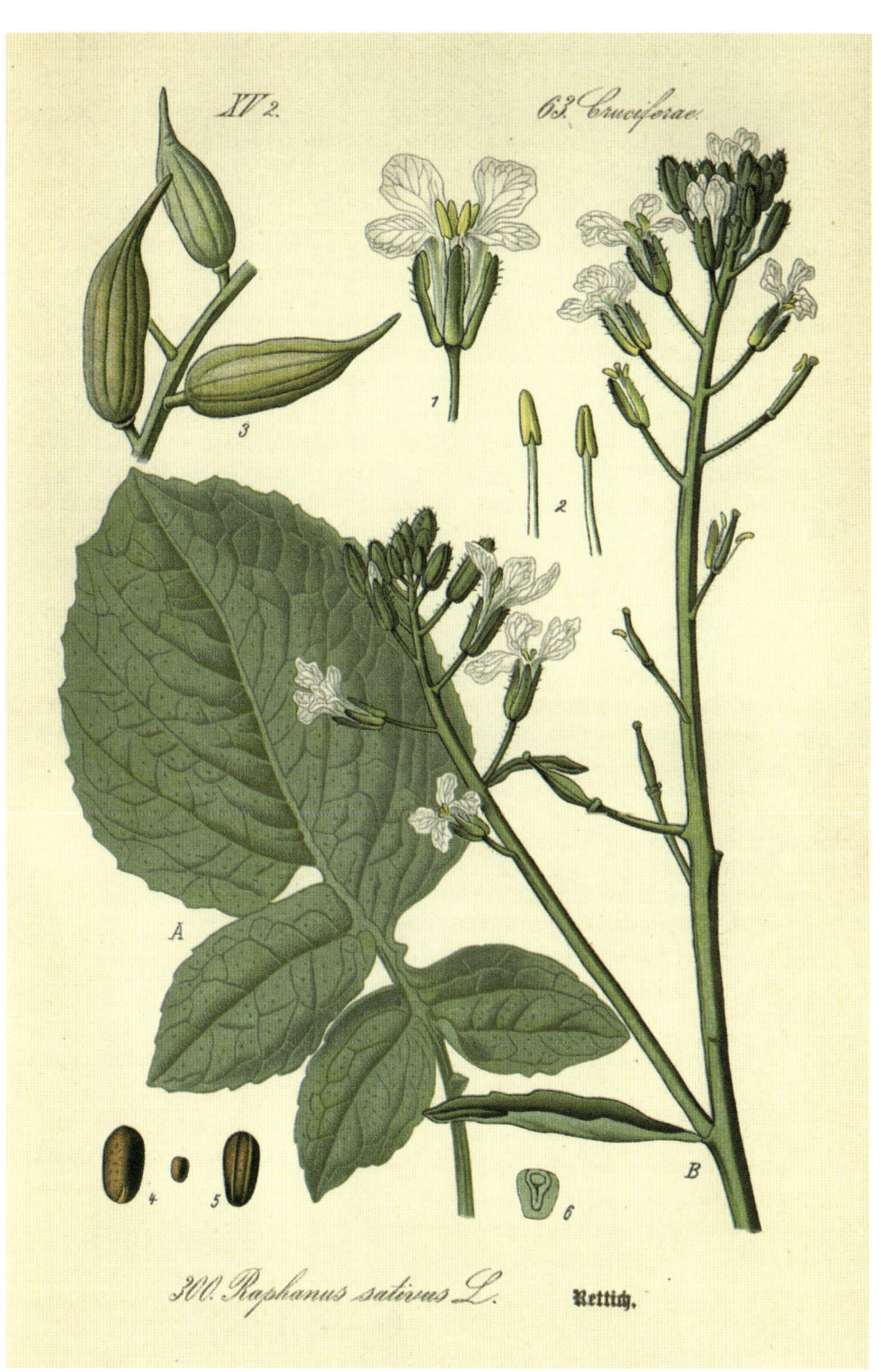
XV 2.
63. Cruciferae.
1
3
2
A
B
4
5
6
300. Raphanus sativus L.
Rettich.

Ringelblume

Calendula officinalis L. * Ringula / De Ringula

(Bei H. auch calendula, ringella)

Weitere Bez. (Auswahl): Bleschblommen (Siebenbürgen), Brüjamsblaum (Mecklenburg), Christusauge, Donnblaume (Göttingen), Gölling (Mecklenburg), Goldenblöme (Ostfriesland), Goldjenblome, Goltje, Haussonnenwirbel, Hunneblöme (Ostfriesland), Ingelbluoma (St. Gallen bei Sargans), Rinderblume (Schweiz), Ringelbusch (Franken), Ringelken (Göttingen), Ringella, Ringeln (Schwaben bei Kirchheim), Ringelrose (Weser), Ringlibluma (St. Gallen bei Toggenburg), Studentenblume (Mark Brandenburg), Totenblume (Salzburg, Augsburg, Thüringen), Weckbröseln (Henneberg), Warzenkraut, Zunenwirvel

Hildg.: Kalt und feucht, wirkt gegen Gift. In Wasser kochen, warm über den Magen legen. Außerdem Wein mit der Pflanze erhitzen und lauwarm trinken, gegen Gifte. Speck mit Ringelblumen im Mörser zerstoßen und damit Kopf oft einreiben, gegen Räude am Kopf bzw. schuppige Haare. Weiteres Rezept gegen Grind am Kopf. Auch vet.-med. Empfehlung

Hist. med./Volksmed./Naturheilk.: Möglicherweise schon in der Antike bekannt, nutzte man die Pflanze im Mittelalter gegen Bisse giftiger Tiere, gegen Leber- und Milzverstopfung sowie als Wundheilmittel. Die getrockneten, zerkleinerten Blütenkörbchen (in Extrakten, Salben, Teeaufgüssen, Tinkturen, wässrigen Auszügen) äußerlich auch als Umschlag bei Ausschlag, Ekzemen, Furunkel, Hautentzündungen, Prellungen, Quetschungen, Verbrennungen, zur Wundheilung. Innerlich u. a. bei Durchfall, Magen- und Darmgeschwüren sowie bei Menstruationsbeschwerden. Als Gurgellösung bei Halsschmerzen, Heiserkeit. Frischer Saft beseitige Warzen, Krätze. Die Pflanze gilt als entwässernd, fiebersenkend, krampflösend, die Monatsblutung anregend, schweißtreibend, als Wurmmittel und hilfreich bei Leberleiden. Sie soll gegen Bakterien, Viren als auch Pilze wirken. Ringelblumensalbe gehört seit Jahrhunderten zum Repertoire der Selbstmedikation. Anwendungen in der Homöopathie

Schönheitspflege: Lauwarme Kompressen auf Gesicht und Hals mit Lotion aus einer Handvoll Blüten, Stängel, 15 Minuten in heißem Wasser ziehen gelassen, gegen spröde Haut

Pharm.-Wirkst.: ätherisches Öl (u. a. mit Menthon, Isomenthon), Flavonoide (u. a. Isorhamnetin, Quercetin), Triterpenalkohole, Carotine, Xanthophylle, Polyacetylene, Bitterstoffe

Hildg.-Heilm.: Ringelblumensaft aus frischem Presssaft der Blütenköpfe mit Alkohol konserviert, gegen Entzündungen der Haut sowie der Mund- und Rachenschleimhaut. Ringelblumensalbe aus dem frischen Presssaft und Fett für trockene, besonders beanspruchte Haut, Akne, Ausschläge, Ekzeme, Hühneraugen, Insektenstiche, Nagelbettentzündung, Operationsnarben, rissige Lippen

Bemerkungen: Bauern sagten mit der Blume einst das Wetter voraus. Sind die Blüten zwischen 6 und 7 Uhr geöffnet, wurde es ein sonniger Tag. Nach 7 Uhr geschlossene Blüten deuteten Regen an.

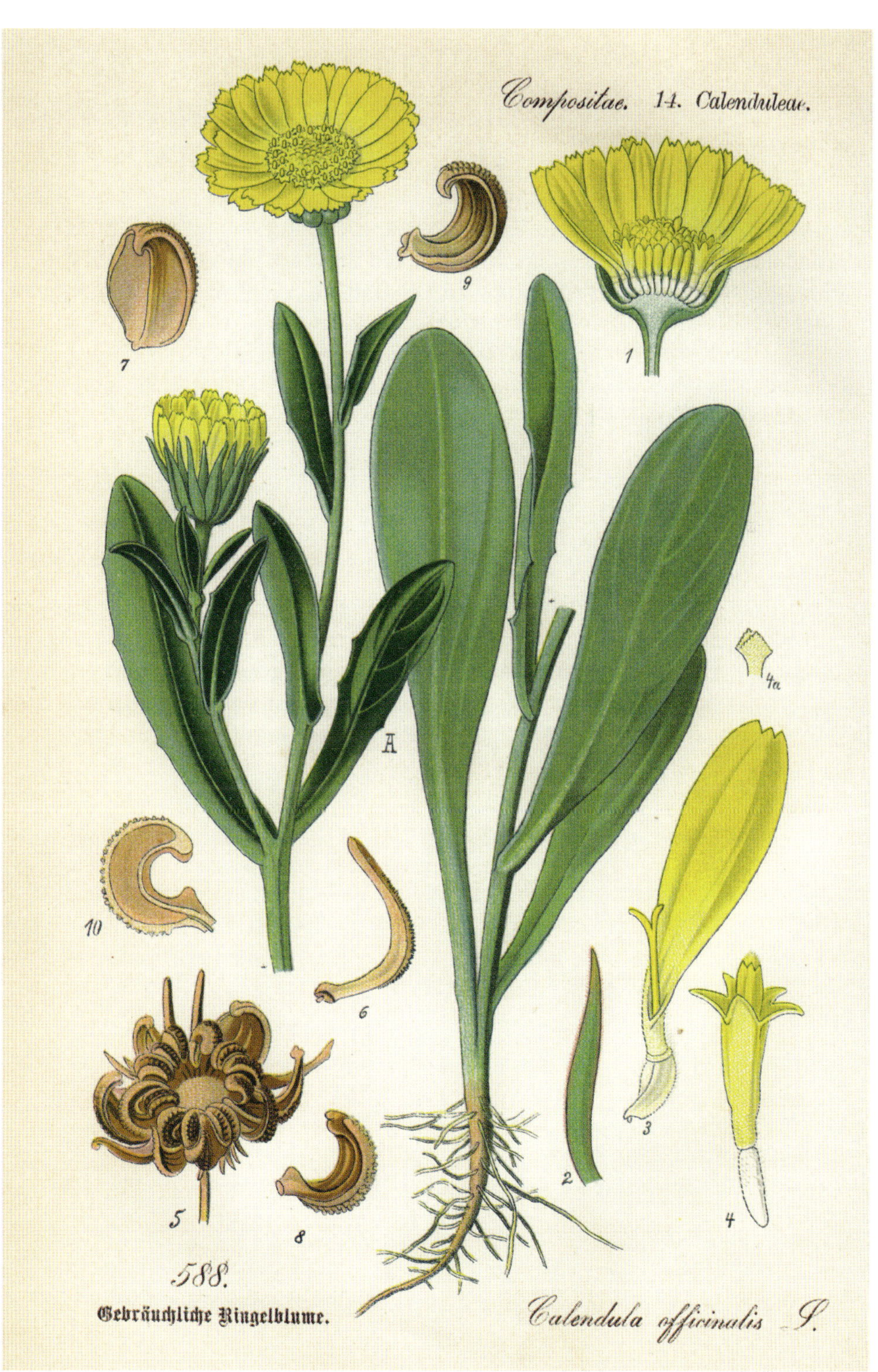
Compositae. 14. Calenduleae.
1
2
3
4
4a
5
6
7
8
9
10
A
588.
Gebräuchliche Ringelblume.
Calendula officinalis L.

Roggen

Secale cereale L. * Siligo / De Siligine

Hildg.: Warm. Roggenbrot heiß aus dem Ofen nehmen, zerpflücken und auf geschwollene Drüsen am Körper legen, zur Heilung! Rinde vom Roggenbrot zu Pulver zerstoßen und auf den Kopf streuen, nach drei Tagen Olivenöl einreiben, gegen Krätze. Warme Brotbrocken bis zur Abheilung auf die Haut gelegt, gegen Parasiten

Hist. med./Volksmed./Naturheilk.: Roggenpollen nutzt man bei Harnentleerungsbeschwerden, bei gutartiger Prostatavergrößerung und der chronischen nichtbakteriellen Prostataentzündung.

Pharm.-Wirkst.: Sterole, Aminosäuren, Fettsäuren (im Roggenpollen)

Hildg.-Heilm.: keine bekannt

Bemerkungen: Roggen ist anfällig, vom Mutterkorn (kornähnlicher Pilz) befallen zu werden, das unbedingt entfernt werden muss. Deren über 80 Alkaloide und Farbstoffe sind sehr giftig. Da dies im Mittelalter unbekannt war, gelangte Mutterkorn beim Mahlen in das Roggenmehl, war Ursache der als Antoniusfeuer bezeichneten Krankheit (Absterben von Fingern und Zehen, Wahnvorstellungen, Atem- und Herzstillstand bis zum Tod).

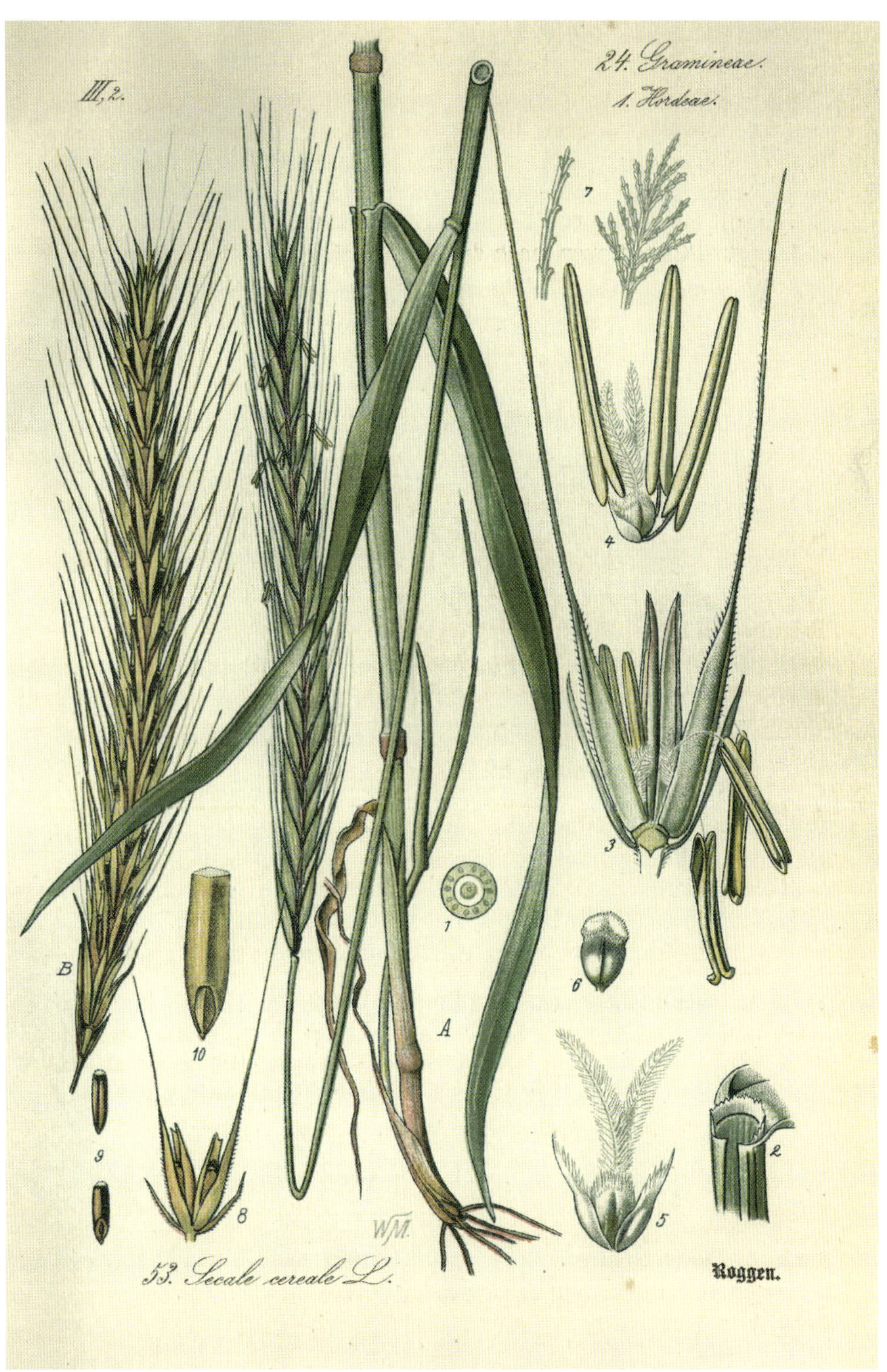
III, 2.
24. Gramineae.
1. Hordeae.
B
A
1
2
3
4
5
6
7
8
9
10
W/M.
53. Secale cereale L.
Roggen.

Rose

Rosa centifolia L. * Rosa / De Rosa

(Vermutlich eine Kreuzung aus Essigrose bzw. Wildrose, Rosa gallica L., Rosa moschata HERRM., Hundsrose, Rosa canina L., und einer Varietät aus der Gruppe Rosa damascena, dürfte der bei H. genannten nahekommen. Es ist unbekannt, welche Rose bei der Rupertsberger Äbtissin wuchs. Birkhan erwähnt auch die Weiße Bauernrose, Rosa alba)

Weitere Bez. (Auswahl): **Zentifolie**

Hildg.: Kalt. Ein Rosenblatt morgens über die Augen gelegt, bei Augenbeschwerden (Eintrübung, tränende Augen). Rose und Salbei pulverisieren, in Augenblicken des Jähzorns unter die Nase halten, macht fröhlich, tröstet. Salbe aus Rose, der Hälfte Salbei, frischem, ungesalzenem Speck (alles kochen) als Einreibung gegen Krämpfe und Lähmung. Zudem ziehen aufgelegte Rosenblätter Eiter aus mittelgroßen Geschwüren. Zudem ist Rosenöl in „Causae et Curae" Teil einer Rezeptur gegen den weißen Fleck in den Augen

Hist. med./Volksmed./Naturheilk.: Im Mittelalter eine in höchsten Tönen gelobte Heilpflanze, von deren Anwendungen jedoch viele dem Vergessen anheimfielen. Rosenblütentee gilt als leichtes Abführmittel, wurde bei Gelbsucht, Kopfschmerzen, Ohnmacht, Monatsblutungen und Schwindel getrunken. Blättertee (mit etwas Honig verbessert) als Herz- und Nervenstärkungsmittel. Abkochungen der Blüten in Wein gegen allgemeine Abgespanntheit, zur Linderung von After- und Gebärmutterschmerzen, als Mundspülung bei Zahnschmerzen. Kalter Kopfumschlag damit vertreibe Kopfschmerzen, warm eingeträufelt Ohrenschmerzen. Umschläge mit Rosenwasser (einige Tropfen Rosenöl auf Weingeist, mit Wasser vermischt) beruhigen Herz und Nerven. Rosensirup zur Herzstärkung. Anwendungen in der Homöopathie

Schönheitspflege: Rosenöl eignet sich zur Pflege (Spannkraft erhöhen, Rötungen mildernd, Hautbild verfeinernd) aller Hauttypen

Pharm.-Wirkst.: ätherisches Öl, Fett Gerbstoff, Gallussäure, Quercitrin

Hildg.-Heilm.: Rosenlakritz aus Süßholzsaft, Rosenpresssaft und Rosenöl gegen Heiserkeit, rauen Hals, gereizte Stimmbänder, Hautausschläge, zur Anregung der Verdauung

Bemerkungen: Für einen Liter des begehrten Rosenöls benötigt man 2300 Kilogramm türkische oder 3000 Kilogramm bulgarische bzw. französische Rosenblätter.

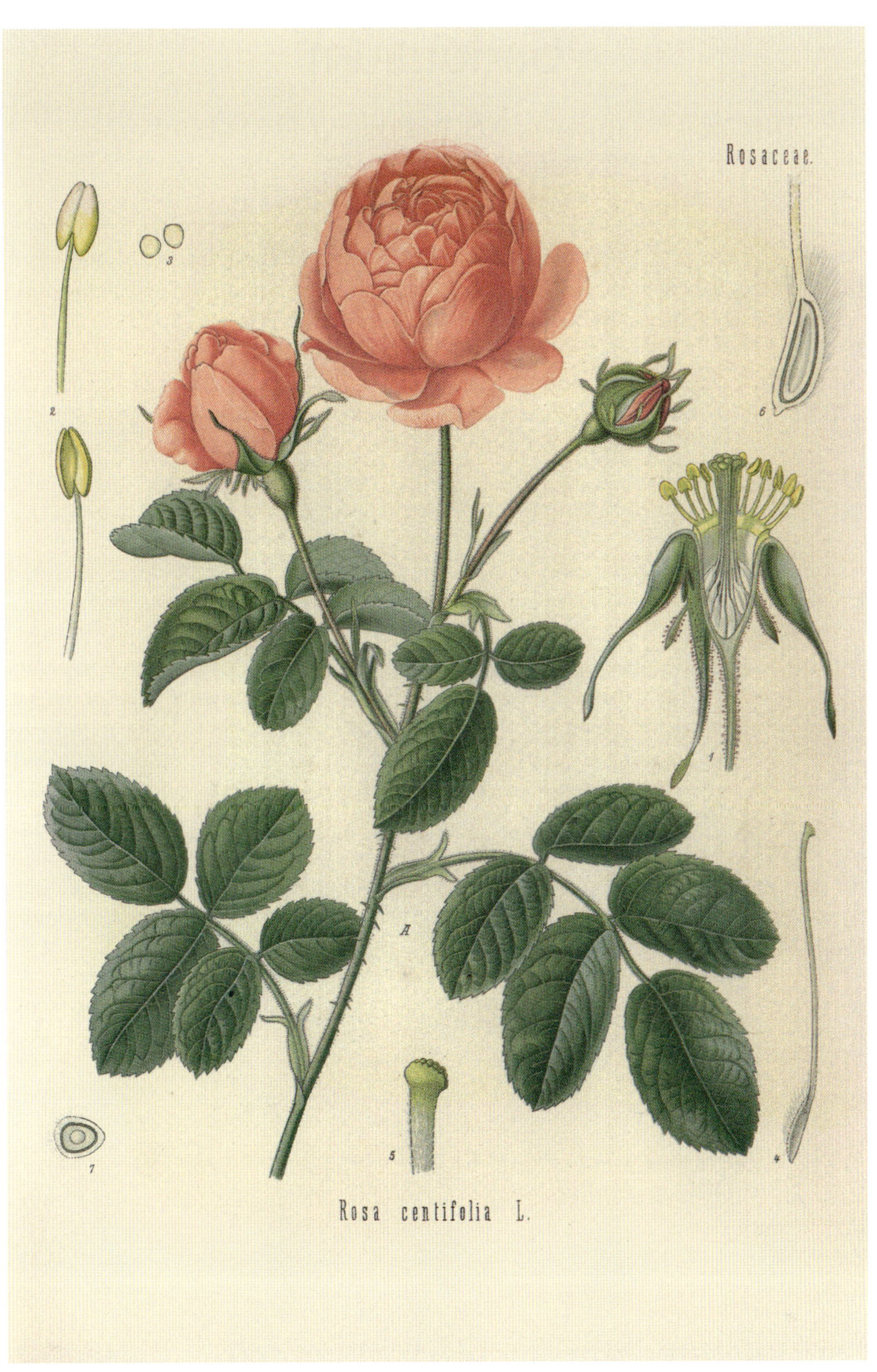
Rosaceae.
1
2
3
4
5
6
7
A
Rosa centifolia L.

Sadebaum

Juniperus sabina L. * Syuenboim / De Sybenbaum

(Bei H. auch savina, syuenboum)

Weitere Bez. (Auswahl): Gift-Wacholder, Glückskraut, Jungfernpalme, Kindermord, Lebensbaum, Säbenbaum, Sebenstrauch, Sefistrauch, Sevenbaum, Sevibaum, Stinkbaum, Stinkholz, Stink-Wacholder

Hildg.: Mehr heiß als kalt. Saft mit etwas Essig auf die mit Parasiten befallenen Geschwüre gießen. Saft mit der Hälfte Süßholzpulver in Wein mit etwas Fett gekocht, trinken gegen Lungenbeschwerden (wohl Lungenabszess, danach unbedingt Honigwürze trinken). Sadebaum, ein Drittel Salbei und davon ein Drittel Storchschnabel zu Saft zerreiben, mit Butter zu einer Salbe machen, gegen „Gicht".

Hist. med./Volksmed./Naturheilk.: Die Ärzte der Antike kannten bereits die Giftigkeit des vom Baum gewonnenen Öls, welches bei geringsten Gaben Harnausscheidung und Menstruation steigert, in höheren Dosen u. a. Erbrechen, blutigen Durchfall, bei Schwangeren Abort sowie schwerste Nierenschädigungen hervorruft. Gleichwohl verordnete man die Blätter gegen hartnäckige Geschwüre und Eiterungen. Das Mittelalter bevorzugte äußerliche Anwendungen (Salben, Einreibungen), geißelte die Abtreibungen verführter junger Liebesdamen. Im 20. Jh. noch äußerlich (Pulver, Salben) u. a. gegen Polypen und Warzen sowie die hautreizende, schmerzlindernde Wirkung bei Neuralgien, Lähmungen und als Haarwuchsmittel genutzt. In allen Teilen (vor allem die jungen Triebe mit höchstem Gehalt) giftig, ist heute jede innerliche Anwendung verboten. Bereits wenige Tropfen des Öls gelten als für Menschen tödlich. Sogar Einreibungen können Vergiftungen hervorrufen. Anwendungen in der Homöopathie

Pharm.-Wirkst.: ätherisches Öl mit Thujon und Sabinen (Sabinylacetat, Sabinol, Diacetyl)

Hildg.-Heilm.: keine bekannt

Bemerkungen: In botanischen Gärten musste der Sadebaum wegen seiner Giftigkeit einst mit einem hohen Gitter eingefriedet werden. Neuanpflanzungen des Baumes sind selten.

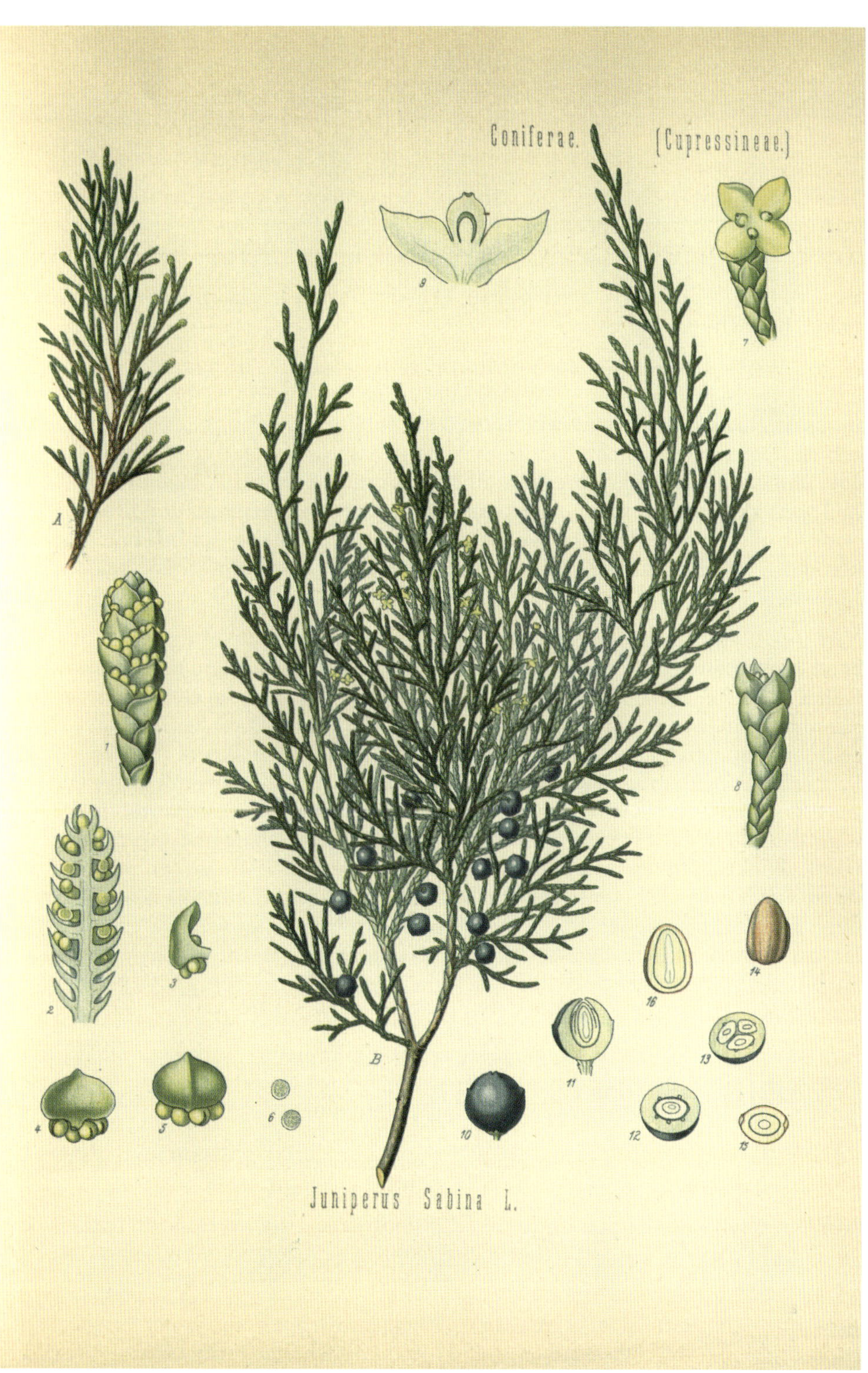
Coniferae.
(Cupressineae.)
Juniperus Sabina L.

Salbei

Salvia officinalis L. * Saluia / De Selba

(Bei H. auch salvia. Auf dem Rupertsberg dürfte der o. g. wie auch der hier abgebildete und über Heilkräfte verfügende Wiesensalbei, Salvia pratensis L., bekannt gewesen sein.)

Weitere Bez. (Auswahl): Garten-Salbei, **Echter Salbei**, Edelsalbei, Heilsalbei, Königssalbei, Küchensalbei

Hildg.: Warm, trocken. Pulver mit Brot gegen schlechte Säfte. In Wein kochen, oft trinken, gegen Mundgeruch. In Wasser kochen, gegen „Gicht". Salbei, weniger Kerbel, etwas Knoblauch zerreiben, mit etwas Essig zu einer Würztunke. Wer darin zu verzehrende Speisen eintaucht, bekommt Appetit. Salbe aus gleich viel Salbei, Dost, Fenchel und etwas mehr als alles zusammen Andorn sowie Butter, gegen Kopfschmerz. Teil weiterer Rezepte gegen Flankenschmerz, Harninkontinenz und Blutungen. In „Causae et Curae" zudem Teil weiterer Rezepturen gegen Kopfschmerzen, Maßlosigkeit, Eingeweideschmerzen, Schlaflosigkeit, Stechen, Zorn, Erbrechen, die rätselhafte Krankheit „vich", Brustschmerzen mit Husten

Hist. med./Volksmed./Naturheilk.: Bereits im Altertum als blutstillend, harntreibend, juckreizlindernd, menstruationsfördernd und wundheilend genutzt, wurde der Salbei im Mittelalter zu einer Universalheilpflanze. Die meisten Gebrechen der Menschen heilend, war er auf jeden Fall das Mittel der ersten Wahl bei Afterjucken, Blasenschmerz, Epilepsie, Geschwüren, Husten, krätzigem Grind, Magenschmerz, Schlaganfall, Schwindel, Verdauungs- und Menstruationsbeschwerden. Vor der Blüte gesammelte und im Schatten getrocknete Blätter gelten als appetitanregend, blutreinigend, schleimabführend, zusammenziehend. Der mit Schafgarbe angereicherte Tee wurde Zuckerkranken empfohlen. Rheumatismus und Gicht sollen positiv beeinflusst worden sein. Die entzündungshemmenden Eigenschaften helfen bei Entzündungen des Darmes, des Magens, der Galle und der Harnwege. Der Tee ist ein empfehlenswertes Gurgelwasser z. B. bei Kehlkopf- und Rachenkatarrh, Mandelentzündungen. Frische Blätter wurden gern bei entzündetem Zahnfleisch gekaut. Anwendungen in der Homöopathie

Schönheitspflege: Der Tee hat die beste schweißhemmende Wirkung, mildert bis zu 50 Prozent die Transpiration. Fußbäder helfen bei Schweißfüßen. Man kann jedoch auch in jeden Schuh einen Löffel Salbeipulver streuen.

Pharm.-Wirkst.: ätherisches Öl (u. a. Thujon, Cineol), Gerbstoffe (u. a. Rosmarinsäure), Bitterstoffe (z. B. Carnosol), Flavonoide, Triterpene

Hildg.-Heilm.: Salbeiblätter und Salbeitinktur u. a. bei Angina, Halsentzündung, Entzündungen von Mund- und Rachenschleimhaut, Mandelentzündung, Schnupfen, vermehrter Schweißsekretion, Verdauungsbeschwerden, Zahnfleischentzündung

Bemerkungen: Dem Salbei sagte man im Aberglauben antidämonische Eigenschaften nach, setzte ihn im Liebeszauber und zur Krankheitsbeschwörung ein.

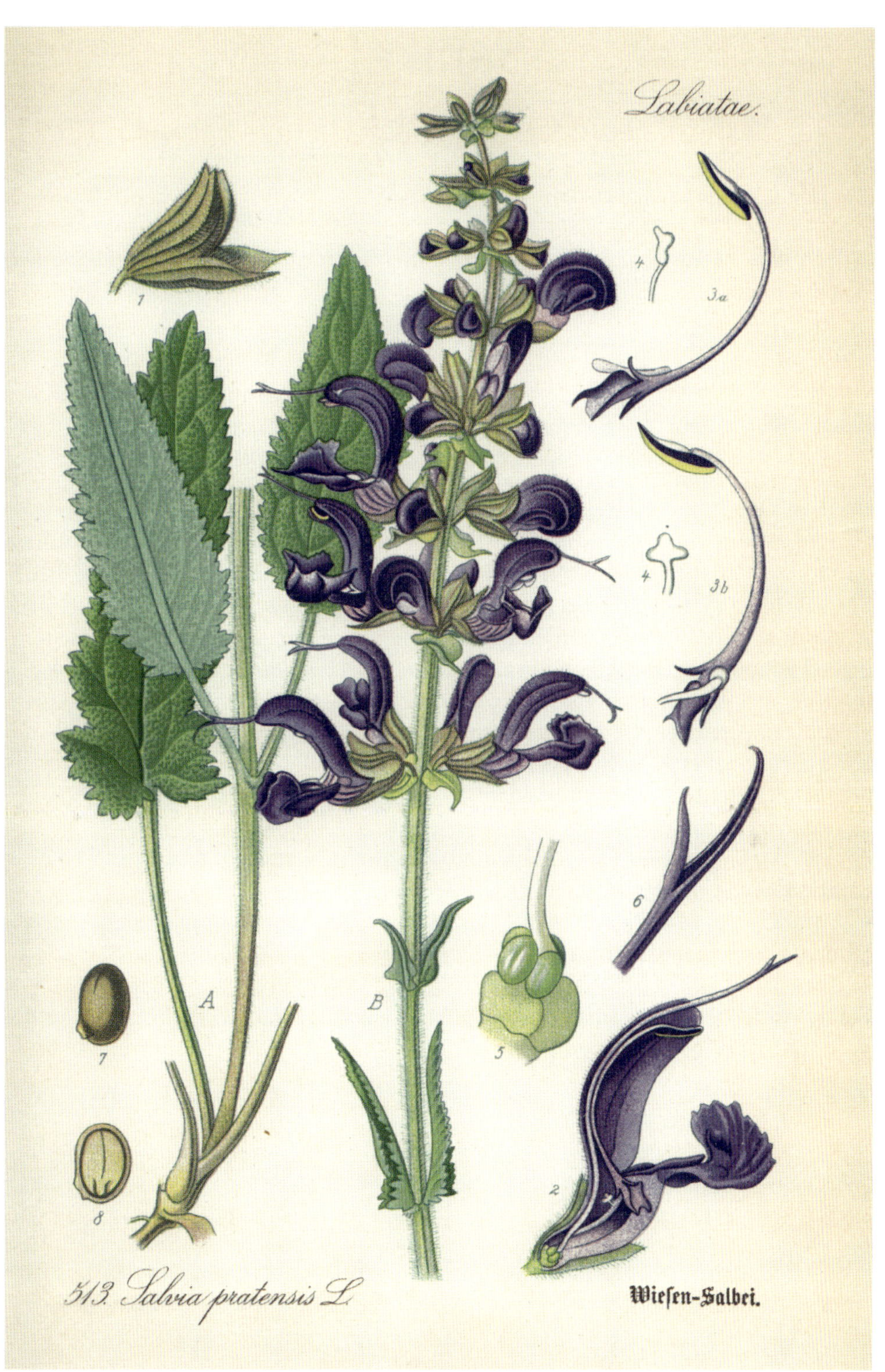
Labiatae.
1
4
3a
4
3b
6
A
B
5
7
8
2
513. Salvia pratensis L.
Wiesen-Salbei.

Sanikel

Sanicula europaea L. * Sanicula / De Sanicula

(Bei H. auch sanaria, diapensie)

Weitere Bez. (Auswahl): Bruchkraut, Heil aller Schäden, Waldklette, **Wald-Sanikel**, Wundsanikel

Hildg.: Warm. Mit den Wurzeln rausgezogen, in Wasser gekocht. Aus dem Wasser mit Süßholz und Honig eine Honigwürze machen, nach dem Essen trinken, gegen schwachen Magen und Eingeweide. Frischen Saft oder Pflanzenpulver in Wasser gießen und nach dem Essen trinken, reinigt Wunden (Stich- und Schnittverletzungen durch Eisen) von innen, lässt sie heilen.

Hist. med./Volksmed./Naturheilk.: Als ausgesprochenes Wundheilmittel für innere und äußere Verletzungen im Mittelalter berühmt geworden. Wer Sanikel habe, benötige angeblich keinen Chirurgen. Bestandteile der ganzen Pflanze hemmen wohl das Wachstum von Mikroorganismen und Pilzen, zusammenziehende Kräfte beschleunigen Heilungsprozesse. Die Volksmedizin schwört auf den Sanikel (als Tee aus den Blättern) u. a. bei Hauterkrankungen, Magen-, Darm- und Halsgeschwüren, Lungenblutungen. Auch bei Nierenerkrankungen, gegen Eiterungen, Furunkel und Mundfäule soll er helfen. Das aus gedörrten Blättern und Blüten hergestellte Pulver als besonders appetitanregend empfohlen

Pharm.-Wirkst.: ätherisches Öl, Saponine, Allantonin, Gerbstoff, Bitterstoff, Harz Ascorbinsäure

Hildg.-Heilm.: keine bekannt

Bemerkungen: Bei H. erstmals als Heilpflanze beschrieben und von ihr wohl aus der Volksheilkunde übernommen.

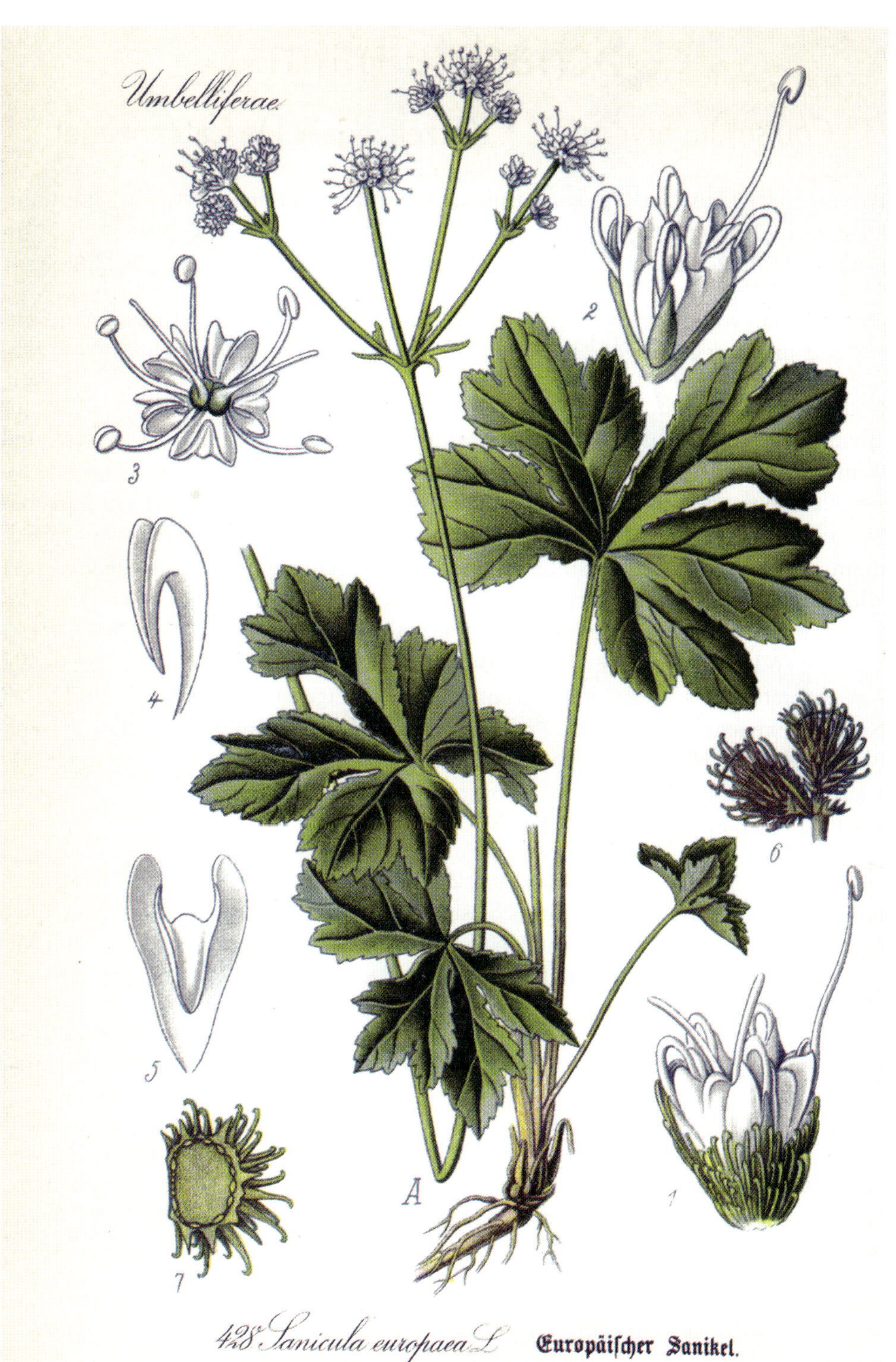
Umbelliferae
2
3
4
5
6
7
1
A
428 Sanicula europaea L. Europäischer Sanikel.

Schafgarbe

Achillea millefolium L. * Garuwe / De Garwa

(Bei H. auch millefolium, schaff garuwe)

Weitere Bez. (Auswahl): Achilleskraut, Bauchwehkraut, Blutstillkraut, Feldgarbenkraut, Gänsezungen, **Gemeine Schafgarbe**, Gewöhnliche Schafgarbe, Gotteshand, Grützblume, Grundheil, Kachel, Sägkraut, Tausendblatt, Wundheiler, Zangeblume

Hildg.: Warm und trocken. Wunden mit Wein auswaschen und leicht in Wasser gekochtes, ausgedrücktes Kraut warm in einem Tuch auf die Wunde legen. Schafgarben-Pulver im warmen Wasser trinken, bei Brüchen, inneren Wunden. Zerriebene Pflanze nachts einige Stunden über geschlossene Augen gelegt, danach Wimpern mit Wein bestreichen, gegen Verdunkelung der Augen (wohl Augenentzündung). Frisches Kraut mit doppelter Menge Engelsüß in Wein kochen, drei Tage trinken (Kräuter zum besseren Vermischen im Wein belassen), bei Dreitagefieber. In „Causae et Curae" ist die Pflanze noch Teil von Zubereitungen gegen Schlaflosigkeit, Menstruationsstörungen, Nasenbluten und häufiges Fieber.

Hist. med./Volksmed./Naturheilk.: Nachweislich seit über 2000 Jahren ein geschätztes Heilkraut, wurde es in der Antike zuerst bei Blutungen und Kriegswunden genutzt. Spätere Zeiten schätzten besonders die entzündungshemmenden und krampflösenden Wirkungen. Ob Blutergüsse, Blutungen, Epilepsie, Geschwüre, Hämorrhoidalleiden, Koliken, Lungenerkrankungen, Masern, Menstruationsstörungen, Scharlach, verstärkte Schweißbildung, Verdauungsbeschwerden, Würmer, Wunden oder Zahnschmerzen (hier das Kraut kauen), selbst zum Gurgeln – die Schafgarbe eroberte viele Einsatzgebiete, galt zeitweise sogar als Allheilmittel. Der aus frischen Blättern und Blüten gepresste Saft wurde noch im 20. Jh. gegen Arterienverkalkung gepriesen. Pharmazeutisch nutzt man die Droge heute innerlich hauptsächlich bei Appetitlosigkeit, Magen- und Darmbeschwerden. Bäder, Spülungen und Umschläge (oft in alkoholischer Zubereitung) sind bei entzündlichen Haut- und Schleimhauterkrankungen sowie zur Wundheilung empfohlen. Extrakte finden Verwendung in Fertigarzneimitteln (darunter Tees, Tropfen, Heilsalben). Anwendungen in der Homöopathie

Schönheitspflege: Ein gutes Mittel zum Massieren, denn es kräftigt und strafft die Haut. Cremes, Masken und Tonics mit der Pflanze festigen die Haut. Zusammen mit Sesamöl nutzt man die Pflanze zur Herstellung von Sonnencremes mit hoher Schutzwirkung.

Pharm.-Wirkst.: ätherisches Ö (u. a. Campher, Sabinen, 1,8-Cineol), Flavonoide (u. a. Apigenin, Luteolin), Phenolische Säuren (u. a. Kaffeesäure, Salicylsäure), Triterpene, Sterole, Cumarine, Tannin-Gerbstoffe

Hildg.-Heilm.: Schafgarbenpulver aus den getrockneten oberirdischen Teilen gegen Appetitlosigkeit, innere Blutungen und Verletzungen, Gastritis, leichte Magenstörungen, leichte krampfartige Darm-, Galle- und Magenbeschwerden

Bemerkungen: Achilles soll laut griechischer Mythologie die große Heilwirkung der Schafgarbe erkannt haben, als er eine eiternde Wunde behandelte. Dafür erhielt die Pflanze den griechischen Namen Achilleios.

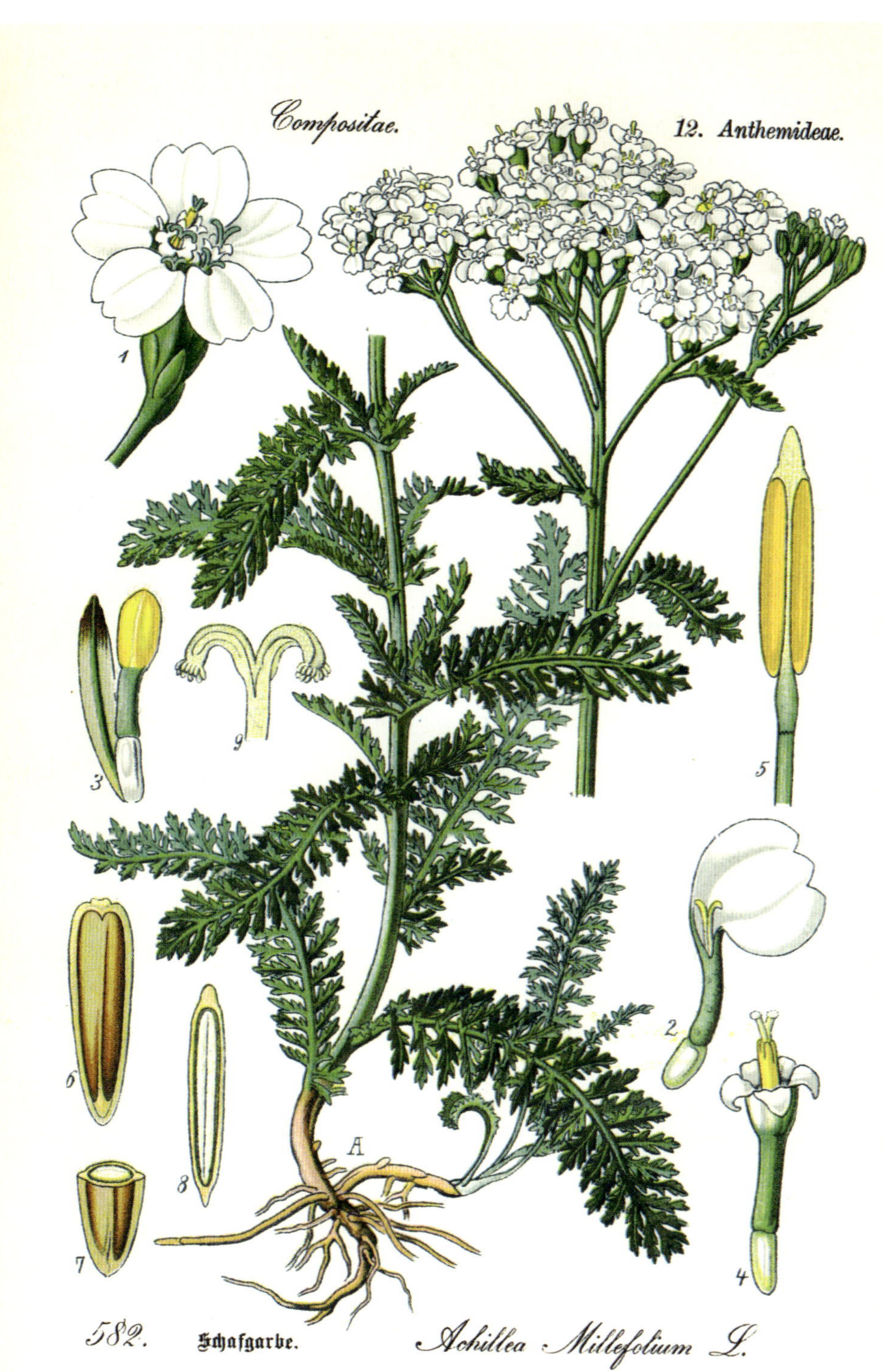
Compositae.
12. Anthemideae.
1
2
3
4
5
6
7
8
9
A
582.
Schafgarbe.
Achillea Millefolium L.

Schierling

Cicuta virosa L. * Cicuta / De Scherling

(Bei H. auch wuotrich. Birkhan glaubt, dass H. den gleichsam hochgiftigen Gefleckten Schierling, Conium maculatum L., meinen könnte, Müller nennt beide.)

Weitere Bez. (Auswahl): Bostenkraut, Dullkraut (Altmark, Göttingen), Giftkraut, Gift-Wasserschierling, Wätscherling, **Wasserschierling**, Wedendunk (Mecklenburg), Witzerling, Wödendunck, Wodendunck (Mecklenburg), Ziegerkraut

Hildg.: Heiß, aber außerordentlich gefährlich. In Wasser gekocht und über die schmerzenden Glieder gebunden, bei Prellungen und Schwellungen nach Stoß oder Schlag (wohl bei schwersten Verletzungen)

Hist. med./Volksmed./Naturheilk.: In Kenntnis der todbringenden Effekte und Erstickungsqualen für die Vergifteten übte die Antike größte Zurückhaltung bei der Droge. Höchstens wurde sie äußerlich bei geschwürigen Hauterkrankungen und schmerzhaften Schwellungen genutzt. Schmerzstillende Eigenschaften nutzte das Mittelalter in Schlafschwämmen, welche der Betäubung bei chirurgischen Eingriffen dienten. Ohne die hochgiftigen Wirkungen zu berücksichtigen, wurde die Droge (Geruch der ganzen Pflanze abweisend, stinkend, betäubend) äußerlich als Salbe oder Wickel bei Blasensteinen, Darm- und Nierenkoliken, Hüft- und Lendenschmerzen eingesetzt, wollte man damit Epileptiker beruhigen, durch Einträufeln Ohrenschmerzen lindern. Bis ins 19. Jh. erhielt sich die gelegentliche Nutzung bei Asthma, Keuchhusten und Wundstarrkrampf, in der russischen Volksmedizin bei bakteriellen Wundinfektionen, Geschwüren, Ischias. Heute ist jeder Einsatz strikt abzulehnen. Eine besondere Gefährlichkeit besteht in der Verwechselung der Wurzeln der Giftpflanze mit Petersilie-, Sellerie-, Karotten- oder Pastinaken-Wurzeln. Anwendungen in der Homöopathie

Pharm.-Wirkst.: Polyine, vor allem das den Tod durch Atemlähmung hervorrufende Cicutoxin

Hildg.-Heilm.: keine bekannt

Bemerkungen: Im Athen der Antike war das Trinken des Schierlingsbechers (flüssiges Gift der Pflanze) die offizielle Todesstrafe für Verbrecher. Selbstverständlich galt das tödliche Kraut als Pflanze der Hexen.

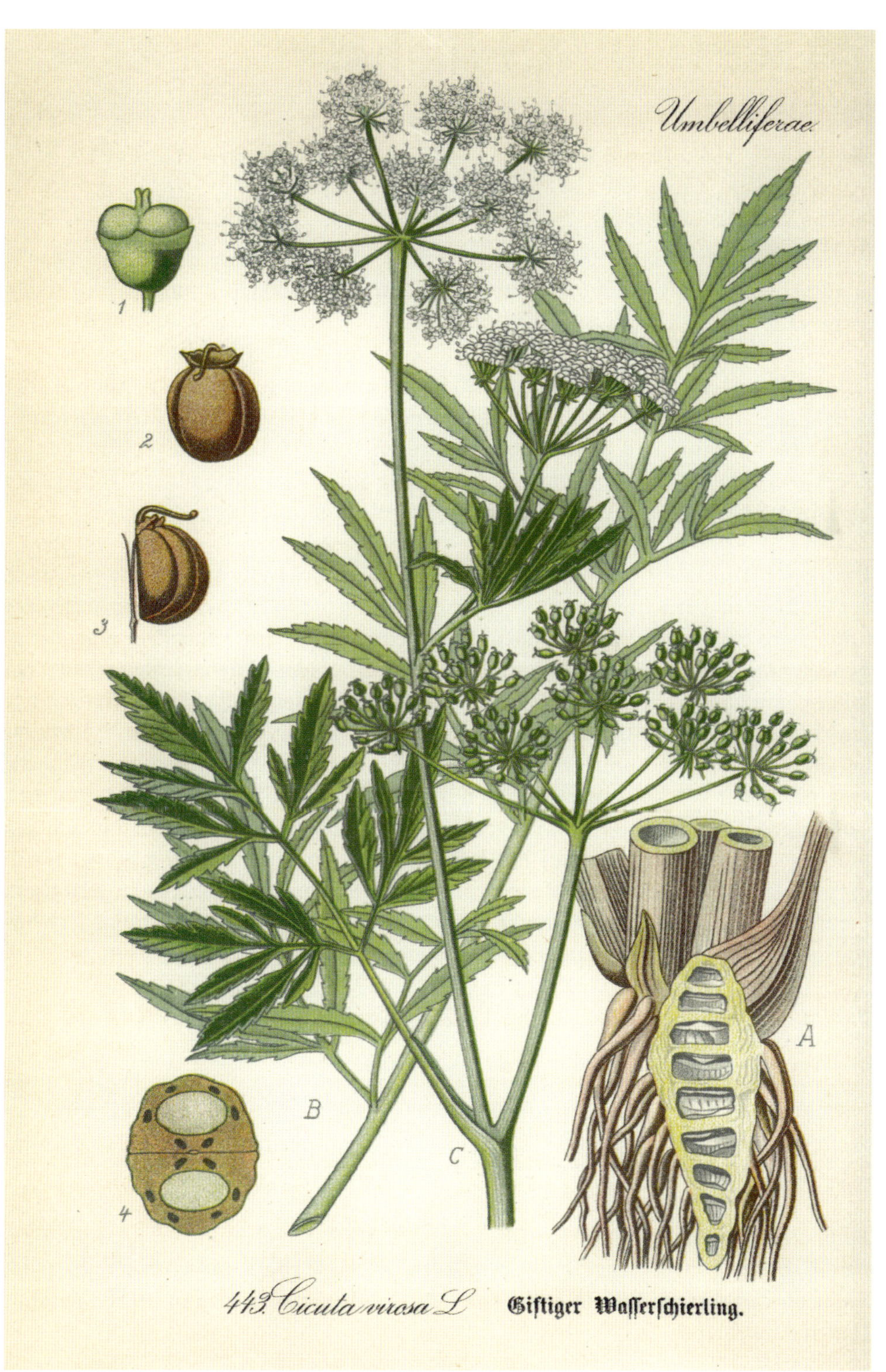
Umbelliferae
1
2
3
4
A
B
C
443. Cicuta virosa L.
Giftiger Wasserschierling.

Schlehe

Prunus spinosa L. * Spine / De Spinis

(Bei H. auch sledorn)

Weitere Bez. (Auswahl): Bockbeerli, Deutsche Akazie, Effken, Hageldorn, Haferpflaume, Heckendorn, Sauerpflaume, **Schlehdorn**, Schlehendorn, Schlingenstrauch, Schwarzdorn

Hildg.: Warm, trocken. Ein Lautertrank, besser als Gold, wird aus der Asche grüner oder alter Schlehen, Nelkenpulver und Zimtpulver (in klar definierter Mengenangabe, siehe unten), Honig und Wein hergestellt, gegen „Gicht". Schlehen gegrillt oder gekocht essen, bei Magenproblemen. Getrocknete Schlehenkerne pulverisieren, gegen Parasiten auf die Hautstellen streuen und mit Wein beträufeln.

Hist. med./Volksmed./Naturheilk.: Heilkräftige Pflanzenteile stellen Blüten, Rinde der Wurzeln und Früchte (Ernte erst nach dreimaligem Nachtfrost) dar. Die leicht abführenden, entzündungshemmenden, fiebersenkenden, harntreibenden, magenstärkenden und zusammenziehenden Eigenschaften finden Anwendungen z. B. bei kindlichem Durchfall, Blasen-, Magen- und Nierenproblemen. Schlehenelixier nutzt die Volksmedizin zur Stärkung nach Infektionen. Schlehensaft soll gegen Gelbsucht helfen. Ein Herztonikum stellte man früher aus mit Schlehenblüten vermischtem Honig her, vier Wochen ziehen gelassen und mehrfach täglich teelöffelweise zu sich genommen. Der Blüten-Tee gilt als vorzügliches Abführmittel, welcher zugleich den Magen stärkt, der Vergrößerung der Vorsteherdrüse entgegenwirken mag. Auch soll er Hautausschläge beseitigen, Magenkrämpfe und Schleim bei Katarrhen lösen, gegen Steinbildung wirken. Mus der Früchte fördert den Stuhlgang, die Abkochung der Wurzelrinde gilt als Hausmittel bei Fieber. Anwendungen in der Homöopathie

Pharm.-Wirkst.: Flavonoide, Gerbstoffe

Hildg.-Heilm.: Schlehen-Zimt-Nelken-Elixier (10 Gramm Schlehenasche, 7 Gramm Nelkenpulver, 14 Gramm Zimtpulver mit 75 Gramm Honig 5 Minuten in einem Liter Wein gekocht, abgesiebt) u. a. bei Gangunsicherheit, Kraftminderung, Nervenstörungen, Taubheitsgefühl

Bemerkungen: Pflanzenreste bzw. Kern-Abdrücke in Kugelamphoren-Keramik oder neolithischen Tongefäßen verraten Archäologen, dass Schlehenfrüchte bereits in der Steinzeit verzehrt wurden. Das dornenreiche Gehölz pflanzte man im Mittelalter zur Hexen-Abwehr.

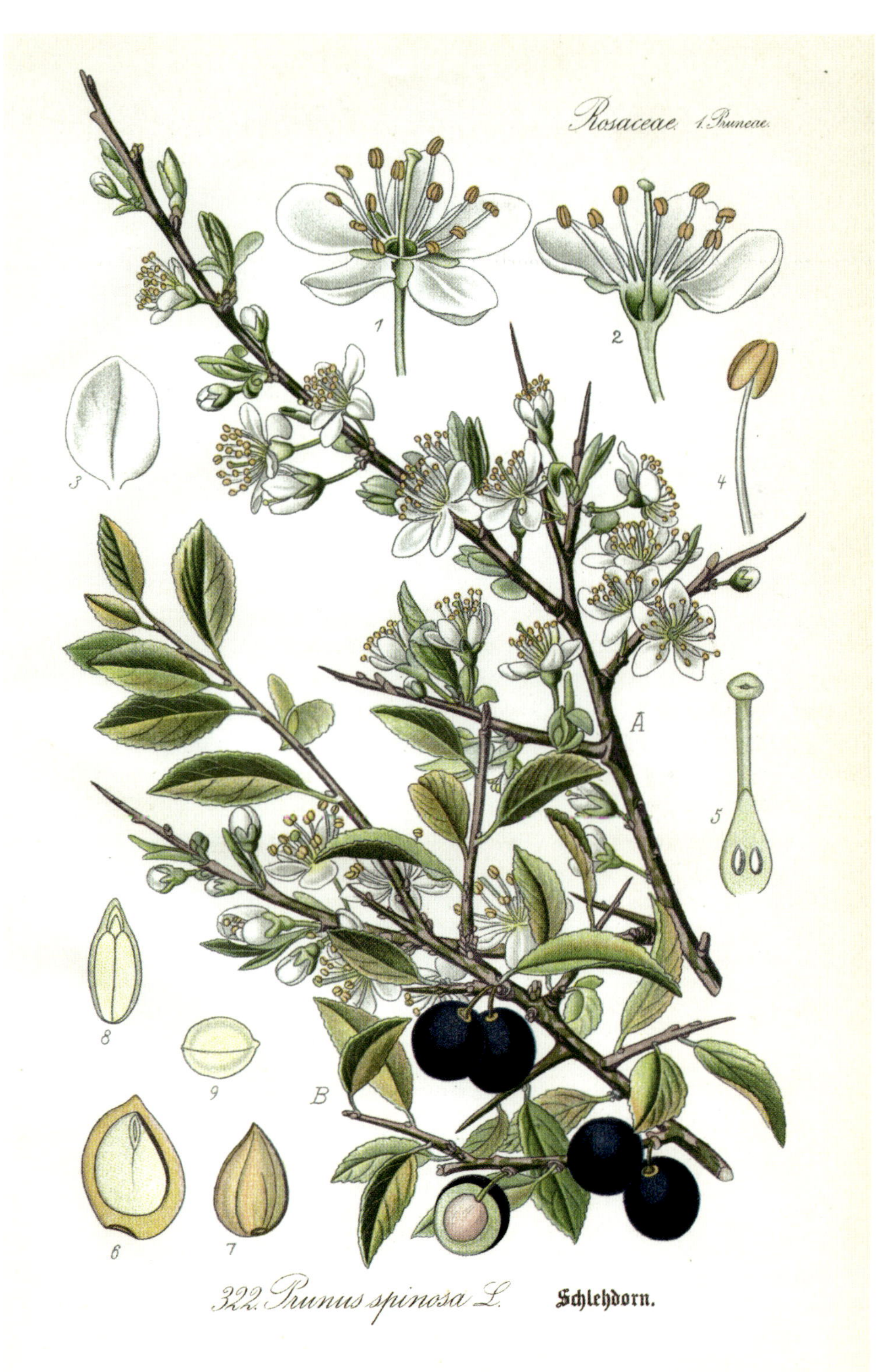
Rosaceae. 1. Pruneae.
1
2
3
4
5
A
8
9
B
6
7
322. Prunus spinosa L.
Schlehdorn.

Schlüsselblume

Primula veris L. * Himelsluozele / De Hymelsloszel

(Bei H. auch himelsluzele. Synonym Primula officinalis JACQUIN)

Weitere Bez. (Auswahl): Arznei-Schlüsselblume, Frühlings-Schlüsselblume, Gebräuchlicher Himmelsschlüssel, **Himmelsschlüssel**, Kraftblume, Wiesen-Primel, Wiesen-Schlüsselblume

Hildg.: Warm. Kraut auf Brust und Herz legen, gegen Melancholie. Am Scheitel des Kopfes Haare abrasieren, per Binde befestigt für drei Tage Kraut auflegen, gegen „Gicht". Außerdem über schmerzhafte Glieder binden, Kraut in Becher legen und daraus trinken.

Hist. med./Volksmed./Naturheilk.: Wurzeln und Blüten gelten als Helfer gegen Grippe, Husten, alle Katarrhe, Keuchhusten, Lungenentzündung, Verschleimungen. Gegen Rheuma und Gicht wird Schlüsselblumen-Tee empfohlen. Diesem sagt man auch Wirkungen zur Herzstärkung und Nervenanregung nach. Er soll sogar Blutandrang im Kopf, Kopfschmerzen, Migräne, Gliederzittern, Herzschwäche und die Neigung zu Schlaganfall lindern. Vielen leistete er schon als Schlaftrunk gute Dienste. Mit Honig vermengt als Nierenmittel und Blasensteine abführend von der Volksheilkunde gepriesen. Frisch gepflückte Blätter und Blüten – aufgelegt – sollen Geschwulst- und Gliederschmerzen, Quetschungen lindern. Blüten in Wein angesetzt, gilt als Hausmittel zur Herzstärkung. Anwendungen in der Homöopathie

Pharm.-Wirkst.: ätherisches Öl, Saponine (u. a. Primulasäure), Flavonoide (Gossypetin, Quercetin), Carotinoide – in den Blüten; Triterpensaponine (z. B. Primulasaponin), Phenolglykoside (Primulaverin), Zuckerstoffe – in den Wurzeln

Hildg.-Heilm.: keine bekannt

Bemerkungen: Der Name der Pflanze deutet darauf hin, dass man im Mittelalter daran glaubte, mit ihrer Hilfe könne man Schatzverstecke aufspüren. Womöglich dachte man auch, mit ihr rascher in den Himmel zu gelangen.

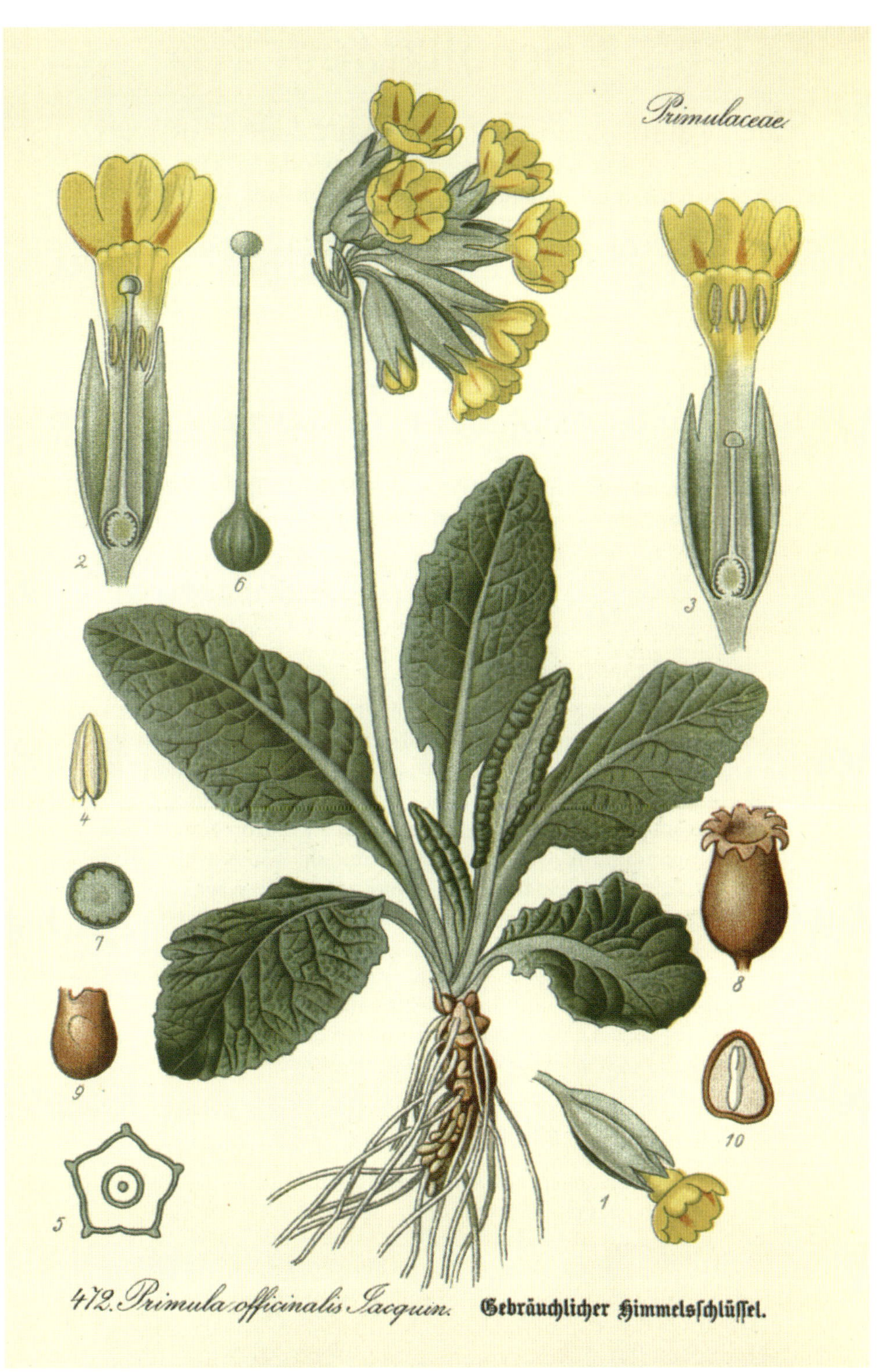
Primulaceae
2
6
3
4
7
8
9
10
5
1
472. Primula officinalis Jacquin. Gebräuchlicher Himmelsschlüssel.

Schöllkraut

Chelidonium majus L. * Grintwurz / De Grintwurtz

(Bei H. auch apostema crut, chelidonia, goltwurz, scabiosa)

Weitere Bez. (Auswahl): Affelkraut (Kärnten), Blutkraut, Geschwulstkraut (Österreich), Goldwurz, Gutwurz, Herrgottsblatt, Jölk (Altmark), Lichtkraut, Maikraut, Nagelkraut (Bern), Ogenklar (Ostfriesland), Schälerlkraut (Österreich), Schalerkraut (Linz), Schellchrut (St. Gallen), **Schellkraut**, Schelwurz, Schielkraut (Schwaben), Schindkrut (Mecklenburg), Schindwurz, Schinkrud (Bremen), Schinnefoot (Westfalen), Schinnwart, Schinnwatersbläer, Schinkrut (niederdeutsch), Schöllkrut (Mecklenburg), Schöllwurz, Groß Schwalbenkraut, Schwindwurz (Zillertal), Tackenkrut (Lübeck), Trudenmilchkraut, Warzenkraut (Österreich)

Hildg.: Sehr heiß und giftig. Altes Schmalz und Saft der Pflanze zerlassen, als Einreibung gegen Quaddeln und Geschwüre (Ausschlag). In „Causae et Curae" Teil einer Rezeptur zur Auswurfförderung

Hist. med./Volksmed./Naturheilk.: In der Antike gegen eitrige Geschwüre, Gelbsucht, Hautausschlag, Sehschwäche und Wunden verordnet, erfreute sich die Pflanze auch im Mittelalter großer Beliebtheit. Man nahm sie nun auch als Gurgelmittel, zu Kopfwaschungen, gegen Bluthochdruck, therapierte mit dem gelben Milchsaft krebsartige Geschwüre, innerlich Koliken. Das blühende Kraut, aus dem der Saft beim Pflücken quillt (kaum noch Nutzung der Wurzel) hat man lange ohne große Bedenken u. a. als antiviral, gallentreibend, krampflösend, krebsheilend, schmerzlindernd verordnet. Äußerlich wird der frische Saft oder die Salbe bei Hautkrankheiten wie Warzen verwendet. Auch nutzt man Zubereitungen der Krautdroge (z. B. als Tinktur, Tropfen) bei Krämpfen im Magen-Darm-Bereich und der Gallenwege. Immer wieder verbinden sich mit der Droge Hoffnungen, Tumore in ihrem Wachstum zu hemmen. Aus den letzten Jahrzehnten sind bei hohen Dosen unerwünschte Nebenwirkungen (u. a. Kontaktdermatitis, schwere Reizung im Darm und Magen bis zu blutigem Durchfall und Tod durch Kreislaufversagen) bekannt geworden. Schöllkraut steht zudem im Verdacht, Hepatitis und toxische Leberschäden hervorzurufen. So gibt es verschiedene Auffassungen zum Nutzen-Risiko-Verhältnis, welche dahin tendieren, von Schöllkraut-Extrakten abzuraten. Anwendungen in der Homöopathie

Schönheitspflege: 5 Gramm Milchsaft in 100 Gramm Wasser aufgelöst, soll bei gutartigen Augenlidentzündungen helfen.

Pharm.-Wirkst.: 20 verschiedene Benzylisochinilin-Alkaloide (u. a. Berberin, Coptisin, Chelidonin), organische Säuren, Flavonoide

Hildg.-Heilm.: keine bekannt

Bemerkungen: Schöllkraut mit seiner gold-gelben Farbe diente Alchemisten zur Darstellung des Urstoffs der Materie und galt als Goldessenz bei der Verwandlung von Blei in Gold.

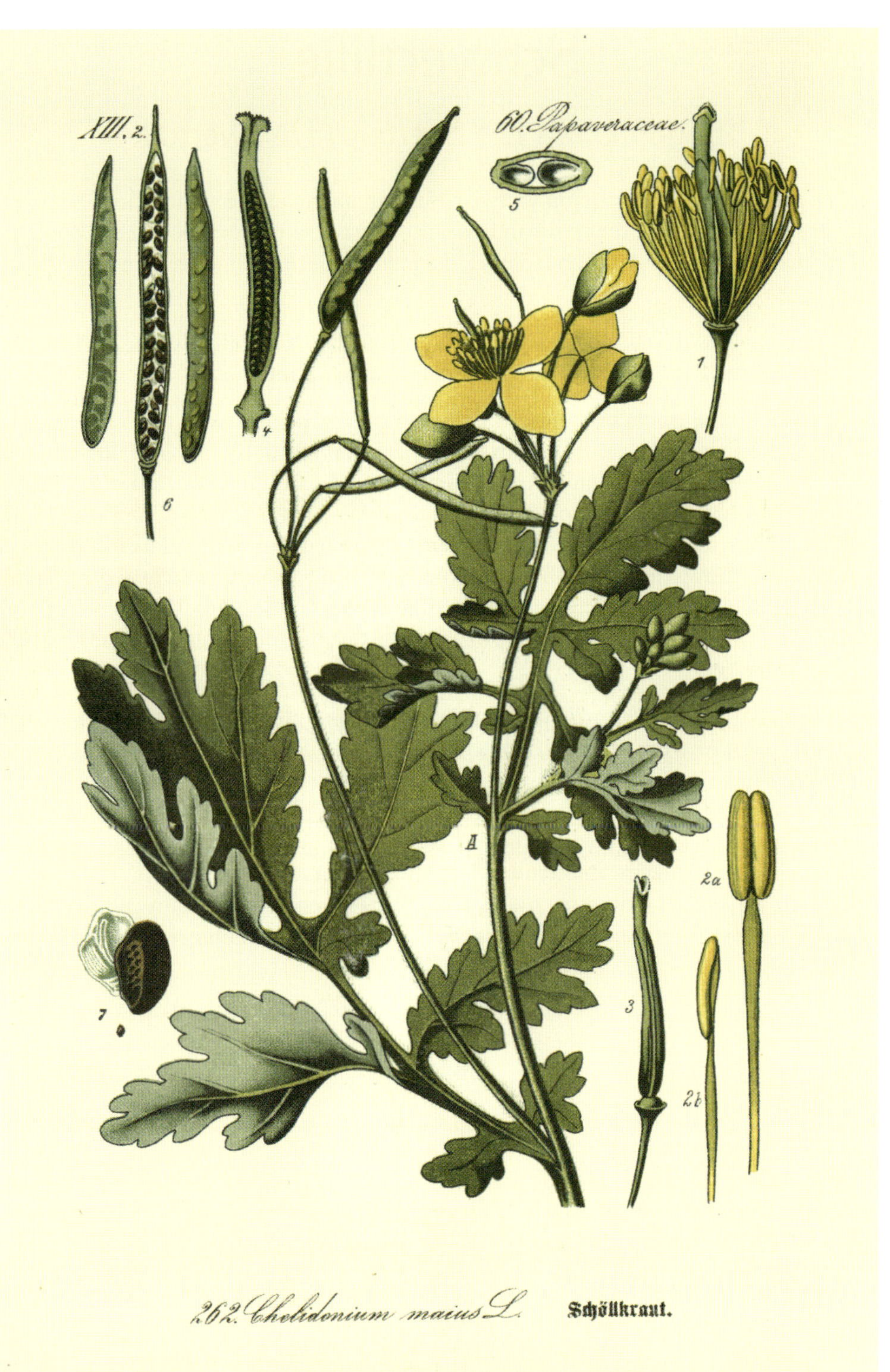
XIII. 2.
60. Papaveraceae.
262. Chelidonium maius L.
Schöllkraut.

Schwertlilie

Iris germanica L. * Suertele / De Swertula

(Bei H. auch gladiola, suerthelun wurzela. Birkhan hält auch die gelbe Sumpf-Schwertlilie, Iris pseudacorus L., für denkbar. In Kräuterwerken wird heute häufig die Verschiedenfarbige Schwertlilie, Iris versicolor L., genannt. Sie ist allerdings ein eingewanderter Neophyt.)

Weitere Bez. (Auswahl): Blaue Schwertlilie, **Deutsche Schwertlilie**, Echte Schwertlilie, Iriswurzel, Ritter-Schwertlilie, Veilchenwurzel, Zahnwurzel

Hildg.: Warm und trocken. Salbe aus Schmalz und Saft der im Mai gepflückten Blätter, gegen Ausschlag. Mit Saft, z. B. in Quellwasser erwärmt, oft das Gesicht waschen, gegen harte Haut, Pickel, schlechte Gesichtshaut. Wurzel und Blätter in Wasser kochen, ausdrücken und über den Kopf legen, gegen Wahnsinn. Zudem Wurzel in dünne Scheiben schneiden und mit Honig beizen, verspeisen, für den gleichen Patienten. Mit Wein in Mörser zerriebene Wurzel, durch ein Tuch passiert und erwärmt, Trank gegen Steinleiden. Außerdem Teil einer Salbe gegen Aussatz. In „Causae et Curae" zudem Teil von Rezepturen gegen Bewusstseinsstörung und Begierde sowie eine Anwendung der Vet.-Med. (Rinder)

Hist. med./Volksmed./Naturheilk.: Im Mittelalter war eine Latwerge aus der Wurzel bekannt, deren Anwendung jener des Kümmels (siehe dort) oder des Mutterkümmels (siehe dort) nahe kam. Allgemein gilt die Pflanze als abführend, brustreinigend, harntreibend, hustenlösend. Aus der Wurzel bereiteten mittelalterliche Ärzte mit Honig und Öl ein Milzpflaster. Wurzelstockpulver ist ein Niesmittel. Die Droge ist meist Teil von Teemischungen. Zahnenden Kindern gab man noch im 20. Jh. die Wurzel, welche mit Speichel eine gummiartige Konsistenz entwickelt, zum Beißen (wird wegen der Bildung von Keimen nicht mehr empfohlen). Anwendungen in der Homöopathie

Schönheitspflege: Pulver getrockneter Wurzeln der Schwertlilie reiben sich Raucher auf die Zähne, um den weißen Glanz zurückzuerhalten. Als Trockenshampoo bei fettigem, hellem Haar (10 Minuten nach dem Aufstreuen sorgfältig ausbürsten.)

Pharm.-Wirkst.: ätherisches Öl (u. a. Irone, Myristinsäure, Aldehyde, Ketone, Sesquiterpene, Naphthalin), Flavonoide (u. a. Irilon, Irisolon, Irigenin), Triterpene

Hildg.-Heilm.: Schwertliliensalbe zum täglichen Eincremen aus frischem Presssaft der Lilienblätter und Fett gegen Hautausschläge, trockene Ekzeme, trockene Haut, Schuppen

Bemerkungen: Der mittelalterliche Aberglaube wusste noch, dass die Schwertlilienwurzel vor dem Teufel schütze. Wenn man diese wie ein Schwert auf ihn richte, zwinge ihn dies, seine höllischen Pläne zu verraten.

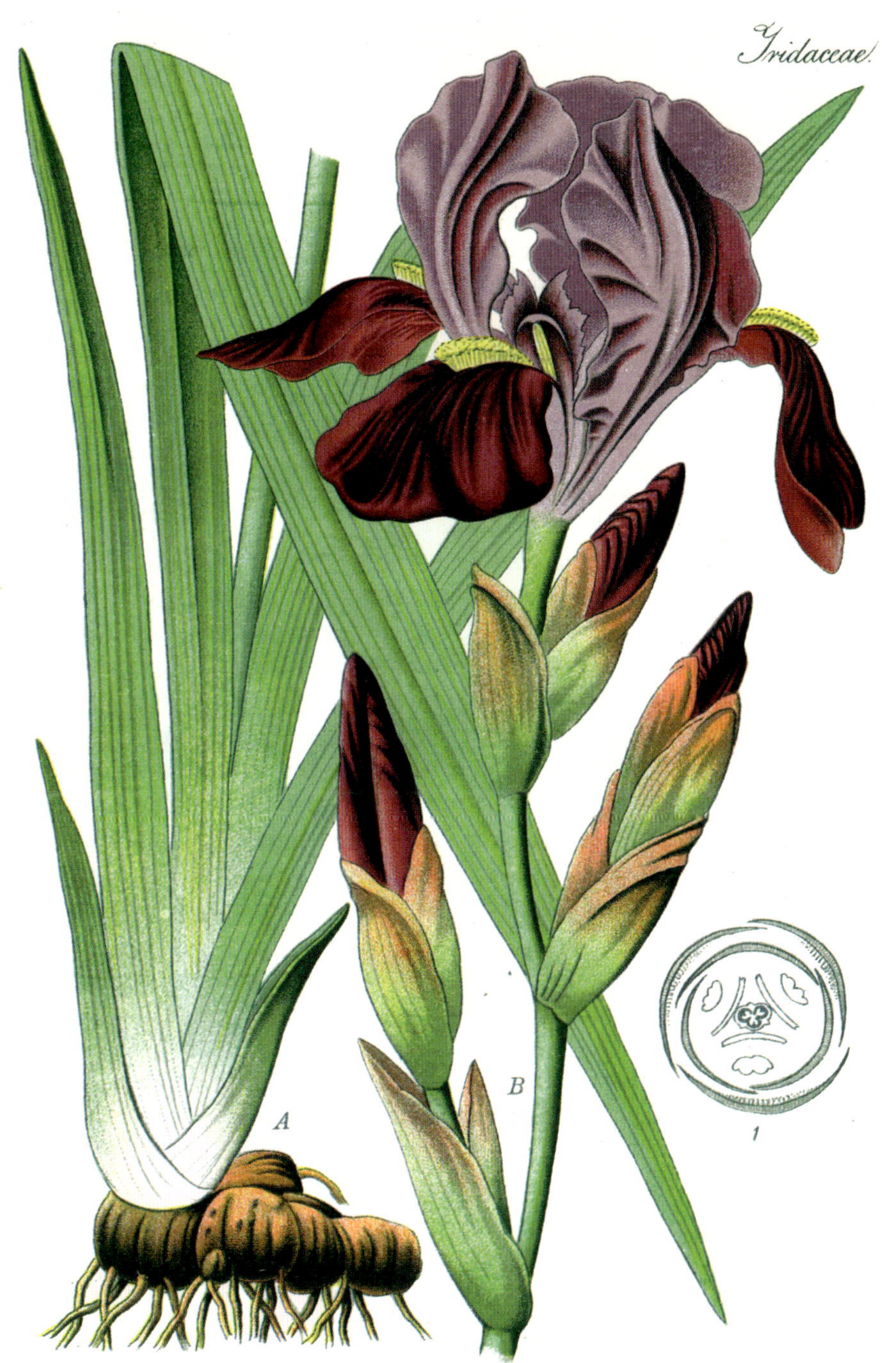

138. *Iris germanica L.* **Deutsche Schwertlilie.**

Senf

Sinapis alba L. * Senef herba / De Herba Senff

(Bei H. auch sinapis. Womöglich ist die Wildform des Acker-Senfs, Sinapis arvensis L., gemeint. Es gibt Überschneidungen mit dem Hederich, Raphanus raphanistrum L., siehe dort)

Weitere Bez. (Auswahl): **Weißer Senf**

Hildg.: Warm, feucht. Für Gesunde und Schlanke ist der Verzehr unschädlich, Kranken und Dicken nicht zu empfehlen.

Hist. med./Volksmed./Naturheilk.: Der Senfsamen (Anwendung als Senfteig aus dem Pulver frisch gemahlener Samen mit lauwarmem Wasser auf einen Leinenlappen gestrichen) wird in Form von Umschlägen äußerlich zur Durchblutungsförderung, z. B. bei Gelenk- und Muskelschmerzen, angewendet. Auch Nutzung zur Behandlung von Erkältungskrankheiten, Bronchitis, Brustfellentzündung, Keuchhusten, Kreislaufschwäche, Lungenentzündung. Innerlich genommen, soll er den Appetit anregen. Bei großen Gaben oder längerem inneren Gebrauch sind Reizungen und Entzündungen von Magen und Darm die Folge. Das stark hautreizende Senföl gilt als gute Einreibung gegen gichtige Schmerzen, Hexenschuss, Rheumatismus. Vollbäder (250 Gramm Senfmehl in zwei Liter kaltem Wasser längere Zeit stehen gelassen, abgeseiht und ins heiße Bad gegossen) sollen die Durchblutung fördern, beleben. Anwendungen in der Homöopathie

Pharm.-Wirkst.: Senföle, Senfölglykoside

Hildg.-Heilm.: keine bekannt

Bemerkungen: Die Wirkungen des Weißen Senfs sind dem Schwarzen Senf, Brassica nigra W.D.J. Koch, ähnlich.

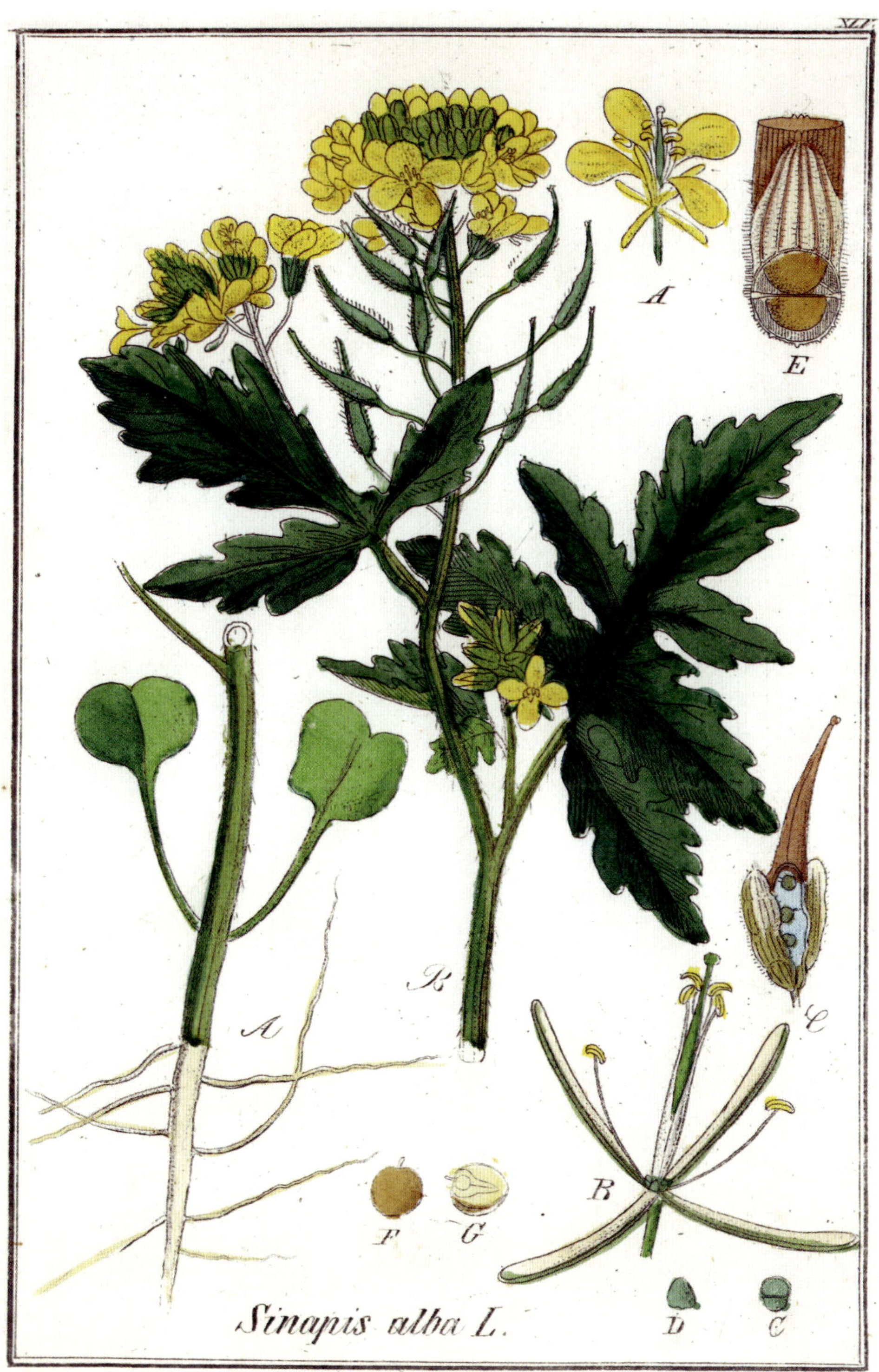
A
E
A
B
C
B
F
G
Sinapis alba L.
D
C

Spindelbaum

Euonymus europaeus L. * Spilleboim / De Spynelbaum

(Bei H. auch spilboum, fusarius.)

Weitere Bez. (Auswahl): **Gewöhnlicher Spindelstrauch**, Europäisches o. **Gewöhnliches Pfaffenhütchen**, Pfaffenkäppchen, Spillbaum

Hildg.: Mehr kalt als warm. Holz unter der Rinde veraschen, mit anderer Asche in ein Tuch binden und sechs Stunden in Wein legen, oft trinken, gegen Wassersucht. Frucht in Wein kochen, durchseihen, trinken gegen Milzleiden. Dieser Trank hilft auch gegen Parasiten im Bauch.

Hist. med./Volksmed./Naturheilk.: Seit dem 12. Jahrhundert geistern Rezepte mit dem Strauch durch die Heilkräuterliteratur. Im 16. Jh. sollte ein nicht näher definiertes Destillat des Baumes bei Entzündungen von Niere und Harnblase im Vollbad getrunken werden. Alle Teile des Gehölzes sind giftig, wobei erste Vergiftungserscheinungen oft erst nach 18 Stunden auftreten. Angefangen von Veränderungen der Herzmuskulatur über Leber- und Nierenschäden können sie bis zum Tode führen (Kinder sind vor allem durch den Verzehr der Früchte, die Pfaffenkäppchen, gefährdet). Selbst für Insekten sind die Inhaltsstoffe giftig.

Pharm.-Wirkst.: Steroidglykoside (z. B. Evontin), Alkaloide (Evomonosid, Koffein, Theobromin) – im Samen

Hildg.-Heilm.: keine bekannt

Bemerkungen: Das Holz der bis zu sechs Meter hohen Giftpflanze, die auch als Zauberpflanze Berühmtheit erlangte, verwendete man früher zum Drechseln von Handspindeln.

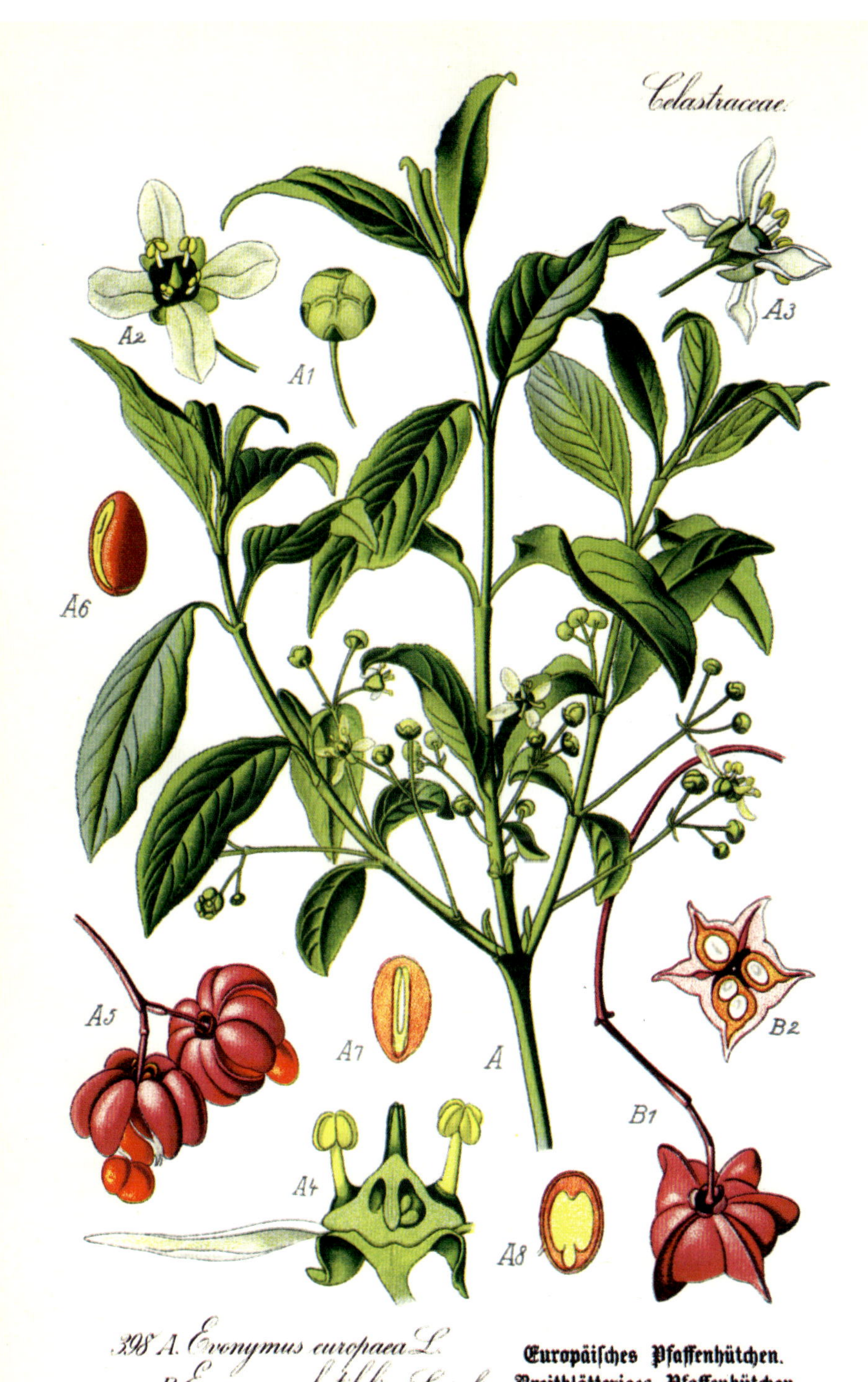
Celastraceae.
A2
A1
A3
A6
A5
A7
A
B2
B1
A4
A8
398 A. Evonymus europaea L.
B. Evonymus latifolia Scopoli.
Europäisches Pfaffenhütchen.
Breitblätteriges Pfaffenhütchen.

Steinbrech

Saxifraga granulata L. * Steinbreche / De Stembrecha

(Bei H. auch saxifrica, saxifraga. Die vorliegende Zuordnung gilt als wahrscheinlich, ist bei der Vielzahl der Arten jedoch nicht eineindeutig.)

Weitere Bez. (Auswahl): Körnchen-Steinbrech, Körnersteinbrech, **Knöllchen-Steinbrech**, Weißer Steinbrech

Hildg.: Kalt mit starken Kräften. Samen in Wasser zerstoßen, nach dem Essen oft trinken, gegen Steinleiden in Magen oder Blase. Samen in Wein zerreiben, eine Stunde stehen lassen und oft nach dem Essen trinken, gegen Gelbsucht. In „Causae et Curae" noch Teil einer komplizierteren Gelbsucht-Medizin und einer weiteren Rezeptur gegen Steinleiden

Hist. med./Volksmed./Naturheilk.: Die Pflanze (genutzt werden Wurzeln, Blüten, frische Blätter) scheint prädestiniert zum Auflösen von Steinen im menschlichen Körper. Ihre innerliche naturheilkundliche Verwendung ist auf Leberleiden sowie Gries- und Steinleiden der Blase und Nieren fixiert. Anwendungen in der Homöopathie

Pharm.-Wirkst.: keine Studien vorliegend

Hildg.-Heilm.: keine bekannt

Bemerkungen: Es sind über 300 Arten der Gattung Saxifraga bekannt, von denen die meisten in Gebirgen verbreitet sind. In niedrigen Lagen ist fast nur der Knöllchen-Steinbrech beheimatet.

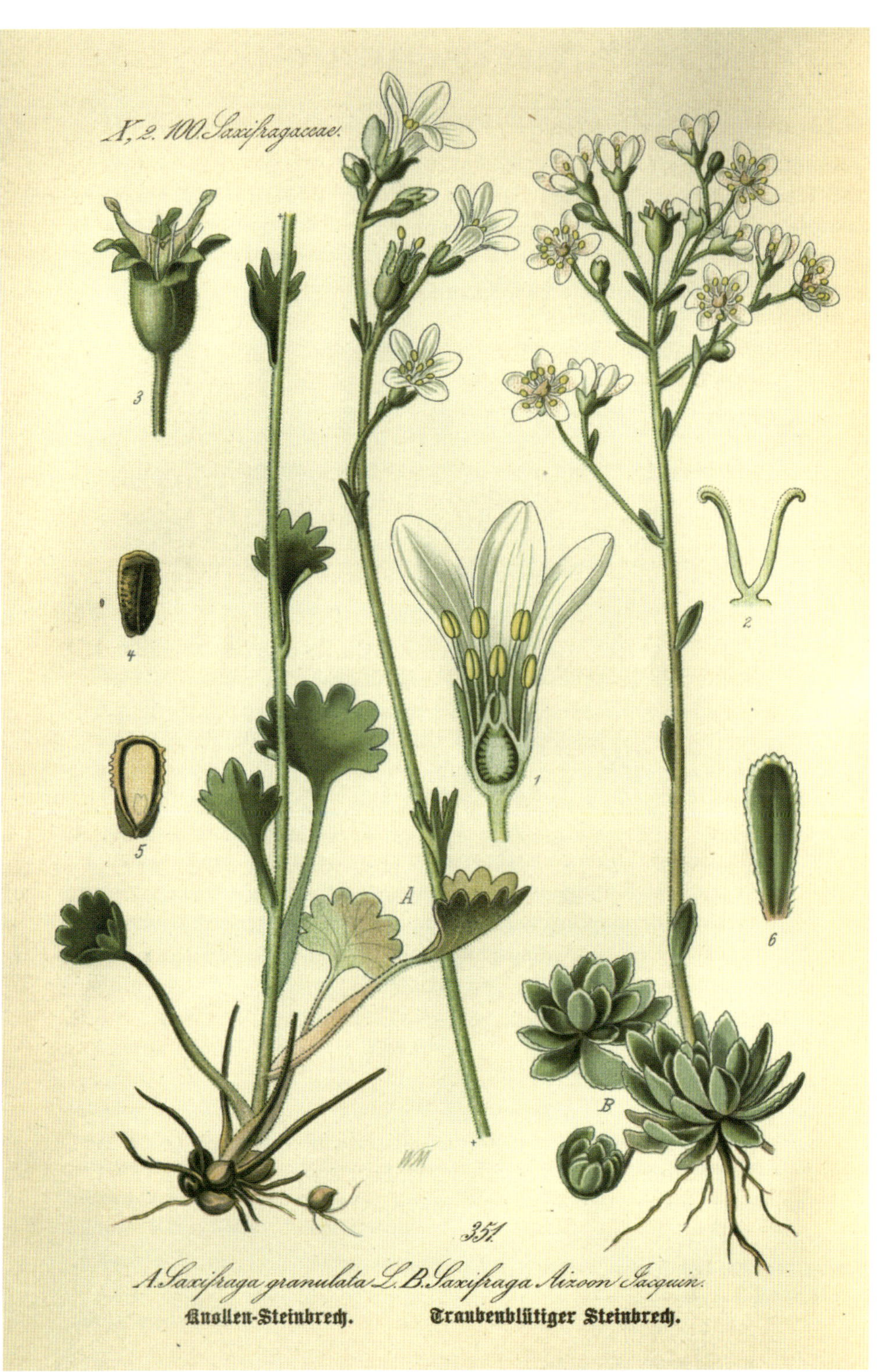
X, 2. 100. Saxifragaceae.
351.
A. Saxifraga granulata L. B. Saxifraga Aizoon Jacquin.
Knollen-Steinbrech. Traubenblütiger Steinbrech.

Storchschnabel

Geranium maculatum L. * Storkensnauel / De Storcksnabel

(Bei H. auch storkenabeles. Auf jeden Fall sind weitere Arten mit Heilwirkungen wie das Ruprechtskraut, Geranium robertianum L., der Wiesen-Storchschnabel, Geranium pratense L., oder der Braune Storchschnabel, Geranium phaeum L., siehe Abbildung, in die Betrachtungen einzubeziehen.)

Weitere Bez. (Auswahl): Alaunblüte, Alaunwurzel, Gefleckte Geranie, **Gefleckter Storchschnabel**, Holzgeranie, Nachtmütze der alten Jungfer, Wilde Geranie, Wilder Storchschnabel

Hildg.: Mehr kalt als warm. Pflanze mit weniger Steinbrech in Wasser kochen, durch Tuch seihen. Dampfbad herrichten (mit in Wasser gelöstem Hafer heiße Steine begießen) und beim Schwitzen den warmen Trank genießen, gegen Steinleiden. Die Pflanze zusammen mit je etwas weniger Poleiminze und Raute zerstoßen und das Pulver oft mit Brot essen, gegen Herzbeschwerden. Weiterhin ist die Pflanze Teil eines Universalheilmittels gegen Gift und Zaubersprüche. In „Causae et Curae" Teil einer der Auswurfförderung dienenden Rezeptur

Hist. med./Volksmed./Naturheilk.: Vermutlich seit dem Mittelalter im Fokus der Heilkundigen, sollte das Kraut stärken und fröhlich machen. Anwendungen sah man bei Blutungen, Gelbsucht, bösartigen Geschwüren, äußerlich bei Flechten, Hautausschlag. Tee kam bei Kinderlosigkeit zum Einsatz. Die zusammenziehenden und entzündungshemmenden Eigenschaften haben dem Kraut bis heute einen Platz als Gurgelwasser für Entzündungen des Rachenraumes reserviert. Wer ein frisches Blatt in das Ohr steckt, soll von Ohrenschmerzen befreit werden. Speziell das Ruprechtskraut gilt als erfolgreich bei Fieber, Frauenleiden, Gicht, Herpes, Nasenbluten, Nieren- und Lungenbeschwerden, Prellungen, Zahnschmerzen. Anwendungen in der Homöopathie

Pharm.-Wirkst.: keine Studien bekannt

Hildg.-Heilm.: Storchschnabelmischpulver aus den oberirdischen Teilen des Storchschnabels, der Poleiminze und der Gartenraute bei Herzschmerz psychischer Ursache, Traurigkeit, zur Herzstärkung und Stimmungsaufhellung

Bemerkungen: Laborexperimente mit einem Extrakt des Braunen Storchschnabels zeigten eine hemmende Wirkung auf die HIV-1-Reverse Transkriptase.

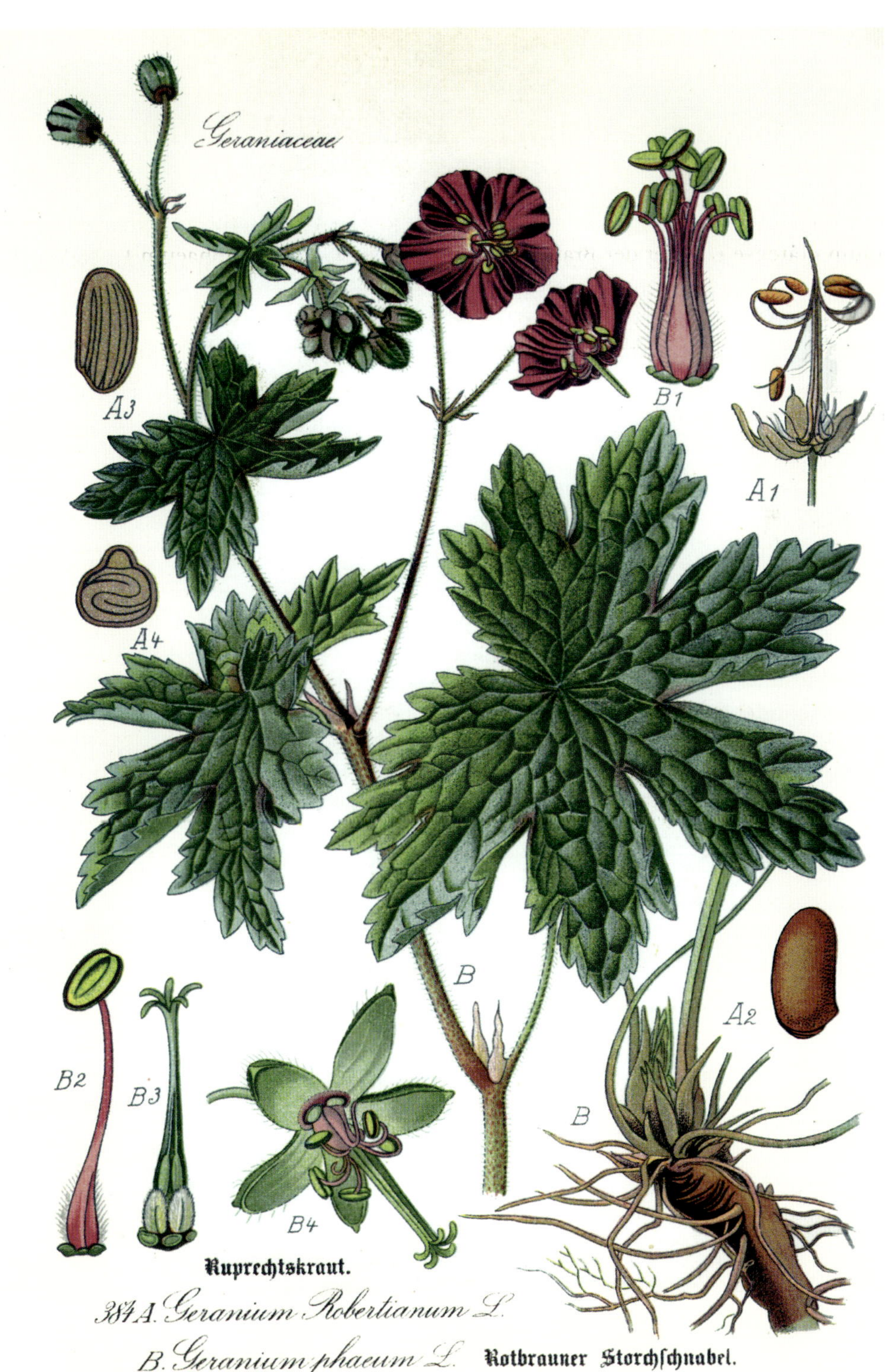
Geraniaceae.
A3
A4
B1
A1
B
A2
B
B2
B3
B4
Ruprechtskraut.
384 A. Geranium Robertianum L.
B. Geranium phaeum L. Rotbrauner Storchschnabel.

Süßholz

Glycyrrhiza glabra L. * Liquiricia / De Liquiricio

(Bei H. auch liquiricium)

Weitere Bez. (Auswahl): Deutsches Süßholz, **Echtes Süßholz**, Spanisches Süßholz, Russisches Süßholz

Hildg.: Gemäßigte Wärme. Verschafft klare Stimme, macht Gemüt sanft, Augen hell. Erstickt dem Wahnsinnigen die Raserei im Gehirn. In „Causae et Curae" Teil einer Rezeptur gegen Herzbeschwerden und eines Abführmittels

Hist. med./Volksmed./Naturheilk.: Die Wurzel, aus welcher der Saft für die Lakritz kommt, zählt zu den ältesten Heilpflanzen, hatte bereits in der Antike einen guten Klang als Helfer gegen Asthma und Brustleiden, Husten, Heiserkeit, Blasen- und Nierenleiden, Magenbeschwerden, galt als Durststiller, Tollwut-Gegenmittel und wurde äußerlich mit einer Honigzubereitung bei Wunden angewandt. Das Mittelalter hielt sie außerdem für nützlich bei Blutspucken, Lungenleiden, Rippenfellentzündung, Schwindsucht, Seitenstechen, Verdauungsbeschwerden. Die antibakteriellen, entzündungshemmenden, schleim- und auswurffördernden sowie krampflösenden und wassertreibenden Wirkungen des Saftes werden bis heute genutzt. Tee u. a. für hustende Kinder, jedoch auch gegen kindliche Verstopfung. Bei Überschreiten der Dosis sind allerdings Blutdruckerhöhung, Kopfschmerzen, Schwindel, Ödembildung möglich.

Schönheitspflege: In Cremes beschleunigt die Wurzel den hauteigenen Reparaturmechanismus, beruhigt und lindert Reizungen.

Pharm.-Wirkst.: z. B. Triterpensaponine (u. a. Glycyrrhizin), Triterpene und Sterole, Cumöstane, Cumarine, Lizobenzofuran

Hildg.-Heilm.: Süßholzwurzelpulver und Süßholz in Magen-Darm-Tees bei Bronchitis, Gastritis, krampfartigen Magenschmerzen, Magen- und Zwölffingerdarmgeschwüren

Bemerkungen: Man weiß von Napoleon Bonaparte (1769 – 1821), dass er immer Süßholzpulver bei sich trug.

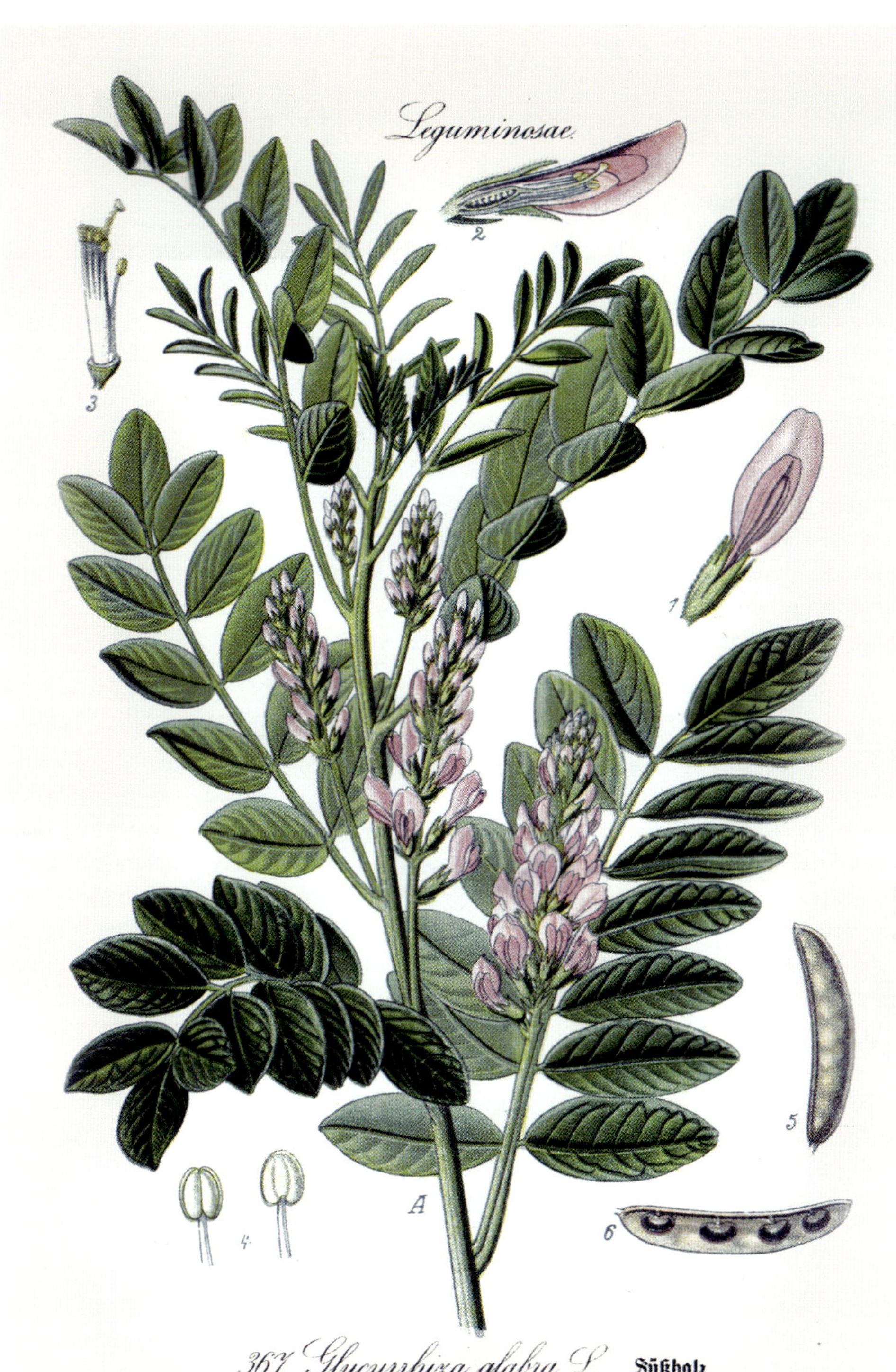
Leguminosae.
2
3
1
5
4
A
6
367. Glycyrrhiza glabra L. Süßholz.

Tanne

Abies alba MILL. * Abies / De Abiete

(Bei H. auch danne)

Weitere Bez. (Auswahl): Dann (Altmark), Danne (Hannover), Edeldann (Weser), Edeltane, Feichte (Österreich, Tirol, Salzburg, Steiermark, Bayern), Fichte, Greinenholt (Ostfriesland), Kreuztanne, Lichtbaum (Bayern), Mastbaum (Schlesien), Masttann, Rauchtannen, Silbertannen (Schwaben), Tannenbaum (Elsass), Taxbaum (Österreich, Salzburg, Tirol), Taxen (Österreich, Salzburg, Tirol), **Weißtanne**, Wettertanne und Wittdann (Weser)

Hildg.: Mehr warm als kalt. Tannenholz vertreibt die Luftgeister, macht Zauberei weniger wirksam. Salbe aus Rinde, Nadeln, Holzspänen (März bis Mai gesammelt) mit der Hälfte Salbei in Wasser gekocht und eingedickt, dazu Kuhbutter vom Mai, gegen Kopfprobleme bis zum Wahnsinn (zuerst Körper überm Herz einreiben, dann Kopfhaare abrasieren und Kopf einreiben). Bei Magenleiden gleiche Salbe und vor der Magen- die Herzgegend einreiben. Weitere Rezepte gegen Brustbeschwerden (u. a. mit Tannenholzasche), gegen Parasiten (u. a. mit Pulver aus Tannensamen), geschwollene Lippen (mit erhitztem Tannensamen), gegen Katarrh (mit Rauch aus Tannenholz und Aschenlauge)

Hist. med./Volksmed./Naturheilk.: Seit der Antike eine Arznei- und Heilpflanze. Junge Knospen, Nadeln, Triebspitzen für Aufgüsse. Harz für äußerliche Anwendung gegen Rheuma und zur Wundheilung (gekaut auch gegen Zahnverfall und zur Festigung des Zahnfleisches). Auch Rinde und Holz fand Verwendung. Der Vitamin-C-reiche Tannenwipfel-Tee (gesüßt mit Honig) wirkt gegen Blasenkatarrh, Husten, Katarrh, grippöse Erscheinungen, Influenza. Im Bett getrunken, schweißtreibend. Der Tee vertreibt außerdem die Frühjahrsmüdigkeit, hilft gegen Skorbut und Zahnfleischblutungen. Früher Terpentinöl, heute Edeltannen-Öl, steigert als keimtötendes Reizmittel die Durchblutung der Haut, wirkt ableitend bei schmerzhaftem, chronischem Muskelrheumatismus, Gelenks- und Sehnenentzündungen, hilft Stauungsödeme zu beseitigen. Das Edeltannen-Öl wird gern für Inhalationen und Badezusätze verwendet. Anwendungen in der Homöopathie

Pharm.-Wirkst.: ätherisches Öl (u. a. Bornylacetat, Pinen, Limonen, Santen) – im Edeltannen-Öl

Hildg.-Heilm.: Tannensalbe aus jungen Trieben und Knospen sowie frischen Salbeiblättern und Maibutter gegen Bronchitis, Erkältungskrankheiten, Husten, Katarrhe der oberen Luftwege, Kopfschmerzen, Schmerzen im Bereich von Magen und Milz, Verschleimung

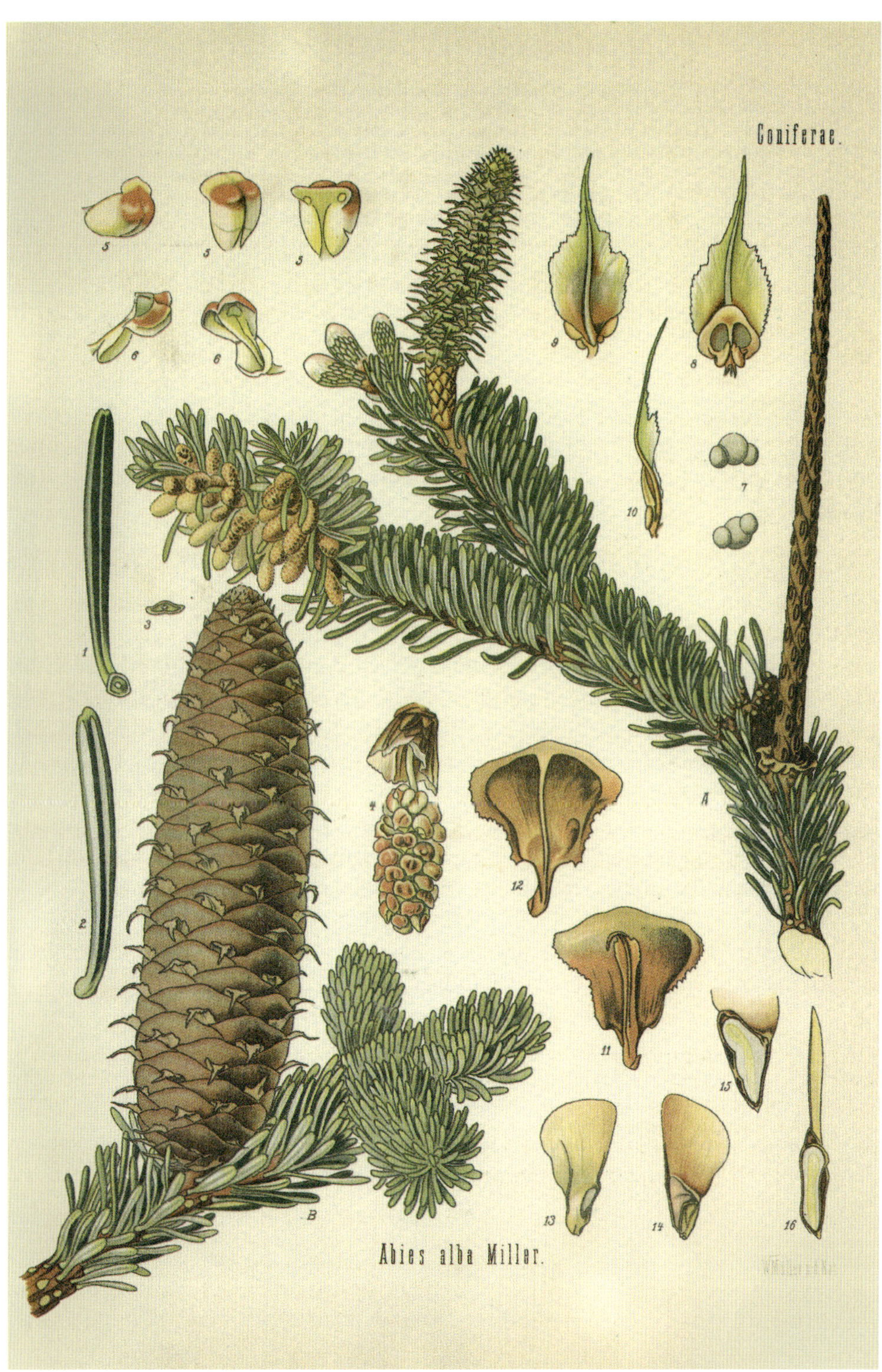
Coniferae.
Abies alba Miller.

Tausendgüldenkraut

Centaurium erythraea RAFN * Centauria / De Centaurea

(Bei H. auch centena. Synonym Erythraea Centaurium PERSOON)

Weitere Bez. (Auswahl): Bitterkraut, **Echtes Tausendgüldenkraut**, Erdgallenkraut, Fieberkraut, Gemeines Tausendgüldenkraut, Gottesgnadenkraut, Hundertguldenkraut, Kopfiges Tausendgüldenkraut, Magenkraut, Roter Aurin, Sanktorikraut, Tausendguldenkraut

Hildg.: Warm, trocken. Kraut oder Wurzel zerreiben, Saft mit Wein oder Wasser vermischt trinken, gegen Knochenbruch. Wurzel und Blätter mit frischem Hirschtalg und Mehl mischen, Küchlein herstellen. Gegessen gegen „Gicht" und Zungenlähmung

Hist. med./Volksmed./Naturheilk.: Von der Antike als Wunden reinigend und heilend gepriesen, kam es auch gegen Fieber, Menstruationsprobleme, Nervenleiden, Sehschwäche und Verstopfung zum Einsatz. Das Mittelalter erweiterte den Heilschatz auf Blasen- und Nierenleiden, Brustschmerzen, Gegenmittel für Gifte, Gicht, Herzklopfen, Leber- und Milzschwellung. Heute wird Tausendgüldenkraut (zumeist Tee) vor allem als entzündungshemmendes, fiebersenkendes, die Magensaft- und Speichelsekretion stimulierendes pflanzliches Bittermittel genutzt, bei Appetitlosigkeit und Verdauungsstörungen empfohlen.

Pharm.-Wirkst.: Secoiridoidglykoside (Swertiamarin, Gentiopicrosid, Swertosid), Polymethoxylierte Xanthone, Flavonoide, Phenolcarbonsäuren, Triterpene

Hildg.-Heilm.: Tausendgüldenkraut, als pflanzliche Urtinktur in Wasser oder Wein getrunken, unterstütze die Knochenheilung.

Bemerkungen: Der Legende nach verfügte der griechische Kentaur Chiron (Mischwesen zwischen Pferd und Mensch) über Kenntnisse der Heilkunst. Durch einen Giftpfeil des Herakles verwundet, heilte er sich selbst. Aber auch der lat. Begriff „centum" (für hundert) könnte Pate gestanden haben. Im Mittelalter gab es wegen der großen Bedeutung der Pflanze dann eine Namensverschiebung von Hundertgüldenkraut zu Tausendgüldenkraut.

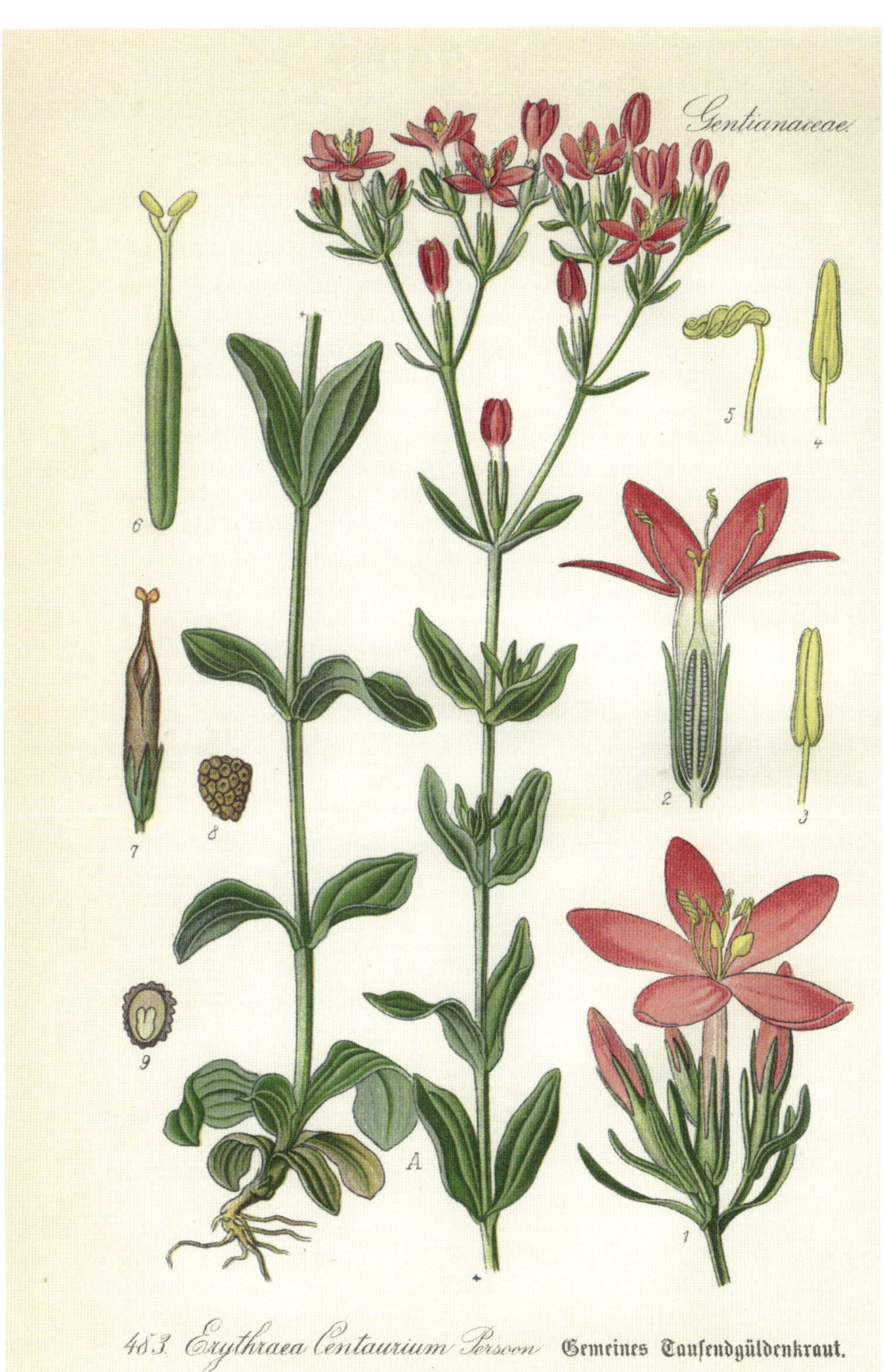
Gentianaceae.
6
5
4
7
8
2
3
9
A
1
483. Erythraea Centaurium Persoon Gemeines Tausendgüldenkraut.

Thymian

Thymus vulgaris L. * Thimus / De Thymo

(Birkhan schließt auch den ebenfalls als Heilpflanze bekannten Breitblättrigen Thymian, Thymus pulegioides L., nicht aus.)

Weitere Bez. (Auswahl): Bienenkraut, Chölm, Demut, Duftholz, **Echter Thymian**, Gartenthymian, Gundelkraut, Römischer Quendel, Zimis

Hildg.: Heiß und trocken. Pflanze mit Erde seiner Wurzeln kochen, als Dampfbad oder Bad gegen Aussatz. Salbe aus Salbei, doppelter Menge Wolfsmilch, dreimal so viel Thymian wie Wolfsmilch in Wasser gekocht, mit Bockstalg und der doppelten Menge alten Schmalzes vermengt, gegen „Gicht".

Hist. med./Volksmed./Naturheilk.: Zu den aromatischsten Heilkräutern zählend, stand das in der Blütezeit gesammelte Kraut bereits in Antike und Mittelalter in hoher Gunst. Denn in Magen und Lunge den Schleim lösend, hat es stark fäulniswidrige Wirkung. Das durch Destillation des Krautes gewonnene Thymian-Öl nutzt man zu Bädern und Waschungen. Thymian-Tee wird seit Jahrhunderten empfohlen bei Appetitlosigkeit, Asthma, Blinddarmreizungen, Fieber, Keuchhusten, Lungenentzündung, Magen-Darm-Erkrankungen, Koliken, Krämpfen. Hustenlösend und atemwegserweiternd hat es bis heute bei Katarrhen der oberen Luftwege seinen festen Platz. Antiseptisch und antibakteriell sowie durchblutungsfördernd kommt es bei Entzündungen des Mund- und Rachenraumes (als Gurgelmittel), hautreizend in Einreibungen, Badezusätzen, Kräuterkissen zum Einsatz. Anwendungen in der Homöopathie

Schönheitspflege: Die Naturkosmetik bevorzugt die reinigende und desinfizierende Wirkung von Thymian bei fettigem Haar und unreiner Haut. Eine Handvoll frischen Thymian und Rosmarin auf einen Liter kochendes Wasser ergibt einen wohlriechenden Aufguss. Damit das Gesicht gewaschen, erfrischt und strafft es die Haut.

Pharm.-Wirkst.: ätherisches Öl (u. a. Thymol, Carvacrol, Camphen, Limonen), Gerbstoffe, Flavonoide, Triterpene

Hildg.-Heilm.: Thymiansaft bei Bronchitis, Husten, Keuchhusten, Katarrhe der oberen Luftwege

Bemerkungen: Auch für den Imker ist der Echte Thymian als vorzügliche Bienenweide interessant. Ein Hektar Fläche bringt pro Blühsaison zwischen 125 und 185 Kilo Honigertrag.

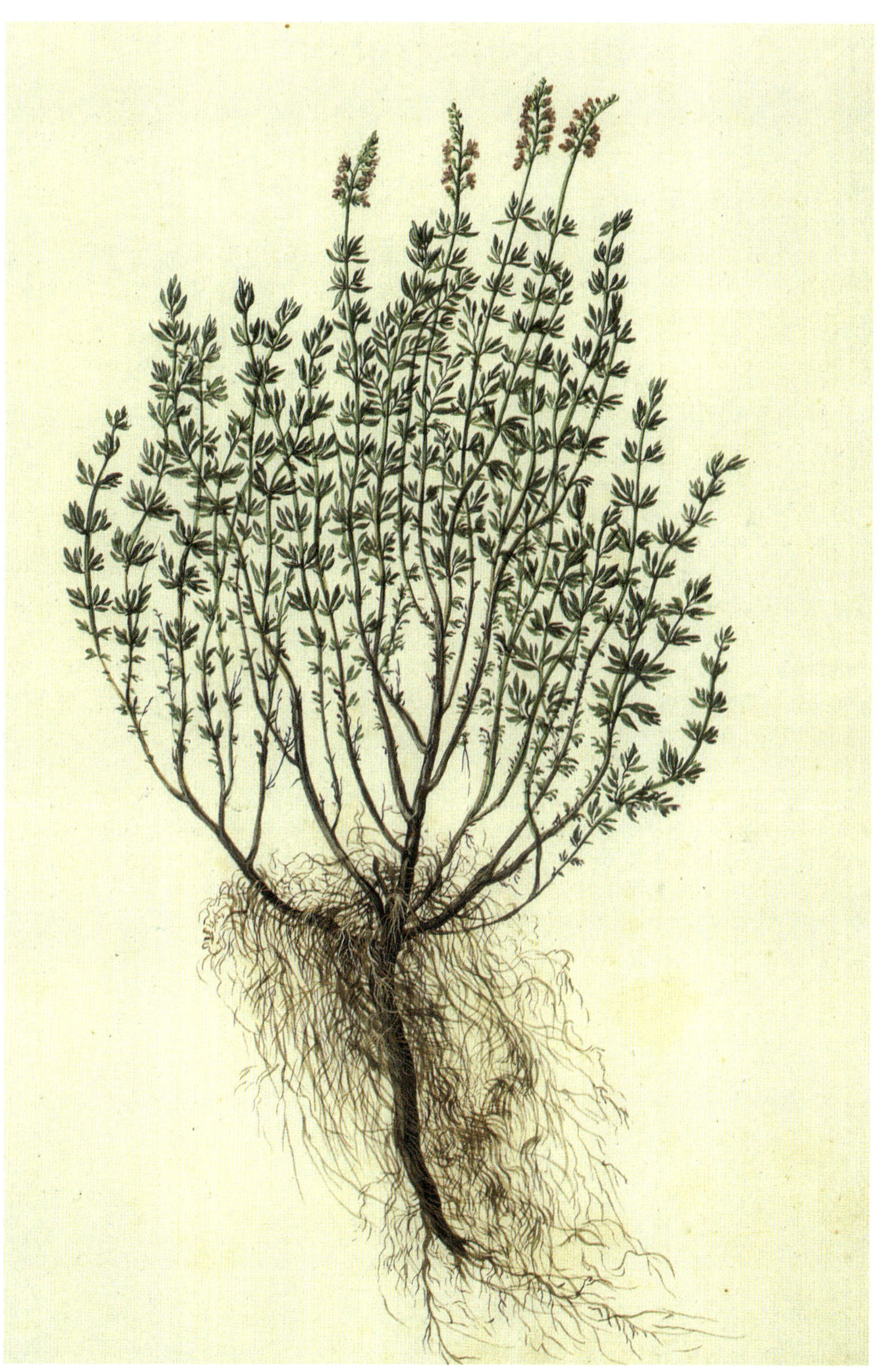

Tollkirsche

Atropa belladonna L. * Dolo / De Dolone

(Bei H. auch dol, stignus)

Weitere Bez. (Auswahl): Judenkerschen, Mörderbeere, Schlafkirsche, Schwarzbeer, **Schwarze Tollkirsche**, Teufelsbeere, Tintenbeer, Tollbeere, Tollkraut, Waldnachtschatten, Wolfsbeeren

Hildg.: Kälte und Hitze. Wo sie wächst, hat der Teufel Einfluss. Salbe geknetet aus Gänseschmalz, Hirschfett, Bockstalg und ganz wenig (Tropfen) Tollkirschsaft, gegen Geschwüre

Hist. med./Volksmed./Naturheilk.: Es bleibt ein Streitpunkt der Botanik, wann die Tollkirsche erstmals beschrieben wurde. Antike und frühmittelalterliche Angaben haben bislang keine Klarheit gebracht. Warnungen vor dem „Dollkraut", welches verrückt mache, starke Giftwirkungen habe, fehlten in den Kräuterbüchern nicht. Trotzdem eroberte sich diese Pflanze (in der Regel wurden die Blätter verwendet, aber auch Früchte und Wurzel) über Jahrhunderte einen Platz in der äußeren Therapie von Geschwüren, Verletzungen und Krebsschäden sowie als Rauchpulver gegen Asthma. Die Tollkirsche spielte in der Pharmaziegeschichte eine wichtige Rolle. Standardisierte Präparate (alkoholische Extrakte, Tinkturen, Pulver) werden bis heute u. a. für die Krampflösung im Verdauungstrakt und den Gallenwegen sowie für die Pupillenerweiterung in der Augenheilkunde angewandt. Mitunter wird sie als Halluzinogen missbraucht. Derartige Experimente können schnell lebensbedrohlich sein. Vergiftungen und Todesfälle gibt es vor allem immer wieder bei Kindern, welche die verlockend süßlichen Beeren essen. Anwendungen in der Homöopathie

Pharm.-Wirkst.: Tropanalkaloide (L-Hyoscyamin, Atropin, Scopolamin)

Hildg.-Heilm.: keine bekannt

Bemerkungen: Der Gattungsname leitet sich von der griechischen Schicksalsgöttin Atropos ab. Diese durchschneidet den Lebensfaden. Die alte Zauberpflanze war Zutat der „Hexensalben". Nach rumänischem Aberglauben hat in der Tollkirsche der Hausgeist seinen Sitz.

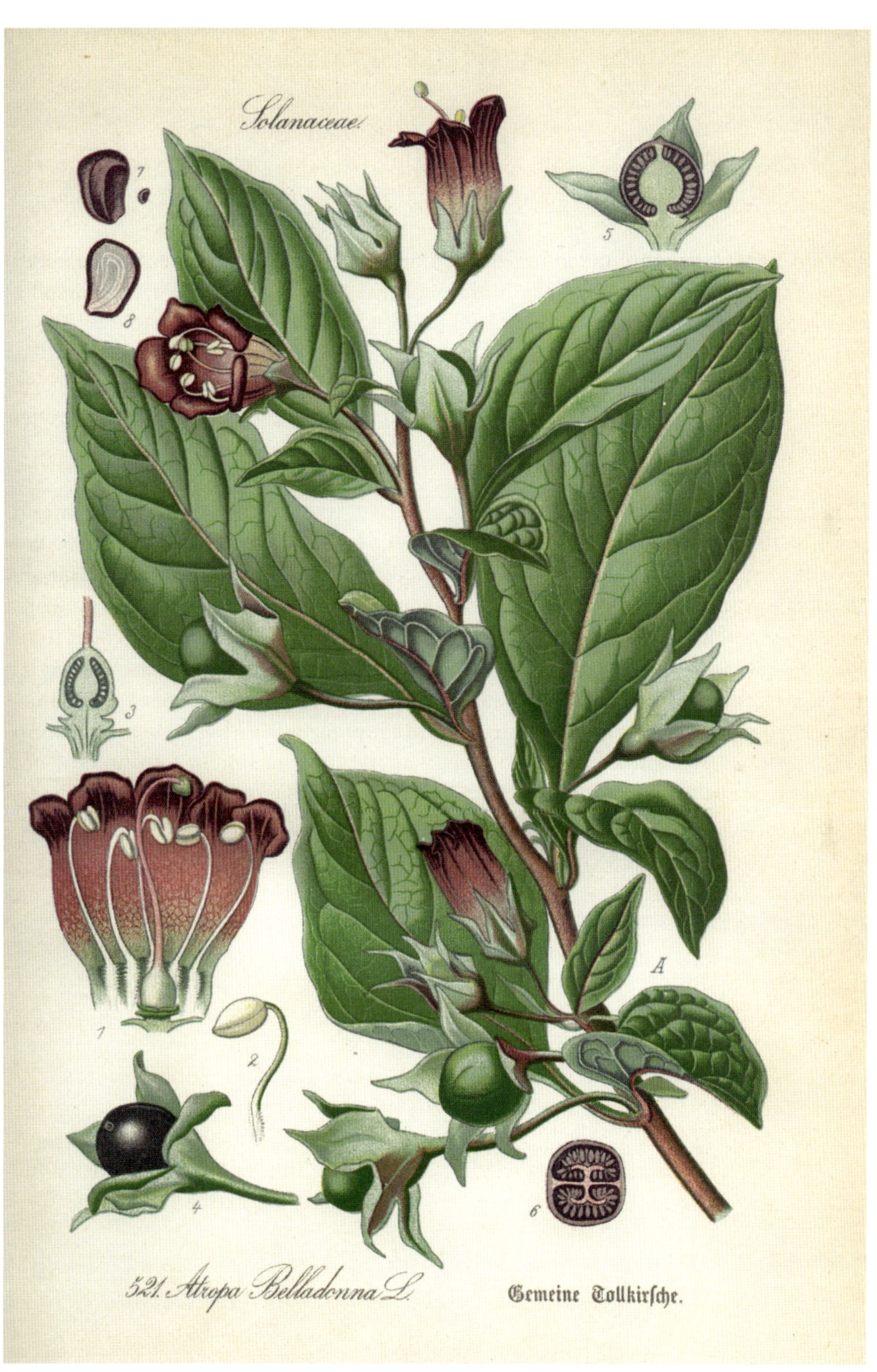
Solanaceae.
7
8
5
3
1
2
4
A
6
521. Atropa Belladonna L.
Gemeine Tollkirsche.

Veilchen

Viola odorata L. * Uiola / De Viola

Weitere Bez. (Auswahl): **Duftveilchen**, Märzveilchen, Wohlriechendes Veilchen

Hildg.: Zwischen warm und kalt. Pflanze in erwärmtes Öl geben, eindicken und im Glasgefäß aufbewahren, gegen Verdunklung der Augen nachts Lider beträufeln. Einreibung aus Veilchensaft, doppelter Menge Rosensaft und einem Drittel des Rosensaftes Fenchelsaft in Wein, bei Not (Schmerzen, Sehverschlechterung) um die Augen streichen. Salbe aus Veilchensaft, Bockstalg, die Hälfte davon altes Schmalz, gegen „Gicht". Teil weiterer Rezepte gegen Kopfschmerzen, Parasiten, Geschwüre, Dreitagefieber und Gemütsschwere.

Hist. med./Volksmed./Naturheilk.: Blüten, Blätter und Wurzel der Heilpflanze wurden im Altertum z. B. gegen Folgen des Alkoholmissbrauchs und bei Ekzemen eingesetzt. Auch die Kräuterärzte des Mittelalters nutzten das Veilchen. Im 19. Jahrhundert gewannen Veilchentee und Veilchensirup bei Husten (auch tuberkulösem der Erwachsenen und Keuchhusten der Kinder) Popularität, vermutete man erstmals sogar eine Wirkung gegen Krebs. Der beruhigende Tee hilft bei nervösem Herzklopfen mit Angstgefühlen und Atemnot, bei Hysterie, Kinderkrämpfen, Kopfschmerzen und Schlaflosigkeit. Tee als Mundspülung bei Entzündungen der Mundschleimhaut, Augenbäder bei Liderkrankungen und Augenentzündungen. Im 20. Jahrhundert entdeckte man blutfettsenkende und gefäßerweiternde Eigenschaften. Teewirkungen lassen sich verstärken durch ein Fußbad mit Wurzelabsud. Anwendungen in der Homöopathie

Pharm.-Wirkst.: Alkaloide, Gerbstoffe, Saponine, Cumarine, Flavonoide

Hildg.-Heilm.: Veilchensalbe und Veilchen-Öl aus dem Kraut u. a. bei leicht schuppenden Hauterkrankungen, OP-Narben, Zysten, zur begleitenden Behandlung von Hauttumoren, bei Achillessehnenreizungen, Verletzungen mit Schwellungen. Veilchentrank bzw. Veilchenwein aus den Blüten, Wein, Galagant, Süßholzwurzel z. B. gegen Antriebslosigkeit, Melancholie

Bemerkungen: Die im 19. Jh. entwickelten Veilchenparfüms enthielten das nach Veilchen riechende Extrakt aus der Wurzel der Schwertlilie, Iris germanica L.

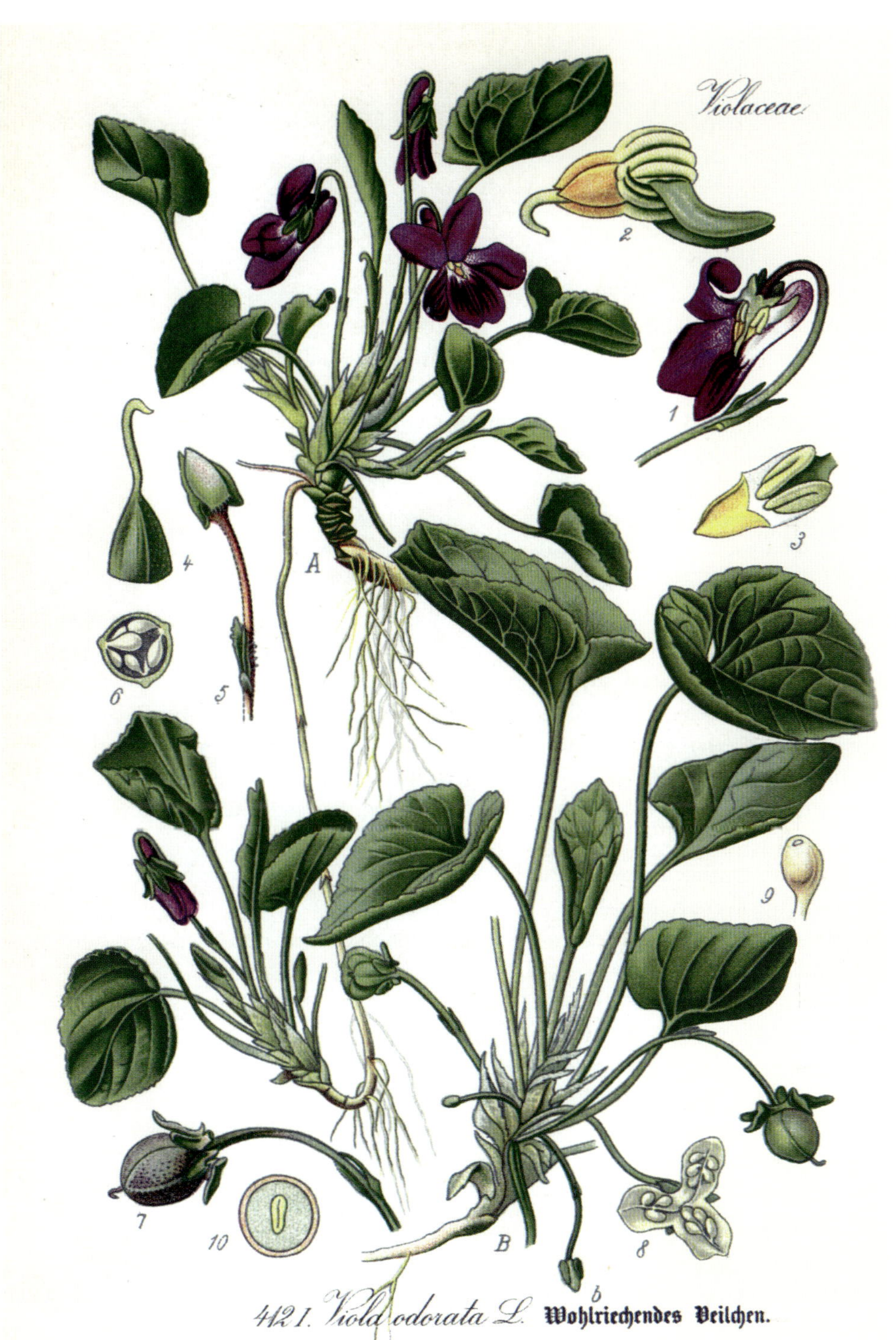
Violaceae
1
2
3
4
5
6
7
8
9
10
A
B
b
4421. Viola odorata L. Wohlriechendes Veilchen.

Wacholder

Juniperus communis L. * Wacholterboim / De Wacholderbaum

(Bei H. auch backas wakalder, juniperus)

Weitere Bez. (Auswahl): Feuerbaum, **Gemeiner Wacholder**, Heide-Wacholder, Kranewittbaum, Machandelbaum, Reckholder, Weihrauchbaum

Hildg.: Mehr warm als kalt. Lautertrank aus gekochter Frucht mit Wasser, Honig, Essig, Süßholz, weniger Ingwer als Süßholz nochmals gekocht, gegen Schmerz in Brust, Lunge und Leber. Wanne- oder Dampfbad mit gekochten grünen Ästchen, gegen Fieber. Teil einer weiteren Rezeptur bei Lungenleiden

Hist. med./Volksmed./Naturheilk.: Antike Heilkundige waren begeistert von seiner harntreibenden Wirkung, setzten ihn bei Blähungen, Brustleiden, Husten und Leibschmerzen ein. Mit Räucherungen kämpfte man gegen die Pest und andere Epidemien. Das Mittelalter empfahl Wacholder-Tee innerlich bei Atembeschwerden, Blasen- und Nierensteinen, Blähungen, Brennen und Stechen in der Blase, Magenbeschwerden, Verstopfungen, Viertagefieber. Die Salbe stand bei Gelenkserkrankungen in hoher Gunst. Ebenso das Wacholder-Öl (aus den Beeren). Es wirkt keimtötend, ist fettlöslich, dringt über die Haut in den Organismus ein. Kadeöl, gewonnen aus Destillation des Wacholderholzes, gegen chronische Hautausschläge, Schuppenflechte. Abkochungen der Nadeln und Triebspitzen für belebende Fußbäder. Der Tee gilt bis heute als harnausscheidend, hilft bei Sodbrennen, unterstützt die Gicht- und Rheumatherapie. Überdosierung kann zu Nierenschäden führen. Anwendungen in der Homöopathie

Pharm.-Wirkst.: ätherisches Öl (u. a. Terpinen-4-ol, Borneol, Geraniol), Invertzucker, Catechingerbstoffe, Flavonoide – in den Beeren

Hildg.-Heilm.: keine bekannt

Bemerkungen: Als Geheimnis umwobenes Gewächs, das in seltenen Fällen 2000 Jahre alt werden kann, taucht der Wacholder in Sagen und Märchen auf. Einst schützte er, auf Friedhöfen oder am Haus wachsend, vor Dämonen, Hexen, bösen Geistern. Kutscher schnitzten aus seinem Holz die Peitschen, damit die Pferde nicht verzaubert würden.

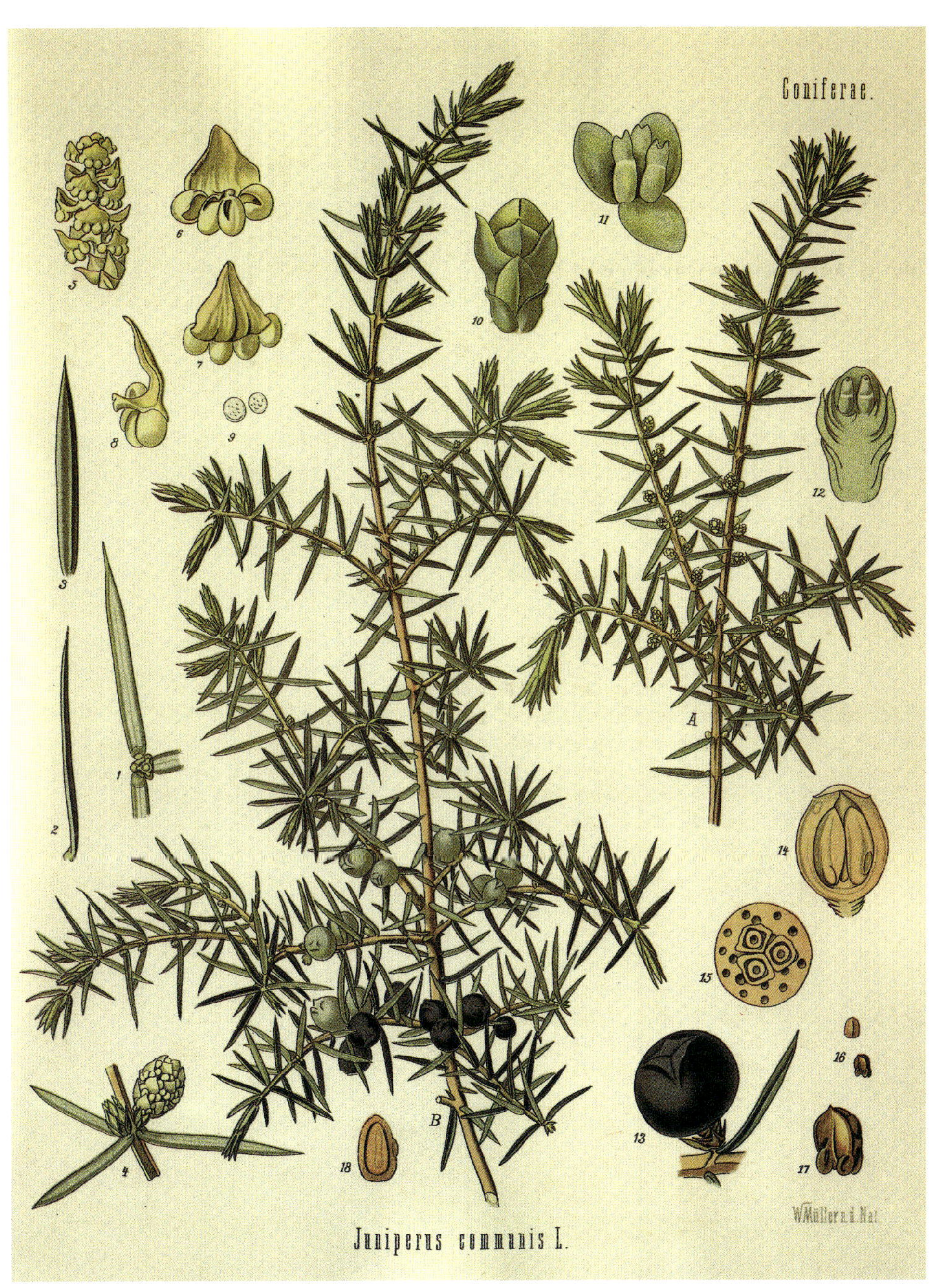
Coniferae.
Juniperus communis L.
W.Müller n.d. Nat.

Wasserlinse

Lemna minor L. * Merlinsen / De Merlinsen

Weitere Bez. (Auswahl): Entenflott, Entengrün, Entengrütze, **Kleine Wasserlinse**

Hildg.: Mehr warm als kalt. Nur zusammen mit anderen wirksamen Kräutern kraftvoll. In „Causae et Curae" Teil von Rezepturen gegen Stechen (wohl Seitenstechen) und die rätselhafte Krankheit „vich"

Hist. med./Volksmed./Naturheilk.: Eine Bedeutung hat die eiweiß- und stärkereiche sowie wegen ihrer vielen Spurenelemente (sehr guter Mineralienspeicher, jedoch auch hoher Gehalt an Radium) bekannte Wasserlinse als Viehfutter und Wildgemüse. Nur die Hildegard-Medizin nutzt ihre Heilwirkung.

Pharm.-Wirkst.: keine Studien bekannt

Hildg.-Heilm.: Wasserlinsenelixier aus frischen Wasserlinsen, Ingwer, Zimt, Salbei, Fenchel, Rainfarn, Blutwurz, Senfsamen, Honig und Wein u. a. zur Stärkung der körpereigenen Abwehr, zur Entgiftung, bei diversen Schmerzen, kolikartigen Beschwerden

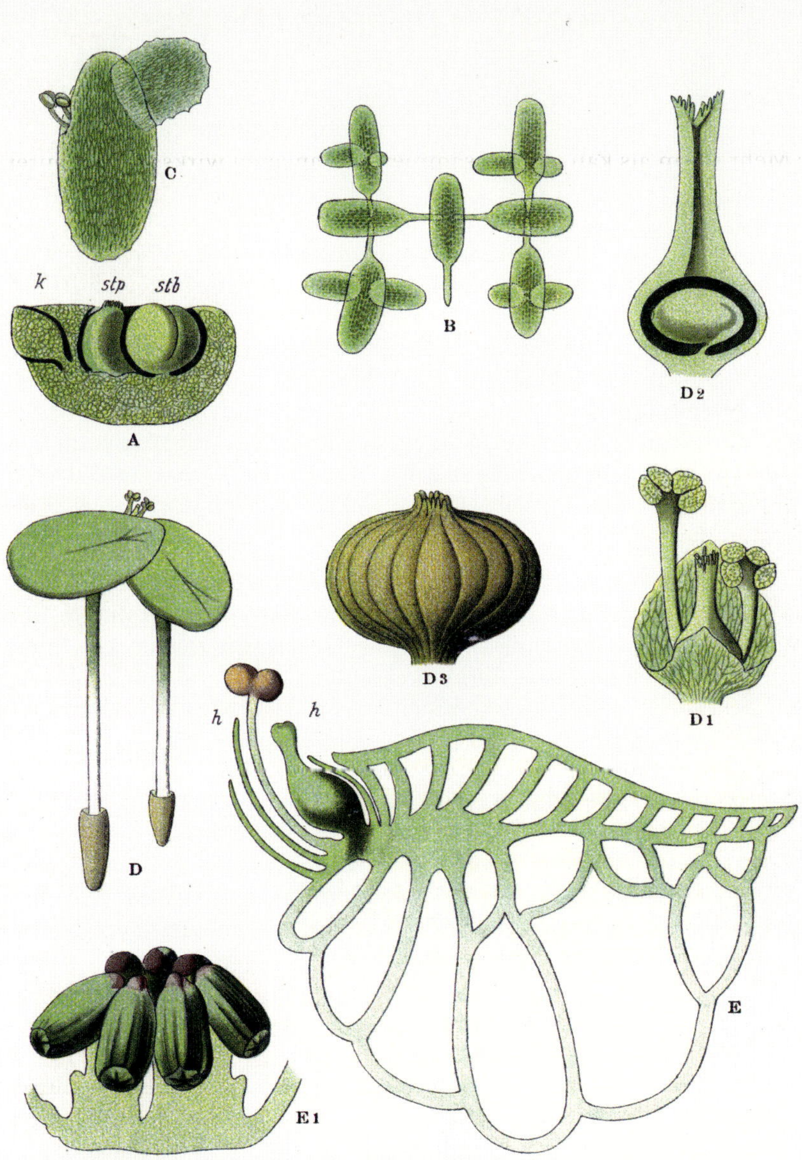

104. A. *Wolffia arrhiza Wimmer.* **Wurzellose Wolffie.**

B u. C. *Lemna trisulca L.* **Dreifurchige Wasserlinse.**

D. *Lemna minor L.* **Kleine Wasserlinse.**

E. *Lemna gibba L.* **Buckelige Wasserlinse.**

Wegerich

Plantago major L. * Plantago / De Plantagine

(Nicht eindeutig verifizierbar, welche Wegerich-Art H. meinte. So ist unbedingt auch der Spitzwegerich, Plantago lanceolata L., zu berücksichtigen.)

Weitere Bez. (Auswahl): Ackerkraut, Arnoglosse, **Breitwegerich**, Großer Wegerich, Mausöhrle, Wegeblatt, Wegebreit, Rippenblatt, Saurüssel

Hildg.: Warm und trocken. Saft mit Wein und Honig vermischt, trinken gegen „Gicht". Im Feuer gebratene Wurzel warm auf geschwollene Drüsen legen. In Wasser gekochte Blätter warm auf schmerzende Stellen legen, gegen Stechen. Saft gegen Spinnenbisse. Saft mit oder ohne Wasser gegen unerwünschten Liebeszauber (danach noch ein starkes Abführmittel schlucken). Täglich nüchtern in Honig geschnittene Wurzeln essen, gegen gebrochenen Knochen – vor allem, wenn noch grüne Malvenblätter und das Fünffache an Blättern und Wurzeln des Wegerichs mit Wasser im neuen Topf gekocht und heiß über die Bruchstelle gelegt werden. In „Causae et Curae" u. a. Teil von Rezepturen gegen Bewusstseinsstörung und Leberleiden sowie eines zauberischen Universalheilmittels

Hist. med./Volksmed./Naturheilk.: Die antiken Autoren schreiben der Pflanze eine Vielzahl Heilwirkungen bei diversen Krankheiten zu, wozu Asthma, Blutungen, Brandwunden, Drüsenschwellungen, Epilepsie, Gebärmutterleiden, Geschwüre (auch an Blase und Milz), Hundebisse, Karbunkel, Magenleiden und Wechselfieber zählen. Die austrocknenden, entzündungshemmenden, erweichenden und zusammenziehenden Eigenschaften erstreckten sich im Mittelalter schon auf 24 Leiden – Katarrh, Lungenprobleme, Migräne, Neuralgien, Podagra, Rheuma, giftige Tierbisse eingeschlossen. Für Keuchende und Hüstelnde sollte er unbedingt das Mittel der ersten Wahl sein. So verwundert auch seine Karriere als Volksheilmittel nicht. Der Saft kam im Hausgebrauch z. B. bei Magenschleimhautentzündung, Magen- und Darmgeschwüren, Durchfall, Reizdarm, Harnwegsblutungen zum Einsatz, Salben, Sirup und Tees (auch als Gurgelwasser bei Heiserkeit und Entzündungen der Luftröhre) sind empfehlenswert.

Schönheitspflege: Gut abgewaschene Blätter mit glatter Seite auf Nagelgeschwüre, mit geäderter Seite zur besseren Vernarbung auf Wunden legen.

Pharm.-Wirkst.: wohl Iridoidglykoside (u. a. Aucubin, Catalpol, Asperulosid), Bitterstoffe, Gerbstoffe, Polyphenole (aussagekräftige Studien fehlen)

Hildg.-Heilm.: Wegerichhonig aus Breitwegerichwurzelsaft und Honig zur Verbesserung der Knochenheilung. Wegerichsaft (durch Zerreiben von Blättern zwischen den Fingern gewonnen) auf Insekten- und Parasitenstiche (Biene, Mücke, Wespe, Zecke) geben.

Bemerkungen: Als seit Jahrtausenden an Wegrändern gedeihende Pflanze, zeigen Wegerichpollenkörner den Altstraßenforschern unter den Archäologen noch heute verschollene Handelswege auf.

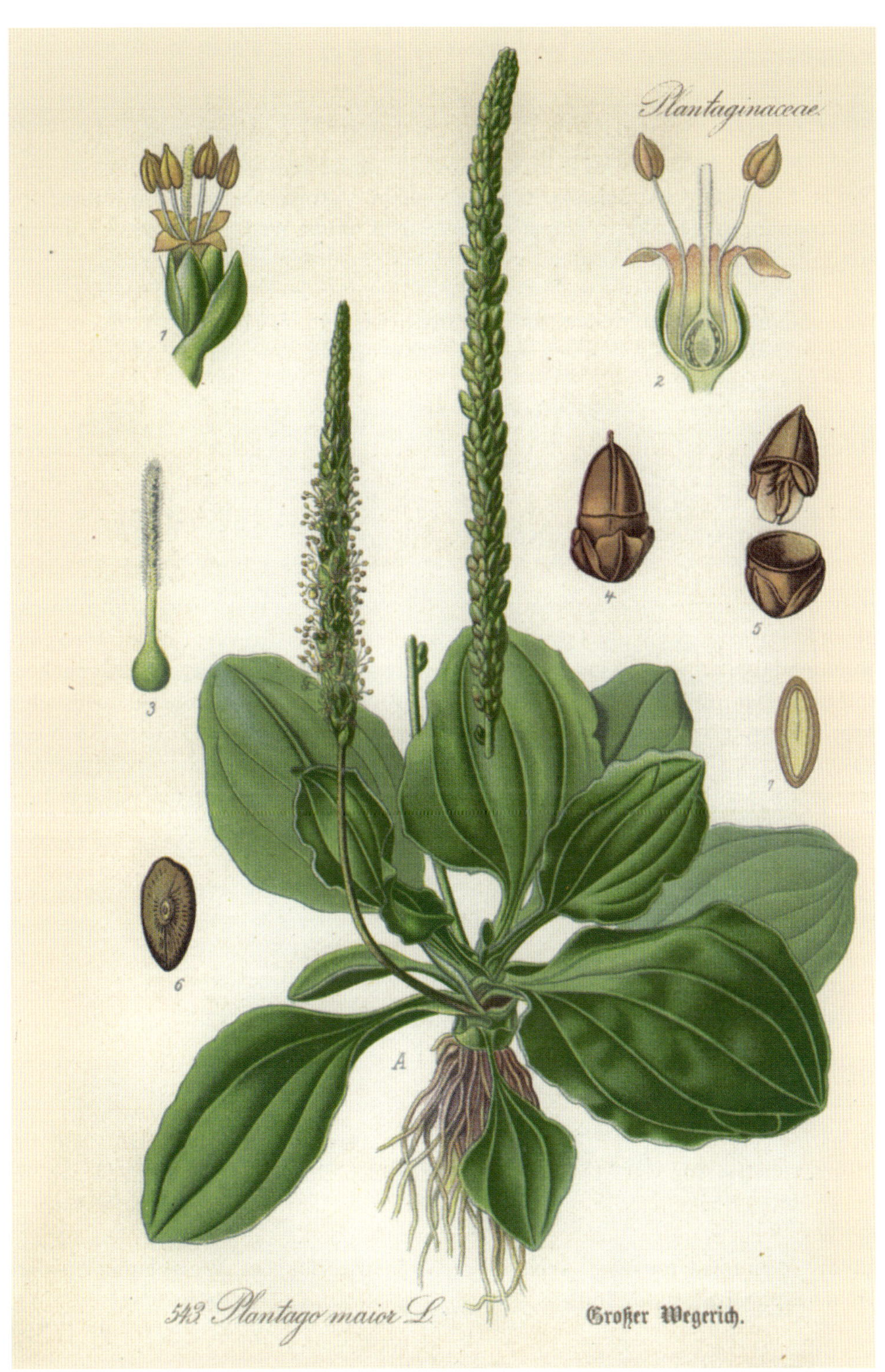
Plantaginaceae
1
2
3
4
5
6
7
A
543. Plantago maior L.
Großer Wegerich.

Wegwarte

Cichorium intybus L. * Sunnewerbel / De Sunnewirbel

(Bei H. auch Sonnenwirbel, maszlibe, lactucella, lacturella, solsequium minor. Im Gegensatz zu Riha plädieren Portmann und Riethe für die Weiße Taubnessel, Lamium album L., Birkhan legt sich nicht fest.)

Weitere Bez. (Auswahl): Blaue Distel, Endivie, **Gemeine Wegwarte**, Hartmann, Kaffeekraut, Kankerkraut, Sommerwend, verfluchte Jungfer, Warzkraut, **Zichorie**, Zigeunerblume, Zwangskräutel

Hildg.: Warm und feucht. Pflanze mit Großer Klette in Wein gekocht, zur Nacht nach dem Essen trinken, gegen Heiserkeit. Pulver beider Pflanzen mit Salz (nur ein Drittel der Pulvermenge eines Krautes) vermischen, mit Honig eine Würze fertigen, nach dem Essen zur Nachtruhe getrunken, gegen Verstopfung.

Hist. med./Volksmed./Naturheilk.: Die Wirkungsmerkmale des sorgfältig getrockneten Krautes und der Wurzel pendeln seit dem Mittelalter zwischen appetitanregend, abführend und schweißtreibend. Frischer Blätterpresssaft soll sogar den Blutzuckerspiegel senken. Sie hat einen Ruf als Heilkraut für Leberkranke, wurde bei Gelbsucht, Milzbeschwerden und zur Gallensteinableitung empfohlen. Der Tee soll auch ein harnfördernder Trank sein. Frische Blätter, auf Geschwüre gelegt, können Schmerzen mildern. Kraut, Wurzel und Samenpulver sind in verschiedenen pharmazeutischen Präparaten enthalten.

Schönheitspflege: Frischer Pflanzensaft soll sogar den Haarwuchs fördern und den Haarausfall der Augenbrauen verhindern.

Pharm.-Wirkst.: Bitterstoffe (u. a. Lacturin, Lactucopicrin, Cichoriumsäure), Gerbstoffe, Schleimstoffe, Flavonoide (u. a. Quercetin)

Hildg.-Heilm.: keine bekannt

Bemerkungen: Von der Antike inspiriert, flocht das ausgehende Mittelalter um die Pflanze einen Kranz von Mythen und Sagen, welche ihr unheimliche Zauberkräfte (meist beim Liebeszauber) zuschrieb. Ab Mitte des 18. Jahrhunderts und während beider Weltkriege war der Zichorie eine atemberaubende Karriere als Kaffeeersatz vergönnt. Heute gewinnt die Lebensmittelindustrie aus der Wurzelzichorie den präbiotischen Ballaststoff Inulin.

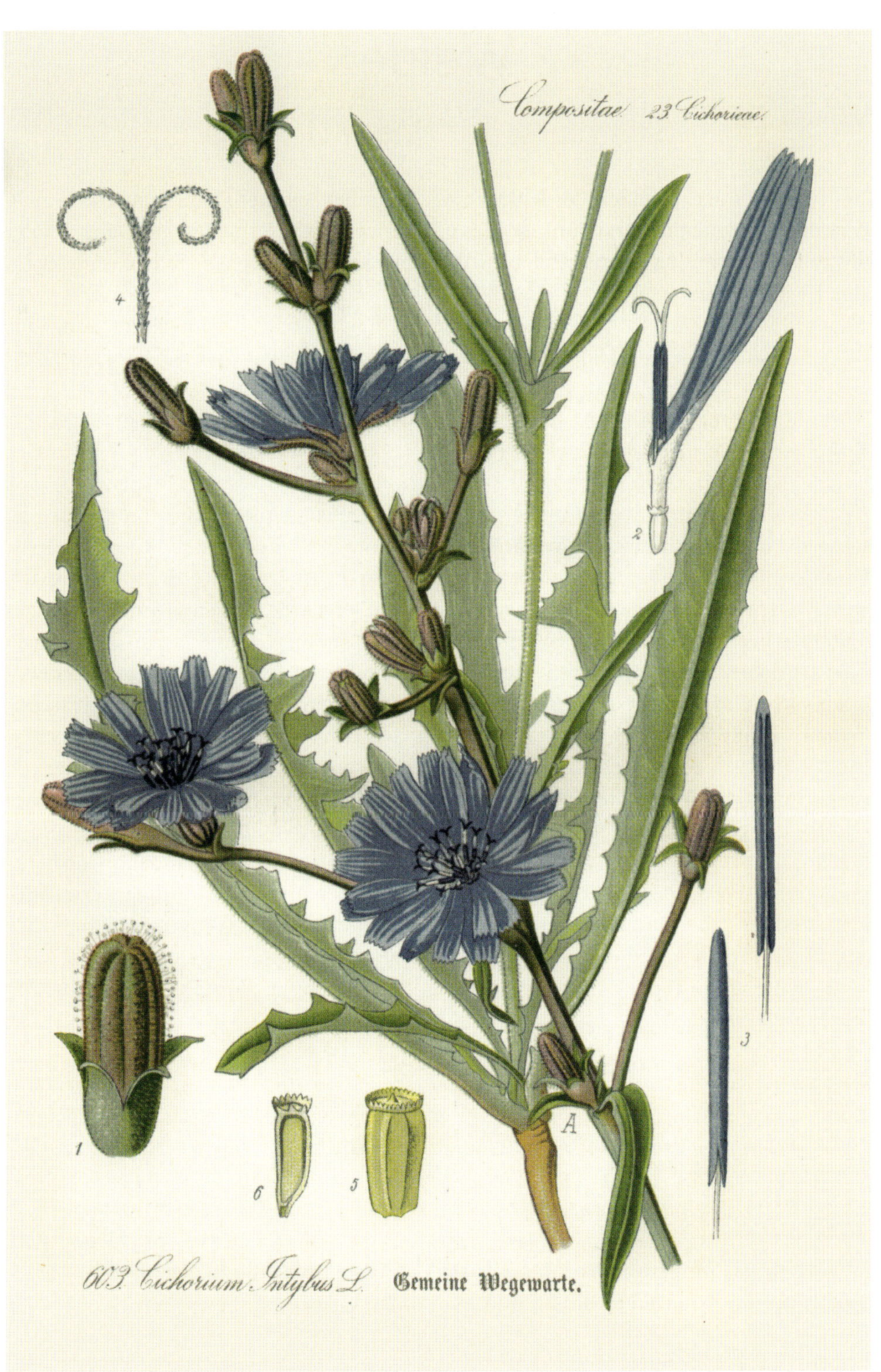
Compositae. 23. Cichorieae.
4
2
3
1
6
5
A
603. Cichorium Intybus L. Gemeine Wegewarte.

Weide

Salix caprea L. * Wida / De Wida

(Bei H. auch salix. Im Buch der Bäume und Sträucher widmet sich die Äbtissin zwei Weiden, von denen die erste unklar bleibt, die zweite o. g. Salweide ist. Danach folgt mit melbaum bzw. lentiscus ein Baum, den Portmann und Riha als Silberweide, Salix alba L., identifizieren.)

Weitere Bez. (Auswahl): Hängesalweide, Kätzchenweide, Palmweide, **Salweide**

Hildg.: Kalt. Taugt für keine Arzneien. In „Causae et Curae" ist allerdings Weidenholz Teil einer Rezeptur gegen akutes Fieber.

Hist. med./Volksmed./Naturheilk.: Die fieberherabsetzende, zusammenziehende, schweiß- und harntreibende, keimtötende, schmerzstillende Weide (Kätzchen bzw. Früchte, Blätter, Rinde, Saft) spielt schon seit der Antike eine Rolle als Heilmittel. So soll der Saft die Harnabscheidung fördern und Eiterherde im Körper entfernen, Ohrenleiden vertreiben, die Verdunkelung der Pupille stoppen. Von Blättern (fein zerrieben) schrieben frühere Autoren, sie heilen – mit Pfeffer und Wein eingenommen – Darmverschlingung, auf die Stirn gelegt Kopfschmerzen, helfen als Umschlag zusammen mit Rinde gegen Podagra, hemmen – im Getränk verabreicht – den Geschlechtstrieb. Gebrannte Rinde vertreibe mit Essig Hautschwielen, mit dem Saft Hautflecken im Gesicht. Weidenpflaster wurde gegen Blutspeien empfohlen, mit Blättern zubereitetes Gurgelwasser gegen Mundentzündungen, die Abkochung von Wurzelrinden gegen rheumatische Beschwerden. Eine noch im Mittelalter vorhandene Aufmerksamkeit für die Weide ging in der Renaissance verloren. Im 17. Jahrhundert erwähnte man Weiden-Zubereitungen eher beiläufig. Doch als Ersatz der Chinarinde kam Mitte des 18. Jahrhunderts eine große Stunde. Die ursprünglich aus Weidenrinde gewonnene, heute allerdings synthetisch hergestellte Salicylsäure war als Fiebersenker der Durchbruch in der Medizin.

Pharm.-Wirkst.: Phenolglykoside (u. a. Salicin, Salicortin, Fragilin, Populin), Gerbstoffe (Catechinartige, Tannine), aromatische Aldehyde und Säuren (u. a. Vanillin, Salicyl-, Kaffee- und Ferulasäure), Flavonoide – in der Rinde

Hildg.-Heilm.: keine bekannt

Bemerkungen: Weidenrinde erntet man im Frühjahr durch Abschaben von den Ästen. Stücke nur im Schatten trocknen und in dunklen Gläsern aufbewahren

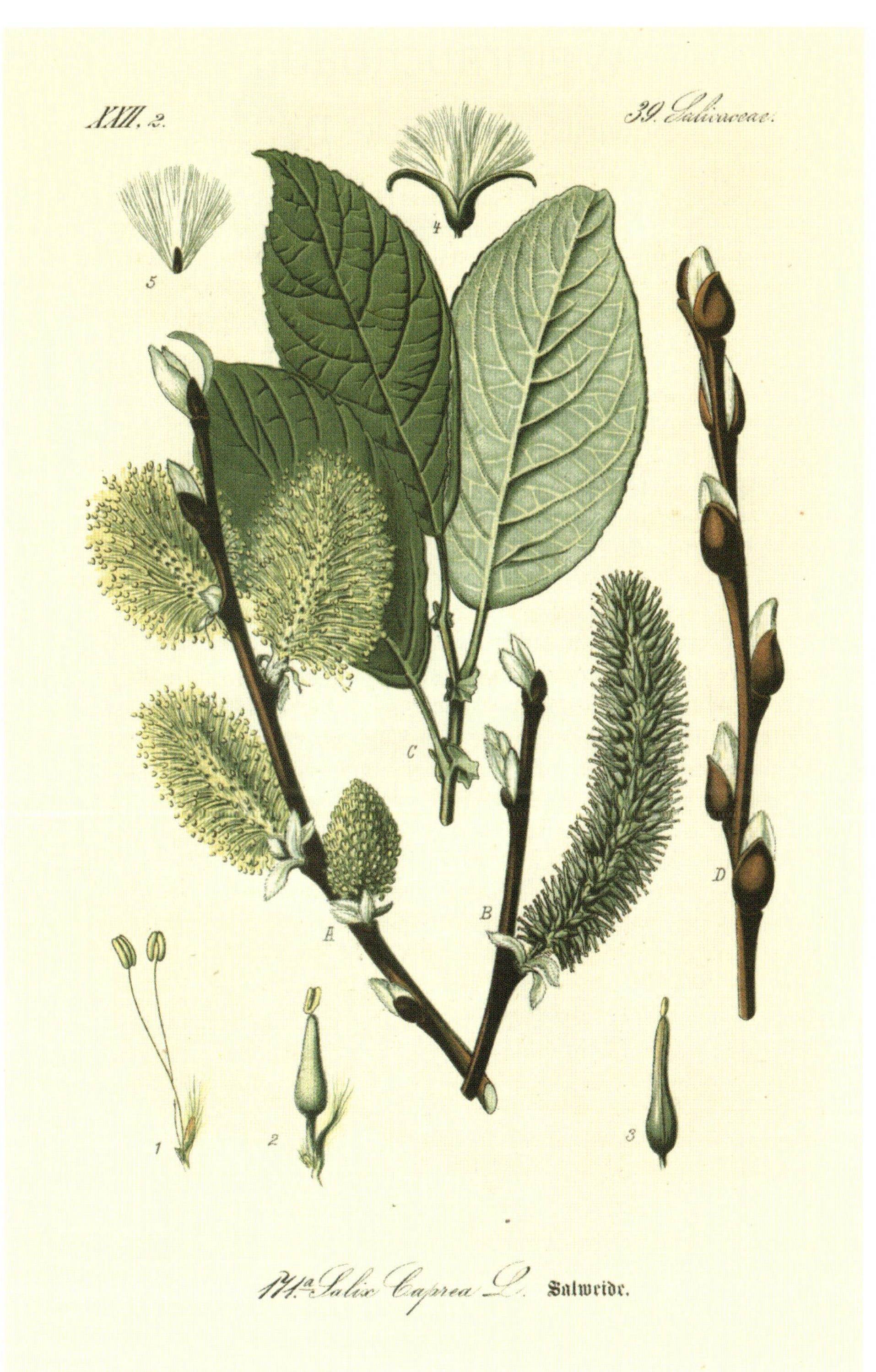
XXII. 2.
39. Salicaceae.
4
5
A
B
C
D
1
2
3
174.a Salix Caprea L. Salweide.

Weinrebe

Vitis vinifera L. * Uitis / De Vite

Weitere Bez. (Auswahl): Rebstock, Traubenstock, Weinrebe

Hildg.: Feurige Hitze und Feuchtigkeit. Mit Tropfen, die beim Rebschnitt aus dem Weinstock fließen, Lider bestreichen, macht Augen klar. Diese Rebtropfen und etwas mehr Olivenöl vermischen, um die Ohren reiben, gegen Ohrenschmerz (Haupt damit salben, gegen Kopfschmerz). Sommerreben beim Ausbrechen der Blüten am Knoten und Trieb vor der Traube mit Blättern schneiden, in Wasser kochen. Nach dem Essen trinken, gegen Husten und Brustleiden, reinigt auch den Bauch. Lauge aus heißer Weinstockasche in Wein geben, Zähne und Zahnfleisch waschen, gegen Zahnfleischprobleme, Zahnschmerz. Leintuch mit erhitztem Wein und einem Drittel Olivenöl tränken, auf Geschwüre (auch faulende) und Wunden legen, heilt. Rebe vom grünen Weinstock samt Blättern um Stirn, Schläfen, Hals legen, macht Betrunkene nüchtern. Lider nachts mit Frankenwein befeuchten, gegen Augen-Verdunklung. Erhitzten Wein mit etwas kaltem Wasser mixen, als Trunk zur Beruhigung. Erhitzten Wein trinken und alle Speisen mit Essig verzehren, gegen Harninkontinenz.

Hist. med./Volksmed./Naturheilk.: Der Weinstock, seine Früchte und daraus fabrizierte Produkte sind seit Jahrtausenden überaus mannigfaltig heilwirkend im Gebrauch. Kleine Auswahl: Abkochung der Weinblätter und Ranken zu Fuß- und Handbädern bei Frostbeulen, aufgesprungener Haut. Weinranken-Saft gegen Ruhr. Rebaschen-Lauge gegen Geschwüre, eiternde Wunden, Knochenfraß. „Saft" frisch beschnittener Reben für Ausschläge, Flechten, Geschwüre. Weinrebenblüten-Tee gut für Rückenmark und Nervenknoten. Traubensaft zur Appetitanregung, allgemeinen Stärkung. Trauben- oder Traubensaftkur gegen Arterienverkalkung, Blasen-, Gallen- und Nierensteinbildung, Bluthochdruck, chronische Durchfälle, Verstopfung. Weintrauben in Wein gesotten und lauwarm schluckweise getrunken, lindert Husten. Traubenkernumschläge gegen Durchfall, Ruhr, Magenwürmer. Weinessig-Umschläge bei Grind, Flechten, Gesichtsrose. Achtung jedoch vor der Gefahrenquelle Alkohol! Anwendungen in der Homöopathie

Schönheitspflege: Salbe aus frischen Traubenblüten mit frischer Butter gut gegen Sommersprossen

Pharm.-Wirkst.: Ethanol, Glucose, Mineralstoffe, Säuren, Gerbstoffe, Farbstoffe – im Wein

Hildg.-Heilm.: Rebaschenzahnwein aus Weinrebenholz und Wein mit pH-Wert 9 gegen Zahnfleischentzündung, Parodontose, zur Zahnsteinvorbeugung, gegen Zahnfäule, Zahnverlust. Rebtropfen (frischer Weinrebensaft mit Alkohol konserviert) gegen Augentrübung, beginnenden grauen Star. Ölige Rebtropfen (frischer Weinrebensaft, Olivenöl) u. a. gegen Ohrenschmerzen, Kopfschmerzen, Augenschmerzen

Bemerkungen: Traubenzucker stammt nicht von Weintrauben, sondern wird meist aus Mais gewonnen.

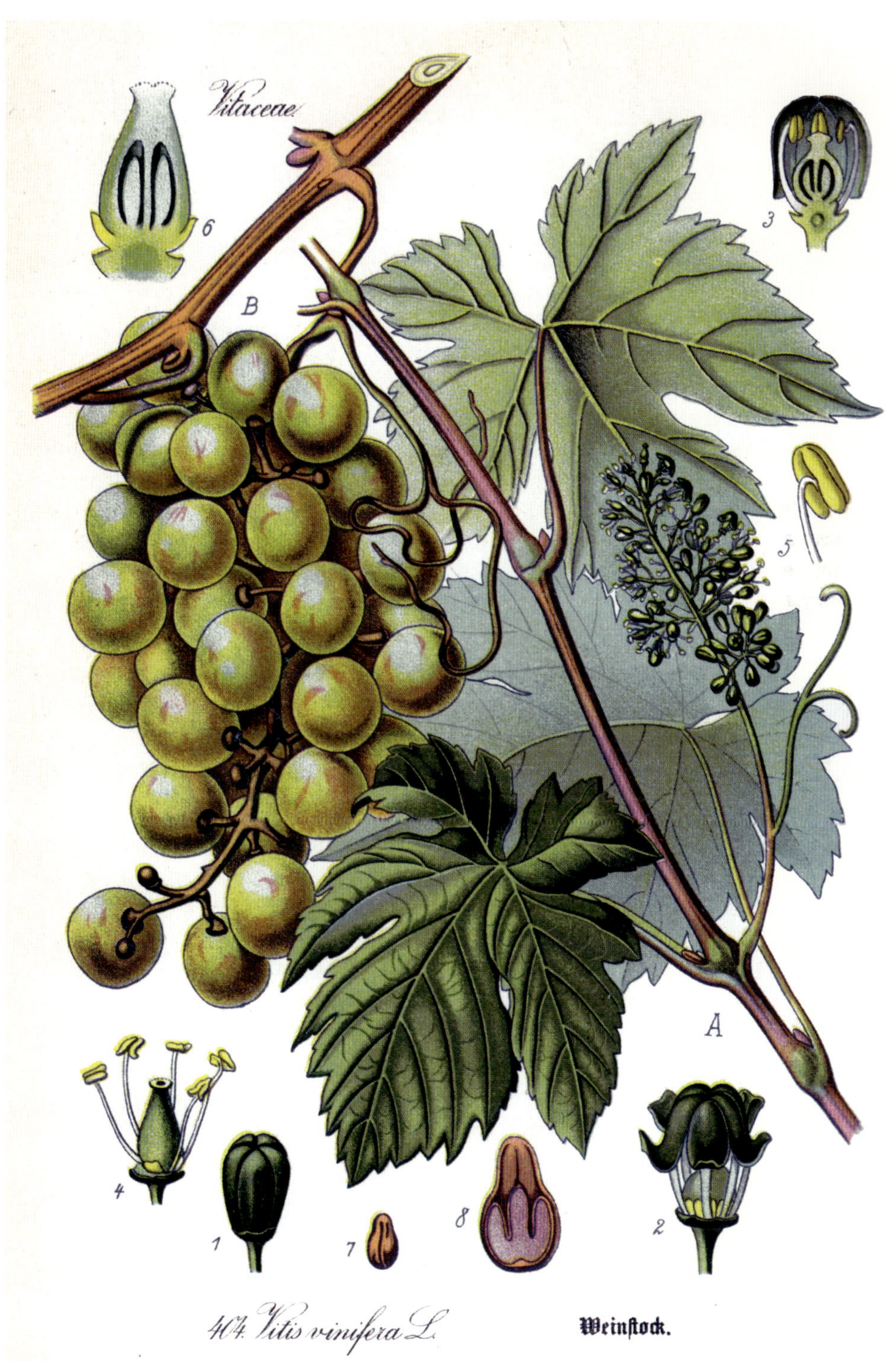
Vitaceae
6
3
B
5
A
4
1
7
8
2
404. Vitis vinifera L.
Weinstock.

Weizen

Triticum vulgare L. * Triticum / De Tritico

Weitere Bez. (Auswahl): Amelkorn, Weiten, Weten, Weize, Woaz

Hildg.: Warm. Brot (hier meint sie das Vollkornbrot) für Gesunde und Kranke gut. Ganze Körner, in Wasser gekocht, mäßig warm auf Kopf auftragen (vorher, wenn möglich, Haare abrasieren), bei Verstandesverlust. Gekochte Körner heiß auf schmerzende Stellen legen, gegen Rücken- und Flankenschmerz. Mit Eiweiß bereiteten Teig aus Semmelmehl drei Tage und Nächte auf Wunde legen (danach normale Salbentherapie), bei Hundebiss. In „Causae et Curae" wird gebackenes Weizenbrot als Zutat für Rezepturen gegen trübe Augen, Leberleiden, Milzstörung, Magenschmerz, zur Auswurfförderung, nach der Benutzung eines Abführmittels empfohlen. Außerdem Semmel- bzw. Weizenmehl bei Blutfluss, Hautkrankheiten und Lymphknotenschwellung

Hist. med./Volksmed./Naturheilk.: Weizen dürfte seit dem Altertum auch zur Krankenbehandlung eingesetzt worden sein. Die mit dem Weizen verknüpften Heilwirkungen können hier nur oberflächlich angerissen werden: Weizenstärke als reizmilderndes Streumittel für nässende Flechten, Ausschläge. Als warmer Umschlag und Klistier bei Durchfall und Ruhr. Weizenkeimlinge und Weizenkeimöl bei Funktionsstörungen von Magen und Herz, Hautunreinheiten, Nervenschwäche, sexuellen Störungen, Übermüdung, Wachstumsstörungen. Weizenbreitherapie zur Beseitigung von Giftstoffen im Magen-Darm-Bereich. Weizenkleie ist Bestandteil vieler Hausmittel wie solcher gegen Bauchgrimmen, Halsweh, Hämorrhoiden.

Schönheitspflege: Weizenkeimöl in Haut- und Haarpflegemitteln, Naturkosmetika

Pharm.-Wirkst.: Vitamin E, Lecithin, Karotin, mehrfach ungesättigte Fettsäuren (z. B. Linolsäure) – im Weizenkeimöl

Hildg.-Heilm.: keine bekannt

Bemerkungen: Weizen ist eine der für die Menschheit wohl wichtigsten Pflanzen und nach der Gerste die zweitälteste Getreideart.

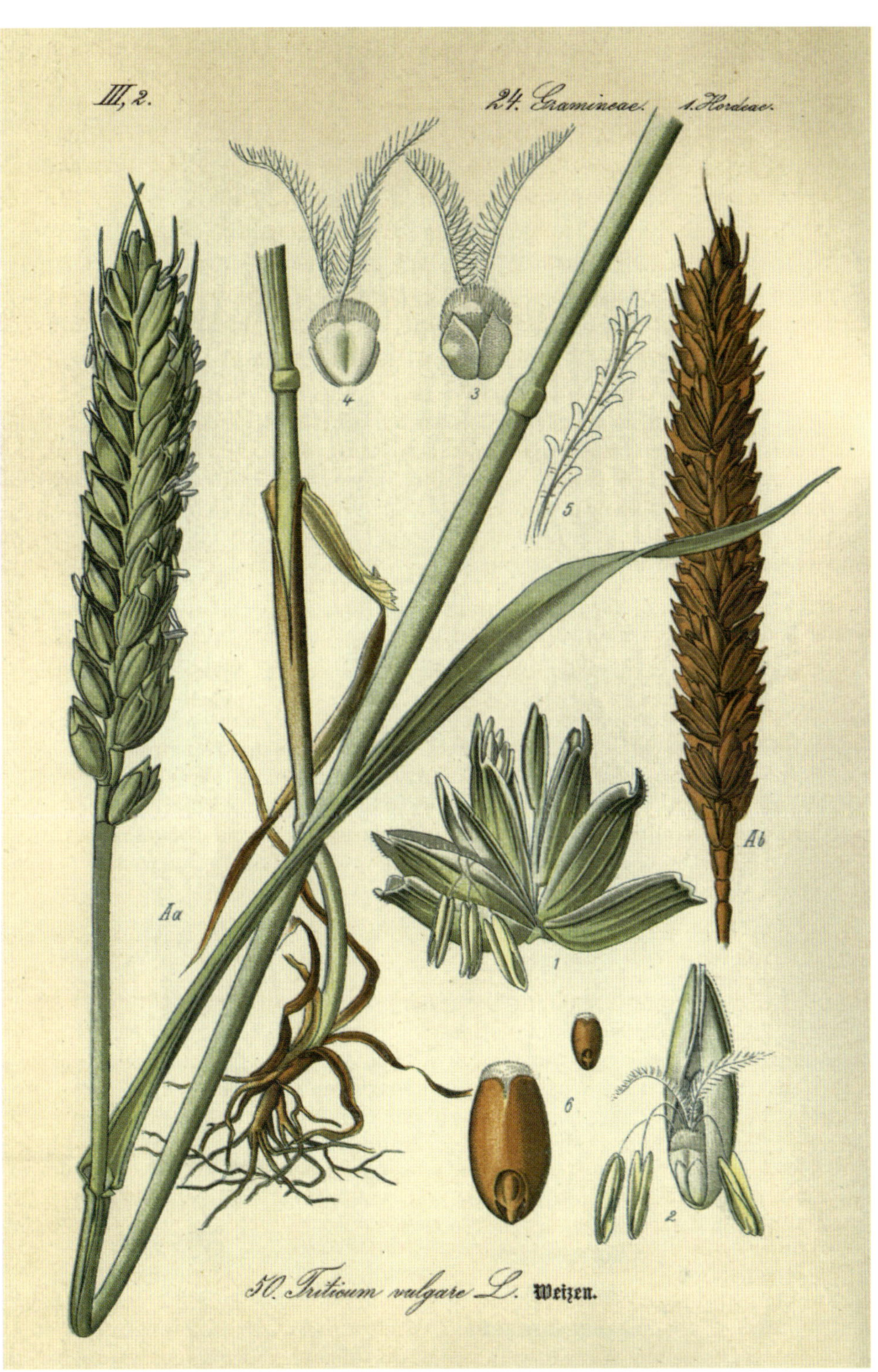
III, 2.
24. Gramineae. 1. Hordeae.
Aa
Ab
1
2
3
4
5
6
50. Triticum vulgare L. Weizen.

Wermut

Artemisia absinthium L. * Wermuode / De Wermuda

(Bei H. auch absinthium, absintium)

Weitere Bez. (Auswahl): Alsem, Bittrer Aelz (Eifel), Alsa (Hessen), Alsam (Eifel), Bitterals (Eifel), Bitterer Beifuß, Echt-Wermut, Gemeiner Wermut, Hilligbitter (Bremen), Warmken (Altmark), Werimuota, Wermede (Hessen), Wermet (Schweiz), Wermpten (Sachsen), Wörmd (Holstein), Wörmete (Hamburg), Wörmt (Mecklenburg), Wormken, (Unterweser, Göttingen), Wräömt (südliche Altmark), Wrämbk, Wremp (Schleswig-Holstein), Wurmet (Schweiz)

Hildg.: Sehr heiß. Saft im warmen Wein, damit nachts Kopf befeuchten und wollene Kappe aufsetzen, gegen Kopfschmerz und damit verbundene Schlaflosigkeit. Saft und doppelte Menge Olivenöl in Glas an der Sonne erwärmen, Einreibung bei Brust- und Flankenschmerz. Teil von Rezepturen gegen Gichtanfall, Ohrwürmer, Zahnschmerzen und für ein Universalheilmittel. In „Causae et Curae" Teil weiterer Rezepte gegen Flankenschmerz und sexuelle Störungen

Hist. med./Volksmed./Naturheilk.: In der Antike als Universalmedizin geschätzt, wurde die Pflanze (Blätter und blühendes Kraut) als appetitanregend, blähungstreibend, den Gallenfluss anregend, entzündungshemmend, harntreibend, menstruationsfördernd und verdauungsfördernd gepriesen. Man heilte damit Augenleiden, Gelbsucht, eitrige Mittelohrentzündung, Sehschwäche, Sprachverlust, Zahnschmerzen. Auch zur Neutralisierung von Giften aller Art, als Abtreibungsmittel und vorbeugend gegen den Alkoholrausch sowie gegen die Seekrankheit wurde er benutzt, sogar zum Vertreiben von Motten im Kleiderschrank. Kaum eine Heilpflanze wurde so oft beschrieben. Wermut-Tee ist ein bewährter Helfer bei allen krampfartigen Zuständen des Magen-Darm-Kanals, wirkt gegen chronische Verstopfung, Durchfälle, Sodbrennen, gelb belegte Zunge und Mundgeruch.

Pharm. Wirkst.: Bitterstoffe (u. a. Absinthin), ätherisches Öl (u. a. Thujon), Flavonoide

Hildg.-Heilm.: Wermut-Eisenkraut-Tee gegen Zahnschmerzen (deshalb auch „Zahnwehkräuter" genannt), Wermutelixier aus frischem Kraut, Honig und Weißwein als Gesundheits- und Kräftigungsmittel, zur Abwehrsteigerung gegen Erkältungs- und Infektionskrankheiten sowie bei Alterserscheinungen, Schwächezuständen, Arteriosklerose. Wermutöl aus frischem Kraut, Oliven- und Rosenöl bei Bronchitis, Husten, Verschleimung. Wermutsaft, frischer Presssaft mit Alkohol konserviert – wie Elixier anzuwenden. Wermutsalbe aus frischem Presssaft und Hirschtalg u. a. gegen Rheumatische Gelenkentzündungen, Verschleißerscheinungen der Gelenke, Gelenkschmerzen

Bemerkungen: Vor dem sogenannten „Absinthlikör" (aus Wermut, Anis, Süß- und Farbstoffen) wird seit langem gewarnt. Dieser wirke bei größeren Mengen einschläfernd und bei gewohnheitsmäßigem Genuss können sogar Gehirnstörungen auftreten. Auch häufig genossener Wermutwein kann zur Abhängigkeit führen.

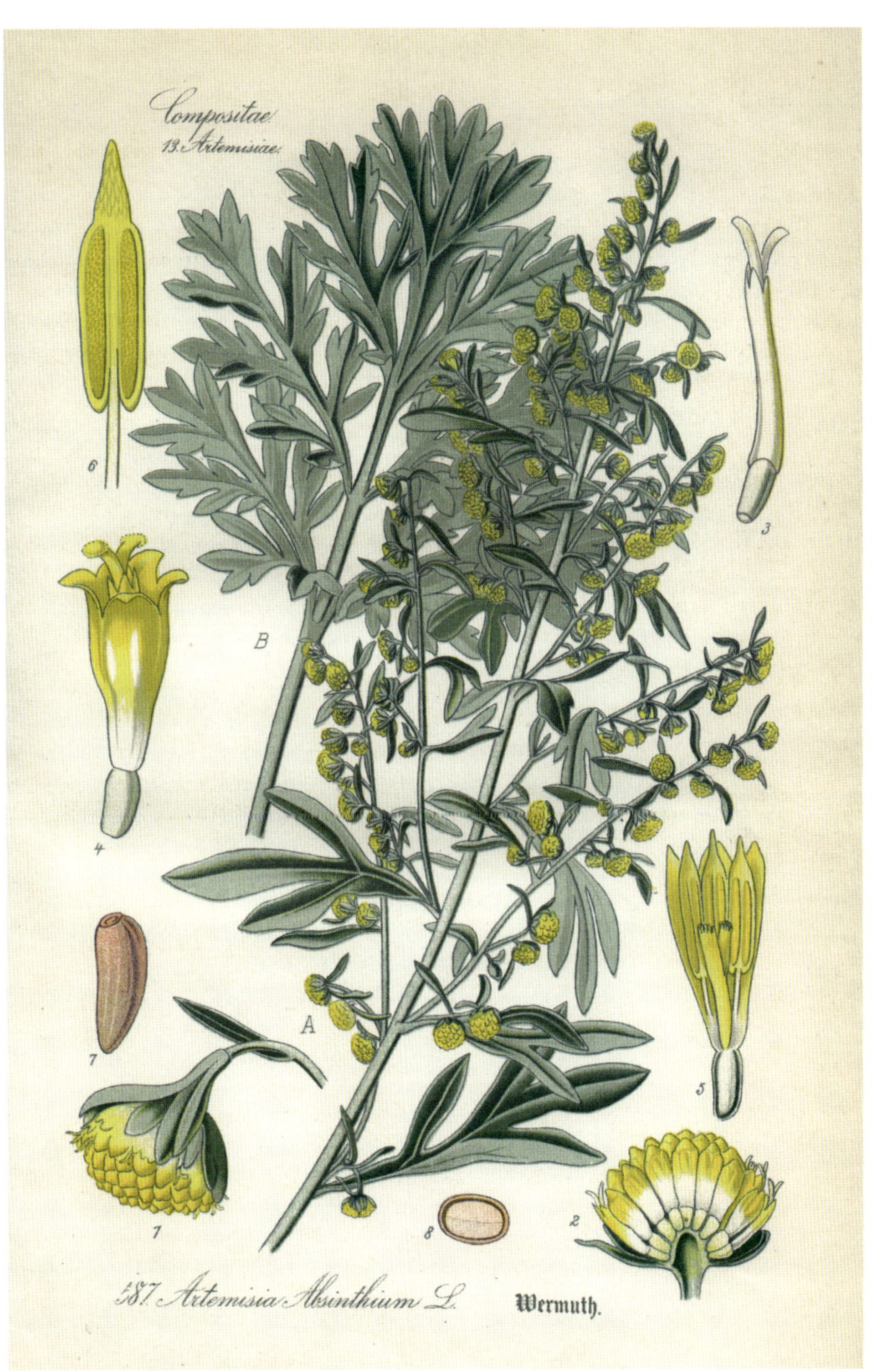
Compositae
13. Artemisiae.
6
3
B
4
7
A
5
7
8
2
587. Artemisia Absinthium L.
Wermuth.

Wicke

Vicia sativa L. * Wicken / De Wichim

Weitere Bez. (Auswahl): **Futterwicke**, Saatwicke

Hildg.: Kalt. Pflanze in Wasser gekocht, heiß auf Hautstellen gelegt, gegen Ausschlag mit Blasenbildung

Hist. med./Volksmed./Naturheilk.: Der Schmetterlingsblütler hinterließ – abgesehen von der kurzen Erwähnung durch Hildegard von Bingen – bei heilkundlichen Anwendungen wohl kaum Spuren.

Pharm.-Wirkst.: Studien fehlen

Hildg.-Heilm.: keine bekannt

Bemerkungen: Ursprünglich aus dem Mittelmeerraum stammend, breitete sich die Wicke vermutlich auf den meisten Kontinenten aus.

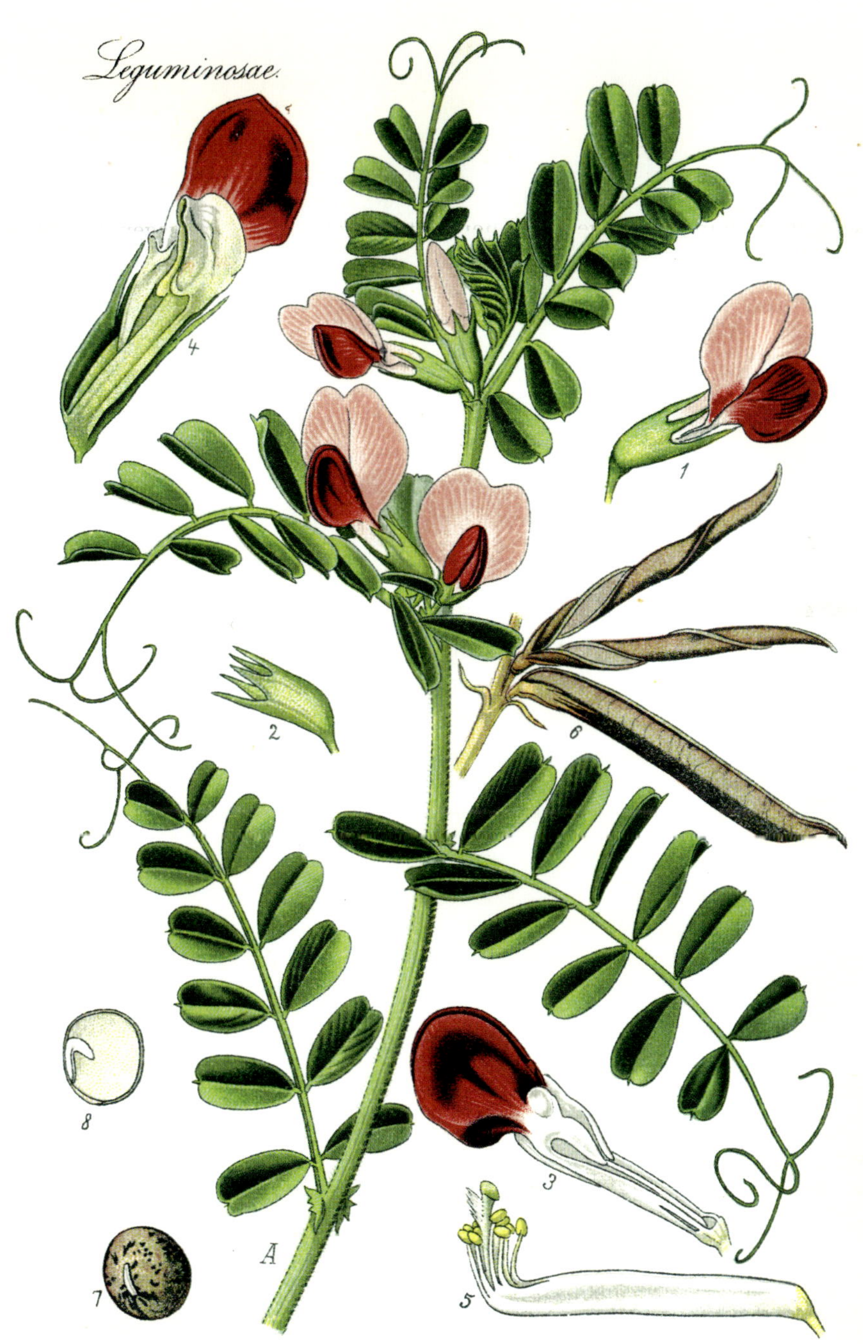

377. *Vicia sativa L.* **Saatwicke.**

Winde

Convolvulus arvensis L. * Winda / De Winda

(Bei H. auch volubilis. Müller denkt auch an die Feldwinde, Convolvulus sepium L., Birkhan hält genauso die Echte Zaunwinde, Calystegia sepium R.Br., für möglich.)

Weitere Bez. (Auswahl): **Ackerwinde**, Bedewinde, Erdwinde (Schlesien), Feldwinde, Kornwinde (Schweiz), Pädewinde (Potsdam), Pathenwinde (Tübingen), Snerrkrut (Holstein), Strumpfe (Österreich), Wäwinde (Altmark), Waidach (Kärnten), Wegewinne (Mecklenburg), Wewinne (Göttingen), Winda, Windel (Oberhessen), Weiß Winde, Windglöckchen (Schlesien), Windling

Hildg.: Kalt. Pflanze zerreiben und mit etwas Quecksilber verkneten, auf die Nägel auftragen und mit Stoff fest verbinden, gegen grindige Nägel (Nagelfäule). In „Causae et Curae" Teil einer Rezeptur gegen Zeugungsunfähigkeit

Hist. med./Volksmed./Naturheilk.: Im Altertum wird die Winde als drastisch wirkendes Abführmittel und zum äußeren Gebrauch gegen Brandwunden, Entzündungen, hartnäckige Geschwüre und Insekten genannt.

Pharm.-Wirkst.: Glykoretine, Gerbstoff

Hildg.-Heilm.: keine bekannt

Bemerkungen: Laut Müller dürfte die Erwähnung des Quecksilbers durch Hildegard einer der frühen mittelalterlichen Belege für den therapeutischen Quecksilber-Gebrauch sein. Antike Autoritäten hatten vor dem giftigen Stoff gewarnt, arabische Ärzte ihn jedoch für Hautkrankheiten eingesetzt.

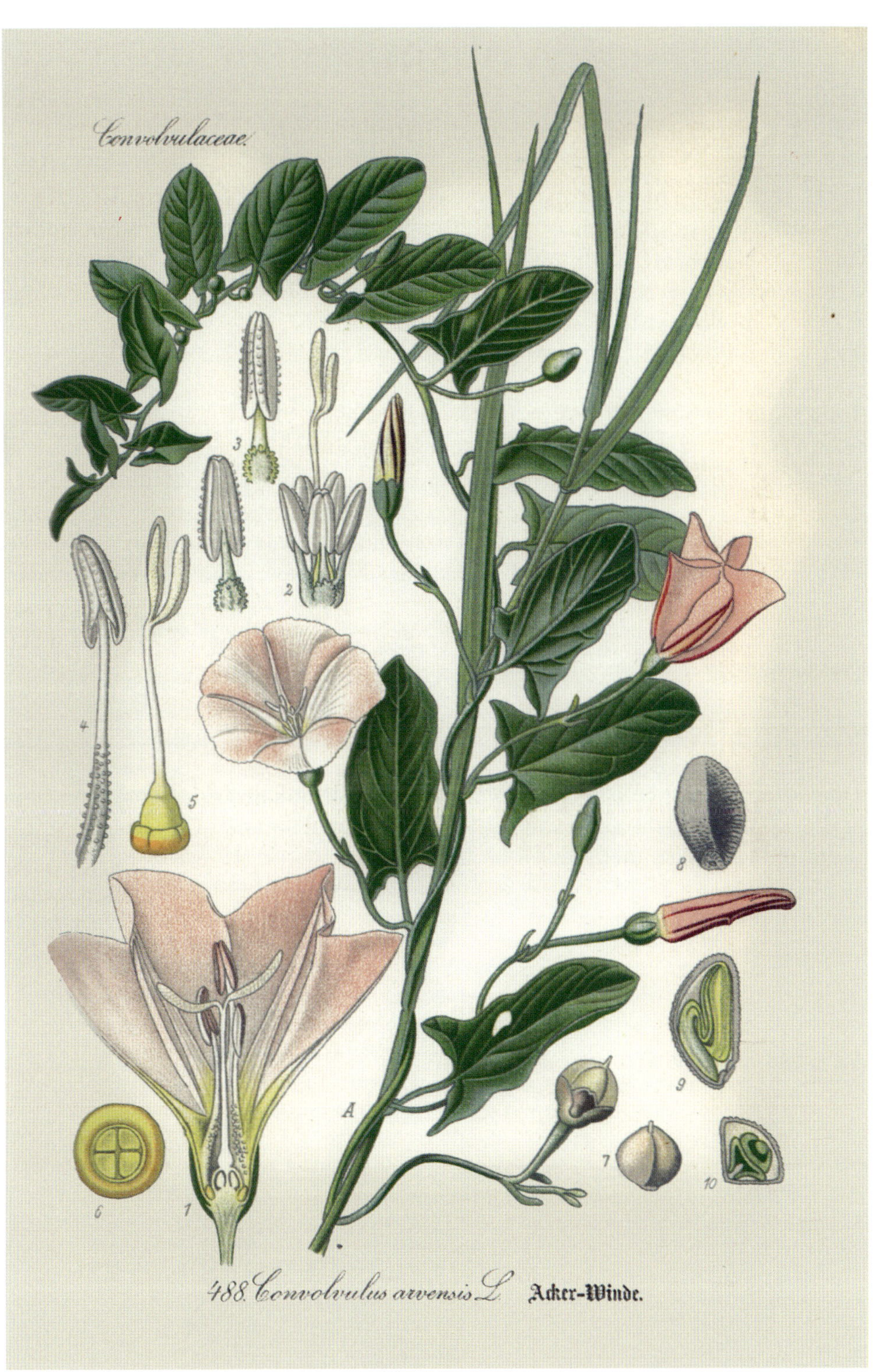
Convolvulaceae.
3
2
4
5
8
9
A
6
1
7
10
488. Convolvulus arvensis L. Acker-Winde.

Wolfsmilch

Euphorbia esula L. * Woluismilch / De Wulffesmilch

(Bei H. auch cardus niger, titimallus, esula. Die Problematik der Wolfsmilcharten ist schon beim Brachwurz angedeutet. Birkhan hält sowohl die Sonnenwend-Wolfsmilch, Euphorbia helioscopia L., als auch die Zypressen-Wolfsmilch, Euphorbia cyparissias L., für denkbar.)

Weitere Bez. (Auswahl): **Esels-Wolfsmilch**, Scharfe Wolfsmilch

Hildg.: Gift und plötzliche Hitze, unpassende Feuchte. Die Pflanze wird Flüssigarzneien (Tränken) gegen Verstopfung (verhärteten Bauch) zugefügt. In „Causae et Curae" Teil einer Rezeptur gegen Verdauungsprobleme und eines Abführmittels

Hist. med./Volksmed./Naturheilk.: Die stark abführende Wirkung, hautreizende Effekte und die Vergiftungsgefahr durch die Pflanze – bereits bei äußerer Anwendung – sind seit der Antike bekannt.

Pharm.-Wirkst.: Ingeolester, Esulon A (Die Pflanze ist stark giftig!)

Hildg.-Heilm.: keine bekannt

Bemerkungen: In ihren Bemerkungen zu dieser Wolfsmilch beruft sich die Äbtissin ausdrücklich auf Erfahrungen von „Gelehrten der Arzneikunde". Den giftigen Milchsaft nennt der Volksmund „Hexensaft".

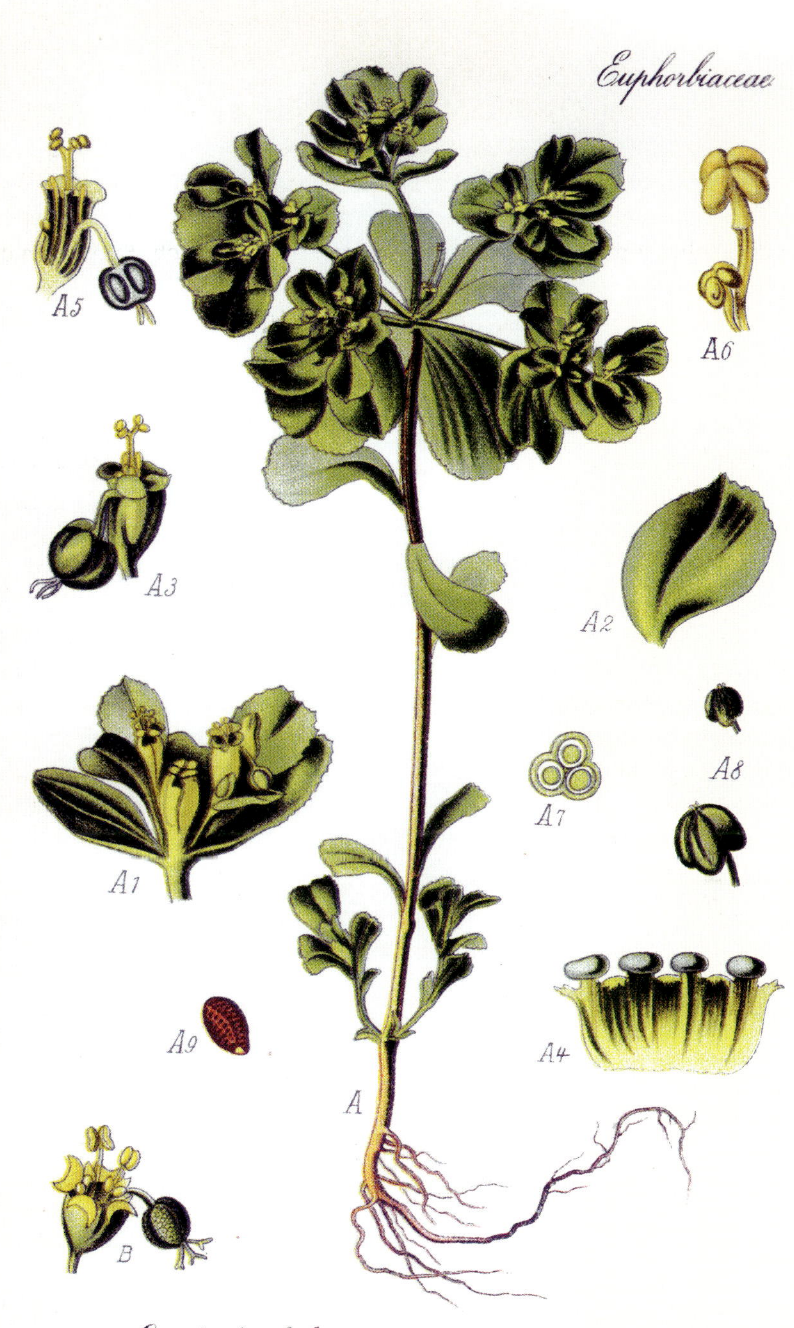

391 A. *Euphorbia helioscopia L.* **Sonnenwendige Wolfsmilch.**

B *Euphorbia Esula. L.* **Gemeine Wolfsmilch.**

Ysop

Hyssopus officinalis L. * Ysopus / De Hyssopo

Weitere Bez. (Auswahl): Bienenkraut, Duftisoppe, Echter Ysop, Eisenkraut, Gebräuchlicher Ysop, Hyssop, Eisop, Esope, Essigkraut, Gewürzysop, Heisop, Hisopo, Ibsche, Isop, Ispen, Jsop, Josefskraut, Weinespenkraut

Hildg.: Trocken, gemäßigt warm. Pflanze mit Fleischgerichten oder ausgelassenem Speck verzehren, hilft bei Verbesserung der Leberfunktion, reinigt die Lunge. Süßholz, etwas mehr Zimt, noch mehr Ysop und mehr Fenchel als Ysop kochen, Honig hinzufügen. Topf neun Tage und Nächte (sommers nur fünf) vergraben, durchseihen und trinken, gegen Beschwerden an Leber und Lunge. Bei großen Beschwerden neun Tage lang trinken. Hühnerküken mit Ysop kochen (auch rohen Ysop in Wein einlegen, trinken), gegen Leberschwächung durch Traurigkeit. In „Causae et Curae" Teil von Rezepturen gegen Magenschmerzen, Wassersucht, Aussatz

Hist. med./Volksmed./Naturheilk.: Blätter und Blüten im Tee wirken anregend, blutreinigend, entschleimend, eröffnend, stärkend. Heilwirkungen zeigt Ysop z. B. bei Brust- und Lungenleiden, Brustkrämpfen, Darmverschleimung, Gelbsucht, Verdauungsschwäche, Wassersucht. Ysop mit Honig stillt den Husten. In der Sonne mit Olivenöl destillierte Blätter und Blüten, Einreibungsmittel für lahme Glieder nach Schlaganfall. Öl gegen nächtliche Schweißausbrüche nach Schlaganfall. Tee als Klistiermittel bei Darmkolik. Pflanze mit Essig gekocht als Mundspülung, gegen Zahnschmerzen

Schönheitspflege: Kompresse mit Aufguss aus 50 Gramm Blütenspitzen (zehn Minuten lang in kochendem Wasser ziehen gelassen) auf Augenlider legen, auch Wunden und Geschwüre auswaschen.

Pharm.-Wirkst.: ätherisches Öl (u. a. Pinocamphon, Isopiocamphon), Limonen, Pinen, Flavonoide (u. a. Diosmin), Gerbstoffe, Bitterstoffe, Terpene

Hildg.-Heilm.: Der verdauungsfördernde Ysop soll gegen Verdauungsbeschwerden angewandt werden.

Bemerkungen: In der Bibel kommt Ysop mehrfach als Opferpflanze und Reinigungswedel vor. Dazu zählt auch der Ysopzweig, mit dem man Jesus am Kreuz den Schwamm mit Essig reichte. Womöglich ist dort aber eine ähnliche Pflanze, das Syrische Origanum, Origanum syriacum L., gemeint.

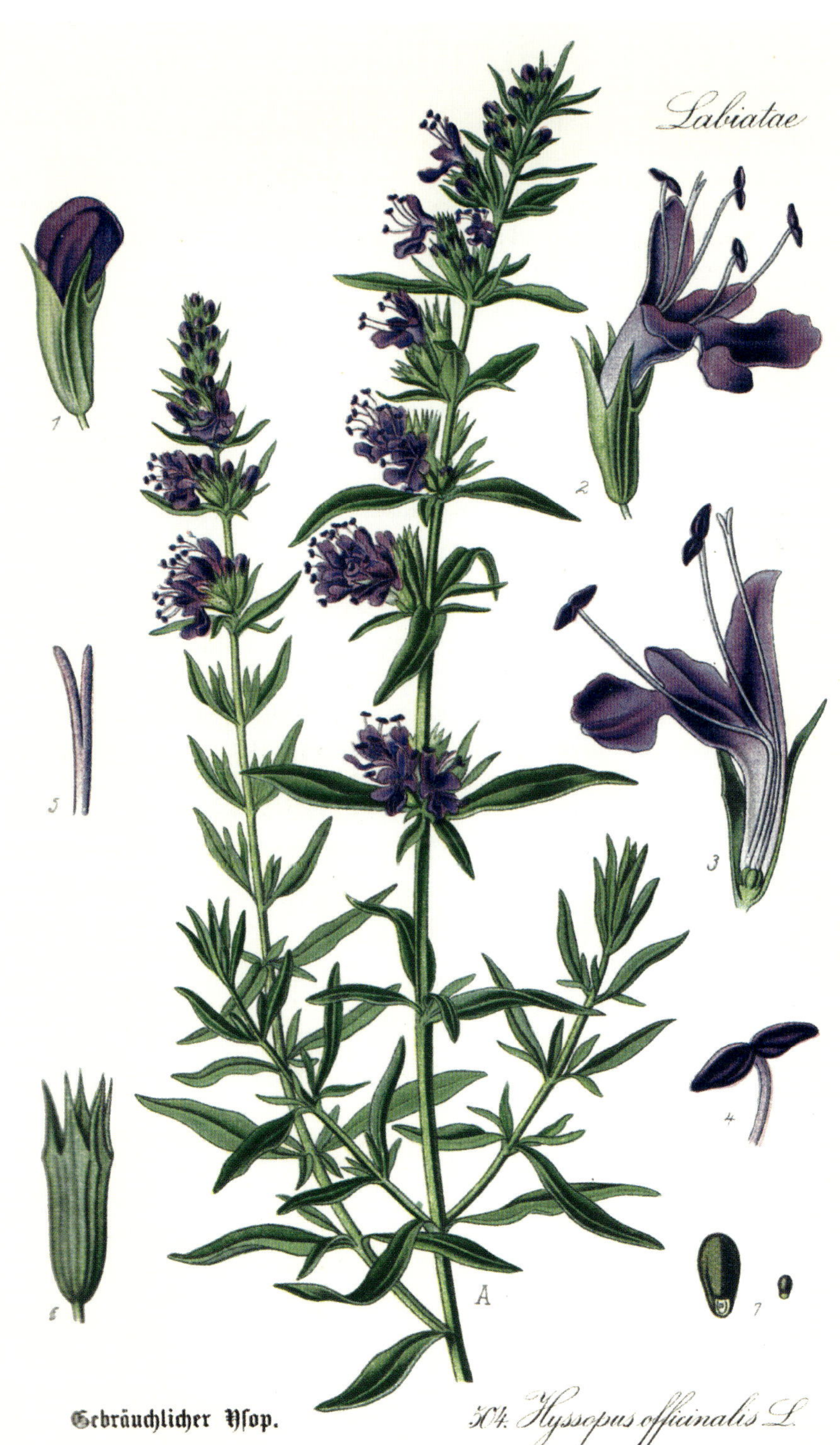
Labiatae
1
2
3
4
5
6
7
A
Gebräuchlicher Ysop.
504. Hyssopus officinalis L.

Zaunrübe

Bryonia dioica L. * Scitwurz / De Stichwurtz

(Bei H. auch brionia, schipwurz, schyswurcz, sichwurz, stichwurz, walwurtz. Für Mayer-Nicolai kommt auch die Weiße Zaunrübe, Bryonia alba L., infrage.)

Weitere Bez. (Auswahl): **Rotfrüchtige Zaunrübe**, Rot-Zaunrübe, Zweihäusige Zaunrübe

Hildg.: Heiß, zum Gebrauch für Menschen ungeeignet. Sie kann jedoch die Kräfte (Wirkung) von Gift mindern. Im Feuer gebraten und zerschnitten, vertreibt ihr Geruch Ungeziefer wie Schlangen und Kröten. Im Wasser gekochte Zaunrübe heiß auf Fußgeschwülste legen, beseitigt Eiter, heilt. In „Causae et Curae" noch Teil eines Rezeptes gegen Schmerzen der Weichteile.

Hist. med./Volksmed./Naturheilk.: Von antiken Medizinern als drastisch abführend, harntreibend und menstruationsfördernd beschrieben, kam sie auch gegen Epilepsie, Geisteskrankheit, Husten, Hysterie, Schlaganfälle, Schwindel und Wundstarrkrampf zum Einsatz. Im Mittelalter zudem äußerliche Anwendungen gegen Ausschlag, Geschwüre, Gicht, Leber- und Milzprobleme sowie Tumore. Das Pulver des Krautes streute man in Wunden. In ländlichen Gegenden füllte man noch im 20. Jh. Bier in die ausgehöhlte Wurzel, nahm es nach zwei Tagen löffelweise gegen Stuhlverstopfung ein. Die giftigen Eigenschaften der Wurzel (Blasen auf der Haut, Nekrosen), bei innerlicher Verabreichung blutig-wässriger Durchfall, Erbrechen, Koliken, Krämpfe, Schwindel, ließ Ärzte und Pharmazeuten Abstand von ihr nehmen. Anwendungen in der Homöopathie

Pharm.-Wirkst.: u. a. Cucurbitacine

Hildg.-Heilm.: keine bekannt

Bemerkungen: Die Wurzel der Pflanze diente einst als Amulett gegen Blitz, böse Geister und Verhexung. Aus Zaunrübenwurzeln stellte man früher sogar falsche Alraunen her.

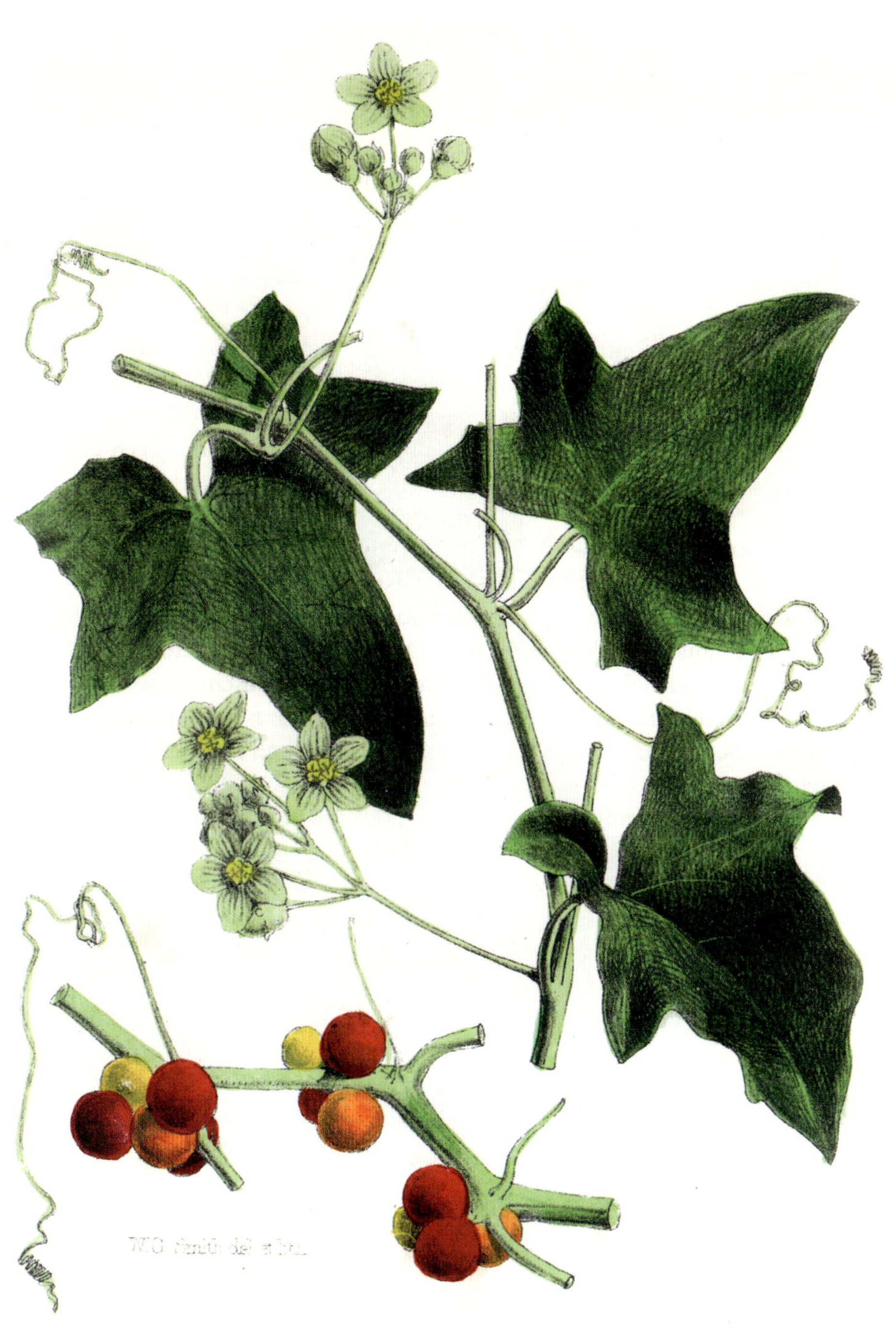

Bryonia Dioica – Red Bryony

Zitronenbaum

Citrus medica L. * Bonciterboim / De Bontziderbaum

(Bei H. auch bonciderboum. Abb. Citrus limonum Risso)

Weitere Bez. (Auswahl): Apfel aus Medien, Cedernfrucht, Judenapfel, Zedernapfel, Zedernfrucht, Zedrate, **Zedrat-Zitrone**, Zitronatzitrone

Hildg.: Mehr warm als kalt. Blätter in Wein kochen, oft trinken, gegen Fieber. Auch wer die Früchte verspeist, unterdrückt das Fieber.

Hist. med./Volksmed./Naturheilk.: Die Antike pries die den Atem desinfizierende, insektenabwehrende (speziell Motten) und giftwidrige Wirkung der Zedrat-Zitrone. Aus dieser wird noch heute Zitronat gewonnen. Die dünnschalige und saftreiche Limone, Citrus limonum Risso, steckt jedoch genauso voller Heilkräfte. In den Samen sah man ein universelles Schmerzmittel. Das Mittelalter erweiterte die Indikationen um Appetitlosigkeit, Herzbeschwerden, Schmerzen aller Art. Die Seefahrt nutzte die Vitamin-C-reichen Zitronen gegen Skorbut. Zitronen-Gurgelwasser wird verschiedentlich noch bei Angina genutzt. Kompressen mit Zitronensaft werden auf Verletzungen oder infizierte Wunden gelegt. Der Saft zeigt auch Wirkung bei übermäßigem Schwitzen (Einreiben von Händen und Füßen) sowie Frostbeulen. Bei Insektenstichen kann man die Hautstellen mit Zitronenschale einreiben, bei Migräne Zitronenscheiben mittels Kopftuch an den Schläfen fixieren. Zu Heildrogen zählen heute das Zitronenöl (in Einreibungen, als leichtes Hautreizmittel) und die Fruchtschalen (in Hausteemischungen und Früchtetees). Isolierte Citrus-Flavonoide sind in Präparaten gegen Venenerkrankungen und gegen grippale Infekte enthalten.

Schönheitspflege: In diversen Kosmetika und Körperpflegemitteln zu finden. Täglich morgens per Wattebausch Zitronensaft auf das Gesicht auftragen, hellt die Haut auf, stärkt sie. Reibt man mit Zitronenschale die Zähne, werden diese weißer (allerdings führt die Zitronensäure zu einer Demineralisation, zu Zahnerosion und Karies).

Pharm.-Wirkst.: ätherisches Öl (Zitronenöl), Flavonoide, Carotinoide, Zitronensäure

Hildg.-Heilm.: Zitronenfruchtfleisch oder Saft in Wasser oder Tee trinken, gegen Fieber

Bemerkungen: Die heute übliche Trennung von Zitruspflanzen in Zitronatzitronen, Zitronen (Limonen) und Orangen erfolgte erst Mitte des 16. Jh.

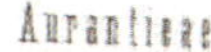

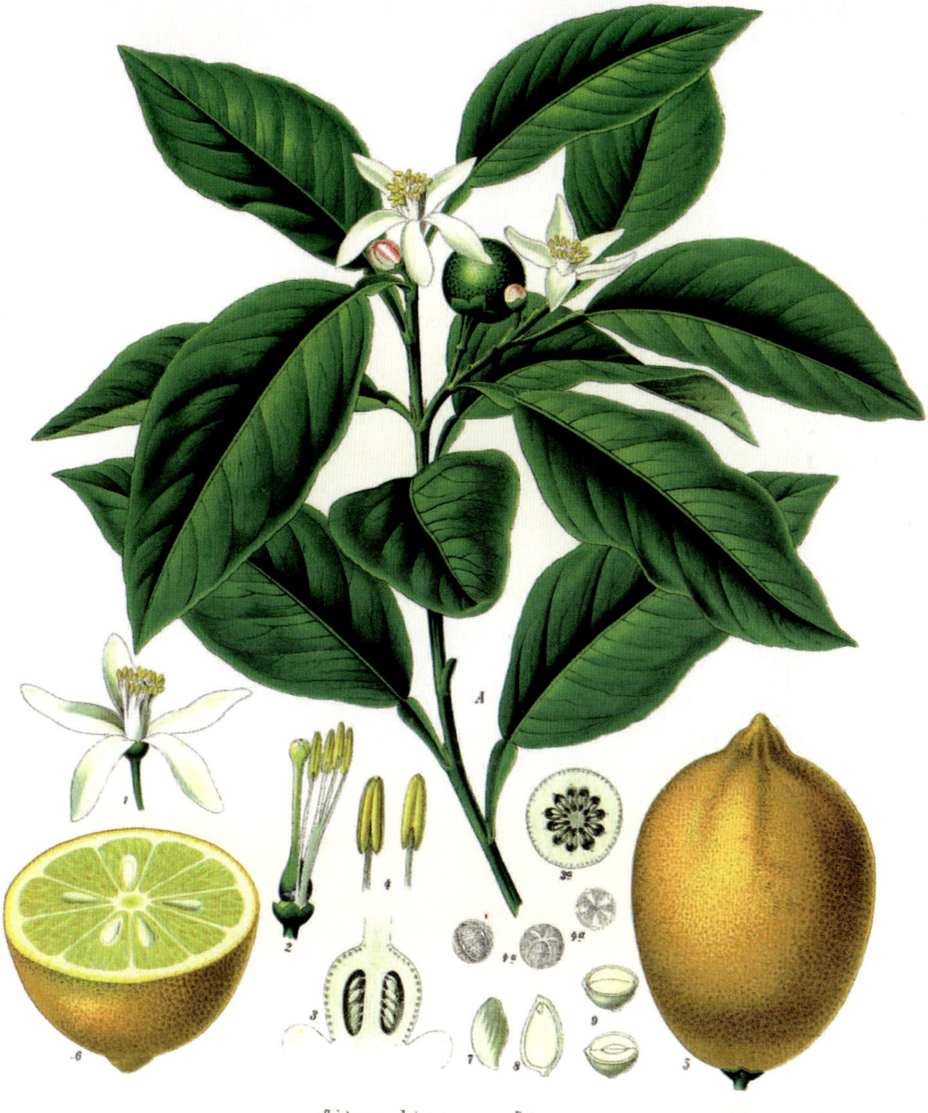

Citrus Limonum Risso.

Zitwer

Curcuma zedoaria Roscoe * Zitwar / De Zituar

Weitere Bez. (Auswahl): Weiße Curcuma, **Zitwerwurzel**

Hildg.: Mäßig warm. In Wein geschnitten, mit ein wenig Galgant und Honig gekocht, heiß siedend trinken, gegen Zittern. Pulverisieren und in ein Säckchen füllen, dieses über Nacht in einen kleinen Topf voll Wasser legen. Oft nüchtern trinken, gegen zu viel Speichel und Schaum im Mund. Mit dem durchfeuchteten Pulver Stirn und Schläfen bestreichen, gegen Kopfschmerz. Aus Pulver mit Semmelmehl und Wasser Küchlein formen, im Ofen garen, alles pulverisieren und zur Nacht von der Hand lecken, gegen Magenfülle (Magen- und Darmkoliken) nach schlechtem Essen. In „Causae et Curae" Teil von Rezepten gegen Eingeweidebruch, Schluckauf, Seitenstechen, Darmblutungen sowie für ein Abführmittel

Hist. med./Volksmed./Naturheilk.: Arabische Kaufleute brachten die indische Pflanze im Mittelalter nach Europa, wo man sie vor allem in Italien anbaute. Zuerst wurde die Wurzel als Gift und Herzmittel, später als Gegengift, bei Ohnmachten und Schwindelanfällen empfohlen. Ihre appetitanregenden, magenstärkenden und verdauungsfördernden Wirkungen waren im Mittelalter populär. Bis in jüngere Zeit ein beliebtes Magenmittel, bei Verdauungsschwäche, Koliken und Krämpfen verabreicht sowie z. B. im Theriak (Universalheilmittel) und in Schwedenkräutern enthalten, wird die Anwendung von pharmazeutischer Seite heute nicht mehr empfohlen.

Pharm.-Wirkst.: u. a. Zingiberen, Cineol, Borneol, Campher, Stärke, fettes Öl, Harz, Schleimstoffe

Hildg.-Heilm.: z. B. Zitwerelixier aus den Wurzelstöcken von Zitwer- und Galgantpflanzen, Honig und Wein gegen Zittern von Gliedern und Händen, Kraftlosigkeit und Parkinsonismus

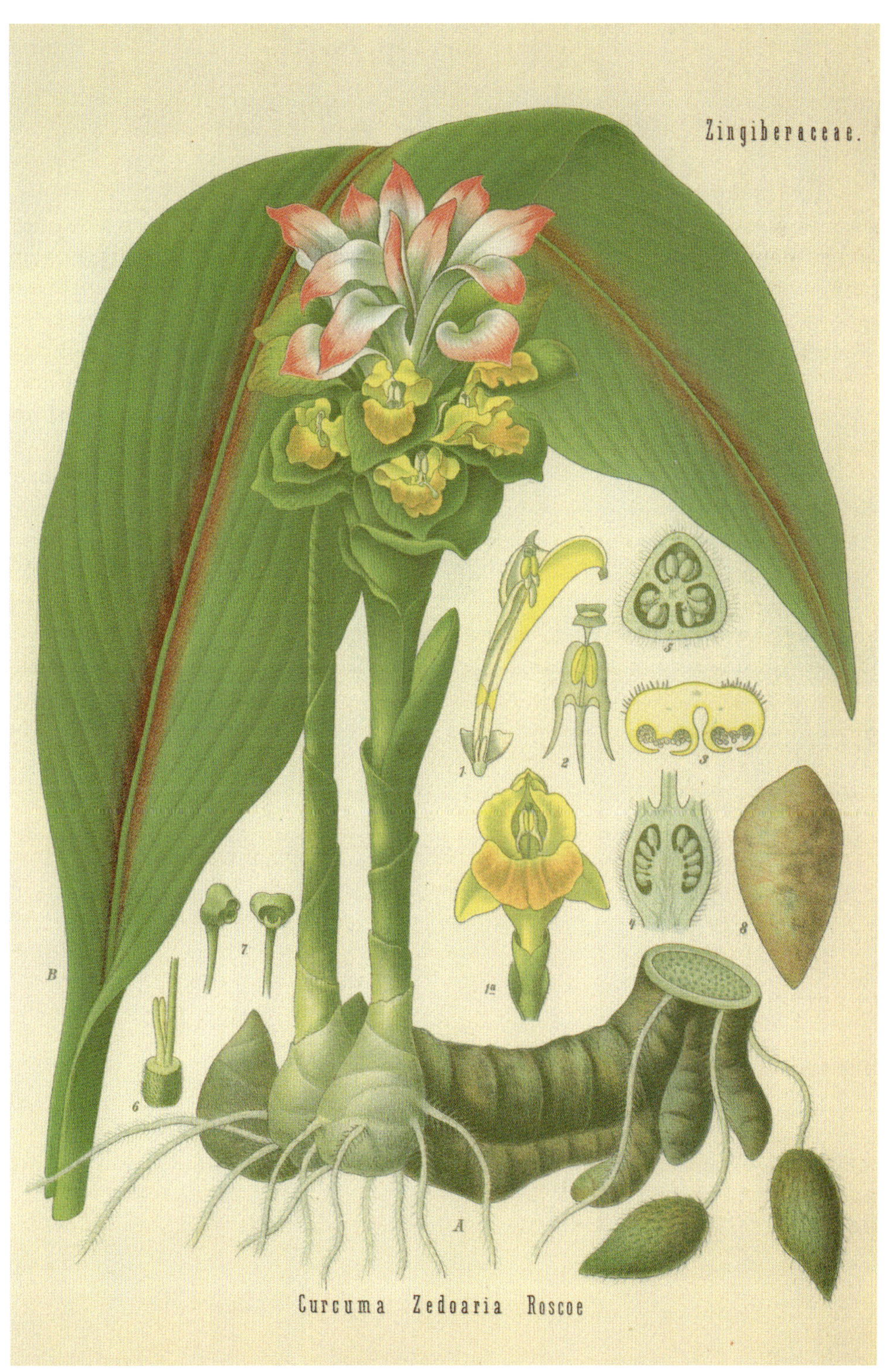
Zingiberaceae.
Curcuma Zedoaria Roscoe

Zuckerwurzel

Sium sisarum L. * Gerla / De Gerla

(Die Zuordnung ist fraglich. Birkhan spielt mit dem Gedanken, ob die uns Rätsel aufgebende sisemera, sesemere usw. für Zuckerwurzel stehen könnte. Es scheint auch nicht abwegig, dass H. in Wirklichkeit den heilkräftigen Breitblättrigen Merk, Sium latifolium L., meinte.)

Weitere Bez. (Auswahl): Gierlen, Görlin, Süßwurzel, Zuckermerk, Zuckerwurz

Hildg.: Mehr warm, trocken. Mit im Mörser zerstoßener Pflanze plus Olivenöl zur Nacht das Gesicht einreiben, bei schwacher (spröder) Gesichtshaut.

Hist. med./Volksmed./Naturheilk.: Die Zuckerwurzel taucht – außer bei Hildegard (wenn die Zuordnung stimmt) – erst spät (15. Jh.) in Rezeptbüchern auf. Der gedörrte Samen soll gut gegen Schluchzen und Bauchgrimmen sein, den Geschlechtstrieb beflügeln, das Herz stärken und wird nach Erbrechen empfohlen. Im 17. Jahrhundert als öffnend, reinigend und harntreibend beschrieben, helfe sie neben der aphrodisierenden Wirkung der Leber und sei gut bei der Verdauung.

Pharm.-Wirkst.: keine Studien vorliegend

Hildg.-Heilm.: keine bekannt

Bemerkungen: Reich an Mineralstoffen, Pektinen, Proteinen und Saccharose, baute man diese Wurzel an, als Zucker noch selten und teuer war.

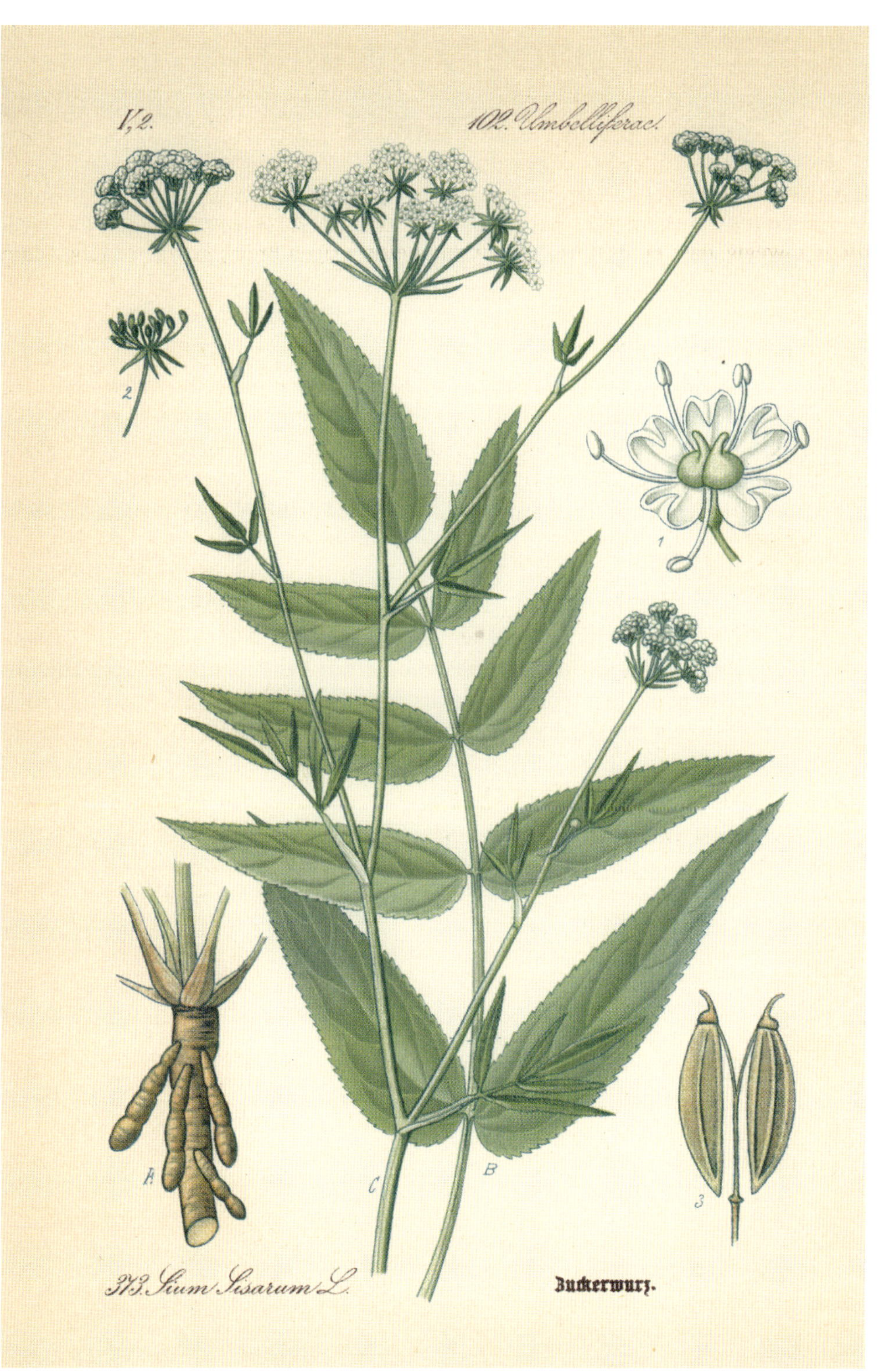
V,2.
102. Umbelliferae.
1
2
3
A
B
C
373. Sium Sisarum L.
Zuckerwurz.

Zunderschwamm

Fomes fomentarius J. J. KICK

(Riha, Pawlik und Schulz identifizierten im Absatz zum Kauterisieren der „Causae et Curae" diese an Laubbäumen wuchernde Pilzart, mit der Brandwunden gesetzt werden.)

Weitere Bez. (Auswahl): Lärchenschwamm

Hildg.: Wie das Aderlassen (bei Männern bis zum 80. Lebensjahr, Frauen bis zum 100. Lebensjahr) und das blutige Schröpfen ist das Setzen von heilsamen Brandwunden vom 12. bis zum 60. Lebensjahr empfehlenswert. Dafür eignet sich neben dem Mark des Spindelbaumes oder einem Knoten aus Leintuch der Zunderschwamm. Diese entwickeln ein sanftes Feuer, durchdringen die Haut und durchlöchern nicht das Fleisch.

Hist. med./Volksmed./Naturheilk.: Bereits in der Antike wurde dieser Pilz wegen seiner antiseptischen und blutstillenden Wirkungen zur Wundbehandlung eingesetzt. Bis ins 19. Jh. verkauften ihn Apotheken als blutstillende Wundauflage, als Tamponage in der Zahnheilkunde, in der Gynäkologie, zur Behandlung von Hautentzündungen und Hämorrhoiden. Volksmedizinisch hatte er seinen Platz sogar innerlich bei Blasenleiden, zur Krebsbehandlung und bei Regelblutungen. Der Pilz ist heute Gegenstand medizinischer Studien vor allem im asiatischen Raum.

Pharm.-Wirkst.: Beta-Glucane, Sterole (u. a. Ergosterol, Fungisterol, Fungisteron), Terpene

Hildg.-Heilm.: keine bekannt

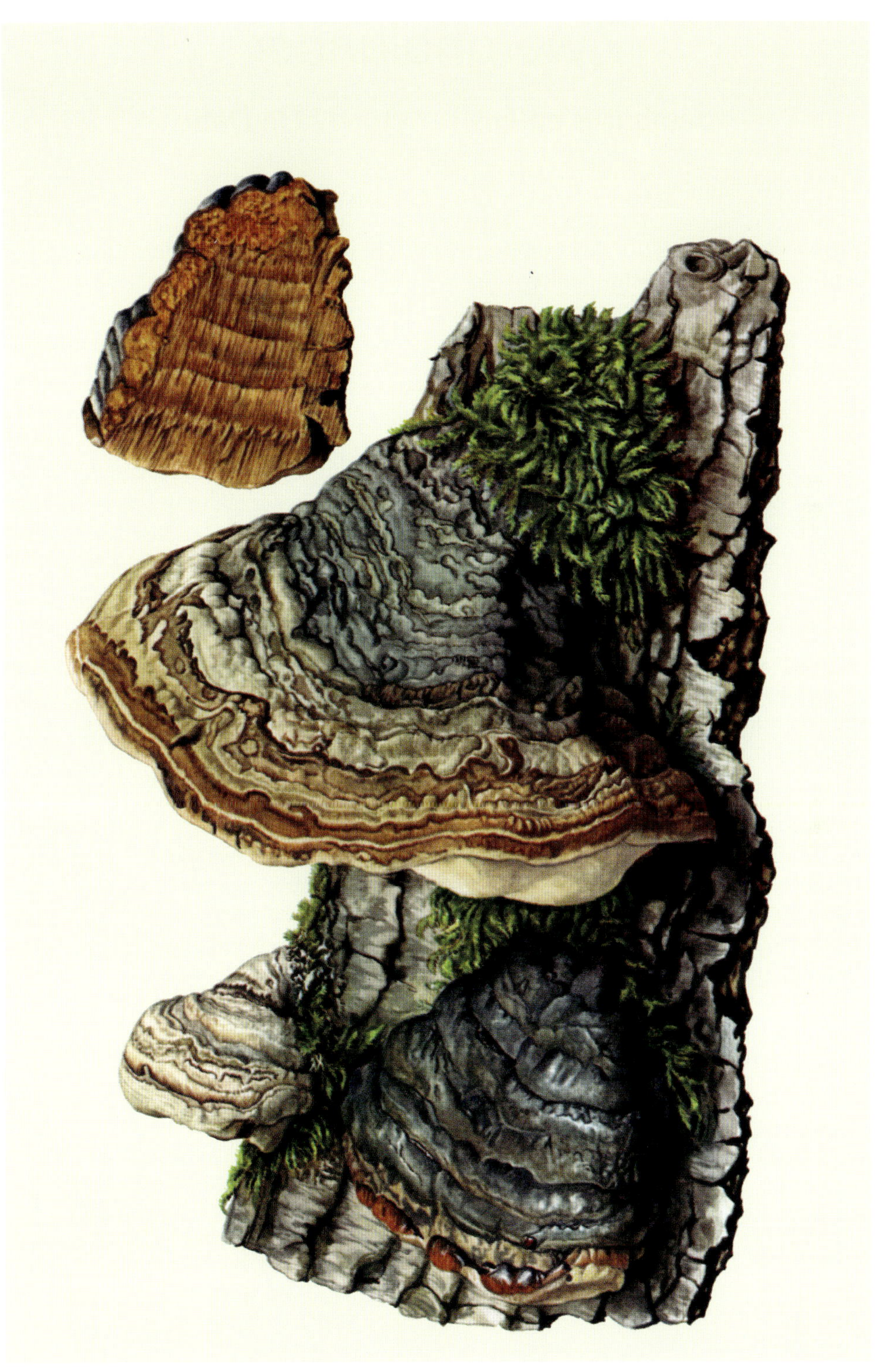

Zwergholunder

Sambucus ebulus L. * Atich / De Hatich

(Bei H. auch ebulus)

Weitere Bez. (Auswahl): Ackerholler, **Attich**, Buchholder, Feldholler, Krautholler, Laddich, Natterbeer, Schindholler

Hildg.: Kalt und feucht. Kalt auf den Kopf gelegt, gegen Rauschen im Kopf (Ohrgeräusche). Beeren an die Nägel binden, gegen grindige Finger- oder Zehennägel (Nagelfäule)

Hist. med./Volksmed./Naturheilk.: Für das Altertum war der Attich (Beeren, Blätter, Wurzel) eine berühmte Medizin, viel mehr geschätzt als der Holunder. Anwendung: bei Entzündungen, fistelartigen Geschwüren, Gebärmutterleiden, Kopfschmerzen, Podagra, Schlangenbiss, Verbrennungen, Wassersucht. Er galt als Galle und Schleim abführend, nützlich zum Schwarzfärben der Haare. Das Mittelalter riet zu ihm bei Flechte, Kopfgrind und Krätze. Noch im 20. Jh. verwendete man Beerenmus, Attich-Latwerge genannt, als Abführmittel, als harn- und windtreibend, lobte die Beeren sogar gegen die Zuckerkrankheit (wegen der Giftigkeit nicht nachahmenswert). Wurzelabkochungen wurden u. a. bei Harnsäurestauung empfohlen, Blättertee bei Erkrankungen der Luftwege, in Wein gekochte Blätter mit Honig bei Hustenreiz und Brustverschleimung. Durch chemische Mittel geriet der Attich in Vergessenheit. Heute wird die relative Giftigkeit aller Pflanzenteile betont. Besonders der Genuss der Beeren, die Samen enthalten das meiste Gift, kann tödlich verlaufen (vor allem sind Kinder gefährdet). Anwendungen in der Homöopathie

Pharm.-Wirkst.: giftiger Bitterstoff (u. a. Ebulosid und Isoswerosid enthaltend), Kaffeesäure, Blausäureglykosid-Spuren – in den Beeren

Hildg.-Heilm.: keine bekannt

Bemerkungen: Im Mittelalter auch als Zauberpflanze, die nach speziellen Riten ausgegraben werden musste, bekannt.

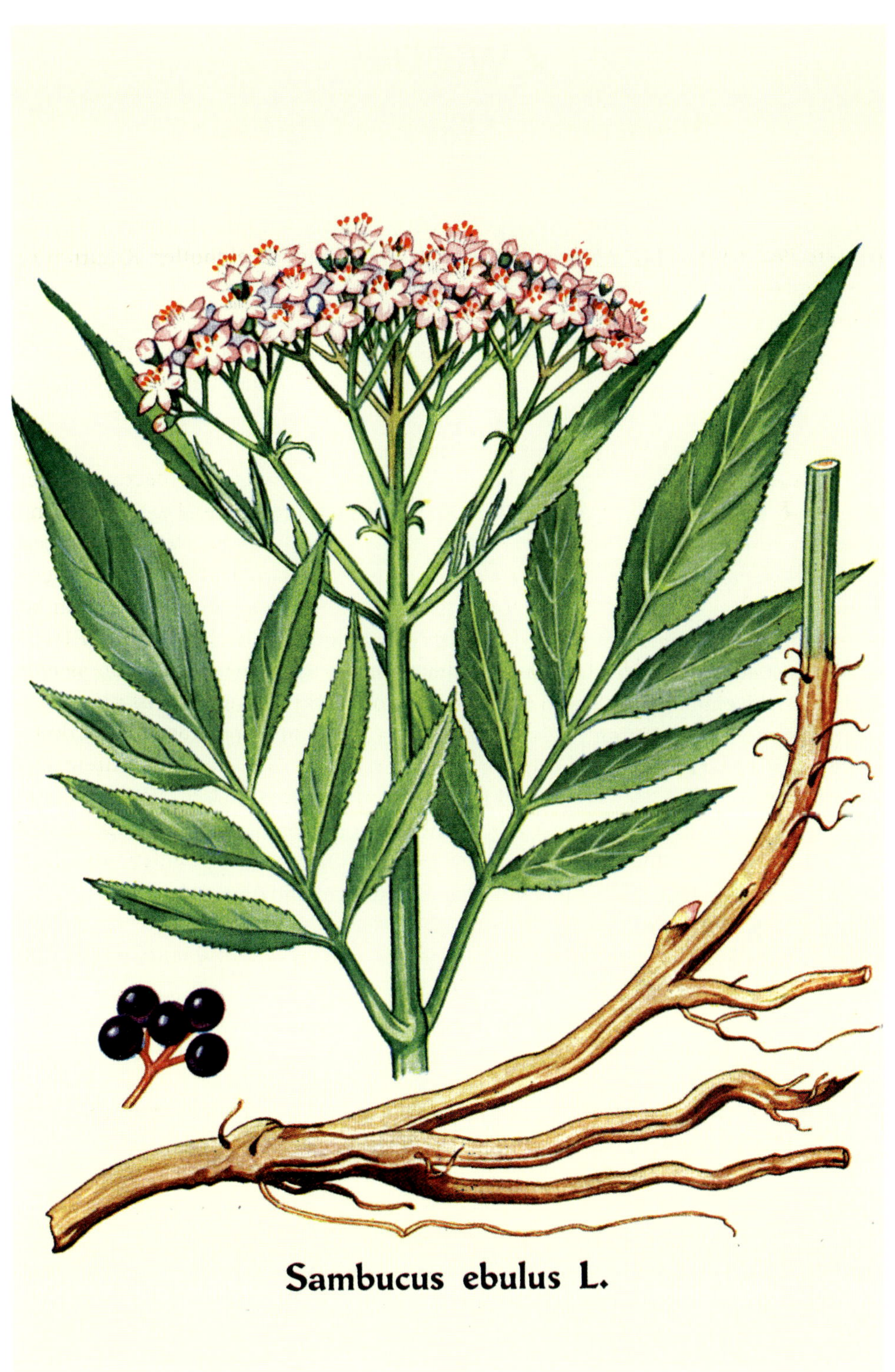

Sambucus ebulus L.

Zwiebel

Allium cepa L. * Unlouch / De Lauch

(Bei H. auch cepa, cepe, tzwibel, unelouch. Portmann übersetzt die Pflanze mit Bärlauch. Birkhan macht darauf aufmerksam, dass H. in ihrem Pflanzenwerk wohl vor allem die Winterzwiebel, Allium fistulosum L., empfiehlt.)

Weitere Bez. (Auswahl): Bolle, Gartenzwiebel, Gemeine Zwiebel, Hauszwiebel, Küchenzwiebel, Sommerzwiebel, Speisezwiebel, Zipolle, Zwiebellauch

Hildg.: Keine rechte Wärme, aggressive Feuchtigkeit. Gekocht, gut gegen Fieber und „Gicht". Magenkranke sollen sie immer meiden.

Hist. med./Volksmed./Naturheilk.: Die unterirdische Zwiebelknolle zählt zu den ältesten Heildrogen der Menschheit, ist 5000 Jahre nachweisbar. Ihre Wirkungen zum Erhalt der Gesundheit wurden in Stein gehauen, in Papyrusrollen niedergeschrieben. Sie soll u. a. blutreinigende, hautreizende, die Durchblutung fördernde Eigenschaften haben, appetitanregend, entgiftend, harntreibend, krampflösend, nervenstärkend, schleimlösend, verdauungsfördernd, windetreibend, wurmtreibend sein. Es gibt dutzende Anwendungen in der Volksmedizin. Zur Stärkung von Herz und sexueller Leistungsfähigkeit. Verdünnter Zwiebelsaft (2 bis 3 Teelöffel pro Tag) soll Anschwellungen von Beinen, Füßen und Händen minimieren. Der Saft, mit Honig vermischt, gilt als Nervenmittel, Heiserkeit und Halsentzündungen vertreibend. Salbe, aus geriebener Zwiebel mit Honig und Essig, schmierte man auf alle Wunden und offenen Geschwüre. Bienen- und Wespenstichen nimmt man den Schmerz durch aufgeträufelten Zwiebelsaft. Antibakterielle, Blutdruck, Blutfette und Blutzucker schwach senkende, gerinnungshemmende und antiasthmatische Wirkungen sind die aktuell anerkannten. Anwendungen in der Homöopathie

Schönheitspflege: Gefilterter, abgekühlter Absud aus zwei Zwiebeln, die zehn Minuten in einem Liter Wasser gekocht wurden, in die Kopfhaut einmassieren. Prophylaxe und Hilfe gegen Haarausfall

Pharm.-Wirkst.: schwefelhaltige Verbindungen, Alliin, Peptide, Flavonoide

Hildg.-Heilm.: keine bekannt

Bemerkungen: In alten Dynastien des Zweistromlandes soll der Schwur vor einer heiligen Zwiebel als höchste Eidesform gedient haben.

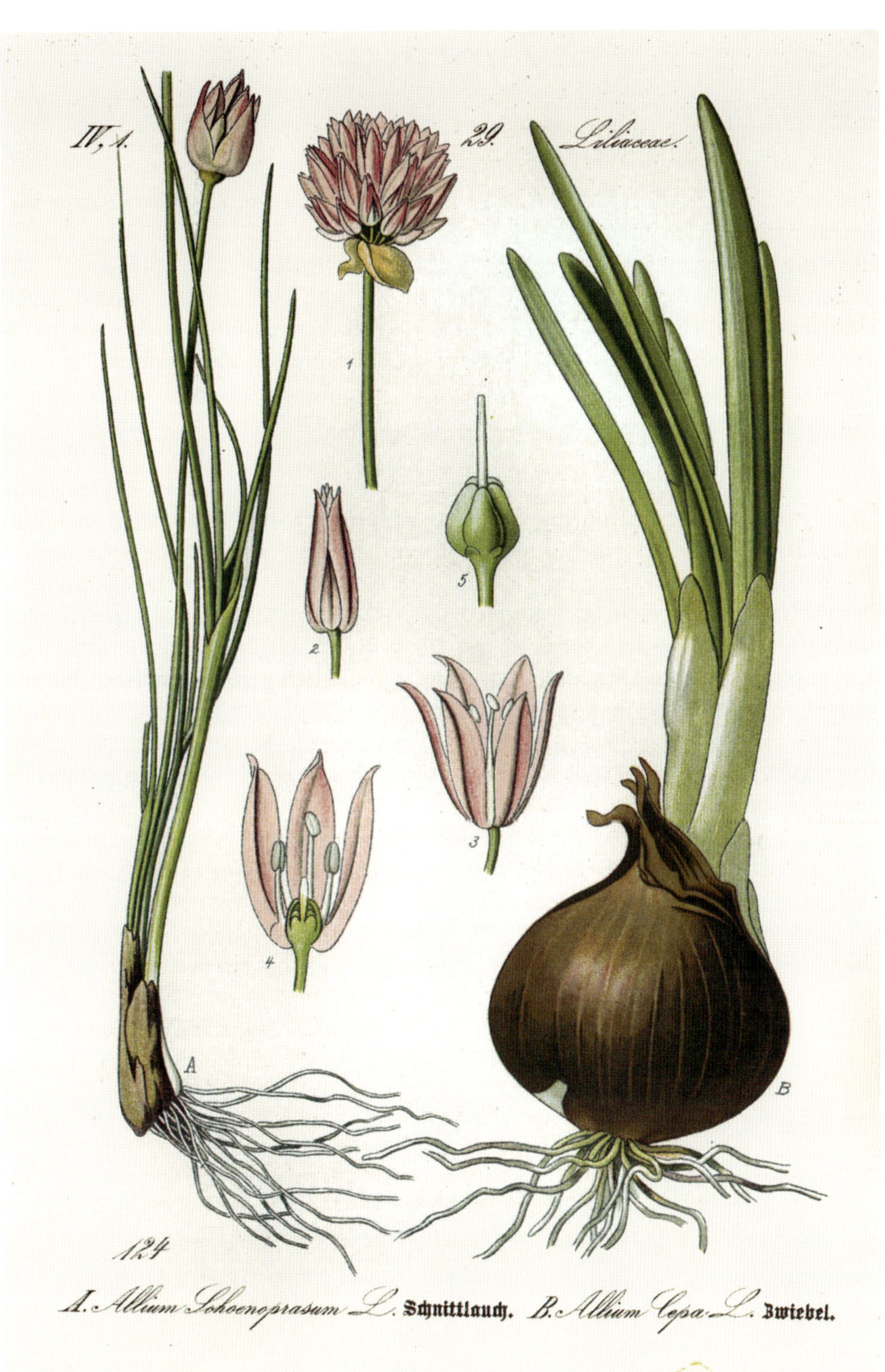
IV, 1.
29.
Liliaceae.
1
2
3
4
5
A
B
124
A. Allium Schoenoprasum L. Schnittlauch. B. Allium Cepa L. Zwiebel.

Zypresse

Cupressus sempervirens L. * Cipressus / DeCypresso

Weitere Bez. (Auswahl): Echte Zypresse, Italienische Zypresse, **Mittelmeer-Zypresse**, Säulen-Zypresse, Trauer-Zypresse

Hildg.: Sehr heiß. Zerkleinertes Holz in Wein gekocht, oft nüchtern trinken, gegen Magenbeschwerden. Äste mit Nadeln in Wasser kochen, darin oft baden, gegen allgemeine Schwäche. Holz aus der Herzmitte des Baumes als Talismann ständig bei sich tragen, gegen Einflüsse des Teufels (mit Handlungsanweisungen und Sprüchen für Gegenzauber).

Hist. med./Volksmed./Naturheilk.: Es erscheint glaubwürdig, dass die Zypresse seit frühen Menschheitstagen auch in der Heilkunde eine gewisse Rolle spielte. Das ätherische Öl (gewonnen aus nadelförmigen Blättern, Trieben, Zapfen) hat desinfizierende, fiebersenkende, gefäßverengende, harntreibende, insektenverscheuchende, krampflösende, schweißtreibende und wundheilende Wirkungen, soll sogar ausgleichend auf das Nervensystem wirken. Extrakte aus Holz, Rinde und Zapfen verwendete man u. a. gegen Bronchitis, Durchfall und Würmer, äußerlich gegen Hämorrhoiden und Varizen. Anwendungen in der Homöopathie

Schönheitspflege: Zypressenöl findet reiche Verwendung in der Kosmetik- und Parfümindustrie.

Pharm.-Wirkst.: Camphen, Cedrol, Furfural, Pinen, Sempervirol, Sylvestren, Terpineol

Hildg.-Heilm.: keine bekannt

Bemerkungen: Bereits die Phönizier sollen den Baum aus Asien nach Europa gebracht und zuerst in Zypern angepflanzt haben. Die Zypresse symbolisiert Langlebigkeit, steht für die Unterwelt, wird mit Andacht, Tod und Trauer, Hoffnung und Ewigkeit verknüpft.

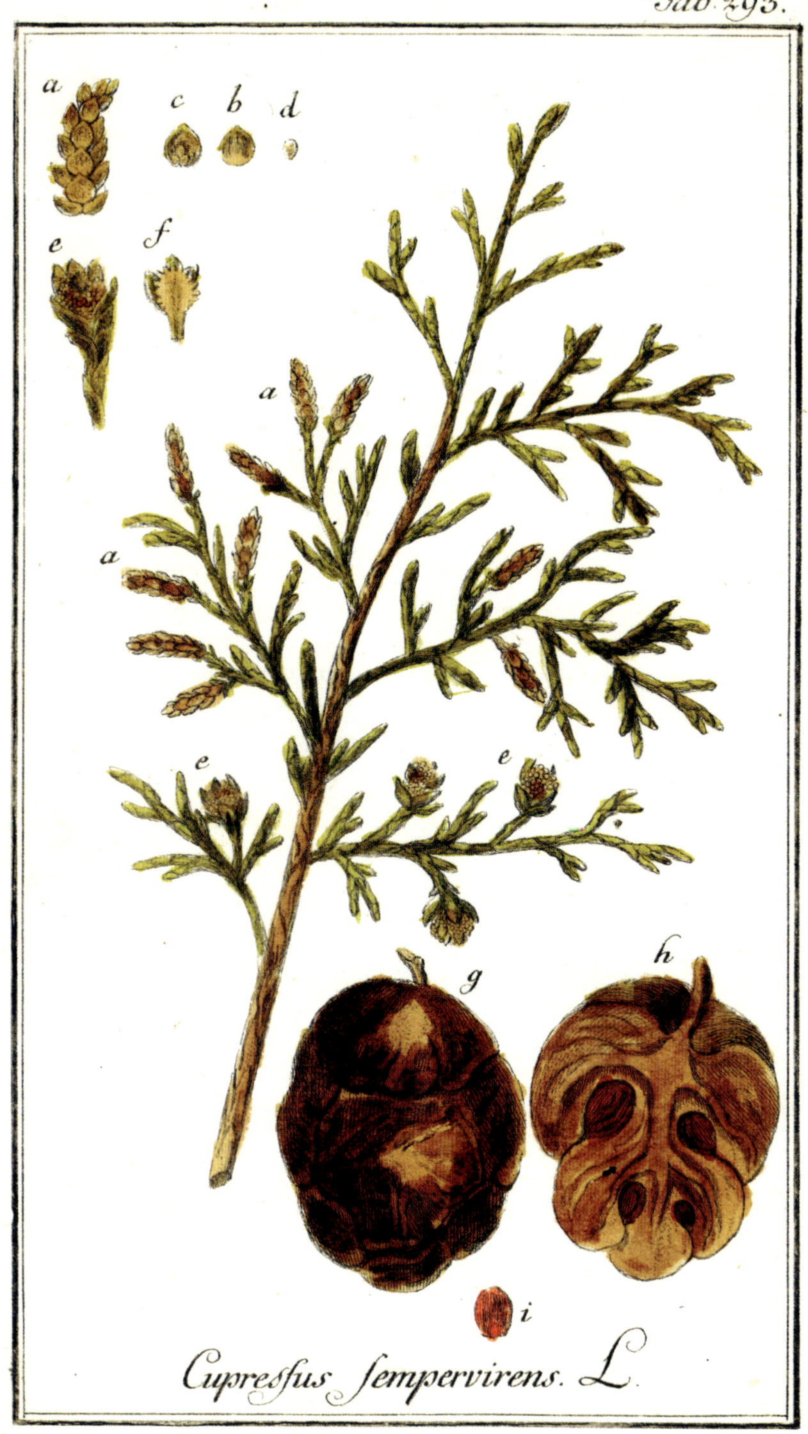
Tab. 293.
a
c
b
d
e
f
a
a
e
e
g
h
i
Cupressus sempervirens. L.

Verzeichnis der deutschen Pflanzennamen (Hauptbezeichnungen)

Verzeichnis der botanischen Bezeichnungen in der modernen Nomenklatur

Personenverzeichnis

Quellen

Abracadabra. Medizin im Mittelalter. Sommerausstellung 8. März bis 6. November. Verlag am Klosterhof St. Gallen 2. Auflage 2016

Bingen, Hildegard von; Kaiser, Paulus (Hrsg.): Causae et curae. – Teubner Lipsiae 1903

Bingen, Hildegard von: Der Mensch in der Verantwortung. Das Buch der Lebensverdienste (LIBER VITAE MERITORUM). Übersetzung von Heinrich Schipperges. – Otto Müller Salzburg 1972

Bingen, Hildegard von: Gotteserfahrung und der Weg in die Welt. Herausgegeben von Heinrich Schipperges. – Walter Olten und Freiburg im Breisgau 5. Auflage 1989

Bingen, Hildegard von: Heilkraft der Natur, „Physica". Das Buch von dem inneren Wesen der verschiedenen Naturen der Geschöpfe. Erste vollständige, wortgetreue und textkritische Übersetzung, bei der alle Handschriften berücksichtigt sind. Übersetzt von Marie-Louise Portmann, Basel. Herausgegeben von der Baseler Hildegard-Gesellschaft, Basel. – Pattloch Weltbild Augsburg 1991

Bingen, Hildegard von: Heilkraft der Natur, „Physica". Das Buch von dem inneren Wesen der verschiedenen Naturen der Geschöpfe. Erste vollständige, wortgetreue und textkritische Übersetzung, bei der alle Handschriften berücksichtigt sind. Übersetzt von Marie-Louise Portmann, Basel. Herausgegeben von der Baseler Hildegard-Gesellschaft, Basel. – Christiana Stein am Rhein 2. Aufl. 2005

Bingen, Hildegard von: Heilkunde. Das Buch von dem Grund und Wesen und der Heilung der Krankheiten. Übersetzung von Heinrich Schipperges. – Otto Müller Salzburg 1957

Bingen, Hildegard von: Heilsame Schöpfung – Die natürliche Wirkkraft der Dinge. Physica. Vollständig neu übersetzt und eingeleitet von Ortrun Riha. Werke Band V. – Abtei St. Hildegard Beuroner Kunstverlag Beuron 2. Auflage 2016

Bingen, Hildegard von: Naturkunde. Das Buch von dem inneren Wesen der verschiedenen Naturen in der Schöpfung. Nach den Quellen übersetzt und erläutert von Peter Riethe. – Otto Müller Salzburg 3. Auflage 1980

Bingen, Hildegard von: Physica. Edition der Florentiner Handschrift (Cod. Laur. Ashb. 1323, ca. 1300) im Vergleich mit der Textkonstitution der „Patrologia Latina" (Migne). Herausgegeben von Irmgard Müller und Christian Schulze unter Mitarbeit von Sven Neumann. – Olms-Weidmann Hildesheim Zürich New York 2008

Bingen, Hildegard von: Physica. Liber subtilitatum diversarum naturarum creaturarum. Herausgegeben von Reiner Hildebrand und Thomas Gloning. – De Gruyter Berlin Boston 2010

Bingen, Hildegard von: Ursachen und Behandlung der Krankheiten (causae et curae). Übersetzt von Hugo Schulz. Mit einem Geleitwort von Ferdinand Sauerbruch. – Karl F. Haug Heidelberg 3. Aufl. 1982

Bingen, Hildegard von: Ursachen und Behandlung der Krankheiten. Übersetzt von Hugo Schulz. – Karl F. Haug Heidelberg 7. Auflage 1992

Bingen, Hildegard von: Ursprung und Behandlung der Krankheiten. Causae et Curae. Vollständig neu übersetzt und eingeleitet von Ortrun Riha. Werke Band II. – Abtei St. Hildegard Beuroner Kunstverlag Beuron 4. Auflage 2020

Birkhan, Helmut: Pflanzen im Mittelalter. Eine Kulturgeschichte. – Böhlau Wien Köln Weimar 2012

Breindl, Ellen: Das große Gesundheitsbuch der Hl. Hildegard von Bingen. Leben und Wirken einer bedeutenden Frau des Glaubens. Ratschläge und Rezepte für ein gesundes Leben. – Pattloch Aschaffenburg 1983

Breindl, Ellen: Gesund und schmackhaft kochen mit der Hl. Hildegard von Bingen. Ratschläge und Rezepte der Hildegard Küche. – Pattloch Weltbild Augsburg 3. Auflage 1989

Breindl, Gudrun: Die Anfänge der Herstellung von Hildegard-Heilmitteln. – In: Hildegard-Zeitschrift Nr. 127 12 (2013)

Burchardt, Lothar: Geschichte der Stadt Konstanz. Konstanz zwischen Kriegsende und Universitätsgründung. – Stadler Konstanz 1996

Burchardt, Lothar; Schott, Dieter; Trapp, Werner: Geschichte der Stadt Konstanz. Konstanz im 20. Jahrhundert. Die Jahre 1914 bis 1945. – Stadler Konstanz 1990

Das Leben der heiligen Hildegard von Bingen. Vita sanctae Hildegardis. Mit einer Einführung von Prof. Dr. Michael Embach. Übersetzt von Dr. Monika Klaes-Hachmöller. – Beuroner Kunstverlag Beuron 2. Auflage 2018

Dinzelbacher, Peter: Heilige oder Hexen? Schicksale auffälliger Frauen in Mittelalter und Frühneuzeit. – Artemis & Winkler 1995

Drefahl, Bernd: 100 Hildegard-Arzneimittel tausendfach bewährt. – Drefahl Konstanz 1993

Federspiel, Krista; Herbst, Verena: Die andere Medizin. – Stiftung Warentest Berlin 2. Auflage 1992

Fehringer, Barbara: Das Speyerer Kräuterbuch mit den Heilpflanzen Hildegards von Bingen. Eine Studie zur mittelhochdeutschen Physica-Rezeption mit kritischer Ausgabe des Textes. Würzburger medizinhistorische Forschungen, Beiheft 2. – Königshausen & Neumann Würzburg 1994

Feld, Helmut: Mittelalterliche Klosterfrauen im Spannungsfeld von Kommunität und religiöser Individualität.

In: Melville, Gert; Schürer, Markus (Hrsg.): Das Eigene und das Ganze. Zum Individuellen im mittelalterlichen Religiosentum. – Lit Münster Hamburg London 2002, S. 621–650

Feldmann, Christian: Hildegard von Bingen. Nonne und Genie. – Herder Freiburg Basel Wien 3. Auflage 1993

Fischer, Hermann: Die heilige Hildegard von Bingen: die erste deutsche Naturforscherin und Ärztin, ihr Leben und Werk. – In: Münchener Beiträge zur Geschichte und Literatur der Naturwissenschaften und Medizin, Heft 7/8, 1927

Führkötter, Adelgundis: Hildegard von Bingen. Briefwechsel. Nach den ältesten Handschriften übersetzt und nach den Quellen erläutert. – Otto Müller Salzburg 1965

Graz, Alina: Hildegard von Bingens „Physica". Untersuchungen zu den mutmaßlichen Quellen am Beispiel der Heilanwendungen exotischer und ausgewählter heimischer Gewürzpflanzen. – Inauguraldissertation Julius-Maximilians-Universität Würzburg Medizinische Fakultät 2020

Hattemer, Margarete: Gesichte und Erkrankungen der heiligen Hildegard von Bingen. In: Hippokrates 3(1930/31), S. 125–149

Haverkamp, Alfred: Hildegard von Disibodenberg-Bingen. Von der Peripherie zum Zentrum. In: Haverkamp, Alfred (Hrsg.): Hildegard von Bingen in ihrem historischen Umfeld. Internationaler wissenschaftlicher Kongreß zum 900jährigen Jubiläum, 13. – 19. September 1998, Bingen am Rhein. – Philipp von Zabern Mainz 2000, S. 15–69

Helfricht, Jürgen: Geschichte der Naturheilkunde: Charlotte Meentzen: Pionierin der Naturkosmetik. – In: Naturarzt 139. Jahrgang 4 (2021), S. 35–38

Helfricht, Jürgen: Geschichte der Naturheilkunde: Die heilkundige Äbtissin Hildegard. – In: Naturarzt 135. Jahrgang 1 (2017), S. 46/47

Helfricht, Jürgen: Konstanz, Zähringerplatz 17. – Notschriften Radebeul 2020

Hertzka, Gottfried: Das Wunder der Hildegard-Medizin. – Christiana Stein am Rhein 3. Auflage 1981

Hertzka, Gottfried: So heilt Gott. Die Medizin der hl. Hildegard. – Christiana Stein am Rhein 11. Auflage 1984

Hildebrandt, Reiner: Summarium Heinrici. Das Lehrbuch der Hildegard von Bingen. In: Bremer, Ernst; Hildebrandt, Reiner (Hrsg.): Stand und Aufgaben der Dialektlexikographie. – De Gruyter Berlin 1996, S. 89–110

Hildegard von Bingen. – Internationale Gesellschaft Hildegard von Bingen. – Luzern 1980

Kastinger, Riley, Helene M.: Hildegard von Bingen. – Rowohlt Reinbek 4. Auflage 2011

in the history and method of science. – Clarendon Press Oxford 1917

Schmitt, Friedrich: Der Grundbesitz des Klosters Rupertsberg. In: Hildegard von Bingen 1098 – 1998. Binger Geschichtsblätter 20. Folge. – Historische Gesellschaft Bingen e. V. 1998, S. 189 – 195

Schrader, Marianna; Führkötter, Adelgundis: Die Echtheit des Schrifttums der heiligen Hildegard von Bingen. Quellenkritische Untersuchungen. – Böhlau Köln Graz 1956

Stoiber, Almut-Theresa: Die Hl. Hildegard von Bingen und ihr medizinisches Werk „Causae et Curae" – eine Analyse ausgewählter Krankheitsbilder und deren vorgeschlagener Behandlungsmethoden. – Diplomarbeit Universität Wien Historisch-Kulturwissenschaftliche Fakultät 2013

Sturlese, Loris: Die deutsche Philosophie im Mittelalter. Von Bonifatius bis zu Albert dem Großen (748 – 1280). – C. H. Beck München 1993

Thomé, Otto Wilhelm: Flora von Deutschland, Österreich und der Schweiz. Band I – IV. – Köhler Gera-Untermhaus 1886 – 1889

Thüry, Günther; Walter, Johannes: Gewürze aus dem alten Rom. – Nünnerich-Asmus Mainz am Rhein 2017

Wasmann, Erich: Die hl. Hildegard von Bingen als Naturforscherin. – Jos. Kösel'sche Buchhandlung Kempten und München 1914

Ziegler, Ernst (Hrsg.): Apotheken und Apotheker im Bodenseeraum. Festschrift für Ulrich Leiner. – Jan Thorbecke Sigmaringen 1988

Werthmann, Annelore: Die Seherin Hildegard. Rückzug in eine großartige Welt innerer Bilder. In: Die Erhöhung der Frau. Psychoanalytische Untersuchungen zum Einfluß der Frau in einer sich transformierenden Gesellschaft. – Frankfurt a. M. 1993, S. 145–279

Wichtl, Max: Teedrogen. Ein Handbuch für Apotheker und Ärzte. – Wissenschaftliche Verlagsgesellschaft Stuttgart 1984

Willfort, Richard: Gesundheit durch Heilkräuter. Erkennung, Wirkung und Anwendung der wichtigsten einheimischen Heilpflanzen. – Rudolf Trauner Linz 26. Auflage 1997

Winterfeld, Dethard von: Kirchen am Lebensweg der Hildegard von Bingen. In: Haverkamp, Alfred (Hrsg.): Hildegard von Bingen in ihrem historischen Umfeld. Internationaler wissenschaftlicher Kongreß zum 900jährigen Jubiläum, 13. – 19. September 1998, Bingen am Rhein. – Philipp von Zabern Mainz 2000, S. 129 – 159

Zátonyi, Maura: Hildegard von Bingen. – Aschendorff Münster 2017

Inhalt

Register